Elementi di informatica in diagnostica per immagini

Roberto Grassi · Giuseppe Guglielmi
Giovanni Pinto · Alfredo Siani (a cura di)

Elementi di informatica in diagnostica per immagini

Springer

a cura di
Roberto Grassi
Dipartimento di Internistica Clinica e
Sperimentale "F. Magrassi e A. Lanzara"
Seconda Università degli Studi di Napoli
Napoli

Giuseppe Guglielmi
Dipartimento di Radiologia
Università degli Studi di Foggia
Foggia
Radiologia IRCCS Ospedale
"Casa Sollievo della Sofferenza"
San Giovanni Rotondo

Giovanni Pinto
Servizio Informatico Aziendale
A.O. S. G. Moscati
Avellino

Alfredo Siani
U.O.C. Radiodiagnostica
Istituto Nazionale per lo Studio e la Cura dei Tumori
Fondazione Giovanni Pascale
Napoli

ISBN 978-88-470-1666-8 e-ISBN 978-88-470-1667-5

DOI 10.1007/978-88-470-1667-5

9 8 7 6 5 4 3 2 1

Immagine di copertina realizzata da Geraldine D'Alessandris su disegno di Daniele Pinto
Layout copertina: Ikona S.r.l., Milano

Impaginazione: C & G di Cerri e Galassi, Cremona
Stampa: Printer Trento S.r.l., Trento
Stampato in Italia

Springer-Verlag Italia S.r.l., Via Decembrio 28, I-20137 Milano
Springer fa parte di Springer Science+Business Media (www.springer.com)

Prefazione

Guida alla lettura

Con l'istituzione della laurea triennale in Tecniche Radiologiche per Immagini e Radioterapia, è nata l'esigenza di fornire agli studenti le conoscenze di base nel settore dell'informatica medicale, settore che ha avuto sviluppo a partire dal primo prototipo di tomografia computerizzata negli anni '70, fino ad arrivare a generazioni di macchine in grado di acquisire ed elaborare immagini del corpo umano con modelli tridimensionali virtuali. Questo volume si propone di esporre gli elementi fondamentali di Informatica per i futuri tecnici di radiologia, come prima fase di un percorso formativo che proseguirà in una seconda fase con l'insegnamento delle tecniche specifiche di elaborazione delle immagini radiologiche. Gli autori hanno cercato di esprimere i concetti evitando un linguaggio per specialisti, ma ponendo attenzione alle nozioni pratiche necessarie ai tecnici di radiologia come utenti di sistemi informatici.

Il testo è stato organizzato in quattro sezioni corrispondenti a tappe didattiche fondamentali.

Nella Parte I - Il sistema e l'hardware - sono delineati i momenti principali della evoluzione dei sistemi di calcolo e automazione, a partire dalla nascita dei primi calcolatori sino ad arrivare ai computer attuali. Sono anche rappresentate le strutture interne del computer per avere una visione chiara di come funzioni in pratica. Dopo una parte puramente costruttiva, segue un inquadramento degli aspetti logici del trattamento delle informazioni, per dare allo studente la possibilità di capire il modello di elaborazione di un computer e passare dallo "smanettare" ad un uso più consapevole dell'informatica. Sono stati introdotti, anche se in maniera succinta, gli elementi di algebra lineare, matrici e vettori, che trovano applicazione nei programmi utilizzati sugli apparecchi TC ed RM per l'acquisizione delle immagini. Conclude la prima parte un elenco delle unità di misura informatiche perché, molto spesso, nel linguaggio comune si parla di mega, giga, dpi, hertz, senza rendersi veramente conto del reale significato di tali parole.

Nella Parte II - Il software - viene introdotto il concetto di sistema operativo, in particolare Windows, per capire le sue funzioni e le evoluzioni, che hanno permesso al computer di divenire alla portata di tutti. Sono anche presentati sistemi operativi alternativi che rientrano nel concetto di software libero, di grande attualità. A questa tappa didattica appartengono l'analisi del concetto di algoritmo, la presentazione dei diagrammi a blocchi, come rappresentazione grafica degli algoritmi, e i vari linguaggi di programmazione attraverso l'analisi dei rapporti di analogia e differenza tra linguaggi naturali e i linguaggi artificiali, che costituiscono la fase di codificazione necessaria per il rapporto uomo-macchina.

Nella Parte III - Macchine evolute - si affronta un argomento di grande interesse per la realizzazione di sistemi in grado di apprendere autonomamente. Da anni ormai si sente parlare di intelligenza artificiale o, per meglio dire, di reti neurali artificiali, ma spesso non se ne comprendono appieno né il significato, né i campi d'applicazione. Lo scopo di questi complessi metodi matematici è il tentativo di interpretare le leggi della natura meglio delle tecniche di calcolo tradizionali. Si basano sul concetto che, in determinate situazioni, è possibile far "apprendere" a un apparato meccanico-fisico leggi che non si conoscono a priori, semplicemente facendogli analizzare un elevato numero di casi reali. I loro campi di applicazione sono tutti quelli in cui la risoluzione del problema risulti difficoltosa o dispendiosa in termini di calcolo tradizionale e, soprattutto, dove non sia chiaro a priori quali relazioni deterministiche esistano tra le diverse variabili che lo caratterizzano. La medicina è stato uno dei primi settori ad utilizzare questi sistemi innovativi per migliorare la qualità delle diagnosi, proprio perché l'attività diagnostica in medicina molte volte non può essere ricondotta a un problema lineare di causa-effetto.

Nella Parte IV - Pratica e applicazioni - sono esposti gli elementi necessari all'uso di un computer, con riferimento ai programmi maggiormente diffusi. Si è voluto partire dal sistema operativo MS-DOS, utile non solo come curiosità ma anche per scoprire, e poi approfondire su testi specifici consigliati, i fondamenti gestionali del sistema operativo; si prosegue con un'illustrazione di MS Windows soffermandosi sulle operazioni principali, con l'obiettivo di fornire con terminologia corretta alcune nozioni introduttive, senza peraltro voler sostituire un manuale completo. Con il medesimo spirito vengono poi descritti i componenti di Microsoft Office, la piattaforma di produttività individuale ad oggi più diffusa. La sezione si conclude con un accenno a Microsoft Access per avviare lo studente a interagire correttamente con database già esistenti, che potrà trovare nella sua attività professionale e, nel contempo, guidarlo verso le nozioni necessarie per creare nuovi database semplici, ma funzionalmente completi.

Allo scopo di dare spazio ad alcuni argomenti di interesse selettivo, è stata realizzata una parte di Appendici, in cui sono fornite informazioni aggiuntive o consigli utili allo studente. Anche se oramai in disuso, si parla di floppy disk, perché rappresenta l'icona del salvataggio dei dati. Si passa poi ai consigli su come utilizzare al meglio una stampante ad aghi, uno strumento ancora oggi valido ed economico, ai consigli sull'acquisto di un computer, una domanda rivolta spesso a un esperto informatico. Inoltre si accenna al sistema operativo Windows Vista e al nuovo pacchetto MS Office, confrontandoli con i precedenti, cercando di evidenziare gli aspetti più innovativi. La sicurezza informatica viene trattata come un'area di attenzione, rinviando a una successiva pubblicazione l'approfondimento di tale materia, che rappresenta spesso causa di timori e disorientamento per gli utenti individuali, ma anche per amministratori di sistema di organizzazioni pubbliche o private.

Alla fine del percorso formativo è inserito un Test di autoverifica che consente allo studente di valutare la reale conoscenza acquisita sui vari argomenti. Il vantaggio del test è di poter fare una propria radiografia didattica valutando il grado di apprendimento e scoprire carenze da approfondire, ove necessario, prima di sostenere l'esame.

Per facilitare la lettura di alcuni argomenti, lo studente troverà nel testo numerose note classificate in curiosità, informazioni e approfondimenti e alla fine del volume un ampio e utile glossario di oltre 350 termini.

Napoli, marzo 2010

Roberto Grassi
Giuseppe Guglielmi
Giovanni Pinto
Alfredo Siani

Indice

Elenco degli Autori

Franco Ascolese
ASL Napoli 1 Centro
Napoli

Luca Brunese
Dipartimento Scienze per la Salute
Sezione Diagnostica per Immagini
Università degli Studi del Molise
Campobasso

Fabrizio Calliada
Istituto di Radiologia
I.R.C.C.S. Fondazione Policlinico S. Matteo
Pavia

Salvatore Cappabianca
Dipartimento di Internistica Clinica
e Sperimentale "F. Magrassi e A. Lanzara"
Seconda Università degli Studi di Napoli
Napoli

Giuseppe Lucio Cascini
Scienze Radiologiche
Università degli Studi "Magna Grecia"
Catanzaro

Maria Assunta Cova
U.C.O. di Radiologia
Università di Trieste
Ospedale di Cattinara
Trieste

Vincenzo David
U.O.C. Radiologia
A.O. Sant'Andrea
Roma

Elisabetta De Luzio
I.N.T. Fondazione G. Pascale
Dipartimento di Radiodiagnostica
Napoli

Graziano De Petris
A.O.U. di Trieste
"Ospedali Riuniti"
Trieste

Sergio Deseri
Dipartimento di Scienze Chirurgiche
Università degli Studi di Genova
Genova

Vincenzo Donato
Scienze Radiologiche
Università degli Studi "Magna Grecia"
Catanzaro

Giovanni Carlo Ettorre
U.O. di Radiologia e Radioterapia
A.O.U. "Policlinico-Vittorio Emanuele"
Catania

Franco Farfarini
Scuola di Specializzazione
in Radiologia Diagnostica
Università degli Studi di Pavia
Pavia

Eugenio Fontanella
Dipartimento di Internistica Clinica
e Sperimentale "F. Magrassi e A. Lanzara"
Seconda Università degli Studi di Napoli
Napoli

Giacomo Garlaschi
Dipartimento di Medicina Interna
Università degli Studi di Genova
Genova

Andrea Giovagnoni
Istituto di Radiologia
Università Politecnica delle Marche
Ancona

Gian Marco Giuseppetti
Istituto di Radiologia
Università Politecnica delle Marche
Ancona

Roberto Grassi
Dipartimento di Internistica Clinica
e Sperimentale "F. Magrassi e A. Lanzara"
Seconda Università degli Studi di Napoli
Napoli

Giuseppe Guglielmi
Dipartimento di Radiologia
Università degli Studi di Foggia
Foggia
Radiologia IRCCS
Ospedale "Casa Sollievo della Sofferenza"
San Giovanni Rotondo

Antonio Lo Casto
Sezione di Scienze radiologiche, DIBIMEF
Università degli Studi di Palermo
Palermo

Carmelo Lombardi
U.O.C. Radiologia I
A.O. S. G. Moscati
Avellino

Luigi Mansi
Dipartimento di Internistica Clinica
e Sperimentale "F. Magrassi e A. Lanzara"
Seconda Università degli Studi di Napoli
Napoli

Francesco Martino
U.O. di Medicina nucleare
A.O.U. Policlinico "G. Martino"
Messina

Massimo Midiri
Dipartimento di Diagnostica per Immagini
Università di Palermo
Palermo

Gianni Pellicanò
Dipartimento di Diagnostica per Immagini
A.O.U.C.
Firenze

Giovanni Pinto
Servizio Informatico Aziendale
A.O. S. G. Moscati
Avellino

Francesco Romano
Dipartimento di Internistica Clinica
e Sperimentale "F. Magrassi e A. Lanzara"
Seconda Università degli Studi di Napoli
Napoli

Antonio Rotondo
Dipartimento di Internistica Clinica
e Sperimentale "F. Magrassi e A. Lanzara"
Seconda Università degli Studi di Napoli
Napoli

Giuseppe Rubini
U.O.C. di Medicina Nucleare –
Diagnostica PET/CT
A.O.U. Policlinico di Bari
Università degli Studi di Bari
Bari

Giovanni Saguatti
A.O.U. Policlinico di Modena
Modena

Carlo Sansotta
Dipartimento universitario di Protezionistica
Ambientale, Sanità Sociale e Industriale
A.O.U. Policlinico "G. Martino"
Messina

Nicola Sasanelli
Dipartimento MCTMC
Sezione di Ingegneria Biomedica
Università degli Studi di Bari
A.O.U. Policlinico di Bari
Bari

Emanuele Scribano
Dipartimento di Diagnostica per Immagini
A.O.U. Policlinico "G. Martino"
Messina

Rinaldo Selvetella
U.O.C. Radiologia I
A.O. S. G. Moscati
Avellino

Alfredo Siani
U.O.C. Radiodiagnostica
Istituto Nazionale per lo Studio
e la Cura dei Tumori
Fondazione Giovanni Pascale
Napoli

Oscar Tamburrini
Scienze Radiologiche
Università degli Studi "Magna Grecia"
Catanzaro

Pietro Torricelli
U.O. di Radiologia I
D.A.I. Servizi Diagnostici e per Immagine
A.O.U. Policlinico di Modena
Modena

Daniele Travaini
Istituto di Radiologia
I.R.C.C.S. Fondazione Policlinico S. Matteo
Pavia

Massimo Vallefuoco
Dipartimento di Internistica Clinica
e Sperimentale "F. Magrassi e A. Lanzara"
Seconda Università degli Studi di Napoli
Napoli

Alessandro Vercelli
Istituto di Radiologia
Università degli Studi di Pavia
Pavia

Natale Villari
Istituto di Radiologia
Università degli Studi di Firenze
Firenze

Parte I

IL SISTEMA E L'HARDWARE

Sintesi storica: dai primi calcolatori alla nascita del personal computer

1

F. Martino, C. Sansotta, E. Scribano

Indice dei contenuti

1.1 Dagli albori alla scheda perforata

La nascita del computer non è affatto avvenuta nell'età moderna. Da secoli, infatti, menti geniali si sono adoperate a costruire macchine in grado di aiutare l'uomo a risolvere problemi complessi che richiedono elevate capacità di calcolo.

Nella storia del computer si trovano nomi come **Leibniz**, **Pascal**, **Babbage**, grandi matematici e filosofi che intuirono l'importanza dell'uso delle macchine calcolatrici. Ai loro tempi, però, le tecnologie elettriche/elettroniche non esistevano, e le idee venivano realizzate su base meccanica, per cui le diverse macchine calcolatrici realizzate allora erano costituite da leve, ruote dentate, ingranaggi vari (Fig. 1.1).

Inoltre il problema della fonte di energia per il funzionamento del computer meccanico era di difficile soluzione; ci fu così chi, come Charles Babbage, ebbe l'idea di usare addirittura una macchina a vapore. Tutti questi tentativi purtroppo, anche se funzionanti, si arenavano a causa della limitata precisione con cui era allora possibile costruire le singole parti meccaniche.

Le Tabelle 1.1-1.4 mostrano in modo sintetico alcune delle tappe fondamentali della storia del calcolo, dalla preistoria fino all'inizio dell'era elettronica.

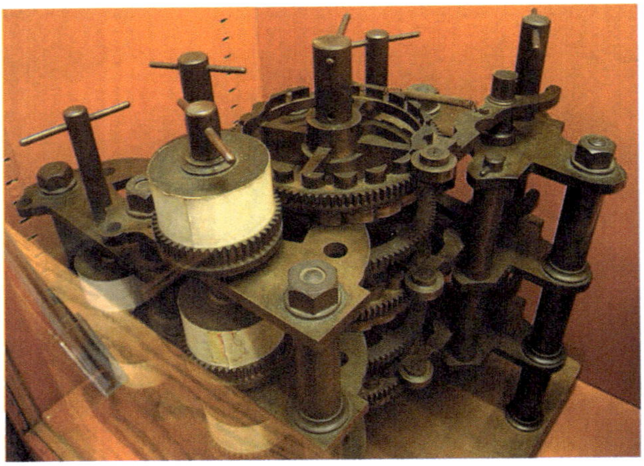

Fig. 1.1 Macchina alle differenze: opera di Charles Babbage (1791-1871) professore di matematica all'università di Cambridge

Tabella 1.1 I progenitori

Il calcolo manuale – Dal 100.000 a.C. al 1614 d.C.

- Il primo sistema di calcolo fu realizzato attraverso l'uso delle mani che servivano a interpretare le unità, mentre i piedi rappresentavano le decine. In questo modo fu possibile introdurre il numero 10 che rappresentò la base del nostro sistema di numerazione decimale. Successivamente anche il corpo umano divenne strumento di calcolo, infatti toccando una parte del corpo si associava un numero corrispondente. Questo procedimento di conteggio corporale è stato usato da alcune popolazioni delle Isole dello stretto di Torres fino a due secoli fa.
- Il periodo del *calculus* si riferisce al passaggio dalle dita all'uso di piccole pietre (*calculus* in latino) come strumenti di calcolo.
- Successivamente, con l'uso dell'*abacus* le pietre furono disposte su speciali tavolette costituite da scanalature che formavano uno dei primi dispositivi di calcolo; Infatti a seconda della loro posizione e della loro forma, assumevano significati diversi; inoltre spostandole in base a determinate regole era possibile effettuare le operazioni. Questo sistema fu utilizzato dai Caldei, dai Romani e dai Greci.
- Una evoluzione dell'*abacus* romano fu rappresentato dal pallottoliere (abaco). La sua struttura era costituita da una intelaiatura posizionata orizzontalmente dove erano inserite delle aste verticali divise da una traversa. In ciascuna asta potevano essere inserite cinque palline forate. Esse erano disposte quattro al di sopra della traversa (ognuna con valore di cinque) e una al di sotto (con valore di uno). Quindi la prima asta a destra rappresentava le unità, l'asta a fianco le decine e procedendo in questo modo si arrivava all'ultima asta di sinistra.
- Dopo questi sistemi di calcolo rudimentali, arriviamo al 1594, quando Luca Pacioli (religioso e matematico romano) espone un suo metodo di calcolo nel trattato "Summa de aritmetica".
- Nel 1614 John Napier (Teologo inglese) ideò un dispositivo che prese il nome di "bastoni neperiani" che consisteva nel rendere mobili le diverse colonne di cui si componeva la tavola pitagorica e di dividere ciascuna casella in due, mediante una diagonale; in questo modo si poteva separare la cifra delle decine da quella delle unità. Questo dispositivo era costituito da bastoncini (chiamati anche regoli) che avevano una sezione quadrata e portavano dall'alto verso il basso una cifra ed i suoi multipli da 2 a 9 (Fig. 1.2). Essi erano disposti in modo che le due cifre di un multiplo si trovassero da una parte e dall'altra della diagonale; a destra la seconda cifra rappresentava la diagonale.

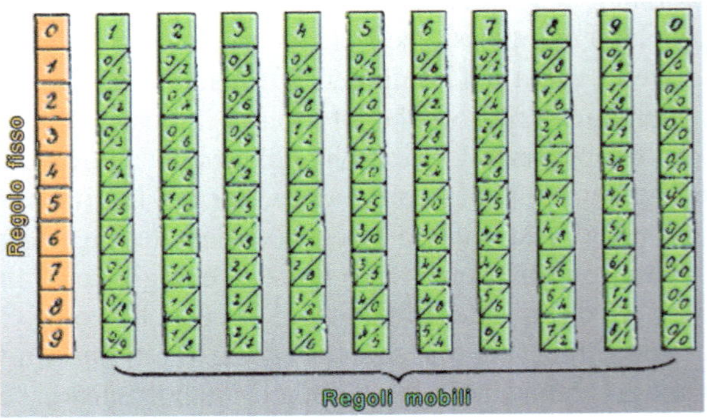

Fig. 1.2 Schema del dispositivo dei bastoni neperiani che fu utilizzato per effettuare calcoli sulla base dei logaritmi nel quale Napier fu l'inventore

Tabella 1.2 Il calcolo meccanico

Il calcolo meccanico – Periodo storico dal 1642 al 1820

- Nel 1642 Blaise Pascal (filosofo matematico e fisico francese) costruì una prima macchina aritmetica che prende il nome di "Pascalina" (Fig. 1.3). In quel periodo essa rappresentò una macchina facile per poter effettuare somme e sottrazioni. L'idea nacque per facilitare il lavoro del padre, intendente di finanza di Rouen. Il dispositivo effettuava le registrazioni per mezzo di dischi posizionabili a scatti. Il riporto veniva calcolato automaticamente mediante un sistema di ruote dentate che prendeva il nome di totalizzatore; inoltre, mediante l'utilizzo dei numeri complementari era possibile eseguire anche l'operazione di sottrazione. Ricordiamo che il principio di questo dispositivo fu utilizzato successivamente per la realizzazione dei contachilometri nelle auto.
- Nel 1694 Gottfried Wilhelm Leibniz (matematico tedesco) realizzò una calcolatrice che prese il nome di "Cilindro di Leibniz" (Fig. 1.4). Esso conteneva un organo chiamato traspositore che permetteva di accumulare più volte nel totalizzatore le stesse cifre, senza avere la necessità di impostarle ogni volta. In questo modo si poteva facilitare l'operazione di moltiplicazione, mediante somme successive, e di divisione, mediante sottrazioni successive. Il Cilindro di Leibniz era realizzato con un pignone a denti di lunghezza proporzionata alle dieci cifre.
- Nel 1728 Falcon (meccanico francese) realizzò quella che può essere considerata la prima scheda perforata che serviva per automatizzare alcune fasi effettuate durante l'operazione di tessitura.
- Nel 1801 Joseph Marie Jacquard (inventore francese) perfezionò l'idea di Falcon per meccanizzare la fase di tessitura in cui erano previsti ricami complessi. Questo fu possibile grazie alla realizzazione di un telaio che utilizzava schede perforate per il suo funzionamento (Fig. 1.5). La presenza o meno sulle schede di un forellino per ciascun filo dell'ordito corrispondeva alle due cifre 0 ed 1 del codice binario la cui formulazione, nel trattato "L'analisi matematica della logica", fa parte della teoria "Algebra di Boole" formulata nel 1847.
- Nel 1820 Thomas di Colmar (finanziere francese) realizzava la prima macchina commerciale che prendeva il nome di "Arithmometer". Essa rappresenta la prima macchina prodotta in serie. In quell'epoca furono venduti 1500 pezzi.

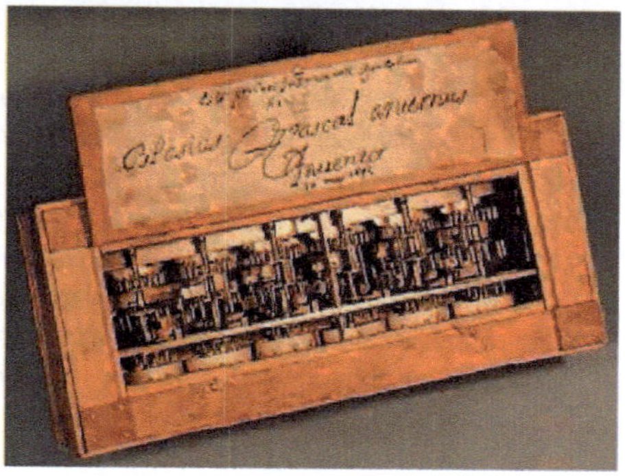

Fig. 1.3 La Pascalina

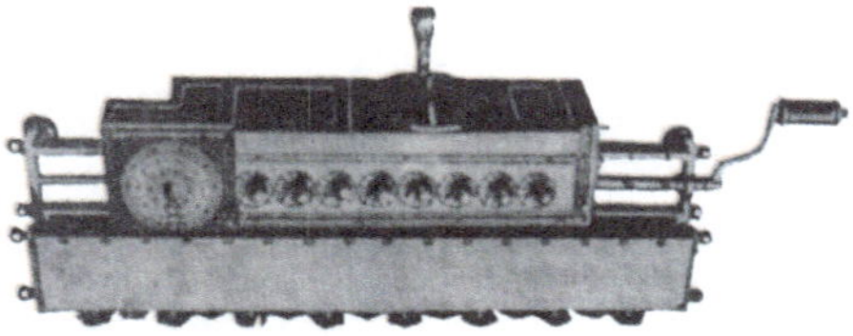

Fig. 1.4 Il Cilindro di Leibniz

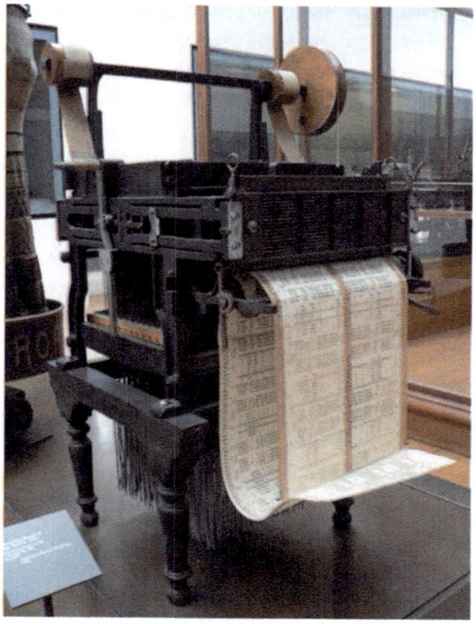

Fig. 1.5 Telaio a schede perforate

Tabella 1.3 La transizione all'era elettromeccanica

Dal calcolo meccanico al calcolo elettromeccanico – Periodo storico dal 1822 al 1900

– Nel 1822 Charles Babbage (matematico e filosofo britannico) realizzava una macchina differenziale alimentata da un motore a vapore che eseguiva una serie di operazioni elementari. Trascorsi undici anni, e precisamente nel 1833, Charles Babbage ideò una macchina che potesse risolvere ogni problema aritmetico. Prese il nome di "macchina analitica", ma il progetto non fu mai realizzato. In essa era già applicato lo schema logico e funzionale che cento anni dopo avrebbe costituito la struttura dei moderni calcolatori elettronici. La macchina analitica poteva eseguire semplici operazioni matematiche in tempi che andavano dal secondo al minuto. La macchina non fu mai prodotta per problemi finanziari e tecnici. Realizzata solo nel 1990 da Doron Swade (Fig. 1.6), al termine della costruzione, aveva il peso di 3 tonnellate, la lunghezza di 3,35 metri, l'altezza di 2,13 metri e la profondità di 46 centimetri. Era composta di 4000 pezzi metallici. Per fornire alla sua macchina la possibilità di compiere operazioni aritmetiche in diversa sequenza a seconda delle esigenze di lavoro, egli ideò un programma, ossia una serie di istruzioni che comandassero lo svolgersi dei calcoli. Consisteva fisicamente in una serie di schede perforate che imponevano alla macchina l'esecuzione di operazioni aritmetiche nell'ordine desiderato. Il meccanismo era alimentato da un motore a vapore. Babbage può essere considerato l'ispiratore degli attuali calcolatori elettronici.

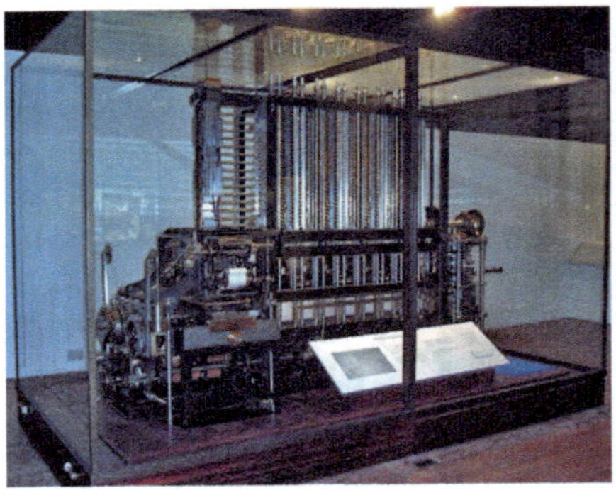

Fig. 1.6 Macchina analitica

– Nel 1875 Willgodt Olhner (svedese) realizzò la "calcolatrice brunswiga" su idea della macchina di Poleni. Tale macchina fu realizzata nel 1878 dalla casa Grimme Natalis & Co.
– Nel 1887 Leon Bollée (francese) realizzò una macchina capace di eseguire la moltiplicazione in modo automatico e quindi non per addizioni ripetute. Tutto ciò fu realizzato ricorrendo ad una tavola pitagorica materializzata meccanicamente.
– Nel 1880 iniziò in America il censimento della popolazione, ma dopo quasi un decennio non era concluso. Per questo motivo il governo dell'epoca decise di indire una gara per poter eseguire calcoli in modo meccanico. La gara fu vinta da Herman Hollerith (ingegnere meccanico tedesco) con la sua macchina che prende il nome di "macchina tabulatrice". Egli fu definito il primo ingegnere statistico della storia. Questa macchina permise di ottenere i risultati del censimento in un terzo del tempo, rispetto al precedente durato dieci anni, tenendo presente che nel frattempo la popolazione era aumentata del 25%. Herman Hollerith riprese il concetto della scheda perforata e lo adattò alle esigenze del censimento americano suggerendo di registrare su scheda tutti i dati da sottoporre poi a una parziale elaborazione meccanica. Il nome, il sesso, l'indirizzo ed altri dati essenziali di ogni persona erano rappresentati da fori praticati su una scheda di cartoncino (secondo un codice detto "Codice di Hollerith") e contati poi elettricamente. Era iniziata l'era delle schede perforate (Fig. 1. 7) e con questa macchina si diffuse la meccanizzazione su scala industriale anche in Austria, Norvegia, Russia e Germania. Hollerith scelse come dimensioni della scheda quelle del dollaro, che rimarrà il formato standard. Per aumentare il numero di informazioni registrate su ogni scheda aumentò il numero di colonne portandole da 45 a 80. Hollerith può essere quindi considerato l'inventore delle macchine meccanografiche tradizionali.

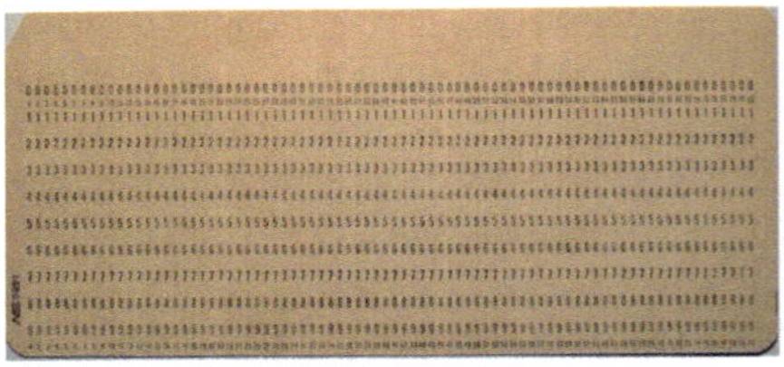

Fig. 1.7 Una scheda a 80 colonne

Tabella 1.4 L'era elettromeccanica

Dal calcolo meccanico all'elettromeccanico – I primi decenni del 1900

– Dal 1900 le macchine a schede vengono modificate, perfezionate, rese più veloci impiegando i relè al posto delle schede: comincia il periodo elettromeccanico (Fig. 1.8). In alcune grandi organizzazioni si diffondono "centri meccanografici", basati su vari tipi di macchine a schede, come tabulatrici, selezionatrici, perforatrici, e su stampanti elettromeccaniche.

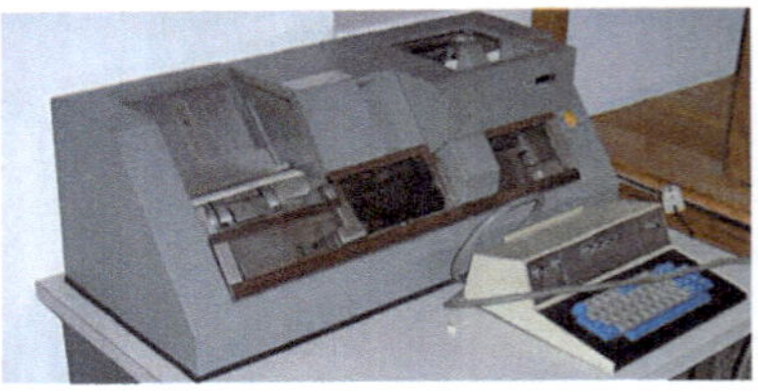

Fig. 1.8 Macchina perforatrice di schede

Nella Tabella 1.5 diamo invece un quadro dello sviluppo dei sistemi di calcolo in Italia, anche in questo caso limitato dallo spazio e dagli obiettivi di questo volume.

Tabella 1.5 In Italia: l'evoluzione del calcolo dalla meccanica alla elettronica

Il calcolo in Italia: dal calcolo meccanico fino al calcolo elettronico – Un protagonista: Olivetti

- Nel 1908 nasce ad Ivrea (Torino) la prima fabbrica italiana che produce inizialmente macchine da scrivere. Essa riporta sull'edificio dai "mattoni rossi" l'insegna: Ing. OLIVETTI & C. PRIMA FABBRICA NAZIONALE DI MACCHINE PER SCRIVERE. La nascente impresa si dimostrò tecnicamente avanzata in quel periodo italiano quando neppure pennino e calamaio erano prodotti diffusi. Nella Figura 1.9 riportiamo il primo manifesto pubblicitario della fabbrica Olivetti. Verranno riassunti qui di seguito i vari momenti storici in cui la fabbrica Olivetti ha conosciuto le diverse trasformazioni, adattandosi alla evoluzione delle tecnologie e dei mercati dell'informazione e trasmissione.

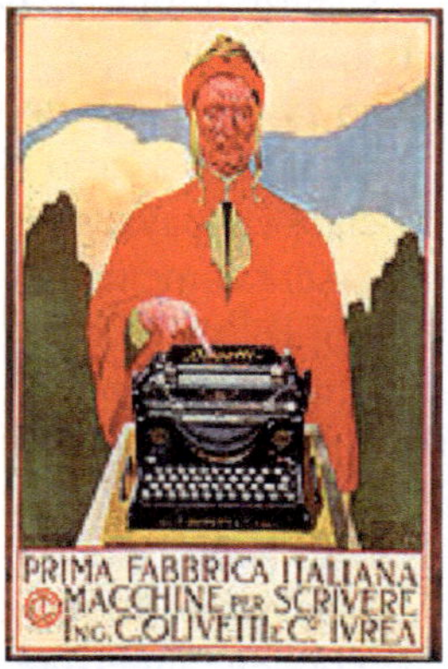

Fig. 1.9 Pubblicità "Prima macchina Italiana M.P.S." Teodoro Wolf Ferrari 1912. Con autorizzazione*

1930-1960: l'affermazione in Italia e all'estero

- Fu negli anni Sessanta che l'azienda conobbe la massima espansione sui mercati mondiali, in aziende, banche e uffici postali italiani. In quegli anni il progettista Natale Capellaro, già protagonista della ingegneria meccanica dell'azienda, aiutò la trasformazione da azienda meccanica ad azienda elettromeccanica, prima, ed elettronica, poi. L'elevata qualità dei prodotti era garantita dal sistema organizzativo adottato sulle catene di montaggio. Ricordiamo, tra le varie macchine prodotte, la "Divisumma 24" del 1956 (Fig. 1.10).
  Negli anni '50 Olivetti progettò e costruì calcolatori elettronici della prima generazione. Ricordiamo come esempio l'ELEA, installato nelle università.

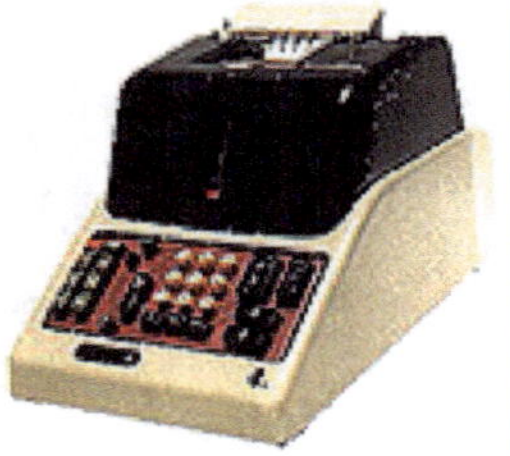

Fig. 1.10 Olivetti Divisumma 24 M. Nizzoli 1956. Con autorizzazione*

1960-1990-2005: dall'elettronica all'informatica – Dalla caduta alla ristrutturazione

- Nel 1965 venne presentato sul mercato un calcolatore da tavolo molto innovativo, programmabile con schede magnetiche: era il "P101" (Fig. 1.11), interamente realizzato da un gruppo di ricercatori guidati da Pier Giorgio Perotto. Da molti è considerato l'antenato del personal computer.
  L'azienda si inserisce nel settore elettronico, ma con fatica. È negli anni ottanta che l'Olivetti ritorna all'altezza della sua fama raggiungendo nuovamente il successo internazionale con diversi, validi prodotti. Fra questi vanno menzionati l'Olivetti M10 (1983), uno dei primi veri personal computer portatili, con alcuni programmi integrati e la capacità di collegarsi a computer remoti. Le potenzialità innovative dell'azienda, grazie anche all'esperienza acquisita nella meccanica fine, le permise di intraprendere (unica società in Europa) il progetto, lo sviluppo e la produzione di hard-disk da installare sui propri personal computer; inoltre fu anche fornitrice delle telescriventi per la NATO.
  Negli ultimi anni Ottanta l'Olivetti effettuerà numerose ristrutturazioni, che porteranno alla chiusura e al ridimensionamento di interi stabilimenti e quindi ad una crisi irreversibile.
  A partire dalla prima metà degli anni Novanta l'intensificarsi della competizione globale, la caduta dei prezzi e dei margini in tutta l'industria informatica mondiale, la debolezza del mercato europeo, e in particolare di quello italiano, spinsero l'Olivetti a una lunga e onerosa ristrutturazione delle attività. Nella conferenza stampa svoltasi nel giugno 2005, Telecom Italia, odierna capogruppo di Olivetti, annunciò di voler rilanciare l'Olivetti sul mercato dell'informatica, iniziando dal ripristino del marchio.

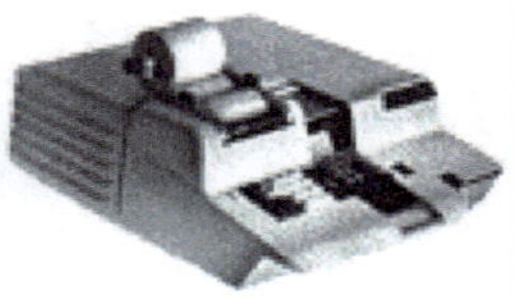

Fig. 1.11 La "Programma 101", design di M. Bellini. Con autorizzazione*

* Riprodotta da: www.storiaolivetti.it portale dell'Associazione Archivio Storico Olivetti, Ivrea, Italia

1.2
I computer della prima generazione

Un impulso decisivo allo sviluppo dei sistemi di calcolo elettrici/elettronici fu dato dalle esigenze militari della seconda guerra mondiale. Con il loro computer "COLOSSUS", ad esempio, gli inglesi riuscirono a decifrare le trasmissioni tedesche in codice (Fig. 1.12). Il suo sviluppo nel dopoguerra continuò inarrestabile e nacquero diversi computer, tra i quali il leggendario "ENIAC" (Fig. 1.13). Si trattava di macchine di dimensioni enormi che occupavano interi edifici e avevano bisogno di una centrale elettrica dedicata per essere alimentate. Le parti che costituivano i primi grandi computer erano i tubi elettronici, le "valvole" e i relè. Le "valvole", come la parola stessa dice e i relè, non erano altro che semplici interruttori di corrente, con la differenza che venivano comandati da un segnale elettrico invece che dalla mano dell'uomo. (Una curiosità storica: essendo i relè parti elettromeccaniche, capitava talvolta che i loro contenuti venissero bloccati addirittura da un insetto che si infilava nel contenitore del dispositivo; la traduzione di insetto in inglese è "bug", ecco perché ancora oggi si dice che un programma che contiene un errore non gira ha un "bug").

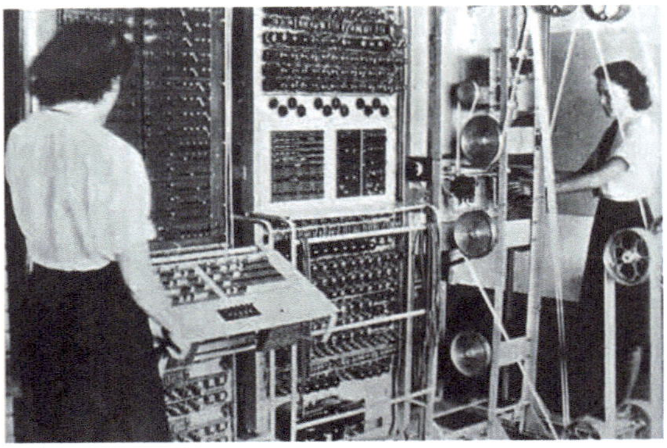

Fig. 1.12 "COLOSSUS" era fornito di 1.500 valvole e pesava più di una tonnellata. Non aveva memoria e non poteva essere programmato. Eppure, era in grado di trattare 5.000 caratteri al secondo

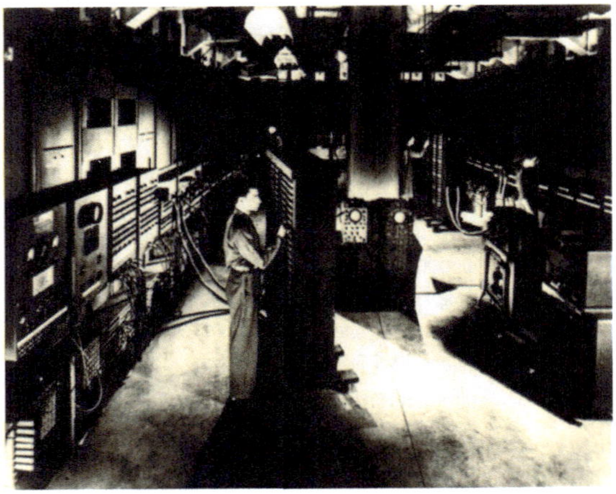

Fig. 1.13 ENIAC (*Electronic Numerical Integrator and Computer*)

Ritornando all'ENIAC: pur nella sua enormità, risultava meno potente degli odierni computer da tavolo; per avere una idea della evoluzione tecnologica del secolo scorso si veda il confronto nella Tabella 1.6.

Nella Figura 1.14 è riportata la immagine di EDVAC, il primo calcolatore elettronico a programma memorizzato, in altre parole del vero e proprio calcolatore moderno. Derivato dall'ENIAC, esso ne perfeziona il concetto di programmabilità, in quanto i programmi, anziché essere cablati fisicamente dall'esterno per ciascuna tipologia di calcolo, sono caricati nella memoria della macchina (architettura di von Neumann, di cui si parlerà in seguito, vedi Capitolo 17: L'elaboratore di von Neumann).

Gli sviluppi nel campo informatico ed elettronico che seguirono negli anni Sessanta e Settanta, ebbero, e anche oggi continuano ad avere, lo scopo di rendere i computer più piccoli e veloci.

Due eventi tecnologici hanno dato impulso allo sviluppo dei computer: la scoperta dei "transistor" e dei "circuiti integrati".

Tabella 1.6 Confronto di come sia evoluta la potenza dei computer: ENIAC (1946) e un moderno computer da tavolo di media gamma (oggi)

	ENIAC (Electronic Numerical Integrator and Calculator)	Un moderno computer
	L'ENIAC è stato concepito e disegnato da J. Presper Eckert (1919-1995) e John Mauchly (1907-1980), rispettivamente un ingegnere elettronico ed un fisico, presso la Moore School of Electrical Engineering, dell'Università di Pennsylvania. Il contratto fu firmato nel giugno del 1943 e la costruzione del calcolatore durò quasi tre anni. L'inaugurazione avvenne il 14 febbraio 1946. L'ENIAC restò in funzione fino al 1955 ed è attualmente esposto allo Smithsonian Institute di Washington	
Velocità	300 moltiplicazioni (oppure 5.000 addizioni) al secondo	18 miliardi di operazioni al secondo
Memoria	Circa 200 byte per calcoli di risultati parziali	2 milliardi di byte di memoria da utilizzare durante l'esecuzione di un programma e circa 200 miliardi di byte di memoria permanente
Elementi	17.466 tubi a vuoto (o valvole termoionichhe) di 16 tipi differenti 6.000 interruttori 10.000 condensatori 70.000 resistenze 500.000 saldature	Più di un miliardo di transistor presenti in un quadrato di silicio non più grande di un centimetro per lato
Misure	Le sue dimensioni erano molto grandi: 24 metri di lunghezza per 1,5 metri di larghezza e 2,5 metri di altezza (occupava una superficie di 180 metri quadri)	Dimensioni di un personal computer
Peso	30 tonnellate	alcuni Kg

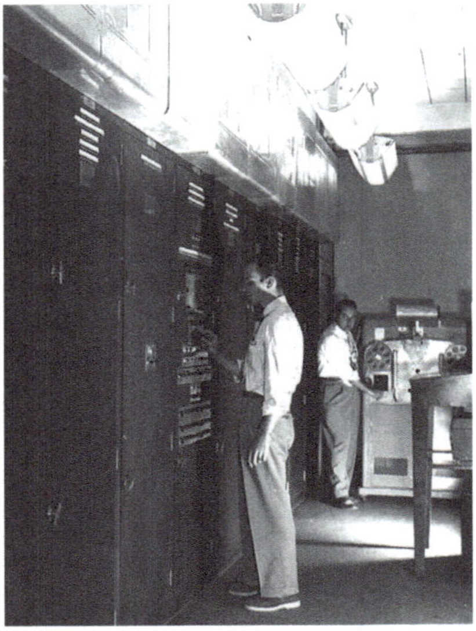

Fig. 1.14 EDVAC (*Electronic Discrete Variable Automatic Computer*)

1.3
Il transistor

Come già accennato precedentemente, i computer della prima generazione erano costituiti da tubi elettronici e relè (interruttori comandati elettricamente). È chiaro che con queste ingombranti parti elettroniche non era pensabile ridurre in maniera decisiva le dimensioni dei calcolatori ed aumentare la loro affidabilità. Arriviamo così al famoso *transistor*, ormai a tutti noto: ne parleremo in seguito in dettaglio, nel Capitolo 7; la breve • Nota 1.1 ne dà intanto una concisa introduzione.

Nota 1.1 – Informazione

Anche un transistor, in termini molto semplici, non è altro che un interruttore comandato elettricamente, come i relè e i tubi elettronici. A differenza di questi, però, le sue dimensioni sono microscopiche e la sua velocità nel passare dallo stato di "acceso" a quello di "spento" è molto più alta; inoltre, consuma molta meno energia elettrica. Il transistor rese quindi possibile la costruzione di computer che poco a poco cominciarono a diffondersi anche in luoghi diversi dai centri di ricerca o le università, le uniche istituzioni che potevano fino ad allora permettersi di spendere le considerevoli cifre necessarie all'acquisto di quei mostri. I prezzi iniziarono quel processo di discesa che continua ancora oggi.

1.4
Il circuito integrato

L'invenzione del circuito integrato, ad opera di Jack Kilby, per la nota Texas Instruments, nel 1959, rappresenta un ulteriore passo avanti. In pratica Kilby inventò un metodo per integrare, ossia "comprimere", un certo numero di transistor (allora solo quattro), su una superficie di pochi millimetri quadrati. La superficie dei circuiti integrati contiene l'incredibile numero di diversi milioni di transistor, le cui strutture hanno dimensioni inferiori al milionesimo di millimetro. Furono i circuiti integrati a rendere possibile la costruzione dei primi computer alla portata di tutti. Si trattava, in realtà, dei primi calcolatori tascabili dotati di una tastiera, anche se un po' primitiva, e di uno "schermo" costituito da un semplice visore dove comparivano solo numeri (segue in • Nota 1.2).

Nota 1.2 – Approfondimento

Internamente essi funzionavano, in linea generale, proprio come gli odierni computer da tavolo e il prezzo, anche per i modelli più semplici, era enorme, circa 100-200 mila lire (che nei primi anni Settanta era una cifra niente male) per un semplice calcolatore. Bisognò attendere la fine degli anni Settanta per cominciare a vedere i primi veri e propri computer con monitor e tastiera. Queste macchine famose erano il "PET" della Commodore o il Sinclair ZX-80 e 81 (Fig. 1.15) e, in seguito, i primi Apple: costavano parecchio e le loro capacità erano molto modeste in confronto a quelle odierne.

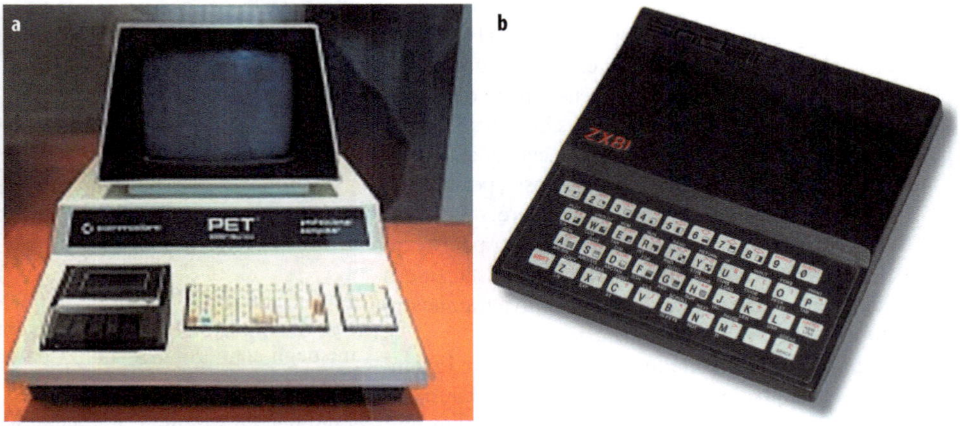

Fig. 1.15 **a** PET. **b** Sinclair ZX-81. Il Sinclair ZX-81 era grande quanto un quaderno, e nascondeva la "strabiliante" quantità di 1 Kbyte di memoria, una tastiera a membrana "commovente", nessun floppy, nessun disco fisso, nessun software disponibile. Per vedere qualcosa, era necessario collegarlo al televisore. Il prezzo di allora era circa 500 mila lire

1.5 Nascita del personal computer

Negli anni Ottanta avvenne qualcosa che mise in moto una vera e propria rivoluzione nel campo informatico. La IBM, produttore di grandi computer (*mainframes* in inglese), decise di entrare con ingenti mezzi nel mercato dei "piccoli elaboratori", e battezzò il proprio prodotto come IBM PC, da cui poi il nome PC all'intera famiglia dei "personal computer" compatibili con questo (Fig. 1.16 • Nota 1.3).

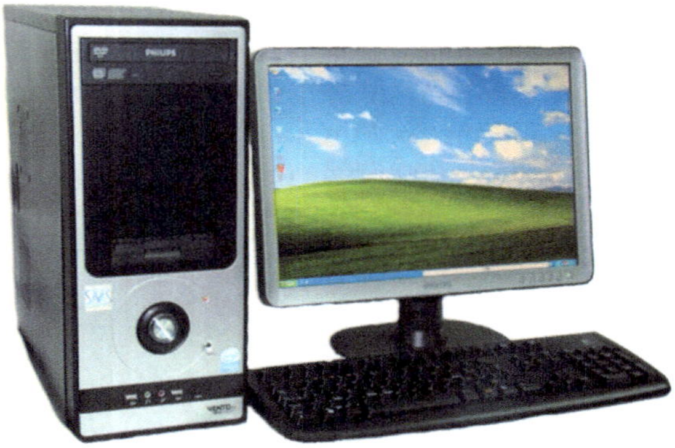

Fig. 1.16 IBM personal computer. Riprodotto con autorizzazione

Nota 1.3 – Approfondimento

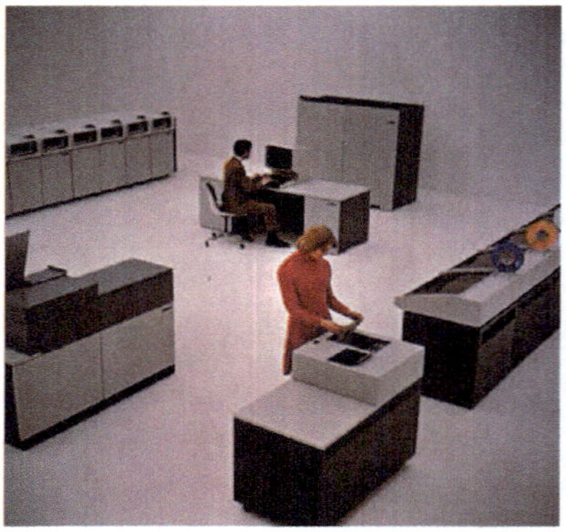

Fig. 1.17 Modello di IBM /370, mainframe degli anni '70 (XX sec.). Con autorizzazione

Per capire il vero significato attribuito al "personal computer", bisogna sapere che fino ad allora i computer erano tutt'altro che "personali". Da qualche parte esisteva un solo grande computer, il *mainframe* (Fig. 1.17), e tutti coloro che lo usavano vi erano collegati tramite tastiere e schermi, accoppiata che, anche oggi, viene chiamata "terminale". In pratica, cioè, un solo computer doveva dividere il suo lavoro tra centinaia di utenti, con la conseguenza che ognuno di essi, per avere il risultato dei calcoli che intendeva svolgere, doveva attendere a volte anche delle ore. Il computer poteva anche trovarsi a centinaia di chilometri di distanza e il collegamento con i singoli utenti avveniva tramite opportuni apparati di telecomunicazione.

In parallelo, e talvolta in competizione con i mainframe, si svilupparono i cosiddetti *minicomputer*, o elaboratori dipartimentali, costruiti con architetture più economiche e semplici, ma egualmente raffinate, anch'essi multiutente, ed adatti a piccole aziende, laboratori di ricerca o a settori di grandi aziende; a puro titolo di esempio ricordiamo alcuni dei più noti, come i sistemi /3X della IBM, e i sistemi PDP e VAX della Digital, e altri grandi produttori come (non possiamo ricordarli tutti) AT&T, Sun, Hewlett Packard (HP), Honeywell.

Con l'avvento del personal computer, invece, ognuno poteva avere un calcolatore per sé, "personale", appunto, e poteva accedere molto più velocemente ai risultati che gli interessavano. Quando parliamo di personal computer, ci riferiamo in particolare ai PC compatibili con lo standard IBM. In realtà però esistono diversi "tipi" di personal. Molto diffusi erano e sono, ad esempio, i computer dell'americana Apple, oggi detti i Mac, e altri ancora. Gli elaboratori di queste marche erano inizialmente "incompatibili" con i PC IBM, ossia i programmi che si usavano, ad esempio, su un Apple Lisa o Macintosh, non erano utilizzabili, su un PC (oggi la situazione si è evoluta verso una maggiore compatibilità). Il primo personal computer IBM fu presentato negli Stati Uniti nel 1981 e, poco dopo, fece la sua comparsa in Europa.

È interessante notare che molti dicono che il precursore del computer da tavolo sia stato un prodotto italiano, il Programma 101 della Olivetti, presentato nel 1965 (vedi Tabella 1.5); l'azienda italiana (vedi glossario) fu anche molto attiva negli anni Ottanta e Novanta nel mercato dei PC compatibili con la serie degli M20 e M24.

L'avvento del computer da tavolo per usi individuali ha cambiato il paradigma della architettura delle infrastrutture di elaborazione dati, anche grazie allo sviluppo delle tecnologie di interconnessione e quindi della capacità e facilità d'uso delle reti locali (*LAN*) e geografiche (*WAN*), e poi di internet.

Non solo la tecnologia ha fatto spettacolari progressi, ma anche la concezione dei Sistemi Operativi (i programmi di "governo", che vedremo nella Parte II), che sono passati da sistemi per professionisti in camice bianco, a sistemi con interfaccia utente semplificata, adatti all'uso non specialistico, e sempre più standard.

1.6
L'evoluzione

Dalla nascita del PC a oggi, diverse cose sono cambiate. Negli ultimi anni gli elaboratori sono diventati sempre più piccoli e potenti; sono nati inoltre i notebook, i computer portatili con schermo integrato. Sono anche comparsi sul mercato, e si diffondono sempre più, computer grandi quanto un'agenda, i cosiddetti palmtop. Questi stanno sul palmo della mano, e hanno uno schermo sul quale si può scrivere direttamente con una penna particolare e riconoscono la scrittura dell'utente. I computer inoltre sono ormai in grado di capire discretamente la voce umana.

La velocità e la potenza di calcolo delle macchine diventano sempre maggiori e, cosa non meno importante, il prezzo/prestazione dei computer scende costantemente. A circa venti anni dalla comparsa del PC, quindi, vedere un computer su una scrivania non sorprende nessuno.

1.7
I supercomputer

Prima di concludere la panoramica sulla storia ed evoluzione dei sistemi di calcolo, è opportuno ricordare una categoria di sistemi avanzati detti "*supercomputer*", sistemi di elaborazione progettati per ottenere potenze di calcolo estremamente elevate, specializzati per eseguire calcoli particolarmente onerosi. I supercomputer sono ovviamente strumenti costosi, normalmente di proprietà di istituzioni pubbliche, grandi società o enti di ricerca, che condividono il loro utilizzo tra molti dipendenti/ricercatori. Vista la velocità attuale dello sviluppo tecnologico (vedi per le prospettive future il commento della • Nota 1.4) nel campo dell'informatica e dei microprocessori, di solito perdono l'aggettivo "super" dopo pochi anni dalla loro nascita, superati da macchine ancora più potenti. In Figura 1.18 le immagini di alcuni dei computer battezzati "supercomputer" negli anni recenti e nella • Nota 1.5 altri sviluppi.

Nota 1.4 – Curiosità

Secondo IBM, entro dieci o dodici anni un supercomputer non sarà più grande di un laptop. Sarà forse questo il risultato delle ricerche attualmente in corso con le quali Big Blue sta studiando il modo di sostituire l'elettricità con la luce, sfruttando una tecnologia che prende il nome di *silicon nanophotonics*. In pratica, i collegamenti attuali tra i *core* (nel gergo attuale: il "motore" di calcolo di una CPU) di un processore – impulsi elettrici su fili di rame – verranno sostituiti da impulsi luminosi su fibra ottica, ottenendo un trasferimento dei dati più veloce ed efficiente. Questa tecnologia sarà cento volte più veloce dell'attuale e consumerà un decimo dell'energia; sarà possibile, quindi, in futuro avere centinaia o migliaia di *core* su un solo chip.

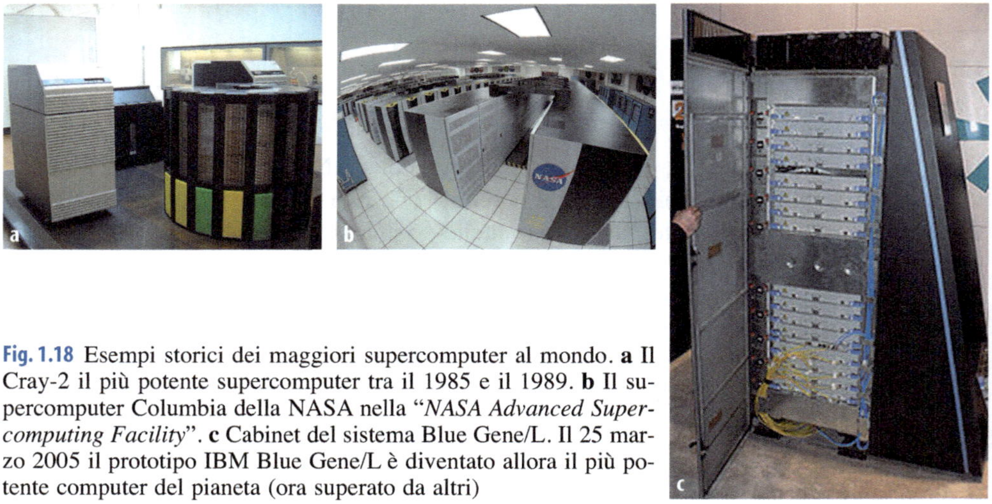

Fig. 1.18 Esempi storici dei maggiori supercomputer al mondo. **a** Il Cray-2 il più potente supercomputer tra il 1985 e il 1989. **b** Il supercomputer Columbia della NASA nella "*NASA Advanced Supercomputing Facility*". **c** Cabinet del sistema Blue Gene/L. Il 25 marzo 2005 il prototipo IBM Blue Gene/L è diventato allora il più potente computer del pianeta (ora superato da altri)

Nota 1.5 – Curiosità

In Germania viene pubblicata semestralmente la classifica dei supercomputer più potenti del mondo. Questa classifica, realizzata dalla TOP500.org, vede ancora il dominio del marchio IBM. Infatti nella classifica i primi due posti sono stati assegnati alla serie BLUE GENE (IBM).

Il supercomputer BLUE GENE/L è quello che guida la classifica TOP500 da quattro edizioni. Esso è stato installato presso il *Lawrence Livermore National Laboratory* del Dipartimento dell'Energia americano. È stato realizzato con oltre 212mila processori. La velocità di calcolo delle operazioni è di circa 478 TeraFLOPS (1 TFLOPS è pari a un migliaio di miliardi di operazioni in virgola mobile al secondo).

1.8 Cosa rappresenta il computer

Per il prosieguo della lettura, malgrado la complessità tecnologica che abbiamo visto nella sua evoluzione storica, ricordiamo una definizione semplice del computer (almeno apparentemente): una macchina che, opportunamente programmata, permette di svolgere lavori più o meno ripetitivi, come fare calcoli, scrivere lettere, memorizzare i dati di un archivio, disegnare, giocare, ecc. È una delle tante macchine che servono ad alleviare il lavoro umano, ma con una differenza sostanziale: le macchine in senso tradizionale aiutano l'uomo nel lavoro fisico, i computer lo fanno anche nel lavoro intellettuale.

Concentriamoci ora sulla frase "*opportunamente programmata*". Vogliamo dire che di per sé un computer che non ha un "*programma*", senza cioè una serie di istruzioni che gli "dicano che cosa deve fare" non ha funzioni utili, non è altro che un semplice oggetto di metallo e plastica. Non è quindi almeno per il momento una macchina "intelligente" (gli studiosi si sono concentrati in questi ultimi anni sull'applicazione di reti neurali che simulano l'attività del cervello umano, una spiegazione delle reti neurali è presente in questo libro), ossia non è in grado, autonomamente, di prendere una qualsiasi decisione, di trarre delle logiche conseguenze, di apprendere da nuove situazioni. Tutto, ma proprio tutto quello che fa, lo fa solo ed esclusivamente perché qualcuno gli ha dato determinate istruzioni, che gli vanno comunicate sotto forma di "piccoli passi", giacché, altrimenti, non verrebbero capite.

In pratica, quindi, un computer deve venire programmato tramite una serie di *istruzioni* molto semplici, che vengono eseguite in modo sequenziale (tralasciamo qui le architetture parallele) in maniera, e questo è il vero "punto forte", enormemente veloce. Ed è questa velocità che permette al computer di "nascondere" la propria stupidità, tanto che l'utente ha l'impressione di avere a che fare con una macchina particolarmente intelligente e capace.

E introduciamo ora qualche elemento descrittivo, non teorico, che ci sarà utile per entrare gradualmente all'interno della struttura fisica dei computer.

La struttura di un calcolatore, o meglio di un "sistema di elaborazione", a cui faremo riferimento nel seguito è schematizzata nella Figura 1.19; non è scopo di questo volume scendere nei dettagli del funzionamento e della tecnica di progettazione; ci limitiamo quindi ad una sintetica descrizione funzionale dei componenti, per poi illustrarne gli aspetti costruttivi, utili per l'uso, nel capitolo successivo.

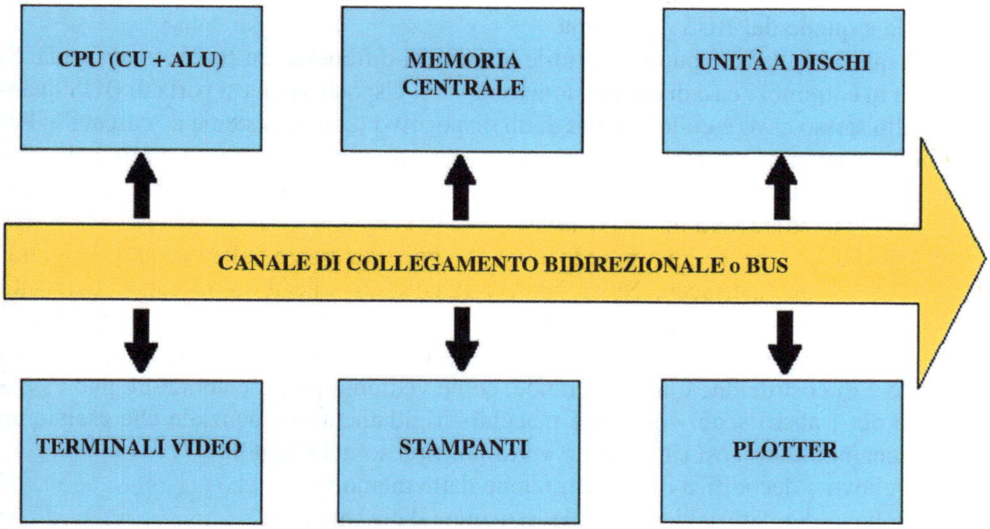

Fig. 1.19 Architettura di un sistema di elaborazione. Immagine realizzata da Daniele Pinto

- **CPU** (***central processing unit***)**:** detta anche in inglese *processor* (elaboratore), è a sua volta composta da una *unità di controllo e supervisione* (*control unit,* **CU**) e da una unità di calcolo aritmetico e logico (*arithmetic and logical unit,* **ALU**); la **CU** ha il compito di coordinare e sincronizzare tutte le operazioni del sistema, in particolare la decodifica e la esecuzione delle istruzioni del *programma*, l'accesso alla memoria centrale, le operazioni di ingresso-uscita (le comunicazioni con le unità periferiche); la **ALU** ha il compito di eseguire le istruzioni, operando su speciali memorie veloci interne di servizio dette *registri* (i registri possono contenere dati o indirizzi delle ubicazioni di dati residenti in memoria centrale o altri elementi utili alla esecuzione delle istruzioni).
- **Memoria centrale:** un "contenitore" di dati, organizzato in "celle" (o "parole", o segmenti) che possono essere "indirizzati"; i dati possono essere prelevati o scritti dal processor, come operatori o risultati delle operazioni o direttamente dalle unità esterne attraverso il BUS ed il sistema di controllo della CPU. Nella memoria centrale sono caricati i *programmi*, che possono essere classificati in *sistema operativo*, e programmi *applicativi*; li tratteremo nella Parte II, per ora basta sapere che il sistema operativo contiene tutte le istruzioni di controllo e di servizio, mentre gli applicativi sono i programmi adatti all'effettivo lavoro dell'utente.
- **BUS:** è un insieme di linee di comunicazione raggruppate per funzione. La struttura a BUS si è imposta nel tempo sulla topologia a stella, in cui la CPU è al centro e le unità periferiche alle estremità, in quanto consente maggiore flessibilità architetturale (il numero di unità è "concettualmente" illimitato). In generale si possono distinguere due tipi di BUS: i BUS interni al microprocessore ed i BUS esterni.

  I **BUS interni** sono quelli realizzati all'interno del microprocessore in modo da poter connettere tutti gli elementi logici che compongono il microprocessore stesso; la loro importanza è quindi evidente.

  I **BUS esterni** sono d'altra parte quelli essenziali dal punto di sistema intero, connettono il microprocessore con gli altri componenti. Un tipico esempio di BUS, oggigiorno molto diffuso in quanto costituisce uno standard, è il PCI (*peripheral component interconnect*). Questo BUS separa in due diverse connessioni le linee del BUS locale e quelle del BUS di sistema.

  A questo proposito può essere utile definire la differenza tra BUS e interfaccia. Si tratta in entrambi i casi di connessioni tra diversi dispositivi, ma si parla di BUS quando allo stesso cavo è collegato più di un dispositivo (con un sistema a "cascata"). Per fare un esempio, è come se ad una unica presa di corrente fosse possibile collegare più di un apparecchio elettrico (grazie a opportune connessioni). L'interfaccia invece può connettere solo un dispositivo.
- **Periferiche:** comprendono tutte le unità che possono essere collegate al sistema tramite opportuna interfaccia. Nella Figura 1.19 ne sono indicate solo alcune (stampanti, plotter, dischi, terminali); nel seguito vedremo i dettagli di queste e di molte altre.

Il funzionamento del sistema è concettualmente semplice, anche se la complessità di progetto e di costruzione è invece grande, come vedremo poi. L'elaboratore può essere pensato per i nostri scopi come una macchina rigidamente sequenziale che esegue un *ciclo*, schematizzato così (il concetto verrà poi ripreso nel Capitolo 17):

- prelievo e decodifica di una istruzione dalla memoria
- prelievo dei dati richiesti da tale istruzione dalla memoria
- esecuzione della istruzione

– memorizzazione dei risultati in memoria
– ritorno all'inizio del ciclo.

Il completamento della esecuzione di una istruzione comporta spesso la ripetizione del ciclo elementare per più volte; il tempo per la operazione elementare (a volte detto anche ciclo base) è scandito dal *clock* (orologio); teniamo presente questo elemento, il cui inverso, la *frequenza*, è sempre indicato nelle specifiche di potenza dei processor.

Un importante elemento di capacità di elaborazione, e quindi anche un attributo distintivo dei diversi processor, è il numero di *Bit* (unità elementare di informazione) che compongono i suoi *registri di controllo e di operazione* (si dice processore a 8, 16, 32 o 64 bit) e che sono la base costruttiva dei circuiti della CPU: al crescere del numero di bit disponibili nei registri, cresce la quantità di memoria *indirizzabile*, cresce il volume di dati trattabile in una singola operazione, cresce il volume di dati scambiato tra unità. Anche i *sistemi operativi* devono essere sviluppati in diverse versioni per adattarsi al diverso numero di bit delle architetture dei processor.

Le parti che costituiscono un computer

2

F. Calliada, F. Farfarini, A. Vercelli, D. Travaini

Indice dei contenuti

2.1
Significato di hardware e software

Hardware è la parola inglese che indica tutto ciò che si può vedere, toccare, far cadere o caderci sopra, in altre parole la parte fisica del computer stesso – un assemblaggio di circuiti elettronici e altre componenti che si trovano all'interno di una scatola di metallo –

Elementi di informatica in diagnostica per immagini. Roberto Grassi et al. (a cura di)

ed indica anche gli apparecchi che si possono collegare, come il monitor, la tastiera e il mouse (ed altro che vedremo nel seguito del volume). Le nostre case sono piene di una varietà più familiare di hardware: l'aspirapolvere, il televisore, lo stereo, la lavatrice ecc. Questo termine in realtà, nel suo significato inglese originale, non aveva niente a che fare con i computer, significava "ferramenta", e per estensione un negozio di "articoli da poter toccare". Da qui a definire hardware le parti fisiche del computer, il passo è stato breve.

Software è la parola inglese usata per descrivere i programmi che funzionano sui computer. Per esempio, un word processor è un programma per computer, un insieme di istruzioni che fanno funzionare il computer come un word processor, un programma *applicativo*. Anche il *sistema operativo* è software ovviamente, e viene detto anche software di sistema (system software). Di solito si acquista il software su dischetti o su CD-ROM. I programmi tendono a diventare sempre più complessi, tanto che la grande quantità di moduli di cui sono composti non riesce a stare in un dischetto, e quindi ormai i CD-ROM, che hanno maggior capacità dei dischetti, sono largamente i più diffusi. Un programma, che si acquista come insieme di moduli su vari dischetti o su CD-ROM, deve essere installato sul disco rigido prima di essere usato: un programma di installazione guidata è dunque spesso incluso nel pacchetto (questo si chiama programma di "*setup*").

Nel seguito di questo capitolo saranno descritte le principali parti hardware, mentre nella Parte successiva si parlerà di software.

2.2 Il processore

La parte senza dubbio più importante di tutto l'hardware è costituita dal processore, o *microprocessore*, come detto allo stato attuale della tecnologia. Il processore viene spesso definito "il cuore del computer". Il microprocessore, infatti, "muove il computer", ossia ha la supervisione di tutte le attività che si svolgono al suo interno: quasi tutto ciò che avviene, ogni volta che usiamo la nostra macchina, "passa" per il *microprocessore*. In realtà, nei computer moderni, vi è più di un *microprocessore*, ma qui intendiamo il principale, quella componente che costituisce il cuore della CPU, nota con nomi commerciali come (a titolo di esempio) "*Pentium*", "*K6*", "*Athlon*", "*Xeon*", "*Centrino*".

Gli altri processori presenti nel computer si possono considerare un po' come "aiutanti" di quello principale. Un esempio per tutti è il microprocessore che presiede alle attività della tastiera: si occupa solo di controllare se l'utente ha premuto un tasto, di stabilire di quale tasto si tratta e di comunicare il tutto al processore principale. In tal modo quest'ultimo viene alleggerito dal lavoro apparentemente "marginale", ma in realtà molto importante, di sorvegliare la tastiera e può dedicare le sue grandi capacità ad altri compiti.

2.2.1 Storia del microprocessore

Il primo microprocessore degno di nota venne costruito all'inizio degli anni Settanta. Da allora, un'innumerevole quantità di processori dei tipi più disparati è stata introdotta

Fig. 2.1 Il nuovo logo Intel

sul mercato. Quando si parla di microprocessori, viene subito in mente il nome dell'azienda americana *Intel*. Molti conoscono l'adesivo "*Intel Inside*" (cioè "Intel all'interno") incollato su alcuni computer. Ebbene, Intel detiene oggi il primato mondiale per quanto riguarda la produzione e la vendita dei microprocessori per sistemi di elaborazione e suo era il processore usato nel primo personal computer divenuto standard di industria (il PC di cui si è parlato nel capitolo precedente), all'inizio degli anni Ottanta.

Dopo 38 anni di vita, l'azienda continua a trasformarsi e indica nel nuovo logo (Fig. 2.1) la intenzione di estendere il proprio mercato alla elettronica "consumer". Infatti i microprocessori si sono diffusi ovunque e sono presenti ("embedded" in inglese) in una quantità di prodotti per la industria, la casa, le telecomunicazioni, il gioco.

2.2.2 Curiosità costruttive del microprocessore

Nel Nuovo Messico, vicino al Rio Grande, è situato il complesso industriale della Intel che si estende su 800.000 metri quadrati e che comprende tre fabbriche nelle quali vengono prodotti *microchip* e *microprocessori* (• Nota 2.1), che fanno camminare il mondo in cui viviamo. Non solo i computer funzionano grazie a loro, ma non c'è macchina o apparecchio per il quale essi non siano indispensabili: dagli impianti radar degli aeroplani ai telefonini che abbiamo in tasca, dai televisori e dai videoregistratori alla carta di credito, dalla lavatrice alla lavastoviglie ecc. Il complesso Intel è un unico immenso fabbricato capace di contenere cinque campi da calcio, costato una cifra ingente.

• Nota 2.1 – Approfondimento

Per prima cosa, i *chip* non sono più larghi dell'unghia di un pollice, sono composti da una ventina di strati infinitamente sottili e sono sistemati, in un numero che varia da 100 a 600, su una fetta di silicio del diametro di 20 centimetri o più. Pensate a questi dischi come se fossero pizze. Più la pizza è grande, più strati di pomodori e mozzarella potete disporre sopra di essa.

E più ogni strato è sottile, più se ne possono collocare. La vita all'interno della fabbrica Intel è tutta incentrata su questi dischi che arrivano in confezioni da 25 pezzi e che da qui, qualche mese più tardi, escono parecchio trasformati, ma sempre contenuti in cassette da 25 pezzi. Sono fatti di silicio praticamente puro, allo stato cristallino, il secondo elemento più abbondante che si trovi sulla faccia della Terra. Conosciuto come un semiconduttore, esso può facilmente comportarsi come un conduttore o un isolante, se opportunamente "drogato" (doped) con atomi di altri elementi (ad es. boro). I chip sono ricavati dal wafer con una tecnica complessa di fotolitografia combinata con chimica avanzata.

Uno dei momenti cruciali nella produzione dei dischi è la formazione del cristallo gigante e la lucidatura della sua superficie. Subito dopo si pone il problema della pulizia più assoluta dell'ambiente: molte delle fasi di produzione si svolgono infatti nelle cosiddette camere asettiche, che risultano essenziali quando dai dischi si realizzano i microprocessori. Tecnicamente vengono definite "*camere asettiche a flusso laminare*". Infatti "flusso laminare" significa che tutte le particelle di un fluido o di un gas si muovono in file ordinate. In questo caso specifico, l'aria di una stanza perfettamente pulita si muove in continuazione dall'alto verso il basso, e passa quindi attraverso delle grate disposte sul pavimento. Perché tanta cura nel rinnovare l'aria? Un metro cubo di aria che si respira normalmente contiene diverse migliaia di grani di polline e di spore micotiche, oltre che monossido di carbonio, gas radon, molecole di odore, zampe di ragno, frammenti di terra, acari, cellule della nostra pelle, batteri, virus, ecc. Se poi qualcuno ha starnutito, l'aria trasporta anche gocce larghe 15 micron. Per capire come mai i chip richiedano un tale straordinario grado di pulizia, bisogna pensare ad essi come se fossero porzioni di città. Occorre immaginarli come piantine dettagliate che mostrano tutte le strade e tutti i vicoli di un quartiere. Si deve quindi ridurre il tutto a un quadratino di carta di mezzo centimetro di lato. A questo punto è possibile comprendere quali danni ogni corpuscolo estraneo possa provocare. Basta infatti puntare uno spillo su una piantina di queste dimensioni per creare una vera e propria voragine e far saltare tutta la viabilità della zona.

Quindi, in definitiva, dalle fabbriche Intel, con questi metodi costruttivi, escono i chip e microprocessori diffusi in tutto il mondo. Un microprocessore è semplicemente (si fa per dire...) un normalissimo *circuito integrato*, il solito "millepiedi" nero, anche se molto complesso (Fig. 2.2), ovvero è un particolare tipo di "microchip" opportunamente lavorato:

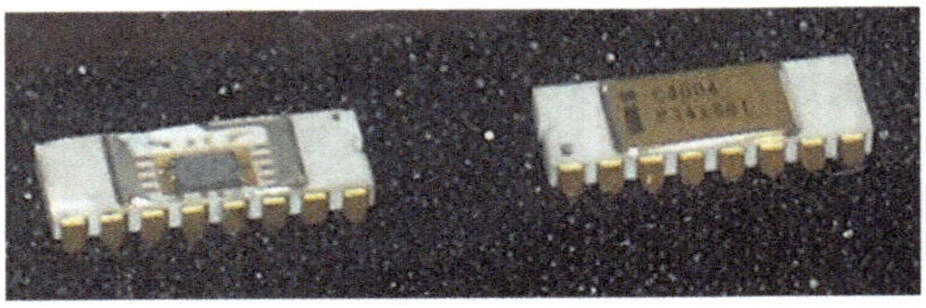

Fig. 2.2 Processore della Intel

- *esternamente* il circuito integrato "microprocessore" si presenta come un quadratino (o rettangolino) nero o grigio, dal quale fuoriesce un gran numero di "piedini", cioè di contatti elettrici che permettono il collegamento del processore con le altri parti elettroniche del computer; questo collegamento viene assicurato dalle sottilissime piste di rame che si trovano sulla scheda dove il processore è fissato;
- *internamente* il processore comprende il "*centro di calcolo logico e aritmetico*" (la ALU) e il "*centro di controllo*" (la CU) che coordina tutte le attività (vedi Capitolo 1).

2.3 Dettagli su modelli e montaggio dei microprocessori

Inizialmente i processori (ad esempio di Intel) vennero chiamati con una semplice sigla numerica: *8088, 8086, 80286, 80386,* ecc., spesso abbreviata in 286, 386, e così via (• Nota 2.2). Da alcuni anni però, il "battesimo" dei processori comprende nomi veri e propri. Uno degli ultimi nati tra i processori Intel, ad esempio, si chiama "*Pentium*", nelle varie versioni, mentre uno degli ultimi processori dell'AMD (altro grande produttore americano) si chiama "*Athlon*". Dal punto di vista delle ditte costruttrici, il nome ha il vantaggio di poter essere "registrato" come marchio, una proprietà intellettuale del produttore, contrariamente a un semplice numero.

Nota 2.2 – Approfondimento

Il *primo microprocessore per PC si chiamava 8088*:

- la caratteristica era quella di un processore a 8 bit con una frequenza di 4,77 MHz. Era in grado di elaborare dati di otto bit di ampiezza e aveva un clock di 4,77 MHz. In un secondo, cioè, si avevano 4 milioni e 770 mila impulsi: un numero enorme, quindi, eppure ridicolo di fronte alle frequenze dei computer di oggi (misurati in GHz). La quantità massima di memoria che era in grado di usare era di un megabyte (circa 1.000.000 di byte). Il suo BUS di indirizzi era quindi largo 20 bit (2 elevato a 20 fa, appunto, quasi un milione). Questo processore ebbe grande diffusione all'inizio degli anni Ottanta, finché non venne soppiantato prima dall'*8086* e poi dall'80286.

Il *secondo microprocessore per PC fu l'80286 chiamato semplicemente 286*:

- la caratteristica era quella di un processore a 16 bit, in grado di indirizzare (cioè di usare) 16 Mbyte di memoria (BUS di indirizzi di 24 bit) e usava un clock di 8 MHz. Per quei tempi era molto veloce; gli ultimi modelli, costruiti dalla grande rivale di Intel, AMD, funzionavano con una frequenza di 25 MHz. Con i 286 nacquero, circa a metà degli anni Ottanta, i cosiddetti PC-AT dove AT sta per "Advanced Technology", cioè tecnologia avanzata, almeno per quei tempi. Il 286 è ormai un processore "morto e sepolto".

Il *terzo microprocessore per PC fu il 386 DX*:

- la caratteristica era quella essere un processore a 32 bit (il 32 si riferisce alla larghezza del BUS dati) e funzionava a 16 MHz. La sua prerogativa più importante era quella di essere in grado di funzionare nel cosiddetto "enhanced mode". Sotto questo termine si intende una specie di prestazione "turbo", che permette al processore di accedere, sotto DOS (nella Parte IV spiegheremo il significato e l'utilizzo del DOS), a grandi quantità di memoria, cosa che con il 286 e l'8088 non era possibile. Del 386 DX venne anche costruita una versione a basso costo chiamata 386 SX, in tutto e per tutto identica al 386 DX, con l'unica differenza che il BUS dati era, all'esterno del processore, di 16 bit, e all'interno di 32, come il fratello maggiore. Inoltre il 386 SX era in grado di utilizzare "solo" 16 Mbyte di memoria. Con il 386 SX era quindi possibile accedere al modo "turbo" risparmiando, poiché con il BUS dati a soli 16 bit, la costruzione delle *schede madri* (vedi dopo) per il processore era più semplice: si potevano addirittura sfruttare con poche modifiche le allora diffusissime schede madri del vecchio 286, anch'esso a 16 bit. Evidentemente il 386 era più lento del fratello maggiore, poiché col suo BUS dimezzato, doveva prelevare i dati che gli servivano dall'esterno in un sol "colpo". L'ultima versione del 386 si chiamò 386 SL. L'unica differenza rispetto al 386 DX era che richiedeva meno corrente per il suo funzionamento. Per questo motivo esso venne usato nei primi computer portatili a batteria.

Il *quarto microprocessore per PC era il 486*:

- questa generazione ebbe un grande successo. La caratteristica del processore era quella di avere processori di 32 bit con *coprocessore matematico* incorporato, che, nelle ultime versioni, giravano a 133 MHz. Con coprocessore matematico si intende quella parte elettronica specializzata in calcoli matematici che prima del 486 non era integrata nel processore, ma era costituita da un chip a parte il cui nome finiva con il numero 7. Esistevano così i coprocessori per il 286 che si chiamavano 287, quelli per il 386, 387. Oggi, senza eccezione, essi sono integrati direttamente nel processore.

Un passo decisivo fu la nascita del *Pentium*, il processore oggi più diffuso, nelle varie versioni I, II, III, IV, le cui frequenze superano ormai i 3 Gigahertz (1 Gigahertz corrisponde a 1000 MHz). In esso trova applicazione una tecnologia particolare che si è affermata con i processori moderni, già a partire dal 486. Più elevato è infatti il clock, maggiore è la sensibilità ai disturbi. Questo problema si presenta in particolare nelle *schede madri* (vedi paragrafo apposito) poiché le piste di rame fungono da antenne disturbandosi tra loro e causando problemi. Per risolvere il problema, e per ridurre quindi i costi, si ricorre a un espediente tecnico consistente nel far funzionare processore e scheda madre a frequenze diverse. Nei PC odierni, ad esempio, la scheda madre funziona infatti di solito a una frequenza compresa tra 66 e 133 o più MHz, mentre i processori, internamente, funzionano a una frequenza multipla di questa.

Come per tutti i componenti elettronici integrati, la possibilità di inserire il componente stesso su uno "*zoccolo*" (vedere dopo per chi non conosca il termine) permette una facile sostituzione in caso di guasto. Sono normalmente inseriti su zoccolo:

1. i componenti che devono poter essere sostituiti per aggiornamento (ad esempio le memorie PROM, EPROM o Flash, vedere dopo e glossario);
2. i componenti che possono essere sostituiti per ragioni varie (ad esempio gli oscillatori del clock);
3. i componenti più recenti, per i quali non esistono ancora dati sufficienti a determinare il tasso di guasto e che il costruttore ritiene opportuno, per precauzione, installare su zoccolo;
4. i componenti ad alta integrazione, più sensibili ai problemi di saldatura.

Tra queste categorie si trovano anche i processori, che, normalmente, non vengono saldati al circuito stampato, detto *scheda madre,* principalmente perché il costruttore di questa, che di solito non è il costruttore del processore, tende a progettare un prodotto che sia quanto più possibile universale, ovvero possa supportare diversi modelli o tipi di CPU. Ovviamente esistono casi in cui il processore è saldato sulla scheda madre, ad esempio nelle schede in cui non è prevista la possibilità di sostituzione della CPU e si cerca, utilizzando un componente da saldare, di economizzare quanto più possibile, oppure nei notebook, anche per ragioni di spazio.

Gli standard elettrici e meccanici di connessione prendono il nome di ***Socket*** (*zoccolo*, in italiano). Quindi, il nome "*Socket*" con la S maiuscola applicato alle CPU, non indica solo la forma meccanica, ma, contemporaneamente, anche l'interfaccia elettrica, la tensione di alimentazione, la disposizione dei segnali, ecc., ovvero l'intero set dei particolari che rendono una CPU adeguata ad inserirsi su un certo zoccolo; è importante comprendere questo, in quanto la forma fisica dello zoccolo può essere comune a diversi standard, mentre non lo è la compatibilità elettrica. In particolare un problema c'è sempre stato per quanto riguarda le tensioni di alimentazione delle CPU, che variano con il modificarsi delle tecnologie costruttive.

Come si vede, il panorama dei processori in poco tempo si è complicato di parecchio e tutto è diventato più esposto al rischio di confusione.

Dal 2004 sono in commercio i nuovi microprocessori della Intel, il *Pentium IV (*o *4)*, il *Pentium IV mobile* e il *Pentium IV mobile* con tecnologia *Intel Centrino*, mentre l'altra casa concorrente, l'AMD, ha lanciato sul mercato i suoi microprocessori "mobili" *Turion*, che sono basati sui nuovi chip "mobili" di AMD a 64 bit caratterizzzati da un basso consumo energetico ed elevata potenza di calcolo. Inoltre Turion, secondo le precisazioni di AMD, è "compatibile" con le tecnologie WI-FI (un modo di ricordare che la piattaforma Centrino di Intel non ha il monopolio assoluto sul mercato del wireless).

Nota 2.3 – Approfondimento

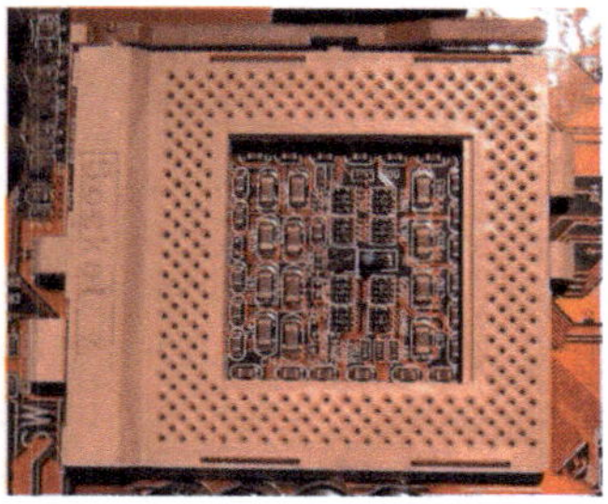

Fig. 2.3 Socket 7

Zoccolo Socket 7:
- fino alla versione I del Pentium esistevano solo delle schede madri con un certo tipo di zoccolo chiamato Socket 7 (Fig. 2.3). Lo zoccolo permetteva anche l'uso di processori prodotti dai concorrenti di Intel, come ad esempio AMD, Cyrix e altri ancora. Ad un certo punto, la casa leader americana, per scrollarsi di dosso i concorrenti cambiò tipo di zoccolo creandone uno diverso per il suo nuovo processore.

Zoccolo slot 1:
- con la nascita del Pentium II venne utilizzato un nuovo zoccolo chiamato slot 1. Presa alla sprovvista, la concorrenza si sforzò di creare dei processori ancora basati sullo zoccolo Socket 7, ma veloci almeno quanto il Pentium II. La cosa riuscì all'AMD con i processori della serie K6-III che erano dei concorrenti pari e, in alcuni casi, addirittura superiori al Pentium II e che costavano meno.

Zoccolo 370:
- la Intel, per rispondere ai prezzi dell'AMD, creò a sua volta un ulteriore processore a basso prezzo che chiamò Celeron e che concepì appunto con uno zoccolo ancora diverso, chiamato appunto 370. Nella prima versione del Celeron, di celere c'era però in realtà ben poco, visto che Intel, per tenere bassi i costi, aveva sviluppato il processore senza memoria cache (il suo significato lo vedremo più avanti): le versioni seguenti, invece, furono dotate di cache e così anche il Celeron divenne un ottimo processore. Nel 1999 la Intel immette sul mercato il Pentium III utilizzando lo slot I.

Zoccolo slot A:
- successivamente l'AMD mise in commercio, a sua volta, un processore per uno slot ancora diverso, lo slot A e lo chiamò Athlon. Esso a parità di clock era più veloce del Pentium III.

2.3.1 Il processore garantisce la vera mobilità

Molti avranno sicuramente già sentito parlare di *Centrino*, la tecnologia di Intel che concilia prestazioni paragonabili a quelle dei *Pentium IV* con un'autonomia di circa quattro ore (nei portatili la autonomia si intende come la capacità di funzionare senza l'alimentazione elettrica da rete, ovvero con batterie; si veda dopo il paragrafo apposito).

Centrino ha cambiato il modo di progettare, fabbricare e perfino scegliere e acquistare i notebook. Si tratta infatti di una soluzione completa, in grado di soddisfare sia chi da un portatile pretende potenza di elaborazione e grafica di buon livello, sia coloro che invece hanno un occhio di riguardo per l'autonomia, il prezzo e la connettività. Il nome *Centrino* deve la sua origine alla fusione fra le parole Centro e Neutrino, una delle particelle subatomiche più importanti. Anche se poco intuitiva, questa scelta vorrebbe sottintendere che la nuova tecnologia è il cuore di una generazione di portatili di nuova concezione.

Per far sì che un portatile possa mostrare l'adesivo con l'icona simbolo di *Centrino* (una mosca volante bicolore, Fig. 2.4), il prodotto deve includere tre elementi:
- montare uno dei processori Pentium M;

- essere basato su un chipset della serie 855 appositamente progettata per questa CPU;
- disporre di un modulo wireless, anch'esso di nuova generazione.

Altri elementi innovativi dei prodotti *Centrino* sono gli slot per le schede aggiuntive, che finiscono per caratterizzare in modo particolare la *scheda madre* (motherboard o piastra madre). La differenza sostanziale è dovuta alla velocità (per maggiori informazioni si veda • Nota 2.4).

Fig. 2.4 Simbolo di Intel Centrino

Nota 2.4 – Approfondimento

Con *Centrino*, Intel si propone di mettere a disposizione degli utenti dei portatili abbastanza veloci per eseguire qualsiasi applicazione senza rallentamenti, lontano dalla presa di corrente per almeno quattro ore e con la possibilità di collegarsi alle reti wireless disseminate in aeroporti, stazioni e centri direzionali. In pratica il portatile dovrebbe finalmente diventare quello che avrebbe dovuto essere fin dal principio: uno strumento di lavoro da usare ovunque e per fare qualsiasi cosa, senza preoccuparsi della batteria che si esaurisce, dell'impostazione della rete, delle periferiche a essa connesse o dell'applicazione con requisiti troppo elevati.

Il cuore della tecnologia *Centrino* è il processore *Pentium M*, disponibile all'annuncio con quattro modelli normali che funzionano a frequenze comprese fra un minimo di 1,3 GHz e un massimo di 1,6 GHz, un Low Voltage a 1,1 GHz e un Ultra Low Voltage a 900 MHz. Il secondo componente della tecnologia *Centrino,* certamente il più importante, è il *chipset* (vedi anche paragrafo su scheda madre). Il nuovo *chipset* sfrutta un bus a 400 MHz e una più efficiente architettura, e gestisce memorie tra 200/266 MHz. La novità è che la quantità di memoria supportata non si limita più a un Gbyte come avveniva prima, ma a due: un miglioramento che potrà rivelarsi molto interessante per le workstation grafiche. Per ora i notebook con Centrino integreranno il modulo Intel PRO/Wireless 2100 LAN 3b Mini PCI Adapter, che consente di comunicare senza fili sfruttando il protocollo 802.11b. Poi arriveranno i moduli per comunicare con lo standard 802.11a, che supporta una velocità massima di trasferimento dati di 54 Mbps, anziché gli 11 Megabit per secondo della 802.11b.

Si è detto che nei portatili con *Centrino* la batteria ha una durata media di quattro ore. Il risultato è dovuto alla attenzione posta al consumo di energia nel progettare tutti i componenti dell'architettura Centrino: secondo Intel, processore, chipset e chip grafico pesano complessivamente il 30 per cento sui consumi energetici del notebook, ovvero quanto il display; quindi una gestione ottimale dei consumi di questi componenti può far guadagnare diversi minuti di autonomia. Intel intende utilizzare Centrino in tutti i portatili, dai sostituti del desktop ai subnotebook, arrivando fino ai Tablet PC.

2.3.2 Ultime novità e la evoluzione tecnologica

Dal mese di gennaio 2006 Intel ha presentato l'ultima evoluzione della piattaforma *Centrino*. Tale processore, che all'inizio doveva prendere il nome commerciale di "*Pentium M serie 8xx*", è stato poi rinominato a novembre 2006 in Core Duo, in modo da evidenziare maggiormente la caratteristica *dual core* che contraddistingue il nuovo progetto. Allo stesso scopo, anche il marchio Centrino si è evoluto, diventando

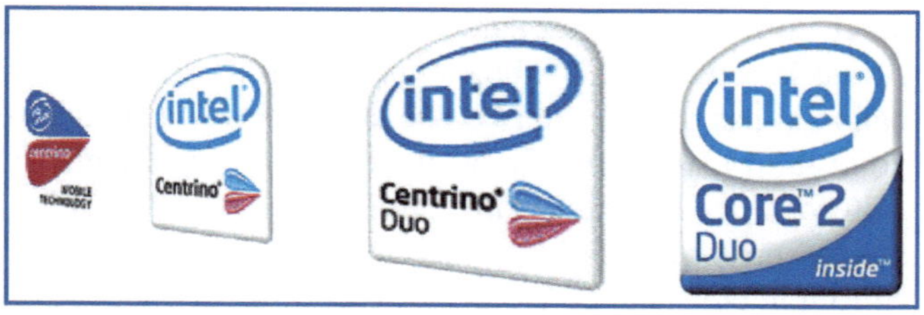

Fig. 2.5 L'evoluzione di Centrino

Centrino Duo. Attualmente la tecnologia mobile Intel Centrino Duo è stata appena migliorata dal punto di vista della mobilità con il nuovo processore per PC portatili *Intel Core 2 Duo* (Fig. 2.5).

Con l'introduzione dei ***processori dual-core***, è giunta una nuova era per le CPU. Semplificando, si può dire che la tecnologia *dual-core* inserisce due unità di esecuzione indipendenti nello stesso processore – in sostanza, "due chip in uno". L'azienda ha diffuso sul mercato a partire dal 2006 i nuovi processori *Intel Xeon dual-core* (specifici per i server, vedi glossario per la definizione di "server") e prevede che presto saranno in uso sull'85% dei server integrati. I nuovi processori permettono di ottenere un netto miglioramento delle prestazioni, fino anche al 50%. Il loro uso è particolarmente indicato per la gestione di processi complessi, come database o applicazioni di servizi finanziari. Il principale pregio della nuova tecnologia sarà sicuramente l'incremento delle prestazioni.

2.4
I 40 anni della Legge di Moore

Gli ultimi decenni sono stati caratterizzati da un ritmo di innovazione già predetto da un noto personaggio della tecnologia degli elaboratori, secondo alcuni un caso di profezia che si auto-avvera, per altri, un'intuizione geniale (verosimilmente è l'una e l'altra cosa).

È la *Legge di Moore*, il celebre assioma secondo il quale la complessità e la potenza dei circuiti integrati sono destinate a "raddoppiare a intervalli regolari" (per approfondire vedere http://www.intel.com/intel/museum/25anniv/hof/moore.htm).

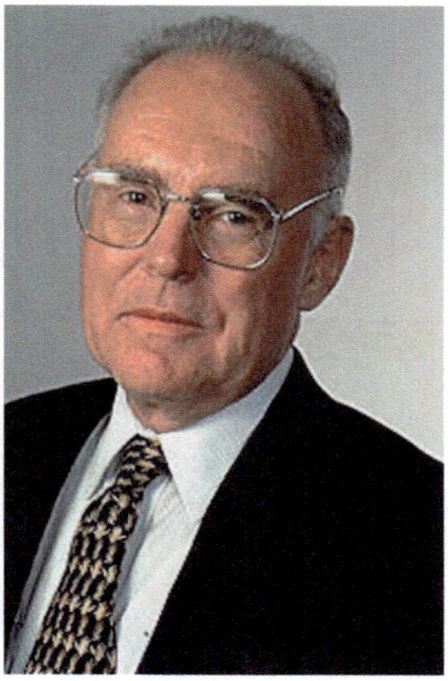

Fig. 2.6 Gordon Earl Moore

Era il 1965 quando la rivista Electronics Magazine, per festeggiare i 35 anni di attività, chiese a un gruppo di esperti di fare un pronostico sul futuro della nascente industria informatica. Tra quelli che risposero all'appello c'era *Gordon Earl Moore* (Fig. 2.6), giovane ricercatore di una compagnia di circuiti integrati. Moore buttò lì il suo pronostico: "Nel 1975, il numero di componenti per ogni circuito integrato toccherà quota 65 mila". Contando che, all'epoca dell'articolo, il chip più evoluto aveva 60 componenti, significava *raddoppiarne la complessità ogni anno*. "I circuiti integrati", pronosticò inoltre Moore, "permetteranno meraviglie come i computer domestici e gli apparecchi di comunicazione portatili". Oggi Moore, che ha superato la settantina, ha abbandonato ogni incarico decisionale nella sua azienda. Guardando al passato, si stupisce che la sua profezia si sia rivelata tanto accurata. Guardando al futuro, ammette che la sua legge non funzionerà in eterno: "*Le formule esponenziali sono per loro natura destinate al naufragio*", ha dichiarato in una recente intervista al sito Techworld. Con le attuali tecnologie, ha spiegato, i componenti stipati su un circuito non potranno essere più piccoli di un atomo: "*Ma ci vorranno ancora un paio di generazioni di chip prima di giungere a questo limite*".

2.5 La scheda madre

La *scheda madre* (*motherboard* in inglese e nel gergo comune) è la scheda di circa 25×25 cm^2 (misure comunque variabili) che ospita le parti più importanti di un computer, in primo luogo il processore e la memoria, ma anche un gruppo di altri due o tre "*millepiedi*" neri molto importanti, il cosiddetto *chipset*. Su questo non ci soffermiamo: basti sapere che si tratta di circuiti integrati con il compito di coordinare il lavoro di memoria, processore e altre parti elettroniche, gestendo tutti i segnali di input e output di ogni singolo componente (il codice del *chipset* identifica molto spesso la scheda madre). Esistono *chipset* più o meno ben fatti, in buona parte responsabili della velocità di un computer.

Molto importanti sono poi alcune "prese", nere o bianche (dette in inglese "*slot*", letteralmente fessura, in italiano), destinate ad accogliere le schede aggiuntive che servono per completare il nostro computer con dispositivi particolari. Le schede madri moderne offrono inoltre la possibilità di collegare direttamente disco fisso e floppy, come pure stampanti e modem. Nelle schede madri di vecchia generazione, invece, ciò richiedeva l'uso di schede aggiuntive da innestare negli slot citati. Si veda in Figura 2.7

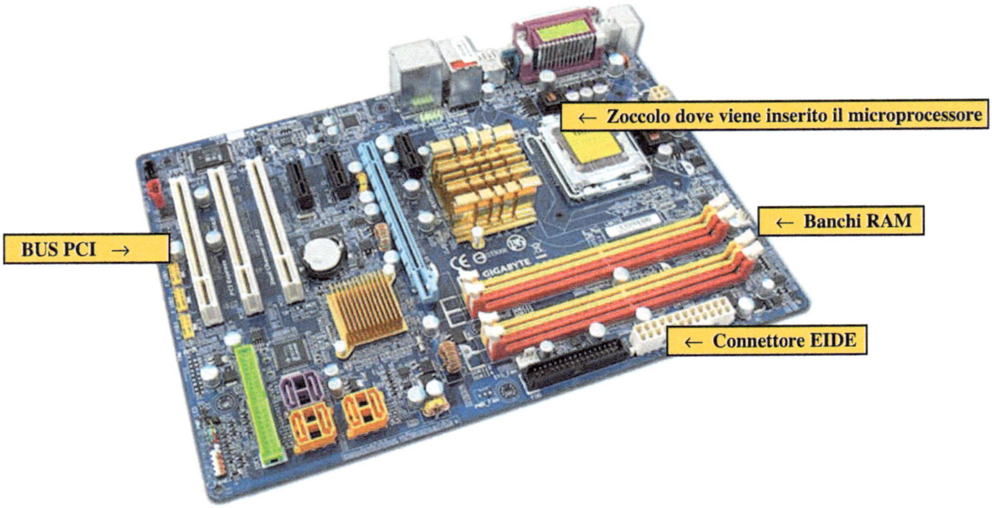

Fig. 2.7 Una scheda madre Intel (dove sono indicate solo alcune delle principali componenti interne)

Tabella 2.1 Componenti interne presenti in una scheda CPU

BUS ISA
BUS PCI
BUS AGP (scheda grafica)
Il bisogno sempre crescente di visualizzare video su pc e di effettuare rendering in tempo reale per i giochi 3D richiedeva una potenza che le schede PCI non potevano fornire. Nel 1996, Intel creò la prima scheda AGP (Accelerated Graphics Port), una evoluzione del BUS PCI disegnata specificatamente per ottenere performance grafiche di alto livello.
Porte seriali e parallele (attualmente in via di eliminazione)
Porte USB
Ingresso per la tastiera
Ingresso per alimentazione
Slot One (o 1), o simili per il microprocessore
Chipset
BIOS
Batteria al litio
Connettore per il floppy (non più presente nelle schede più recenti)
Banchi di memoria
Connettore EIDE

l'immagine di una comune scheda madre (le sigle e acronimi nella legenda diverranno comprensibili nel progredire della lettura del capitolo) e nella Tabella 2.1 le componenti interne.

2.5.1 Gli slot

Il BUS *ISA* (*ISA* e l'acronimo di *industry standard architecture*) è un tipo di slot (di colore nero) di vecchia generazione, ma ancora diffuso: si parla così di scheda madre a *"BUS ISA"* o ad *"architettura ISA"*. Questo slot è nato con i primissimi computer e continua a esistere anche oggi. Esistono però già sul mercato schede madri del tutto prive di slot ISA e munite solo degli slot *PCI* (si veda la • Nota 2.5 per le ragioni della evoluzione).

Il BUS (e slot) *PCI*, di colore bianco, è il più importante per le nostre considerazioni sugli slot. Tale bus (slot) è stato sviluppato da Intel ed è il più diffuso in quanto permette una maggiore velocità grazie ai 32 bit. In passato, per permettere agli utenti di usare schede aggiuntive vecchie o che non avevano pretese di velocità, le schede madri PCI avevano sulla propria superficie anche un certo numero di vecchi slot ISA. Di solito si trovavano 3-4 slot PCI e 2-3 slot ISA.

Nota 2.5 – Approfondimento

Il BUS ISA aveva molti inconvenienti, uno dei quali era la bassa frequenza massima di clock che poteva sopportare. Anche le schede aggiuntive, infatti, hanno bisogno del segnale di clock per coordinare il proprio lavoro con quello del processore e questo segnale passa attraverso i contatti dello slot ISA. La velocità massima di clock che le schede potevano supportare era però limitata (per motivi che solo dieci-dodici anni fa erano giustificati) a poco più di 8 MHz. A velocità maggiore si correva il rischio di rompere qualcosa e di non avere un funzionamento sicuro del computer. In termini pratici ciò voleva dire che, anche se il processore "marciava" a 600 MHz, era indispensabile, pena il cattivo funzionamento del computer, frenare i segnali di clock che passavano per le prese ISA a circa 8 MHz. Si trattava del famigerato "collo di bottiglia" costituito dal bus ISA. Un altro lato negativo era dovuto al fatto che si trattava di un bus a 16 bit. I processori odierni a 32 o 64 bit, quindi, non potevano sfruttare a pieno, con un bus ISA, la loro lunghezza. Per rimediare ai limiti del bus ISA, ne furono sviluppati altri che ebbero fortuna alterna. Tra di essi ricordiamo i bus EISA, MCA e VI. Essi sono oggi scomparsi ed esistono solo nel mercato dei PC usati.

2.5.2 La memoria

Al giorno d'oggi, non importa quanta memoria il vostro computer possiede, comunque vi sembrerà che non basti mai. Per avere un'idea di quante cose sono cambiate, citiamo un'affermazione (tratta dal libro "Inside the IBM PC", scritto da Peter Norton) del 1983: "[...] Ora un disco da 10 Mb di memoria di massa e 128 Kb (un ottavo di megabyte) di memoria *RAM* sono da considerarsi requisiti indispensabili per i computer di un certo livello".

Che cosa rappresenta la memoria di un computer? Nell'ambito dei computer il termine memoria si riferisce comunemente alla *memoria ad accesso casuale* o *RAM* (detta anche memoria centrale, in inglese *central memory*). Il processore usa la memoria ad accesso casuale per trattenere temporaneamente le istruzioni e i dati necessari per completare i propri compiti. Spesso si confonde la memoria *RAM* con la memoria *di massa*, specialmente nel descrivere l'ammontare delle due grandezze; generalmente con il termine memoria s'intende la RAM installata nel computer, mentre il termine "memoria di massa" è legato allo spazio disponibile sul proprio disco fisso (vedi paragrafo apposito); la quantità di memoria necessaria varia a seconda del tipo di lavoro che si deve svolgere e dal tipo di applicazione software che si utilizza. I sistemi utilizzati oggi per programmi di scrittura, fogli di lavoro elettronici, creazione di elaborati grafici, nel campo editoriale e multimediale, richiedono almeno 1 Gb di memoria RAM. Quando si lavora su un sistema che non possiede memoria a sufficienza, le applicazioni "girano" più lentamente, errori di memoria possono avvenire più frequentemente, e qualche volta non è possibile lanciare un file o un'applicazione senza uscire da un'altra. Comunque con un sistema che ha sufficiente memoria si possono svolgere molteplici compiti – come per esempio stampare un documento mentre se ne sta modificando un altro – e mantenere svariate applicazioni aperte contemporaneamente. Perché i moduli di memoria svolgano il loro compito devono essere connessi direttamente con la CPU del computer (si veda la • Nota 2.6).

Nota 2.6 – Approfondimento

Fino a poco tempo fa era normale saldare la memoria direttamente sulla scheda madre. Ora, con l'aumentare del fabbisogno di memoria, è diventato impossibile saldare tutti i chip di memoria sulla scheda madre. Questo è il motivo per cui le memorie *SIMM (single in-line memory module)* e i relativi alloggiamenti sono divenuti popolari. Il formato delle *SIMM* offre un metodo flessibile di espansione della memoria utilizzando meno spazio sulla scheda madre. La memoria dei computer è sistemata in quelli che sono chiamati *banchi di memoria*. Il numero dei banchi di memoria e le loro specifiche configurazioni variano da un computer all'altro perché sono determinati dalla CPU del computer e da come essa riceve i dati. Le necessità della CPU determinano il numero di alloggiamenti di memoria richiesti in un banco. Le memorie "*credit card*" sono progettate per l'utilizzo su computer laptop e notebook. La memoria credit card è ideale per applicazioni dove lo spazio è limitato. Questo tipo di memoria prende il nome dalle sue dimensioni, che approssimativamente corrispondono a quelle di una carta di credito. Occorre prestare attenzione a non confondere le "memorie credit card" con le schede PCMCIA (formato standard per schede esterne di vario tipo).

I moduli di memoria "*dual in-line*", o *DIMM* (Fig. 2.8), assomigliano molto alle memorie SIMM. Come le SIMM, anche la memoria DIMM generalmente s'installano verticalmente in un alloggiamento di espansione. La principale differenza tra le due è che, su una SIMM, i contatti opposti su entrambi i lati della scheda sono uniti insieme, in modo da formare un unico contatto elettrico; su una DIMM, i contatti opposti rimangono elettricamente isolati per formare due contatti separati. Le DIMM sono spesso utilizzate per configurazioni che gestiscono un bus di memoria di 64 bit o più. In molti casi, queste configurazioni sono basate su un potente processore a 64 bit come il Pentium della Intel o il PowerPC dell'IBM. Un altro tipo di memorie comunemente usate sia nei notebook che laptop è chiamato *DIMM "small outline"* o *SODIMM*. Questo tipo di memoria è come una SIMM a 72 contatti, ma in una versione ridotta e con alcune importanti caratteristiche tecniche.

SIMM, DIMM, SODIMM sono attributi del cosiddetto *form factor,* che caratterizza l'aspetto esterno e il tipo di collegamento; per quanto riguarda la tecnologia, invece, le RAM si distinguono in Static RAM (SRAM) o Dynamic RAM (DRAM): queste ultime sono più semplici ma richiedono un refresh periodico per non perdere i dati. Negli ultimi anni la tecnologia DRAM si è evoluta verso le SDRAM (*synchronous dynamic* RAM) con migliori prestazioni.

La memoria RAM è di tipo *volatile*, ovvero perde il contenuto quando il computer viene spento.

Il principale parametro di performance delle RAM è il *tempo di accesso*, definito, con una spiegazione un po' superficiale, come il tempo che una cella di memoria impiega per mettere il proprio contenuto a disposizione del processore, dal momento in cui il processore l'ha selezionata. Tale tempo si misura in nanosecondi (un nanosecondo = un miliardesimo di secondo). La misura in nanosecondi, riferita alla memoria, tende però a scomparire, e al suo posto si preferisce indicare la frequenza massima (della scheda madre) alla quale essa può funzionare.

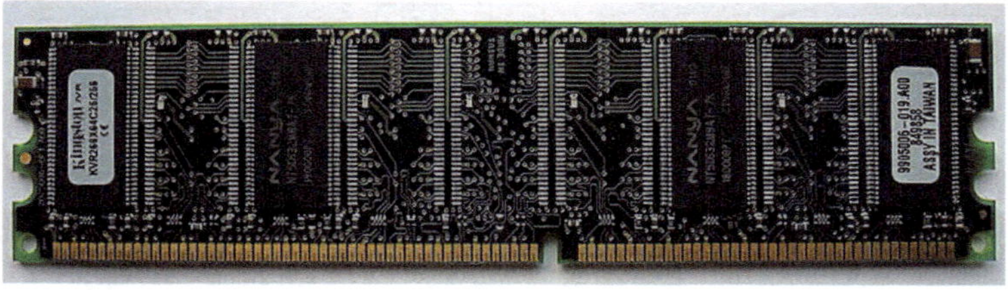

Fig. 2.8 Modulo DIMM

2.5.3 La memoria cache

Ogni volta che il processore ha bisogno di prelevare un dato dalla memoria, deve per prima cosa "comporre il numero" della cellula di memoria. Deve cioè impostare il *bus degli indirizzi* in modo da ottenere la combinazione relativa alla cellula che gli interessa. A questo punto, la cellula di memoria si "accorge" di essere stata "interpellata" e mette a disposizione il suo contenuto. Per questa operazione ha bisogno di un po' di tempo, il *tempo di accesso*. Si tratta di un tempo brevissimo, ma è comunque troppo lungo per il processore, che così è costretto a "perdere tempo" e attendere. Per ridurre questa attesa si fa ricorso a un tipo di memoria, detta *cache*, che ha la caratteristica di impiegare tecnologie superveloci, ma molto costose, per cui non è possibile usarne in grandi quantità.

Il funzionamento della memoria cache (dal termine francese caché che significa *nascosto*) è concettualmente semplice (Fig. 2.9): ogni volta che il processore preleva dati o istruzioni dalla memoria normale, invece di limitarsi a prendere quello che gli serve, "già che c'è" prende anche una certa quantità di dati adiacenti a quello che gli interessa e la deposita nella memoria cache. Poiché i dati elaborati da un computer sono, di solito, dipendenti e vicini fra loro, quando dovrà prelevare il dato successivo, il processore, con molta probabilità, lo troverà in quella parte di memoria supplementare che aveva prelevato e che aveva depositato nella veloce memoria cache. Questo procedimento accelera notevolmente il suo lavoro. Se il dato non dovesse trovarsi nella memoria cache, allora non gli rimane altra alternativa che andare a prelevarlo dalla memoria "normale". Anche in questo caso preleverà altri dati in più fino a riempire la memoria cache.

Le cache sono spesso impiegate in una gerarchia detta L1 (level 1), L2, L3; le cache L1 sono normalmente integrate nel microprocessore, mentre L2, L3 possono essere installate sulla motherboard, anche se spesso nella ricerca di maggiori prestazioni si tende ad integrare il massimo possibile della memoria cache nel microprocessore (• Nota 2.7).

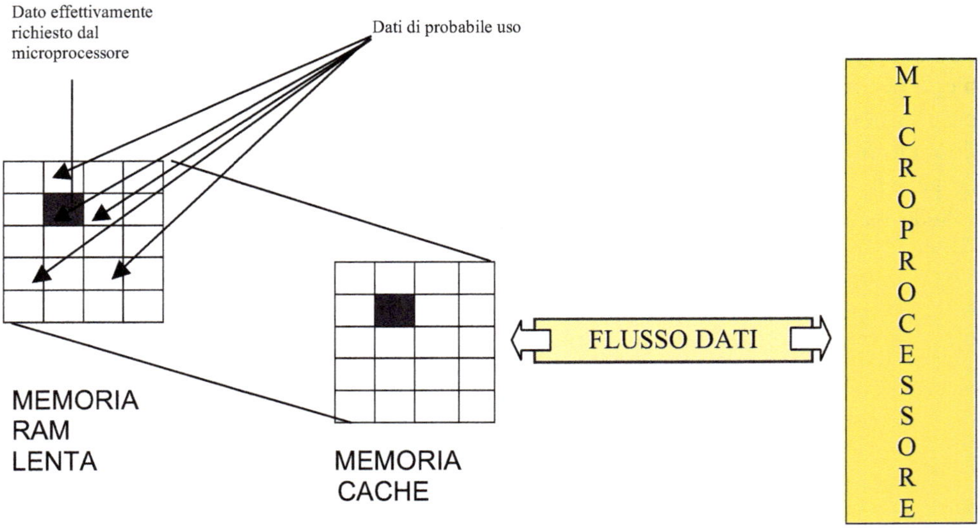

Fig. 2.9 Schema di funzionamento della memoria cache

Ricordiamo inoltre che le dimensioni comuni di questa memoria veloce vanno da 256 Kilobyte a 1 Mb (ma anche oltre in speciali microprocessori) e sono disponibili con due tipi di architettura di gestione (write-back e write-through, che possiamo solo annotare ma non spiegare per ragioni di spazio). Esistono inoltre vari tipi di cache che si distinguono tra loro per il contesto dove vengono utilizzate.

Nota 2.7 – Approfondimento

Nel vecchio 486 si trovava, ad esempio, una memoria cache di 8 Kbyte (c'era quindi lo spazio per circa 8000 caratteri). Questa quantità poteva essere ampliata all'esterno del processore fino a 512 e più Kbyte. La cache esterna, però, non era veloce come quella interna, anche se era senz'altro molto più veloce della memoria "normale". Veniva anche chiamata cache di secondo livello (second level cache in inglese). Nei processori più moderni, la tendenza è però quella di integrare anche la cache di secondo livello nel processore stesso, o almeno sulla speciale schedina che lo accoglie e che viene innestata nei famosi slot 1 o A. Per questo motivo si parla in tal caso anche di cache di terzo livello che trova posto sulla scheda madre.

2.5.4 Concetti di sintesi sulle memorie

Proprio come la mente umana dispone di tecniche diverse di memorizzazione, a breve e a lungo termine, allo stesso modo il computer dispone di differenti meccanismi di memorizzazione, a seconda delle informazioni da immagazzinare. Quindi possiamo riassumere (ripetendo in parte quanto già detto) che *due sono i tipi fondamentali di memoria disponibili sul computer*, corrispondenti a due differenti tipi (o impieghi) delle informazioni da memorizzare: memoria a *breve termine* detta *RAM* e memoria a *lungo termine* detta *ROM*.

- La *memoria RAM (random access memory)* è quella che si attiva immediatamente all'accensione del PC e che consente al computer di leggere le istruzioni impartite dall'utente ed elaborarle. Essa è quindi il principale tipo di memoria utilizzato in fase operativa, ma è una memoria *a breve termine*, nel senso che i dati memorizzati vengono conservati soltanto fino allo spegnimento del PC. La memoria RAM memorizza dati in *forma binaria*, tramite i caratteri 0 ed 1. Essa è composta da un insieme di circuiti che possono essere immaginati come piccole celle che servono per contenere i bit. Il termine *bit* sta per *binary digit*, che significa cifra binaria, ed è l'unità minima di informazione che può essere memorizzata. Essendo binaria, può assumere solo due stati: passa corrente (indicato dal numero 1), o non passa corrente (indicato dal numero 0). Ciascun gruppo di bit costituisce una *locazione* individuabile singolarmente, ossia vi si può fare riferimento tramite un numero associato, che costituisce il suo *indirizzo*. In questo modo, si può accedere a qualsiasi locazione con un tempo invariabile, indipendentemente da dove si trova. Generalmente, per lavorare con un PC in cui è installato un sistema operativo a interfacce grafiche è indispensabile avere almeno *1 Gb* di *RAM*. Si ricorda, comunque, che la RAM può essere incrementata con l'aggiunta di ulteriori schede di memoria.
- La *memoria ROM (read only memory)*, invece, è una memoria a lungo termine poiché contiene dati e istruzioni che si conservano nel tempo e che non possono essere modificati, come per esempio le informazioni necessarie per il funzionamento dei componenti hardware di un PC. Le istruzioni contenute nella ROM dei PC costituiscono

il *BIOS (basic input/output system)*, che governa ogni operazione di scambio fra l'unità centrale e le periferiche. Affinché due computer realizzati da case produttrici differenti siano compatibili, devono esserlo proprio a livello del BIOS, cosa che accade oramai quasi sempre.

2.6 Novità sul futuro delle memorie RAM

Nel 2005, la compagnia *Nantero*, specializzata nell'impiego di nanotecnologie ed in particolare nell'utilizzo di nanotubi di carbonio per lo sviluppo di semiconduttori, ha presentato il progetto per la realizzazione di un nuovo tipo di memorie RAM (• Nota 2.8).

Nota 2.8 – Curiosità

Ci sono proprio i nanotubi di carbonio alla base del progetto per questi nuovi chip di memoria. Nantero avrebbe infatti ideato un transistor che prevede l'impiego di piccole concatenazioni di carbonio in grado di spostarsi su e giù, fungendo esattamente da interruttore, per rappresentare gli elementi base, ovvero 1 e 0, del codice binario. A differenza di quanto accade con gli elettroni dei transistor tradizionali, i nanotubi di carbonio restano in posizione (e quindi mantengono l'informazione) anche in assenza di corrente. Nantero, con sede a Woburn in Massachusttes, sta lavorando al progetto da anni e ha dichiarato di essere ormai prossima alla produzione dei chip e alla loro successiva commercializzazione. La compagnia è riuscita a realizzare wafer circolari, di 13 centimetri di diametro, in grado di immagazzinare fino a 10 gigabit di dati. Si tratta di una capacità notevolmente maggiore rispetto alle attuali memorie disponibili in commercio e, secondo quanto dichiarato da Greg Schmergel, CEO di Nantero, le nuove memorie risulterebbero dieci volte più veloci delle attuali flash card. Il principio di funzionamento dei nuovi chip è piuttosto semplice. Piccoli ponticelli di carbonio sono sospesi al di sopra di uno strato di elettrodi. Quando viene applicata una carica, i nanotubi di carbonio si flettono verso il basso creando un contatto con lo strato di elettrodi. I ponticelli di carbonio mantengono la loro forma anche quando viene a mancare la corrente elettrica. La ditta nel 2006 ha presentato 80 brevetti e ha ottenuto 34 milioni di dollari di capitale di rischio. La Nantero non ha in programma una produzione di massa, bensì intende vendere la licenza della tecnologia a famosi produttori quali Intel o AMD.

NRAM è il nome scelto da Nantero per indicare le nuove memorie basate su nanotubi di carbonio. Attualmente esistono già sul mercato memorie non volatili (si pensi alle memorie impiegate, ad esempio, per i lettori MP3 o per le schede di memoria) e sono allo studio, da parte di altre compagnie, memorie di tipo ferromagnetico (FRAM) che permettono lo stoccaggio dei dati tramite l'orientamento dei cristalli costituenti il materiale impiegato per la realizzazione di tali memorie.

Secondo il CEO (*Chief Executive Officer*) di Nantero, Schmergel, entrambe le memorie flash e FRAM si deteriorano col tempo e possono perdere la capacità di stoccaggio dei dati; ha poi aggiunto che i chip FRAM non possono essere realizzati con dimensioni inferiori rispetto ai chip basati su nanotubi. Le memorie NRAM permetterebbero inoltre di consumare meno energia rispetto alle attuali memorie disponibili in commercio e sarebbero impiegate anche per la realizzazione di normali moduli RAM che sarebbero quindi in grado di mantenere le informazioni anche a computer spento, con tutti i conseguenti vantaggi del caso. Ultimamente la ditta statunitense Freescale ha presentato le MRAM (*magnetoresistive random access memory*), sempre con la tecnologia che non richiede alimentazione per il mantenimento dei dati. Le MRAM vantano migliori prestazioni in lettura e scrittura rispetto alle memorie flash ed inoltre non subiscono il degrado del tempo.

2.7 Alcuni dispositivi di memorizzazione rimovibili

La evoluzione tecnologica ha ormai stabilito il primato delle *chiavi (penne) USB* come dispositivo rimovibile di memorizzazione dei dati (oltre ovviamente a CD/DVD), ma in precedenza sono stati largamente impiegati i floppy disk e tutte le loro evoluzioni come IOMEGA Zip Drive, LS 120, ormai nella storia (si raccomanda di leggere la Appendice A).

Le *chiavi USB (penne)* sono memorie *flash* che si collegano direttamente al computer per mezzo delle porte USB (Fig. 2.10 e 2.11). I sistemi operativi più recenti possono leggere e scrivere queste memorie senza installare un programma per farle funzionare. La loro principale caratteristica è quella di memorizzare in poco spazio grandi quantità di dati (testo, foto, MP3, filmati). I modelli più diffusi consentono di memorizzare 1, 2, 4, 8, 16 Gb (ma in continua crescita).

Molto diffuse sono le *schede di memoria*: compact flash, smart card, memory stick sono supporti molto simili per la memorizzazione dei dati. Vengono utilizzati come "pellicola virtuale" nelle fotocamere digitali. Le immagini vengono trasferite dalla fotocamera al computer utilizzando un apposito cavo, oppure per mezzo di un lettore. Sono dispositivi molto capienti e possono contenere da 1 fino a 8 Gb.

Anche i *lettori MP3*, supporti che consentono di memorizzare file musicali (Fig. 2.12) possono essere utilizzati per il trasferimento di altri dati. Questi lettori normalmente sono collegati al PC tramite la porta USB o per mezzo di una scheda di memoria.

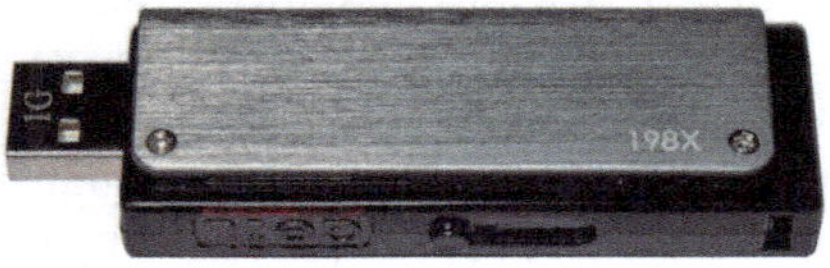

Fig. 2.10 Penna USB

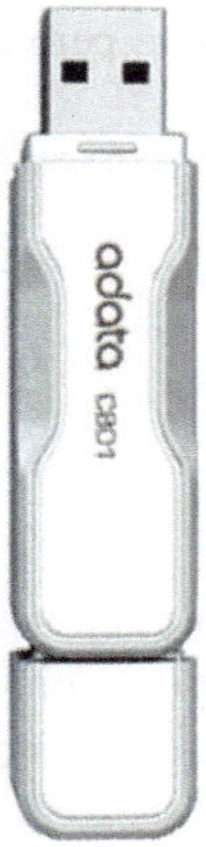

Fig. 2.11 *Adata* lancia nel mercato delle memorie USB portatili, una soluzione con protezione cifrata e sistema per il riconoscimento delle impronte. *Adata* ha presentato una nuova *chiavetta USB*, denominata *FP1*, che integra un doppio sistema di protezione per l'accesso ai dati. Non solo dispone di un applicativo di abilitazione con password, ma anche di un lettore di impronte digitali. In pratica l'utente, grazie alla piattaforma *Adata* preinstallata sulla piccola memoria portatile, è in grado di configurare a piacimento le funzioni di sicurezza: può attivare una password e allo stesso tempo registrare l'impronta digitale di una delle sue dita. In questo modo nessuno sarà in grado di accedere ai dati archiviati sulla chiavetta, tranne il legittimo proprietario. *Adata FP1* vanta ingombri contenuti in 66,4×24×9,3 mm, per un peso complessivo di 15 grammi. L'offerta comprende versioni con capienza diversa: 1, 2, 4, 8, 16 Gb. Lo standard di riferimento è USB 2.0. (I prezzi di commercializzazione sono piuttosto concorrenziali: il modello da 16 Gb, ad esempio, costa circa 60 dollari)

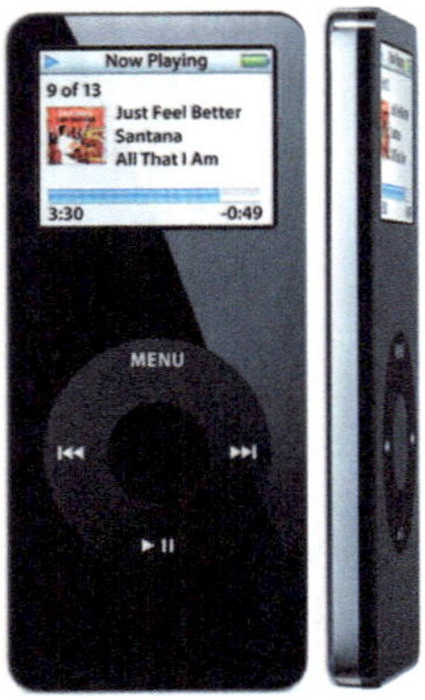

Fig. 2.12 Lettore MP3 IPod

Nota 2.9 – Approfondimento

Affitti di box di memoria in rete

La necessità di spazio di memoria è andata crescendo assieme alle nuove tecnologie. Quello che bastava per far andare bene un Sinclair negli anni Ottanta, oggi non basta nemmeno, se ci si consente una battuta non troppo lontana dal vero, per un paio di pixel di un qualsiasi monitor. E, con il passare del tempo, sono cambiati anche i supporti, prima i floppy disk, poi i dischetti da 1.44 che hanno mantenuto il nome di floppy ma erano decisamente più rigidi, poi i CD ROM, e quindi un fiorire di pen drive, schede compact flash, memorie di ogni genere per poter portare con sé ogni tipo di dati. Ma chi vuole può anche pensare di non portare mai nulla con sé e di conservare tutto su internet, proprio per evitare di avere troppi supporti o di smarrire dati importanti. Sono in molti a utilizzare i numerosissimi servizi online che offrono spazio di memoria gratuiti o a prezzi ragionevoli e che consentono di fare il backup dei nostri hard disk senza problemi, rendendo i dati accessibili da ogni parte del mondo, da qualsiasi computer collegato alla rete. Lo spazio online comunque costa e servizi che offrono lo storage sono quasi tutti a pagamento. Fra i siti che offrono un discreto spazio gratuito è Elephant Drive (**www.elephantdrive.com**), che consente di utilizzare senza pagare ben 500 megabyte di spazio online, ma è ampiamente superato da Mozy (**www.mozy.com**) che arriva a due gigabyte gratuiti prima di passare al pagamento per spazi superiori. Box Net (**www.boxnet.com**) si colloca a metà, con un giga gratuito; mentre chi avesse intenzione di spendere qualche soldo per avere più disponibilità, può provare a spendere cinque dollari al mese per avere fino a dieci giga di memoria con On Line Storage (**www.onlinestorageesolution.com**). Per concludere, c'è il servizio gratuito del tedesco Rapidshare (www.rapidshare.de) il cui limite però è quello di ospitare file che non superano i 200 Mb.

2.8 Gli hard disk

Il disco fisso (*hard disk* in inglese e nel gergo) può essere considerato la memoria di massa per eccellenza (Fig. 2.13). È costituito da un contenitore a chiusura ermetica nel quale trovano posto (a seconda della capacità) diversi dischi di metallo (cinque o più) montati tutti sullo stesso asse e distanti tra loro qualche millimetro. La • Nota 2.10 ne descrive brevemente il funzionamento.

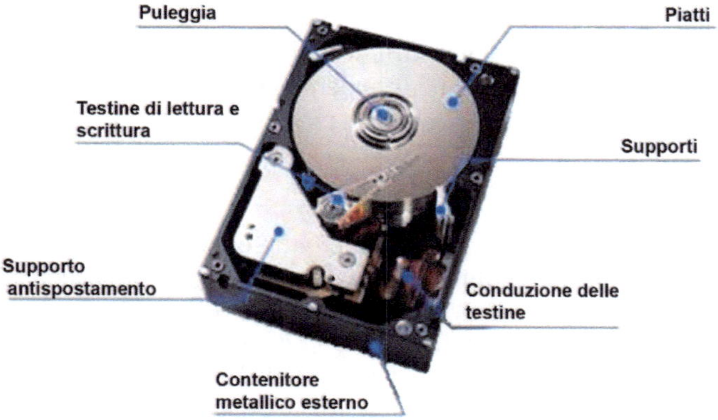

Fig. 2.13 Schema di hard disk

Nota 2.10 – Approfondimento

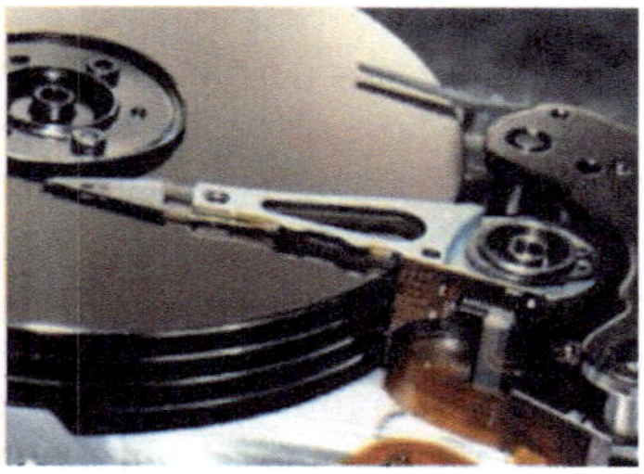

Fig. 2.14 Ingrandimento di testina di hard disk

Tra i dischi si infila una specie di "forchetta" con una serie di *testine* di lettura e scrittura (una per ogni lato del disco) (Fig. 2.14). Il blocco delle testine si sposta in avanti e indietro radialmente e, in combinazione con la rotazione del disco, che nel caso dei dischi fissi è di 5400 giri al minuto o più, può così raggiungere ogni punto della superficie magnetica. Su dischi normali che ruotano a 90 giri al secondo, le testine riescono a leggere una quantità di dati enorme: fino a 20.000.000 di caratteri al secondo. Si può quindi immaginare con quale precisione sono oggi costruiti tali dispositivi, che sono in grado di funzionare ininterrottamente 24 ore su 24 senza guasti per tempi teorici dell'ordine di 15-20 anni. Ovviamente sul disco non si salvano solo caratteri, ma trovano posto anche altri tipi di dati: lettere, immagini, musica, ecc. In linea di principio un disco fisso funziona come un dischetto, ci sono però alcune differenze sostanziali: intanto, come dice lo stesso nome, un disco fisso non è amovibile. I dischi del disco fisso, intendendo con "disco fisso" l'intera apparecchiatura, sono rigidi, in lega di alluminio o altri materiali e possono accogliere una quantità di dati molto più "concentrata" di quanto non avvenga per altri supporti removibili. Per ottenere questo risultato è necessario che i dischi siano chiusi ermeticamente in un contenitore a prova di polvere. La distanza tra la testina e il disco fisso, infatti, risulta pari a circa 1 micron (milionesimo di millimetro), per cui un semplice granello di polvere avrebbe l'effetto di un macigno.

2.8.1 Capacità degli hard disk

I dischi hanno diametri diversi: 5,25", 3,5" (i più diffusi) e 2,5". Questi ultimi, viste le loro minuscole dimensioni, trovano impiego nei computer portatili. Esistono anche veri e propri hard-drive molto piccoli, da 1,8" (cioè 4,5 cm). Essi sono in pratica grandi quanto una scatola di cerini e offrono spazio a 100.000 e più pagine di scritto. Inoltre, date le dimensioni, cominciano ad essere impiegati nelle macchine fotografiche digitali per salvare le foto fatte. I dischi fissi hanno raggiunto grandi capacità (per avere un'idea dello sviluppo attuale, si noti che nel 1999 un disco fisso da 10 Gb rappresentava il massimo, oggi si parla mediamente di 500 Gb nei portatili o 1 Tb nei Desktops), ma il ritmo di miglioramento non sembra finito: attualmente i produttori si preparano a cambiare tecnologia di registrazione per ottenere hard disk dieci volte più spaziosi e liberarsi così dalle limitazioni attuali (• Nota 2.11).

Nota 2.11 – Approfondimento

Su un hard disk attuale, ogni bit d'informazione dipende dall'orientamento della **magnetizzazione orizzontale** di minuscole porzioni di un materiale magnetico depositato su tutta la superficie del disco. Con questa tecnologia detta "a strato magnetico continuo", le interazioni magnetiche tra settori attigui impediscono di scendere al di sotto di una dimensione minima di 200 nanometri (un miliardesimo di metro) di larghezza per spicchio (dimensione di un bit d'informazione). Invece, l'utilizzo di supporti a **magnetizzazione verticale** piuttosto che **orizzontale** (l'orientamento della magnetizzazione è realizzato qui "verso l'alto" o "verso il basso" rispetto alla superficie del piano), permette di diminuire la dimensione delle porzioni di spazio occupate sul disco, cosa che corrisponde a una densità teorica massima di 500 Gbit per pollice quadrato (contro un limite teorico di 200 Gbit per pollice quadrato in magnetizzazione orizzontale). Grazie alla **magnetizzazione verticale**, tutti i produttori sperano di raggiungere una densità di stoccaggio pari a 1000 Gbit per pollice quadrato. La ditta Toshiba è stata la prima a commercializzare un prodotto che utilizza questa nuova tecnica. Poiché l'aumento della densità di stoccaggio degli hard disk, che ha a lungo conosciuto progressioni annuali del 100%, è in frenata e pare avvicinarsi sempre più ai suoi limiti, i produttori dovranno cambiare tecnologia. Nella propria linea di hard disk da 1,8 pollici, Toshiba ha introdotto dei nuovi modelli, fra cui uno con taglio da 320 Gb, che il colosso giapponese ha definito all'annuncio il più capiente disco fisso della sua categoria. Intanto, altre case costruttrici prevedono di commercializzare entro breve tempo, con la medesima tecnica, hard disk in miniatura della capacità fino a 240 Gb.

Un punto di attenzione nell'uso: la distanza tra la testina e il disco è dell'ordine di un milionesimo di millimetro, per cui se durante la fase di lettura o scrittura urtiamo il PC, ciò potrebbe far sbattere la testina sul disco con conseguenze catastrofiche (graffi). È vero che i dischi fissi sono costruiti per resistere a piccoli urti, ma è buona regola non urtare il computer (che contiene il disco fisso) mentre lo stesso è attivo. Questo problema si presenta sopratutto con i computer portatili. A disco fisso spento, invece, il pericolo è praticamente inesistente, visto che le testine in tal caso si portano in una posizione di parcheggio appositamente prevista.

2.8.2 Categorie di hard disk

Esistono sostanzialmente due categorie di dischi fissi:
- dischi fissi *SCSI* (si legge "scasi");
- dischi fissi *EIDE* o *ATA* (chiamati anche IDE o AT-bus).

Il primo tipo è adatto in particolare a coloro che hanno esigenze di flessibilità e che sono disposti a spendere qualcosa in più: un disco SCSI costa infatti, a parità di capacità, circa il 20-30 % in più di un disco ATA. La flessibilità si riferisce al fatto che un'interfaccia SCSI è universale (nel passato l'interfaccia SCSI era molto diffusa in ogni tipologia di computer, mentre attualmente trova un vasto impiego solamente in workstations, server e periferiche con elevate prestazioni); nei comuni PC disponibili in commercio non sarà però montato, di regola, un disco fisso SCSI.

I dischi fissi più diffusi, invece, sono gli ATA. Essi si suddividono poi, a seconda della velocità, in ATA, Ultra ATA e Serial ATA (SATA).

In questi ultimi anni i produttori di hard disk hanno focalizzato la loro attenzione più sulla capacità fisica, che sulle prestazioni massime. Le velocità di rotazione per minuto (RPM, Round Per Minute) dei piatti di un hard disk sono rimaste a lungo ferme sui 5400 giri e le evoluzioni hanno riguardato soprattutto la densità di memorizzazione dei dati. Oggi il mercato dei dischi fissi può vantare un'accresciuta concorrenza ed una rapidissima evoluzione tecnologica accompagnata da prodotti che godono di un ottimo rapporto prezzo/prestazioni. Al momento attuale gli hard disk con velocità di rotazione da 5400 RPM sono stati relegati nella fascia più bassa del mercato, mentre in quella media troviamo ormai da qualche mese velocità standard di 7200 RPM e, nella fascia alta, 10.000 RPM. Ricordiamo che con il termine *transfer rate* si intende la velocità con la quale un disco fisso riesce a leggere i dati.

2.9 Formattazione

Si definisce *formattazione* l'operazione con cui si prepara una memoria di massa (hard disk, floppy, CD ed equivalenti) ad ospitare informazioni. I dati vengono strutturati su tali supporti fisici secondo diversi formati e protocolli, a seconda del tipo di supporto, della sua capienza e del sistema operativo o della piattaforma hardware su cui si opera.

Ciascun *file system* (componente del sistema operativo, si veda anche la • Nota 2.12) è in grado di riconoscere il formato di ciascuna memoria di massa e di aggiungervi o prelevare informazioni in maniera congrua e compatibile con la struttura di tale supporto.

La superficie del disco (Fig. 2.15) viene suddivisa idealmente in un certo numero di *tracce*, *settori* e *blocchi*. Una *traccia* è una corona circolare concentrica del disco, un *settore* è uno spicchio dello stesso. Ciascun *settore* di ciascuna traccia viene quindi suddiviso idealmente in un certo *numero di blocchi* o di *cluster*. Un *cluster* è un raggruppamento di singoli blocchi di dati. Ciascun blocco di dati infine contiene l'informazione effettiva: solitamente 256, 512 oppure 1024 byte di dati. Ciascun blocco contiene, oltre ai dati, anche una serie di segnali di controllo e sincronia (per identificare traccia, settore, cluster e blocco) ed altri segnali quali ad esempio una "checksum" dei dati che contiene.

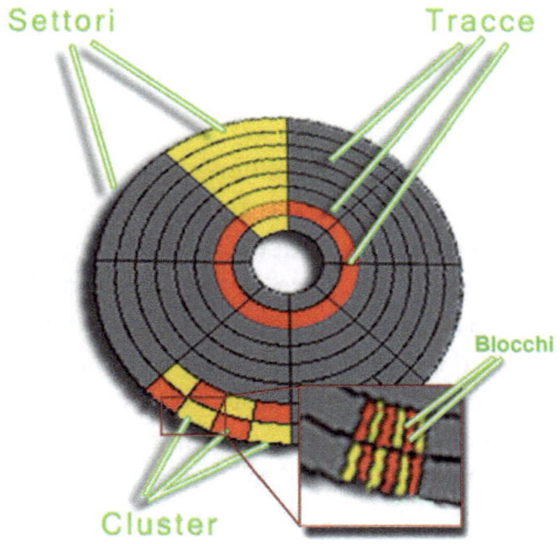

Fig. 2.15 Schema di formattazione

Nota 2.12 – Approfondimento

I dischi fissi e le unità di lettura e scrittura dei dischetti (e poi CD-ROM ecc.), vengono identificati con lettere (A, B, C, D...) dal file system del sistema operativo (si vedrà in seguito nella Parte II).

Di solito, al primo disco fisso installato viene assegnata la lettera "C" (ecco da dove viene quella "C" che compare sullo schermo del DOS per coloro che hanno già qualche pratica), al secondo la "D" eccetera. Le lettere A e B, invece vengono riservate ai floppy drive. "A" è normalmente il floppy da 3,5", mentre la lettera B riferita ai floppy è oggi praticamente scomparsa. Nei primissimi PC, infatti, erano spesso montati due floppy e il secondo era il floppy "B".

In modo sommario la formattazione di un disco "a basso livello" comporta tutte le seguenti operazioni:

- viene creata la ideale suddivisione in blocchi, cluster, settori e tracce;
- vengono scritti sul disco i segnali di sincronismo ed identificazione di ciascun blocco di dati (per ora vuoto);
- ciascun blocco viene verificato e se difettoso (*bad-block*) viene contrassegnato come tale;
- viene creata una *tabella* di disponibilità dei blocchi, nella quale vengono segnati come liberi tutti i blocchi tranne quelli eventualmente trovati difettosi (• Nota 2.13);
- viene creata la *struttura* gerarchica di cartelle e file (inizialmente vuota) e vengono creati i vari indici e tabelle necessari alla sua gestione;
- vengono create e registrate una serie di informazioni atte a far riconoscere il disco (nome, numero di settori, tracce, blocchi, dimensione dei blocchi e cosi via);
- vengono eventualmente registrati particolari *driver* o altre informazioni necessarie al corretto utilizzo del disco.

Un disco che sia già stato formattato a basso livello può venire formattato ad alto livello, dove solo le ultime tre operazioni vengono compiute: in tale caso l'operazione sarà molto più veloce.

Prima di effettuare una formattazione è necessario assicurarsi che il disco sia vuoto o che il contenuto sia inutile: infatti la formattazione rende l'eventuale contenuto indisponibile, come cancellato.

Nota 2.13 – Approfondimento

Viene chiamato *bad block* (dall' inglese blocco cattivo) una porzione di un disco (floppy o hard disk) che contiene degli errori non riparabili. Quando un file system (il software che gestisce lettura e scrittura del disco) non riesce a leggere né riscrivere correttamente in un blocco di un disco, definisce tale blocco come cattivo (*bad*) e ne segna l'indirizzo fisico sulla superficie del disco in una apposita Tabella di bad block. Quando in seguito si troverà a dover scrivere nuovamente sul disco, eviterà di usare i blocchi contenuti in tale tabella. Un blocco di dati è solitamente costituito da 256, 512 oppure 1024 Byte contigui nella stessa traccia dello stesso settore. Questo sistema consente di utilizzare un disco anche se la sua superficie presenta qualche irregolarità o difetto, evitando semplicemente di utilizzare i blocchi difettosi e riducendo un po' la capienza di conseguenza. Solitamente la gestione dei bad block è trasparente per l'utente: si può incorrere in un bad block error principalmente quando un blocco di dati già registrati sul disco si è corrotto (campi magnetici, polvere, ditate, urti) ed il file system non riesce più a leggerne qualche porzione.

BAM è la sigla inglese (*block availability map*) che indica la tabella di allocazione dei blocchi su un disco (floppy, hard disk o CD che sia). Ciascun file system usa sistemi diversi per organizzare la sua BAM, ma tutti tengono una lista dei blocchi disponibili e la mantengono aggiornata annotando per ciascun blocco se è libero, usato o difettoso (bad block). Quando si formatta un disco magnetico o un altra memoria di massa tutti i blocchi vengono segnati come liberi (tranne eventuali bad block). Quando si scrive un nuovo file, viene cercato nella BAM un blocco ancora libero per ospitare i dati del nuovo file. Quando i dati del file vengono registrati nei blocchi liberi, questi vengono segnati come occupati nella BAM. La lettura dei file non comporta modifiche alla BAM (a meno che non vengano trovati bad block).

2.10 Evoluzione degli hard disk

Un *disco a stato solido* (dall'inglese *solid state disk*, comunemente abbreviato *SSD*) è un dispositivo di archiviazione dati che utilizza unicamente l'elettronica dello stato solido per la memorizzazione delle informazioni digitali (Fig. 2.16). La parola disco, contenuta nel nome, non deve trarre in inganno: il dispositivo non contiene alcuna parte meccanica e nessun disco magnetico, come nei dischi rigidi convenzionali, per questo motivo è più corretto, anche se meno intuitivo, chiamare il dispositivo *drive a stato solido* (dall'inglese *solid state drive, SSD*).

I dischi a stato solido si basano sulla *memoria flash* di tipo *NAND* (vedere Capitoli 6 e 7) per l'immagazzinamento dei dati; per questo essi non richiedono parti meccaniche e magnetiche (dischi, motori e testine), portando notevoli vantaggi per la sicurezza dei dati. L'uso della parola disco è principalmente dovuto al fatto che gli SSD dovranno, per un certo periodo, affiancare i dischi rigidi tradizionali. La totale assenza di parti meccaniche porta diversi vantaggi, di cui i principali sono:

- minor rumorosità;
- minori consumi;
- tempo di accesso ridotto: si lavora nell'ordine dei decimi di millisecondo; il tempo di accesso dei dischi magnetici è circa 50 volte maggiore, attestandosi invece sui 5 millisecondi;
- maggiore resistenza agli urti: le specifiche di alcuni produttori arrivano a dichiarare resistenza a shock di 1500;

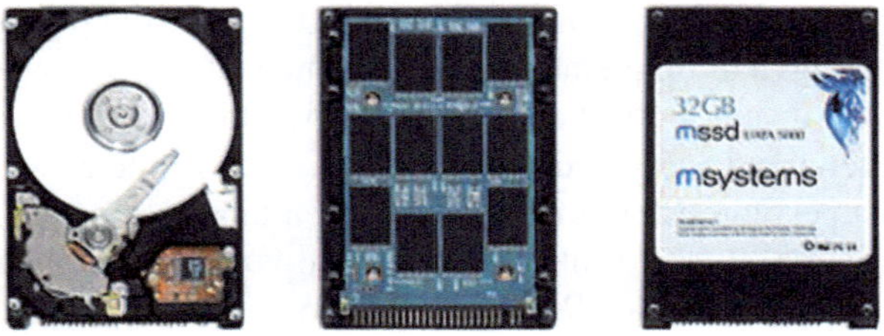

Fig. 2.16 Un comune disco rigido confrontato con disco a stato solido

- maggiore dissipazione di calore;
- minore peso e dimensioni;
- minore rischio di rottura.

A fronte di una maggiore resistenza agli urti e a un minor consumo, i dischi a stato solido hanno due svantaggi principali:

- un maggiore costo per bit, che fa sì che i dischi a stato solido abbiano un costo circa trenta volte superiore a un omologo disco rigido;
- una possibile minore durata del disco, a causa del limite di riscritture delle memorie flash. I dispositivi attuali dichiarano un numero massimo di riscritture consecutive dello stesso bit che va da 10.000 a 1.000.000 di cicli, a seconda del modello e degli utilizzi ipotizzati.

Entrambi i problemi sembrano però destinati a risolversi in futuro. Le nuove tecnologie stanno portando memorie flash in grado di garantire durata pari o superiore a quella di un disco rigido tradizionale; attualmente i produttori dichiarano addirittura 140 anni di vita con 50 Gb di riscritture al giorno su un HD da 250 Gb; il costo di questa tecnologia inoltre sta lentamente scendendo, facendo facilmente presagire una futura sostituzione dei dischi tradizionali con i dischi a stato solido.

2.11
La scheda grafica e i monitor

Questo paragrafo e il successivo si presentano in forma molto dettagliata perché è importante avere una conoscenza di base delle caratteristiche funzionali dei vari tipi di monitor. Ciò è indispensabile per una introduzione all'uso delle workstation, che sono strumenti di visione ed elaborazione delle immagini diagnostiche che verranno trattate in un secondo volume.

Introduciamo il concetto di accoppiata scheda grafica-monitor. Che cosa è una scheda grafica? Una scheda grafica è una semplice scheda, un tempo aggiuntiva (nei desktop), da inserire in uno degli slot di cui abbiamo parlato precedentemente; oggi è già integrata direttamente sulla scheda madre. Su di essa si trova una presa, nella quale va innestato dall'esterno del PC uno spinotto che, tramite un cavo, collega la scheda al monitor. La scheda grafica, che riceve dal microprocessore i dati destinati all'utente, li trasforma in segnali elettrici adeguati da mandare al monitor che li visualizza sotto forma di grafici, testi, giochi, ecc.

Abbiamo parlato di accoppiata scheda grafica monitor. In effetti è molto importante che queste due componenti vengano scelte con oculatezza, poiché ognuna di esse rende al meglio in funzione dell'altra.

In passato, l'elemento fondamentale di un monitor classico era uno speciale "tubo" cavo chiamato "*tubo a raggi catodici*" o, semplicemente, *CRT* (*cathode ray tube*). Si trattava di un elemento molto grande che occupava quasi tutto il monitor, aveva la forma di una bottiglia di vetro capovolta (Fig. 2.17: il collo era rivolto posteriormente, generando la protuberanza che si vedeva dietro al monitor; anteriormente, invece, la superficie esterna del "tubo" era allargata e qui si formavano le immagini che guardiamo). Questo tubo parzialmente vuoto era riempito di un gas inerte ad una pressione molto bassa. Nel collo del tubo c'era il catodo, un elettrodo caricato negativamente

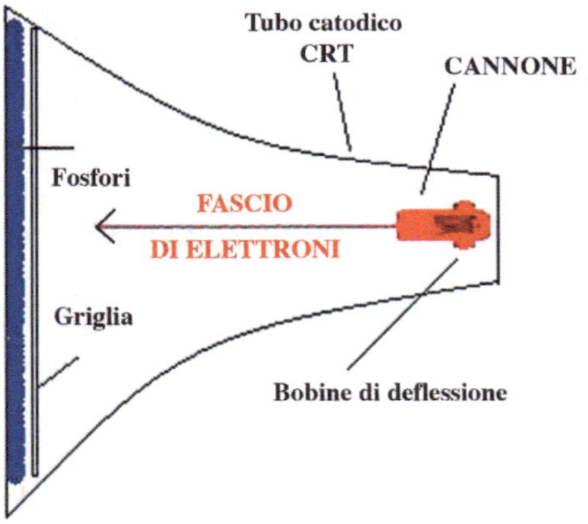

Fig. 2.17 Schema generale di un monitor classico CRT. Immagine realizzata da Daniele Pinto

che emanava un fascio di elettroni verso l'anodo (un elettrodo caricato positivamente, posto dalla parte opposta, sul fondo del CRT). Il catodo, poiché emetteva questo fascio di elettroni, veniva chiamato anche "cannone" (in inglese gun) o "pennello elettronico" (vedi • Nota 2.14).

Nota 2.14 – Approfondimento

Gli elettroni sparati dal cannone colpivano la superficie interna, piatta, del tubo, lavorata con speciali composti chiamati "fosfori" (perché basati sul fosforo), dotati della proprietà di illuminarsi se eccitati o colpiti da elettroni carichi di energia. I fosfori presenti sulla superficie interna del CRT erano miscele di tre fosfori diversi distribuiti secondo uno schema molto preciso, tali schemi sono costituiti da punti microscopici o da strisce dei tre colori additivi primari: rosso (**red**), verde (**green**), blu (**blue**); per questo si parlava di sistema RGB. Questi punti di colore erano sistemati uno accanto all'altro, un gruppo di tre punti era una triade di colore, una triade di punti costituisce un elemento dell'immagine, *il pixel* (almeno nei sistemi che utilizzavano i punti, mentre la maggior parte dei monitor utilizzava invece le strisce). Per formare un'immagine, il fascio di elettroni doveva scorrere tutta la superficie dello schermo, eccitando i vari fosfori; per muovere il raggio di elettroni sulla superficie interna dello schermo, con un moto a zig-zag dall'angolo sinistro superiore a quello destro inferiore, vi era un gruppo di potenti elettromagneti disposti intorno al tubo, chiamati "giogo" o "bobine di deflessione elettromagnetica": queste piegavano il fascio di elettroni durante il volo dal catodo alla superficie interna dello schermo. Il campo magnetico era controllato in modo che il fascio scorresse su ogni linea del monitor lungo la parte frontale del tubo con estrema precisione. Lo schermo del monitor poteva essere illuminato in un qualsiasi colore primario, irradiando selettivamente i punti di fosforo associati al colore in questione; illuminando combinazioni di colori primari si potevano ottenere altri colori; variando l'intensità di ogni colore primario, un CRT poteva generare uno spettro quasi infinito di colori (secondo alcuni fino a 300.000 tonalità differenti).

Nel CRT di un monitor classico a colori, erano presenti tre cannoni diversi, disposti in genere a triangolo; alcuni monitor a colori avevano un sistema a cannone singolo che includeva in un unico elemento tre cannoni con tre catodi che emettevano elettroni controllabili individualmente, in questo caso i catodi erano in linea e non a triangolo; dal punto di vista pratico si ottenevano ottimi risultati con entrambi gli schemi (Fig. 2.17).

I tre cannoni emettevano i loro elettroni simultaneamente, per cui i tre fasci risultanti erano controllati dalle bobine elettromagnetiche, ma era importante che puntassero tutti e tre sulla stessa tripletta di colore e per questo venivano effettuati accurati controlli di convergenza. Nonostante tali controlli, poteva comunque verificarsi una perdita di convergenza, dovuta sia a cause esterne al monitor (campi magnetici prodotti da trasformatori o altri dispositivi nell'ambiente esterno), sia a cause interne (generalmente una non corretta realizzazione o progettazione del monitor).

Per non perdere la purezza del colore, era necessario che i fasci di elettroni colpissero esattamente la triade di colore corretta e non altre. Per ottenere questo venivano utilizzati sistemi differenti. Il primo era quello della griglia, sistema *Trio Dot Pitch* (Fig. 2.18): all'interno del CRT, ad una distanza minima dai fosfori che ricoprivano lo schermo, veniva posta una lamina metallica di acciaio (chiamata *shadow mask*) con piccole perforazioni in corrispondenza delle varie triadi di colore. La griglia ed i punti di fosforo che ricoprivano lo schermo CRT erano posizionati con la massima precisione in modo che il fascio di elettroni potesse colpire solo i punti di fosforo di un colore. I punti degli altri due colori restavano nell'ombra della griglia quindi non potevano essere raggiunti dal fascio di elettroni. Nel sistema classico questi fosfori erano disposti a triangolo, in righe e colonne leggermente sfalsate, ripetute per tutta la superficie dello schermo. La distanza diagonale in millimetri, misurata dal centro di due fosfori dello stesso colore era indicata con il nome di *dot pitch*. Successivamente *Sony Corporation* ideò una nuova tecnologia: in questo caso i fosfori non erano disposti a punti, ma a strisce verticali continue affiancate sempre con lo stesso schema di tre colori (rosso, verde, blu). La distanza tra due strisce dello stesso colore si chiamava "apertura *grille*". Qui al posto della shadow mask veniva utilizzata una serie di sottili fili verticali per separare le varie strisce di fosfori. Questa tecnologia, conosciuta con il nome di *Trinitron*, avrebbe dovuto, in teoria, dare il vantaggio di una maggiore luminosità, ma nella pratica non ottenne sensibili miglioramenti rispetto al precedente sistema di fosfori a punti. *Mitsubishi* migliorò la tecnologia *Trinitron* introducendo il *DiamondTron*: i tre cannoni invece di essere disposti a cerchio, erano allineati orizzontalmente e due lenti miglioravano l'allineamento del raggio sui fosfori. *Nec* sviluppò *Cromaclear*, una combinazione dei due sistemi precedenti. Qui i fosfori avevano forma ellittica ed erano affiancati a gruppi di tre (Fig. 2.19).

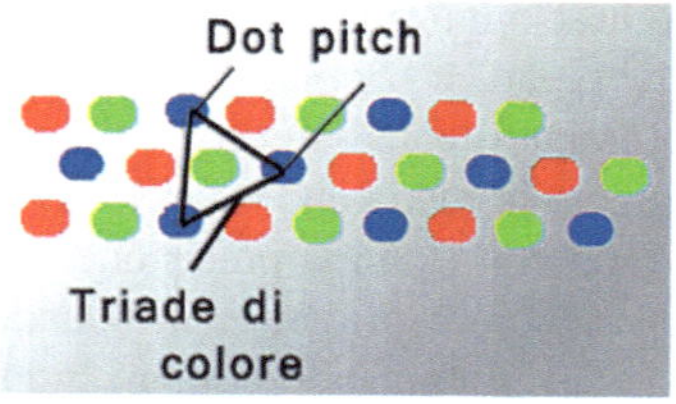

Fig. 2.18 Sistema Trio Dot Pitch

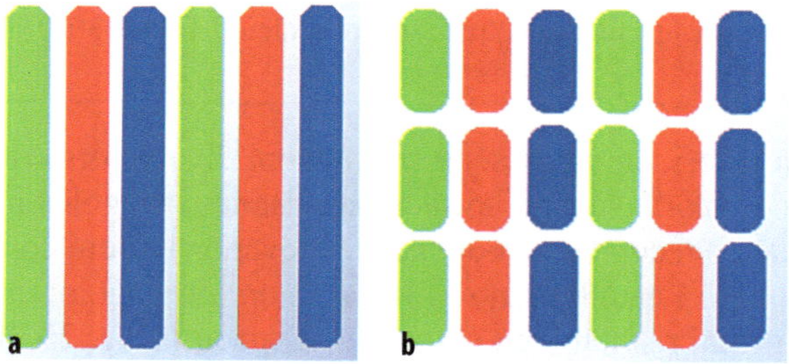

Fig. 2.19 a Sistema Triniton-Sony. **b** Sistema Cromaclear-Nec

2.11.1 Problemi relativi alla convergenza

L'immagine sul monitor è disegnata da un pennello elettronico (il cannone) che spazzola lo schermo con un movimento a zig-zag dall'alto verso il basso, diverse volte al secondo. Teoricamente la parte visibile sullo schermo dovrebbe essere un quadrato perfetto, non sempre però è così.

- Si hanno *problemi di distorsione*:
  - immagine a barilotto (i lati destro e sinistro rientrati), oppure, al contrario, a cuscino (i lati destro e sinistro sporgenti all'esterno);
  - immagine a parallelogramma oppure a trapezio.

  La maggior parte dei monitor hanno la possibilità di correggere queste distorsioni attraverso i vari *comandi OSD (on screen display)* che fanno parte del monitor stesso.
- Si possono avere *problemi di linearità* quando il pennello elettronico non si muove ad una distanza uniforme sia in senso verticale che orizzontale quando il pennello spazzola lo schermo; questo problema è difficile da vedere; lo potrebbe notare – quando presente – chi utilizza disegni composti da linee, come gli utilizzatori di Cad e programmi simili. Il disegno di una griglia che riempie tutto lo schermo, potrebbe dimostrare la presenza o meno di problemi di linearità.
- Un altro problema si ha quando si notano *variazioni di luminosità* che ricordano la forma di onde: sono dovute spesso a interferenze tra il fascio di elettroni proveniente dal CRT ed i fori della shadow mask (la griglia) che sono in corrispondenza dei fosfori sullo schermo interno.
- Anche il *campo magnetico terrestre* può disturbare il fascio di elettroni. Il quadro può infatti risultare spostato verticalmente o orizzontalmente oppure ruotato un po' a destra o a sinistra. *Molti monitor ricevono una speciale taratura a seconda dell'emisfero di destinazione*. I monitor più sofisticati hanno un sistema di correzione automatica. Tutti i campi magnetici, comunque, possono influenzare il fascio di elettroni e creare diversi disturbi: sfarfallìo, errata convergenza, strisce scorrevoli scure, tremolii dell'immagine; è quindi importante evitare di posizionare vicino al monitor casse acustiche (anche se schermate), cavi elettrici, alimentatori elettrici, un altro monitor (anche se la scheda video lo prevede) che non sia perfettamente schermato.
- Infine, la stessa *potenza dell'alimentatore* del monitor influisce sulla qualità dell'immagine, soprattutto quando si ha a che fare con immagini in movimento; nel senso che può essere richiesta una continua ed intensa emissione di elettroni e l'alimentatore può non essere in grado di soddisfare in modo continuo questa richiesta.

2.11.2 La schermatura

Il monitor genera campi elettromagnetici. Da tempo sono in corso studi per accertare i loro effetti sul corpo umano; si sa che provocano effetti collaterali, ma si discute sulla loro reale entità. In Europa è in vigore la normativa *TCO (total cost of ownership)*. Si sono avute varie fasi di emissione della normativa (Fig. 2.20).

TCO	**è un parametro che, come spiega l'acronimo (*total cost of ownership*), aiuta a far capire quanto l'oggetto in questione graverà per tutta la sua esistenza sulle spalle dell'acquirente, sia economicamente (costo d'acquisto + costi di manutenzione che scaturiscono dall'impiego di soluzioni non standard, ad esempio) che a livello d'uso (emissione di radiazioni, luminosità minima, contrasto minimo), oltre a tutta una serie di altri fattori legati alla costruzione. È un parametro che diventa molto importante per le grandi aziende all'interno di una politica di aggiornamento continuo del parco macchine, dove bisogna scegliere a monte soluzioni il cui risparmio emergerà nell'arco della vita utile, non necessariamente all'acquisto.**
TCO 92	**Stabilisce i limiti massimi di emissione dei campi elettromagnetici ed il rispetto delle norme europee sulla sicurezza (soprattutto contro rischi di incendio e scosse elettriche per l'utente).**
TCO 95	**Si tratta di un'evoluzione della TCO 92 ed estende le norme non solo ai monitor ma tutto il computer; introduce criteri di ergonomia. Sull'emissione dei campi elettromagnetici, la TCO 95 lascia invariato il limite ma cambia il metodo di misura.**
TCO 99	**Più restrittiva di TCO 95 sui massimi livelli consentiti nell'emissione dei campi elettromagnetici; più esigente verso i criteri ergonomici ed ecologici. Si eliminano le cornici scure perché rispetto alla superficie luminosa del quadro creano un certo contrasto che potrebbe risultare fastidioso per l'utente. Si stabilisce il refresh rate di almeno 75 Hz per una risoluzione di 1.024 × 768 punti per schermi di 17 pollici, ed un refresh rate di almeno 85 Hz ad una risoluzione di 1.280 × 1.024 punti per schermi da 19 pollici. Non sono ammessi tremolii dell'immagine (effetto jitter). Vanno eliminati progressivamente i metalli pesanti (quale il piombo spesso usato nello schermo per fermare le radiazioni). Vengono raccomandati, non ordinati, alcuni comandi di regolazione.**
TCO 03	**Consente di stare certi che il prodotto rispetti gli standard produttivi migliori in termini di prestazioni e di ergonomia rispettando l'ambiente.**

Fig. 2.20 Schema normative TCO per i monitor

2.11.3 Frequenza verticale

La velocità con cui il pennello elettronico ridisegna una "pagina" del monitor è molto importante per la stabilità dell'immagine: più velocemente viene "rinfrescata" l'immagine, più essa sarà stabile e nitida. Nei normali televisori, la rigenerazione dell'immagine avviene con una velocità di 50 volte al secondo. Una velocità a prima vista elevata ma insufficiente per il monitor di un computer. Se proviamo ad avvicinarci a pochi centimetri dal televisore, vedremo un fastidioso sfarfallio, dovuto proprio al fatto che una frequenza di 50 hertz (*Hz, l'unità di misura, tra l'altro, della velocità di ricostruzione dell'immagine*) è troppo bassa. Da lontano questo sfarfallio si noterà però molto meno. Il monitor di un computer, invece, viene sempre usato da una distanza di 50-60 cm, per cui è importante che la *frequenza verticale* (ecco il termine corretto per "rinfrescare l'immagine") sia la più alta possibile. Studi ergonomici hanno dimostrato che la maggior parte degli utenti non vede più lo sfarfallio a partire da circa 70 Hz: questo va quindi considerato come il limite minimo che permette di lavorare al computer senza affaticare la vista. Al di sotto di 70 Hz si nota, più o meno inconsciamente, uno sfarfallio che, dopo ore di lavoro, si traduce (specie in individui sensibili) in mal di testa, nausea, ecc.

2.11.4 Risoluzione

Un altro parametro molto importante delle schede grafiche è la "risoluzione". Con questo termine si intende la capacità di una scheda (assieme al monitor) di distinguere piccoli dettagli dell'immagine. La risoluzione viene misurata tramite il numero di punti in orizzontale e in verticale che la scheda è in grado di visualizzare. Se, ad esempio, diciamo che una scheda grafica ha una risoluzione di 640×480 punti, vorrà dire che l'immagine sul monitor è costituita da 640 punti in orizzontale e 480 in verticale. L'immagine, quindi, consta di 640×480=307.200 punti. Questa risoluzione, che è la più diffusa nei PC, è detta **risoluzione VGA**. Esistono poi risoluzioni di 800×600 e 1024×768 (**dette anche super-VGA**) e ancora maggiori. Dovrebbe essere evidente che, maggiore è la risoluzione, migliore sarà la qualità dell'immagine (a patto che il monitor sia di qualità). Altrettanto evidente dovrebbe essere anche il fatto che più punti un'immagine ha, più veloce deve essere il pennello elettronico che la disegna per mantenerla stabile. Inoltre, maggiore è la risoluzione, minore sarà la dimensione dei singoli oggetti che appaiono sullo schermo.

Una scheda VGA è in grado, poi, di mostrarci fino ad alcuni milioni di colori. Nella maggior parte dei casi, esclusi i giochi e le applicazioni grafiche, sono però sufficienti 256 colori. Per scrivere una lettera con il programma di videoscrittura sarebbe addirittura sufficiente uno schermo in bianco e nero. Più colori potrà rappresentare una scheda grafica maggiore sarà la memoria di cui essa necessita per farlo. La memoria è necessario perché, evidentemente, la scheda deve in qualche modo memorizzare quali colori abbiano i singoli punti delle immagini e quali siano le coordinate dei punti in questione.

2.11.5 Frequenza orizzontale

Da quanto abbiamo detto sopra è fondamentale per la qualità di un monitor, che, a tutte le risoluzioni che intendiamo utilizzare, siano supportati almeno 70 Hz, meglio se 80 o più di frequenza verticale.

La *frequenza orizzontale* è il numero di linee al secondo disegnate dal fascio sullo schermo. Esiste quindi una relazione tra risoluzione, frequenza verticale e frequenza orizzontale per assicurare una determinata qualità dell'immagine.

Per capire le prestazioni di un monitor:

- un'occhiata al manuale, se questo è ben fatto, potrebbe chiarire i dubbi. Dovremmo trovarvi una tabella con le risoluzioni e le relative frequenze verticali supportate; se questi valori mancassero, dovrebbe essere presente il valore della *frequenza orizzontale*;
- per poter risolvere 800×600 punti a 70 hertz, la frequenza orizzontale (*horizontal frequency* o anche *horizontal scan rate*) deve essere di almeno 45 KHz (Kilohertz); se desideriamo i 70 Hertz anche con risoluzioni di 1024×768, la frequenza orizzontale minima dovrà essere di 56 KHz. Meglio però andare sul sicuro e scegliere frequenze più elevate;

– se infine, modestamente, ci accontentiamo della normale risoluzione VGA di 640×480 punti, per avere i 70 Hz la frequenza orizzontale del monitor dovrà essere di 35 KHz (tutti i monitor in commercio la possiedono).

Quindi in sintesi per avere una frequenza verticale di 70 Hz, avremo:

Risoluzione	Frequenza orizzontale
640 x 480	35 KHz
800 x 600	45 KHz
1024 x 768	56 KHz

Da ormai diversi anni, tutti i monitor e le schede in commercio sono in grado di offrire risoluzioni di 800×600 punti con almeno 85 KHz.

2.11.6 Evidenze del binomio scheda grafica-monitor

La capacità di generare una frequenza di 70 Hz non è una caratteristica del monitor, ma della scheda grafica. Esistono schede grafiche che riescono a disegnare l'immagine sullo schermo a velocità di 70, 80 o anche 120 e più volte al secondo. Per ottenere questo risultato sullo schermo, è di fondamentale importanza che il nostro monitor sia anche in grado di sopportare queste velocità. Se il monitor non è all'altezza, esso non riuscirà a ricostruire le immagini a velocità tanto elevata e correrà anche il rischio di venire danneggiato dalla scheda. Dal punto di vista pratico ciò si nota per il fatto che l'immagine si restringe di molto verticalmente e, di solito, anche per un sibilo che bisogna considerare "di allarme". Al contrario, se acquistiamo un monitor in grado di supportare queste frequenze verticali, ma la scheda grafica è invece "lenta", le immagini avranno uno sfarfallio fastidioso. Questo è il motivo per cui, all'inizio, abbiamo parlato di accoppiata scheda grafica-monitor.

2.12 Tecnologie dei monitor attuali e sviluppi futuri

Gli schermi CRT sono stati i primi ad essere utilizzati per i computer, essendo la tecnologia del tubo catodico ben collaudata nella industria della televisione. La diffusione degli LCD (*liquid cristal display*), detti anche TFT (*thin film transistor*) inizia con i primi computer portatili. Fino a pochi anni fa gli LCD erano riservati solo ai computer portatili o ad applicazioni particolari, ma la diffusione su larga scala dei computer, la veloce diminuzione dei prezzi dei prodotti elettronici, e la produzione su larga scala degli LCD hanno reso le due tecnologie concorrenti per i PC da scrivania (Fig. 2.21).

I vantaggi energetici e funzionali degli schermi LCD sono:

– minor consumo energetico (circa 1/3 rispetto ai CRT di pari area netta visualizzata) e quindi minor emissione di calore;
– minor spessore (dell'ordine dei cm e non delle decine di cm come nei CRT).

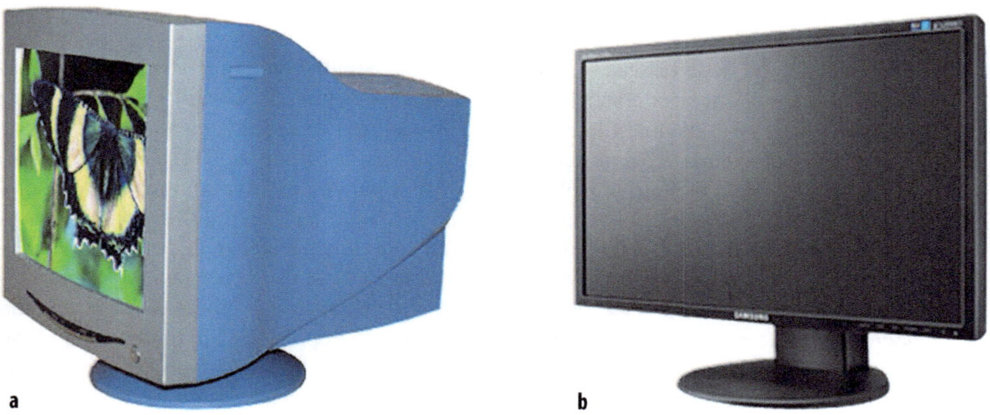

Fig. 2.21 Monitor CRT (**a**) e LCD (**b**)

Il maggiore vantaggio economico potrebbe sembrare il minor consumo energetico, ma, a seconda della situazione, può essere decisamente superato dai risparmi derivanti dalla minor emissione di calore e/o dal minor ingombro. La minor emissione di calore consente di abbassare i costi di condizionamento dei locali o addirittura di non dover cambiare il sistema di condizionamento se sono aumentate le emissioni di calore (come può accadere per esempio se si sostituiscono i computer con quelli di generazione successiva, che hanno consumi e quindi emissioni di calore decisamente più elevate). Il minor ingombro può portare a non dover sostituire le scrivanie o le postazioni di lavoro per migliorare l'ergonomia. Non a caso, in un mercato attento ai problemi di spazio come quello asiatico, la tecnologia LCD ha avuto una più rapida diffusione.

Un'ultima tecnologia attualmente diffusa è lo *schermo al plasma* (PDP - *plasma display panel*): è un tipo di schermo piatto, ora comunemente usato per grandi schermi televisivi (tipicamente sopra i 32 pollici). Molte piccole celle posizionate in mezzo a due pannelli di vetro mantengono una mistura inerte di gas nobili (neon e xeno). Il gas nelle celle viene elettricamente trasformato in un plasma, il quale poi eccita i fosfori ad emettere luce (vedi • Nota 2.14). Lo schermo al plasma è stato inventato nell'Università dell'Illinois nel campus di Urbana-Champaign da *Donald L. Bitzer, H. Gene Slottow* e dallo studente *Robert Willson* nel 1964, per il *PLATO Computer System*. Gli originali pannelli monocromatici (di solito arancione o verde, a volte giallo) ebbero un impulso di popolarità negli anni '70, poiché gli schermi erano robusti e non necessitavano né di memoria né di circuiti elettronica per il refresh dell'immagine. Durante gli anni '80, seguì un lungo periodo di declino delle vendite quando le memorie a semiconduttore resero gli schermi CRT più economici di quelli al plasma. Ciò nonostante, le dimensioni relativamente grandi di uno schermo al plasma e il profilo sottile, resero tali schermi attraenti per dare un'immagine di alto profilo, per ambienti come sale d'ingresso e borse valori.

Nota 2.14 – Approfondimento

I gas di xeno e neon in un televisore al plasma sono contenuti in centinaia di migliaia di piccole celle posizionate tra due pannelli di vetro. Anche dei lunghi elettrodi vengono inseriti tra i pannelli di vetro, davanti e dietro le celle. Gli elettrodi di indirizzamento sono dietro le celle, lungo il pannello di vetro posteriore. Gli elettrodi trasparenti dello schermo, che sono circondati da materiale dielettrico isolante e coperti di uno strato protettivo in ossido di magnesio, sono montati davanti alle celle, lungo il vetro anteriore. I circuiti di controllo caricano gli elettrodi che si incrociano ad una cella, creando una differenza di potenziale tra davanti e dietro provocando la ionizzazione dei gas e la formazione di plasma; quando gli ioni del gas si dirigono verso gli elettrodi e collidono vengono emessi dei fotoni. In uno schermo monocromatico, lo stato ionizzante può essere mantenuto applicando un voltaggio di basso livello tra tutti gli elettrodi orizzontali e verticali, anche quando il voltaggio di ionizzazione viene rimosso. Per cancellare una cella, tutta la tensione viene rimossa dagli elettrodi. Questo tipo di pannello ha una memoria intrinseca e non utilizza fosfori. Una piccola quantità di azoto viene aggiunta al neon per incrementare *l'isteresi* (la caratteristica di un sistema di reagire in ritardo alle sollecitazioni applicate e in dipendenza dello stato precedente). Nei pannelli a colori, il retro di ogni cella è rivestita con un fosforo. I fotoni ultravioletti emessi dal plasma eccitano questi fosfori per dare luce colorata. Ogni cella è quindi paragonabile ad una lampada fluorescente. Ogni pixel è fatto di tre sottocelle separate, ognuna con fosfori di diversi colori. Una sottocella ha il fosforo per la luce rossa, una per la luce verde e l'altra per la luce blu. Questi colori si uniscono assieme per creare il colore totale del pixel La durata di uno schermo al plasma di ultima generazione è stimata in 60.000 ore (27 anni con 6 ore di utilizzo al giorno). Nei pannelli di ultima generazione di alcune marche si parla addirittura di 100.000 ore. Più precisamente, questa è la stima di metà della vita dello schermo, il punto in cui l'immagine è degradata a metà della sua luminosità originale. È ancora guardabile dopo questo punto, che però viene generalmente considerato la fine della vita funzionale dello schermo.

2.13 Sintesi dei vantaggi e svantaggi delle tre tecnologie

Riprendiamo e approfondiamo i confronti tra le diverse tecnologie di monitor.

2.13.1 LCD

Ricordiamo che rendere le immagini più brillanti e nitide possibili richiede un numero elevato di pixel: nella tecnologia TFT ognuno di questi pixel è controllato indipendentemente dai tre transistor: uno per il rosso, uno per il verde ed uno per il blu.

Vantaggi:
- minor spessore;
- minor consumo energetico, quindi minor generazione di calore;
- maggior area visualizzabile a parità di dimensione dichiarata dello schermo;
- basse o nulle emissioni elettromagnetiche;

- assenza di sfarfallio;
- minor peso (circa un terzo rispetto ai CRT);
- totale assenza di distorsione (schermo piatto e costanza geometrica del reticolo);
- minor sensibilità alle vibrazioni.

La bassa emissione elettromagnetica, l'assenza di sfarfallio e gli ingombri ridotti concorrono all'adempimento delle normative riguardanti l'ergonomia e la sicurezza della postazione di lavoro (626/94 art. 3, 52, 58).

Altre considerazioni sui monitor LCD:

- lo spessore minore consente di appendere i display alle pareti;
- il minor peso e ingombro diminuiscono i costi di movimentazione e di smaltimento.

Svantaggi:

- hanno una risoluzione di progetto corrispondente al numero fisico di pixel che compongono lo schermo; possono funzionare anche a risoluzioni minori ma con risultati spesso deludenti, perché per utilizzare tutta l'area utile devono ricorrere all'interpolazione;
- minor risoluzione a parità di area visibile reale: un LCD da 15" ha solitamente una risoluzione di 1024×768, che sale per i 17" a 1280×1024 e a 1600×1200 per 20" e oltre;
- presenza di pixel difettosi che rimangono neri o di altri colori e che non vengono considerati come difetto e quindi non sono coperti da garanzia se non sono in numero sufficiente (di solito superiore a 2, 5 o più a seconda delle case produttrici). Secondo lo standard ISO i pixel difettosi possono essere di tre tipi: il primo si ha quando un pixel è completamente illuminato, risultando quindi di colore bianco (al massimo due pixel per un milione), il secondo include i pixel spenti risultando quindi di colore nero (al massimo due pixel per un milione) ed il terzo si verifica quando uno dei tre subpixel rimane sempre acceso, sempre spento e/o lampeggia (al massimo cinque pixel per milione).

2.13.2 CRT

Vantaggi:

- possibilità di cambiare la risoluzione e intervallo di refresh;
- miglior resa cromatica;
- minor tempo di risposta;
- maggior risoluzione a parità di area visibile;
- assenza di pixel difettosi (difetto spesso presente negli LCD);
- minor costo.

La possibilità di variare la risoluzione e il refresh sono utili perché consentono di adattare il monitor alle proprie esigenze: impostando una risoluzione minore si ottengono caratteri e icone più grandi, aumentando la risoluzione si visualizza un'area di lavoro maggiore. L'affinità tecnologica con gli schermi televisivi rende i monitor CRT più adatti per le attività di video editing, dove gli LCD patiscono i maggiori tempi di risposta. Gli LCD hanno una diversa resa cromatica, per questo nelle applicazioni di grafica, fotoritocco, e simili si preferisce la tecnologia CRT.

Svantaggi:
- maggior assorbimento elettrico e generazione di calore;
- maggiori dimensioni;
- maggior peso;
- maggiori emissioni elettromagnetiche.

Il confronto è fatto tra LCD e CRT dell'ultima generazione. Se si prende in considerazione un monitor delle generazioni precedenti i difetti sono più numerosi o più accentuati per entrambe le tecnologie (distorsione dell'immagine, emissioni elettromagnetiche, sfarfallio, ... per i CRT, e lentezza nella risposta, angolo di visuale ridotto, costo, resa cromatica, ... per gli LCD).

2.13.3 PDP

Vantaggi e svantaggi

Di recente, un minore effetto "scia", il maggior dettaglio nelle scene scure, un più grande spettro di colori e un più ampio angolo visivo hanno reso lo schermo al plasma la forma più popolare per le televisioni HDTV, ai danni degli schermi LCD. Per un lungo periodo si è creduto che la tecnologia LCD fosse adatta soltanto per le televisioni più piccole, complice anche l'impossibilità economica dei display al plasma di scendere in diagonale, e non avrebbe potuto invece competere nel segmento delle grandi diagonali, ovvero dai 40 pollici in su.

Tuttavia, da allora, i miglioramenti della tecnologia LCD, complici anche i grandi investimenti in ricerca, hanno fortemente ridotto il gap tecnologico. I prezzi in discesa, le risoluzioni più alte a parità di diagonale, importanti per la HDTV, il peso inferiore, lo spettro di colori aumentato, ed infine un consumo elettrico inferiore, li rendono competitivi contro gli schermi al plasma in tutti i segmenti di mercato. Già alla fine del 2006 si è notato che gli schermi LCD stiano superando nelle vendite quelli al plasma, particolarmente in quel segmento di 40" e superiori dove storicamente vi era una forte predominanza di schermi al plasma. Altro trend industriale è il consolidamento dei costruttori di schermi al plasma, con circa cinquanta diversi marchi, ma soltanto cinque grandi produttori.

2.13.4 Alternative future alla tecnologia LCD

Un campo di ricerca molto interessante per gli sviluppi futuri della visualizzazione è rappresentato dai diodi a emissione luminosa organica (OLED, ovvero *organic light-emitting diodes*): tecnologia che ha recentemente compiuto grandi progressi. Realizzati a partire da una ricerca di Eastman Kodak, gli OLED hanno fatto solo di recente la propria comparsa sul mercato, utilizzati nei sistemi di visualizzazione di piccoli oggetti elettronici. Nonostante l'elevata qualità delle immagini, la loro penetrazione sul mercato è stata fino a ora molto lenta, anche se secondo alcuni analisti, il mercato di questi dispositivi è destinato a crescere. Inoltre, dato che gli OLED utilizzano la stessa tecnologia di base degli LCD, i produttori possono sfruttare gli stessi processi manifatturieri. Ma qual è la differenza chiave tra i due tipi di schermi?

Gli schermi LCD sono costantemente illuminati da una luce fluorescente, e i cristalli liquidi hanno la funzione di bloccare selettivamente questa luce per formare le immagini. Al contrario, gli OLED emettono direttamente luce: si può pensare agli OLED come a una serie di lampadine che è possibile accendere e spegnere a piacimento dove serve. Gli schermi OLED hanno dei colori meglio definiti e più brillanti degli schermi LCD e CRT attualmente sul mercato. Rispetto agli schermi LCD, che sono sempre più lenti nel cambiare stato, i pixel degli OLED hanno un tempo di risposta nell'ordine del microsecondo, in grado quindi di riprodurre video e immagini in movimento senza scie o altri difetti di sorta. E non avendo bisogno di una luce retrostante, i monitor costruiti con questa nuova tecnologia possono essere costruiti molto più sottili e spessi solo la metà degli LCD. È inoltre possibile impiegarli per costruire schermi flessibili.

Gli OLED promettono anche altri vantaggi. Almeno in teoria, dovrebbero consumare meno corrente e, non contenendo le piccole quantità di mercurio necessarie per realizzare le lampade fluorescenti che illuminano gli schermi LCD o le grandi quantità di mercurio dei CRT, gli OLED possono essere facilmente smaltiti con un minore impatto ambientale. Il problema di una loro commercializzazione su larga scala non ha a che fare con la capacità di realizzare schermi più grandi, alcuni produttori sono già arrivati a monitor da 20 pollici, ma con la relativa instabilità dei componenti chimici usati negli OLED: le prestazioni degradano molto velocemente con l'impiego.

Anche se gli OLED attuali sono più longevi dei primi modelli, la vita media di uno schermo non supera 8000 ore. Con queste prestazioni, il monitor di un pc acceso 24 ore su 24 non durerebbe più di un anno. E questo solo lavorando con grafica a colori. Facendo girare una tipica applicazione da ufficio, con un testo nero su sfondo bianco, la loro vita media si riduce del 90% dato che tutti i pixel localizzati nella porzione bianca dello schermo restano costantemente illuminati. Questi sono i motivi che fanno affermare ad alcuni analisti che gli OLED non sarebbero ancora pronti per un impiego come monitor o televisioni, applicazioni in cui è necessario garantire una vita media del dispositivo almeno dieci volte maggiore.

2.13.5 Nuove tecnologie per i display

Sono molte le tecnologie di display che pur non essendo immediatamente applicabili a desktop e notebook potrebbero rispondere alle differenti esigenze di visualizzazione del prossimo futuro, si vedano nella • Nota 2.15 le più significative.

Nota 2.15 – Approfondimento

Digital light processing (DLP)
Questa tecnologia di proiezione messa a punto da Texas Instruments consiste in un chip che contiene 1,3 milioni di minuscoli specchi che creano l'immagine indirizzando la luce sullo schermo. DLP è oggi disponibile in due tipologie di prodotti: proiettori televisivi o televisori digitali con schermi con diagonale pari a 70 pollici.

Display bistabili
Questi display hanno la caratteristica di poter creare un'immagine e poi di mantenerla visualizzata per un tempo indefinito senza alcuna fonte di alimentazione. La tecnologia, indirizzata al mercato dei portatili e laddove occorra limitare i consumi delle batterie è adatta per visualizzare pubblicità e prezzi nei grandi magazzini, per la realizzazione degli schermi degli e-book o per realizzare display le cui informazioni non devono cambiare frequentemente. Gli attuali display supportano soltanto la visualizzazione monocromatica, anche se non mancano le ricerche per realizzarne versioni a colori.

Field emission display (FED)
È una versione migliorata del vecchio CRT. Mentre un comune tubo usa un solo emettitore di raggi catodici che ha bisogno di operare a una certa distanza dallo schermo per colpirne tutta l'area (il motivo dell'ingombro dei comuni CRT), FED usa più emettitori catodici che operano sulle diverse aree dello schermo. Questa tecnica, che può ridurre a pochi centimetri la profondità del tubo, è stata oggetto di ricerca anni fa, ma presenta elevati costi di produzione e ridotta vita del dispositivo. Secondo alcuni analisti il miglioramento tecnologico potrebbe riportare d'attualità già entro il prossimo futuro.

2.13.6 Verso la visualizzazione tridimensionale

Mentre resta vivo l'impegno dei costruttori sullo sviluppo delle tecnologie dei processori, della memoria centrale e di massa, nel campo dei monitor e delle tecnologie di visualizzazione l'evoluzione sta procedendo lentamente. È vero che i nuovi monitor LCD stanno lentamente sostituendo i vecchi schermi CRT sui desktop, ma si tratta in ogni caso di tecnologie che hanno alle spalle alcuni decenni di vita. Qualcosa di nuovo sta comunque emergendo: sono finalmente apparse nuove tecnologie che promettono nuove capacità, come il 3D e una migliore qualità delle immagini, anche se oggi è molto difficile dire se queste evoluzioni avranno un futuro sui desktop nel breve periodo. Benché la visualizzazione tridimensionale oggi sia limitata alle applicazioni professionali, una nuova generazione di monitor 3D è già pronta per il debutto commerciale. Infatti la *Sharp* ha messo in vendita il suo notebook *Actius RD3D* dotato di uno speciale monitor a colori LCD "a matrice attiva", capace di passare dalla modalità 2D a quella 3D.

Lo schermo del *RD3D* è in apparenza uguale a tutti gli altri LCD comunemente in commercio, ma è capace di emettere la luce con diverse angolazioni, in modo tale che gli occhi di chi lo osserva percepiscano due immagini diverse, utili alla visualizzazione 3D. Un tradizionale schermo "a matrice attiva" include un set di transistor distribuiti su una griglia situata posteriormente al vetro che contiene i cristalli liquidi. Sono questi semiconduttori a formare i pixel di base, o più precisamente gli elementi di luce, che formano una immagine. Uno schermo 3D ha una seconda matrice, chiamata **barriera di parallasse**, che resta completamente trasparente in modalità normale 2D. Una volta attivata l'opzione per il 3D, le due matrici inviano alternativamente i loro pixel all'occhio destro e a quello sinistro per creare l'effetto tridimensionale; questo effetto si ottiene ad una distanza ed un angolo ideale da cui osservare le immagini (Fig. 2.22). La posizione migliore si trova al centro esatto dello schermo e alla distanza tipica d'uso. Il sistema consente comunque alcuni punti di visione 3D a distanze maggiori che consentono, per esempio, a più persone di osservare insieme lo schermo. In modalità 3D la risoluzione e la luminosità dello schermo appaiono minori, dato che ognuno dei due occhi riceve solo la metà dei pixel, ma la tridimensionalità vale questo necessario compromesso. L'effetto 3D è molto forte, con una profondità d'immagine che consente di visualizzare oggetti apparentemente in grado di muoversi e ruotare al di sopra della tastiera come anche in profondità all'interno dello schermo. *Sharp* progetta di lanciare sul mercato un monitor 3D per il collegamento ai comuni pc desktop. Anche se inizialmente si tratterà di un prodotto di fascia alta, le previsioni indicano che, con il crescere della domanda, il prezzo potrà scendere a valori analoghi a quelli degli ordinari schermi 2D.

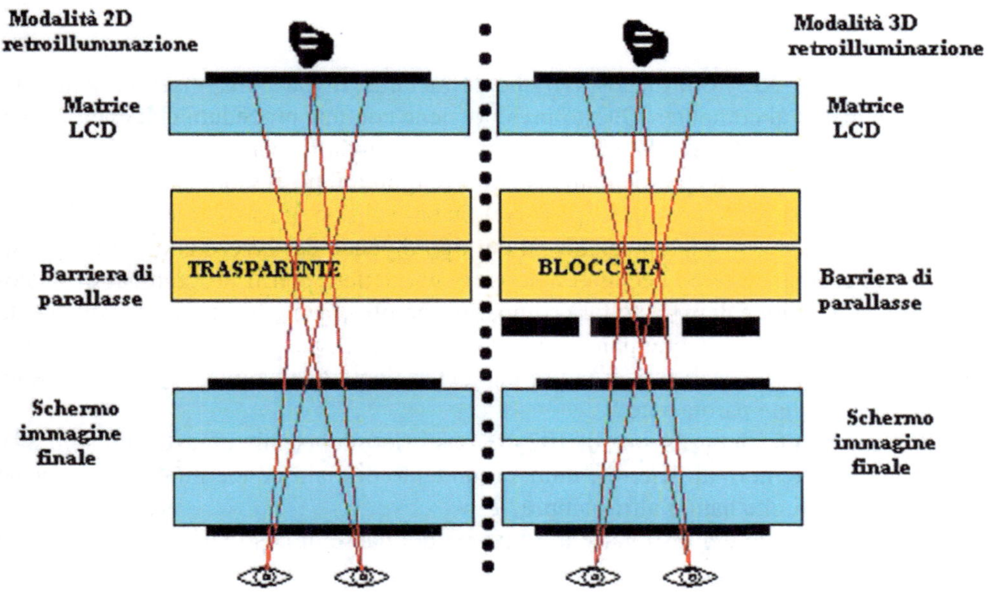

Fig. 2.22 Principio di funzionamento 2D/3D. Lo schermo 3D funziona emettendo luce con diverse angolazioni, in modo da permettere ai due occhi di percepire immagini diverse. Nel modello di Sharp, un secondo schermo a cristalli liquidi si trova alle spalle della normale matrice LCD a colori e usa un sistema, denominato barriera di parallasse, per bloccare selettivamente i pattern luminosi. Quando la barriera è trasparente, la stessa identica immagine raggiunge entrambe gli occhi di chi osserva e si percepisce una normale immagine 2D (*pannello di sinistra*). Quando la barriera è attiva, i due occhi sono raggiunti da due immagini diverse con il risultato di una percezione tridimensionale (*pannello di destra*). Immagine realizzata da Daniele Pinto

È probabile che il mercato di riferimento iniziale dell'*RD3D* sarà rappresentato dalle industrie chimiche, farmaceutiche e automobilistiche, insieme agli studi di architettura. Molte aziende in questi settori fanno già uso della realtà virtuale nei loro processi di progettazione. Le aziende automobilistiche per esempio impiegano il software per la realtà virtuale per visualizzare modelli digitali (che costano molto meno di un prototipo fisico) su schermi 2D e uso di speciali occhiali per l'effetto 3D: la tecnologia *RD3D* è in grado di offrire invece un'esperienza 3D di elevata qualità, senza bisogno di indossarli. Poiché le differenze di produzione tra un normale LCD 2D e uno 3D sono minime, un notebook 3D non è inarrivabile per gli utenti che hanno necessità di operare in questa modalità.

2.14 La tastiera e il mouse

Abbiamo finora esaminato la trasmissione dei dati in direzione computer-operatore. Invertiamo adesso la direzione e vediamo in quale modo l'operatore comunica le sue intenzioni al computer.

2.14.1 La tastiera

La tastiera (Fig. 2.23) è il dispositivo che permette di inviare informazioni codificate opportunamente al computer. Questo invio avviene con una procedura chiamata "*interrupt*" (interruzione). Questo significa che la tastiera invia il segnale al processore e gli comunica che l'utente ha premuto un tasto (non è quindi il processore che controlla continuamente se l'utente ha premuto qualcosa). In base al tipo di codici che riceve, il computer eseguirà determinate operazioni, il cui tipo dipende dal lavoro che stiamo facendo. Se, ad esempio, siamo occupati a scrivere una lettera con il programma di videoscrittura, la pressione di un tasto farà comparire semplicemente la lettera corrispondente sullo schermo. Se invece premiamo un tasto facendolo precedere da "Alt" o da "Ctrl", il programma di videoscrittura eseguirà una determinata operazione, come marcare un blocco, cercare una parola, ecc.

Una moderna tastiera dispone di 102-107 tasti (le più vecchie ne avevano solo 84). Ne fanno parte le normali lettere e numeri con tanto di maiuscole e minuscole, nonché una serie di tasti che hanno altri compiti.

Il posizionamento dei tasti varia in funzione del paese di destinazione, ma anche in base ai diversi modelli di tastiera, ad esempio quelle compatte per i personal computer portatili. *QWERTY* (si pronuncia "cuèrti") indica il più comune *layout* (posizione dei tasti) per l'Italia. Il nome "*QWERTY*" deriva dalla sequenza delle lettere dei primi sei tasti alfabetici della riga superiore della tastiera (il layout *QWERTY* fu brevettato nel 1864 da Christopher Sholes e venduto alla Remington and Sons nel 1873 per le macchine da scrivere). In alto a sinistra, ad esempio, si trova un tasto con la scritta **Esc**. È molto importante, poiché in moltissimi programmi (ma non in tutti) è quello che permette di interrompere un'operazione che avevamo appena cominciato. Se invece usiamo il tasto Esc nel vecchio sistema operativo *DOS* senza aver caricato alcun programma, esso non avrà, praticamente, alcuna funzione. Accanto ad Esc, troviamo una serie di tasti denominati **F1, F2,..., F12** si tratta dei cosiddetti tasti funzione. Essi sono programmabili in modo da eseguire contemporaneamente una serie di operazioni o da svolgere determinati compiti. Questo dipende esclusivamente dal program-

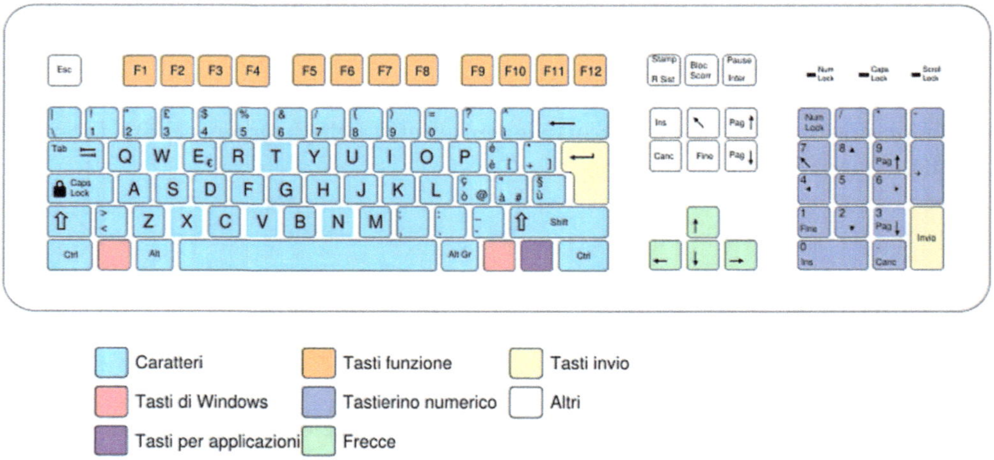

Fig. 2.23 Vista di una tastiera

ma che si sta usando e, purtroppo, non esistono norme standard. Per alcuni tasti vale però una specie di regola non scritta. In quasi tutti i programmi, ad esempio, il tasto **F1** è il tasto di "aiuto". Premendolo, cioè, compaiono sul monitor informazioni di aiuto relative a ciò che stiamo facendo. Molti programmi non fanno addirittura uso dei tasti funzione. Un tasto presente su molte tastiere è quello per *Windows*, la cui pressione apre il menu di avvio di questo sistema operativo. Non è affatto indispensabile, visto che lo stesso risultato lo si raggiunge premendo contemporaneamente i tasti **Ctrl** e **Esc**. Importante è comunque tenere presente che a qualsiasi tasto può venire attribuito un compito ben preciso. Questo dipende solo ed esclusivamente dal programma in questione. Esiste inoltre la possibilità di modificare la disposizione delle lettere sulla tastiera a seconda della tastiera che si usa. Infatti, esistono tastiere diverse a seconda dei Paesi in cui esse vengono impiegate (per esempio: in una tastiera tedesca, il sesto tasto da sinistra nella prima riga delle lettere è una "Z", mentre in una tastiera italiana esso è una "Y"). Questa interpretazione è affidata ai cosiddetti ***driver***, piccoli programmi, uno per ogni tipo di tastiera, che provvedono a far comparire le lettere giuste sullo schermo e che vengono caricati al momento dell'accensione del computer automaticamente. Solo la prima volta l'utente deve provvedere a scegliere il *driver* per la tastiera che usa. Gli altri tasti della tastiera non hanno per lo più funzioni speciali. Fra le eccezioni, il tasto **Stamp** che, premuto sotto *DOS*, stampa il contenuto del monitor, mentre in *Windows* copia "l'immagine" visibile del monitor nella memoria, per usarla per altri scopi, successivamente; sul lato destro, poi si trova, il *blocco numerico*, molto utile a chi digita spesso numeri.

Molto importante è il tasto **Invio** che serve a confermare al computer una scelta fatta, ad esempio, la fine della sequenza di lettere che indica il nome di un programma che intendiamo eseguire (questo nel DOS poiché in Windows tale operazione può essere eseguita usando solo il *mouse*). Si trovano inoltre sulla tastiera tre **LED** (piccole spie luminose) che indicano i seguenti stati:

- il bloccaggio del tastierino numerico (se è acceso **Block Num** si possono battere i numeri, altrimenti i tasti numerici funzionano come tasti cursore);
- il bloccaggio dello scorrimento delle scritte sul monitor (**Block Scorr**, in Windows praticamente inutile);
- il bloccaggio del tasto **Maiusc** (se si preme il tasto corrispondente a questo LED, ogni volta che premiamo un tasto relativo a una lettera, questa comparirà in maiuscolo).

In futuro la tastiera evolverà verso l'uso della nuova tecnologia OLED. Detta comunemente "tastiera OLED", è stata definita come una "*dynamically controlled keyboard*": infatti si tratta di una tastiera completamente personalizzabile nella visualizzazione di simboli e caratteri. Ciascun tasto è costituito da un piccolo **display OLED** (la tecnologia di cui abbiamo parlato nel paragrafo sui monitor), che può essere programmato a piacimento per mostrare immagini, simboli, qualsiasi cosa possa essere riprodotta su uno schermo. Le personalizzazioni più semplici prevedono la trasformazione delle lettere sui tasti da minuscole a maiuscole quando si preme il tasto Shift, oppure la sostituzione delle lettere WASD con frecce direzionali durante una sessione di gioco. Le possibilità sono infinite, gli unici limiti sono rappresentati dalla fantasia dell'utente e dal prezzo delle varie tastiere OLED in commercio. Le case produttrici non dovranno progettare tastiere per le diverse lingue, perché ogni tastiera si autoconfigurerà in base alla nazione definita dal proprio sistema operativo. Nella confezione sarà presente anche un software per configurare i tasti a proprio piacimento (vedi Fig. 2.24).

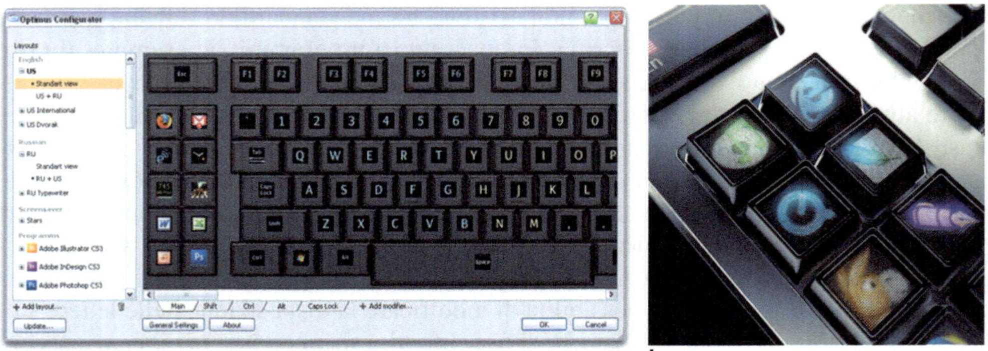

a b

Fig. 2.24 **a** Una tastiera con tecnologia OLED. **b** Dettaglio della tastiera

2.14.2 Il mouse

Funzione completamente diversa ha il *mouse* (in italiano "topo"). Per il funzionamento del mouse l'utente non deve battere determinanti comandi, ma deve solo limitarsi a scegliere tra le alternative che il computer, tramite il programma, gli presenta sullo schermo (e così facilita la vita all'utente).

Il mouse dispone di due o tre tasti, dei quali, di solito, viene usato solo quello di sinistra. Una volta spostato il mouse sopra una determinata alternativa sarà necessario premere il tasto per confermare la scelta. Un programma che fa larghissimo uso del mouse (anzi senza mouse non sarebbe praticamente utilizzabile) è *Windows*. Il tradizionale mouse viene collegato tramite un cavetto alla porta seriale del computer (o ad una apposita detta PS/2 oppure alla porta USB, come vedremo nei paragrafo 2.15). Esistono ormai anche mouse che non hanno bisogno di cavetto e sono connessi al computer via radio o tramite raggi infrarossi (in questi casi sono dispositivi attivi che richiedono alimentazione di una batteria ricaribile). Esistono anche *mouse ottici*: sono collegati via cavo al computer, ma non sono dotati della "pallina" sottostante; può essere utilizzato senza tappetino e il suo puntamento è molto preciso.

Infine, esiste anche una versione "capovolta" del mouse che prende il nome di "*trackball*" (Fig. 2.25). In pratica l'utente, anziché provocare la rotazione della sfera spostando il mouse, ruota egli stesso con le dita la sfera che, nella track-ball, si trova sulla parte superiore. Questo dispositivo ha il vantaggio di aver bisogno di uno spazio sulla scrivania minore di quello richiesto dal mouse. La track-ball rimane infatti ferma, mentre il mouse va mosso e quindi richiede una piccola area per il movimento). L'uso dell'uno o dell'altro apparecchio è solo questione di gusto o di abitudine.

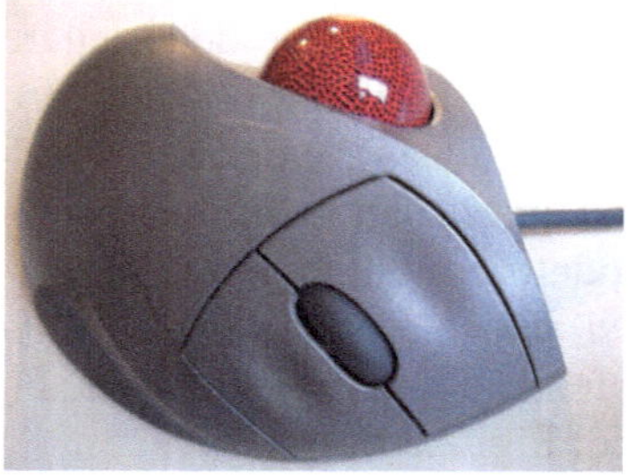

Fig. 2.25 Track-ball Copitech

2.14.3 Principio di funzionamento di un mouse tradizionale

Il mouse tradizionale è un dispositivo elettrico/elettronico e meccanico. È costituito da un involucro di plastica che contiene al suo interno una sfera di gomma leggermente sporgente dal basso e che, a contatto col tavolo, viene posta in rotazione spostando il mouse. La sfera fa ruotare per attrito due rotelle che, a seconda della velocità di rotazione, mandano determinati impulsi elettrici al computer. A seconda del numero di impulsi contati in un determinato intervallo di tempo, il computer è in grado di interpretare di quanto e in quale direzione (le rotelle sono due proprio per poter determinare la direzione del movimento) il mouse è stato spostato. Seguendo il movimento del mouse, poi, il computer provvederà a spostare sullo schermo una freccetta, in modo da poter raggiungere tutti i punti dello schermo stesso.

2.14.4 Principio di funzionamento del mouse a lettura ottica

Il principio di funzionamento dei recentissimi mouse a lettura ottica (Fig. 2.26) è completamente differente dai puntatori ottici di prima generazione. Il lettore non è il classico trasduttore ottico/elettrico (fotodiodo), il quale riceve un segnale di luce riflesso da una superficie come nei lettori CD, ma una vera *telecamera* che vede l'immagine della superficie. Si tratta di un capolavoro di microelettronica, resa possibile dagli enormi investimenti d'alcuni costruttori di chip che hanno incapsulato in un economico contenitore di plastica: una telecamera, un DSP (*digital signal processor*) e un convertitore di segnali atto a fornire i dati in formato PS/2 (o USB) (Fig. 2.27). Il chip più diffuso tra gli assemblatori di mouse è l'HDNS 2000 dell'Agilent Technologies.

Il cuore di tutto il sistema (o meglio "l'occhio") è un sensore CCD (*charge coupled device*) con una risoluzione, di 328 Pixel (18×18) su una superficie di 3 mm di diametro. Ogni 40 mS, più che sufficienti per le velocità di manovra del mouse, è acquisita

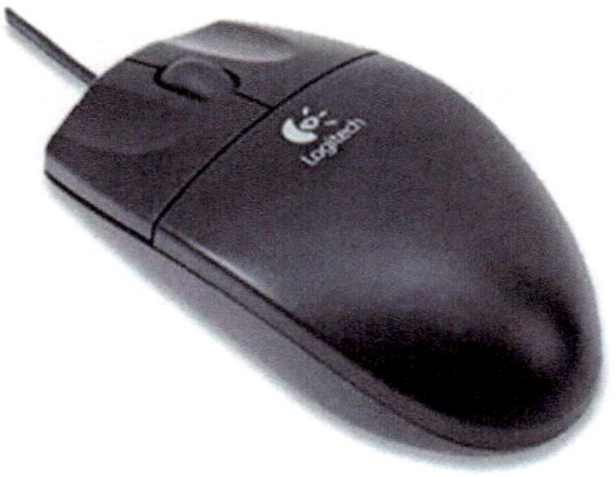

Fig. 2.26 Mouse ottico Logitech

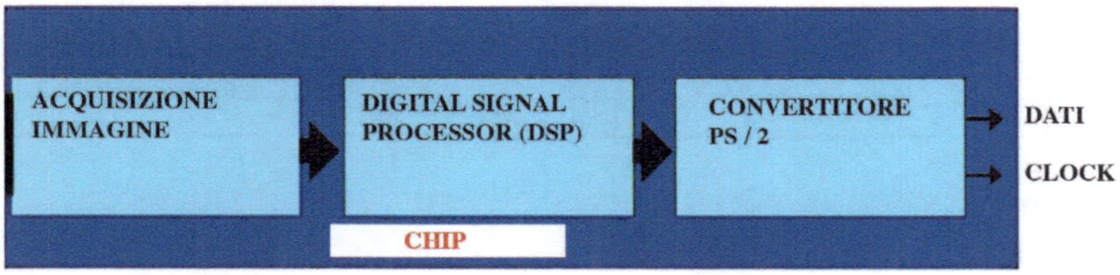

Fig. 2.27 Schema logico di un mouse ottico. Immagine realizzata da Daniele Pinto

un'immagine ed è inviata al DSP che confronta ogni microscopica immagine con la precedente per calcolare matematicamente la direzione e la distanza in cui è stato mosso il mouse. In qualsiasi ripresa fotografica è necessario che l'immagine della superficie da visualizzare sia illuminata. La funzione di faretto è ottenuta da un diodo LED, normalmente di colore rosso, con lunghezza d'onda tra 570 e 690 nm (la luce emessa da un LED non è monocromatica come quella di un laser). In Figura 2.28 è rappresentato lo schema dei componenti del mouse ottico.

Un sistema di lenti focalizza la luce emessa dal LED in un piccolo forellino sotto il piano del mouse. L'angolo d'emissione del fascio luce è di circa 30°. La densità di potenza ottica emessa dal piccolo foro, di circa 1-2 mm, varia da 10 a 55 W/m^2, dipende dalla *luminanza* media della superficie inquadrata (chiara o scura). Normalmente questi dispositivi, per quanto riguarda la sicurezza, sono in classe uno. In ogni modo è sempre meglio non capovolgerli, o peggio appoggiare l'occhio nel foro durante il funzionamento. Un secondo foro a distanza molto ravvicinata dal primo è l'occhio del sistema che tramite una lente focalizza l'immagine sul CCD, integrato nel chip. La sensibilità della microcamera è volutamente scarsa, per non essere influenzata dalla luce ambientale. La distanza del CCD dalla superficie di contatto è di circa 2/3 mm.

Il circuito rimanente, integrato nel chip, è uguale a quello di un normale mouse meccanico; ne rivediamo il funzionamento. Le coordinate della posizione del mouse, calcolate, sono convertite nel formato di comunicazione seriale, standardizzato PS/2 (oppure, tramite un chip diverso, convertito nel più recente formato del bus USB). Lo schermo del monitor è indirizzato dalle coordinate di una griglia invisibile (si pensi alla trama di un foglio a quadretti). Ogni quadretto dello schermo è identificato da due numeri di posizione che rappresentano le coordinate orizzontali e verticali. Il computer fornisce automaticamente al cursore una posizione iniziale. Spostando il mouse i segnali inviati al PC cambiano le coordinate e fanno muovere il cursore sullo schermo. Se abbiamo intuito il principio di funzionamento, siamo in grado di comprendere il tipo di superficie adatta al miglior funzionamento. Il DSP deve elaborare differenze d'immagini, in pratica segni, righe. Più la superficie è tramata, venature del legno, testo di un foglio, stoffa di jeans, maggiore sarà il contenuto informativo sulla matrice di 18×18 pixel.

A differenza del mouse meccanico a pallina, dove si richiede un giusto attrito, non ha importanza la rugosità del materiale della superficie di scorrimento ma i segni di contrasto chiaro/scuro che contiene la superficie. L'importante è che la telecamera non sia ingannata

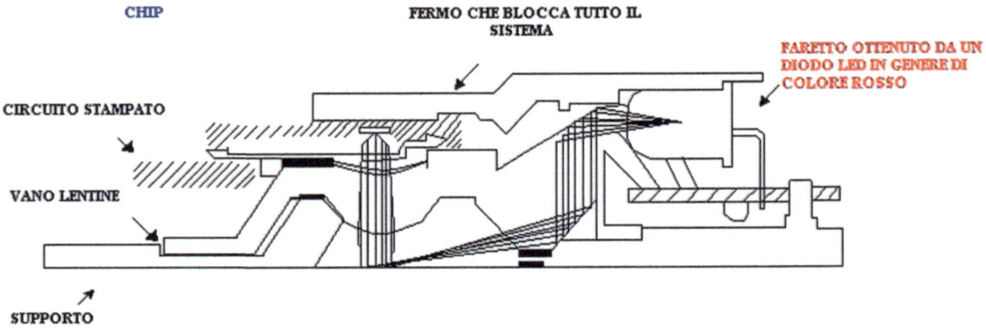

Fig. 2.28 Struttura di un mouse ottico. Immagine realizzata da Daniele Pinto

da riflessioni o diffusioni causate da materiali vetrosi o smerigliati; non funziona ovviamente su uno specchio. L'affermazione, fatta dagli assemblatori di mouse ottici, che la pulizia non sia necessaria, è valida finché i piccolissimi fori non siano otturati da sporcizia.

2.14.5 Uso del mouse

Una volta collegato, il mouse funziona solo se corredato dall'opportuno *driver* installato sul computer (automaticamente abilitato da Windows all'accensione); naturalmente l'uso del mouse presuppone che il programma dell'utente (o il sistema operativo) lo supporti.

Vi sono due modi per premere il tasto sinistro del mouse: *un semplice clic* e un *doppio clic veloce*. Il primo si limita a effettuare una scelta senza eseguirla, il secondo provoca l'esecuzione dell'operazione scelta (corrisponde, in pratica, a premere Invio). Il tasto destro (usato solo in alcune applicazioni) serve di solito per far apparire sullo schermo in modo rapido una serie di comandi concernenti l'oggetto che si è cliccato.

Importante è anche l'operazione di "*drag&drop*" (trascinare e lasciare cadere). In pratica ci si sposta col mouse su un determinato elemento, si preme il tasto sinistro e, tenendolo premuto, si sposta il mouse, la cui freccetta sul monitor "si trascina dietro" l'oggetto scelto.

Il mouse è uno strumento che costa poco e oggi fa parte del corredo di qualsiasi computer. Tra i vari tipi di mouse non esistono, praticamente, differenze. È in gran parte una questione di design, di colore e, cosa forse più importante, di conformazione ergonomica per la mano, cosa particolarmente importante per i mancini, nel caso di certi mouse di forma non simmetrica. Prima di acquistarlo, quindi, è preferibile provare la sua ergonomia.

2.15 Le porte

Anche un computer ha le sue *porte*. Con questo termine si intendono le aperture elettroniche che permettono al computer di scambiare dati con dispositivi esterni. In un computer esistono sostanzialmente due tipi di porte, dette anche *interfacce: seriali e parallele* (in seguito la differenza). Si tratta di circuiti elettronici situati su una scheda aggiuntiva o integrati sulla scheda madre che ricevono i dati dal processore e li trasferiscono con un connettore fisico al dispositivo esterno collegato. Questo processo avviene anche in senso inverso: il dispositivo fornisce dati alla porta che poi li "consegna" al processore. Per porta si intende il connettore fisico, situato di solito nel lato posteriore del computer, capace di ricevere un cavo per consentire un collegamento ad una periferica. Se si guarda il PC dal lato posteriore si vedrà qualcosa di simile a quanto riportato nella Figura 2.29.

La Tabella 2.2 illustra le porte più diffuse sui sistemi PC.

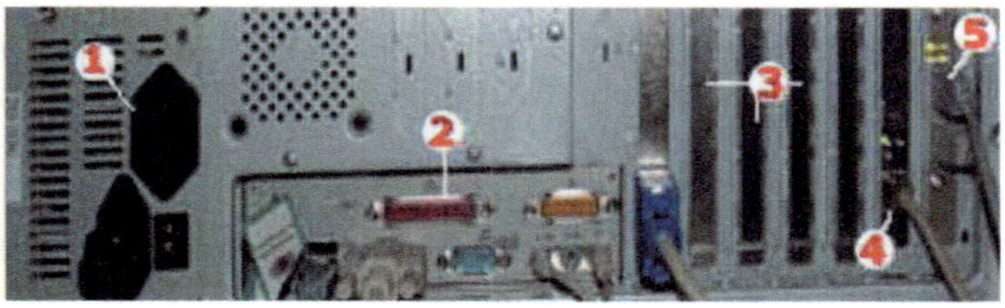

Fig. 2.29 Parte posteriore del "case" di un desktop

Tabella 2.2 Sintesi dei tipi di connessioni (porte)

In figura **connessione** per **tensione elettrica** (3 punti di contatto, quello centrale è sfalsato):
1. uscita dal PC verso il monitor (attualmente i monitor si collegano alla rete elettrica direttamente, senza passare dal cabinet);
2. ingresso tensione per il PC

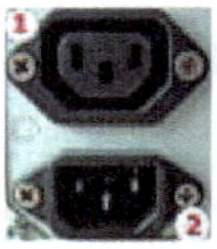

Questa presa collega il PC ad un monitor. Spegnendo il PC viene tolta la tensione anche al monitor. La tensione del monitor è quindi collegata in 'cascata' ed è necessario un cavo apposito per collegarlo al PC

In figura **porta seriale 9 pin** (una fila di 5 e una di 4). Collega il mouse o altre periferiche al PC, ad esempio: tavoletta grafica, modem, ecc.

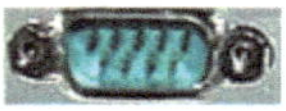 simbolo grafico 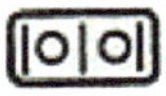

In figura **porta seriale minidin PS/2** mouse (7 punti di contatto disposti all'interno di un cerchio). Collega un mouse al PC (ultimamente, però, anche i mouse si collegano al PC tramite porta USB)

 simbolo grafico 

In figura **porta seriale minidin PS/2** tastiera PC (7 punti di contatto disposti all'interno di un cerchio). Essa collega la tastiera al PC

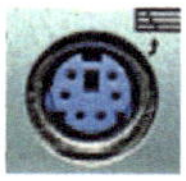 simbolo grafico 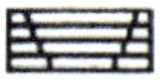

In figura **porta parallela 25 pin PC** (una fila di 13 e una di 12). Essa può collegare varie periferiche al PC, anche in cascata. Di solito è usata per connettere una stampante

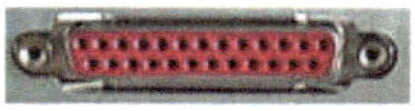 simbolo grafico 

In figura due **porte USB** (Universal Serial Bus). Alcuni modelli dispongono di led verdi per controllare il funzionamento. Altre porte si trovano di norma vicino a quelle seriali minidin. Essa rappresenta una porta universale sulla quale è possibile collegare qualsiasi periferica a sua volta dotata di connessione USB. Ha sostituito nel nel tempo tutte le altre porte seriali, minidin e parallele. In genere un PC dispone di 2 o più porte USB. Esistono moltiplicatori di porta acquistabili a basso costo per aggiungere altre porte. Sempre più spesso sono disponibili porte USB anche sulla parte anteriore del cabinet e, a volte, sui monitor.

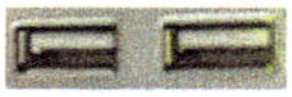 simbolo grafico 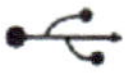

In figura **porta SCSI** nell'ordine: SCSI1 e SCSI2; esistono numerose versioni e cavi. Sevono per collegare periferiche SCSI dischi rigidi esterni, lettori ottici o magnetici, scanner, ecc.

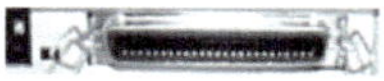 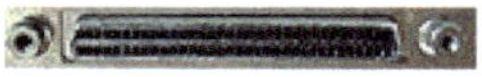 simbolo grafico 

In figura **porta monitor** (tre file di 5 pin, la seconda fila è sfalsata).Essa collega la scheda grafica del computer al proprio monitor. Si trova in uno degli slot presenti sul computer. Può essere dotata o meno dell'icona (che può trovarsi sul cavo).

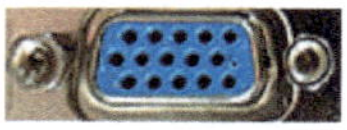 simbolo grafico 

In figura **Jack scheda audio**, icone dall'alto in basso: uscita audio, ingresso audio, microfono. Alcune schede sono più complesse e dispongono di altri connettori. Le icone possono variare da produttore a produttore e avere diversi colori.
Uscita audio: collegare il PC ad un registratore o impianto stereo ed ascoltare o registrare quanto suonato dal cd-rom o da file digitale
Ingresso audio: collegamento ad un registratore, impianto, ecc. per ricevere il suono (ad es. registrare da un mangianastri)
Microfono: collega un microfono per registrare la voce o usare programmi interattivi, riconoscitori vocali, ecc.

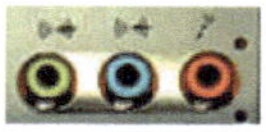 simboli grafici in successione 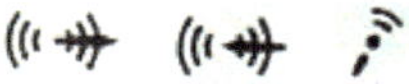

(continua →)

(*continua*)

In figura **porta della scheda di rete** con tre uscite, da sinistra a destra:
uscita bnc (in disuso) (alla sinistra della foto)
uscita per cavo transceiver (in disuso) (al centro della foto)
uscita RJ45, usata oggi in tutte le schede (alla destra della foto)

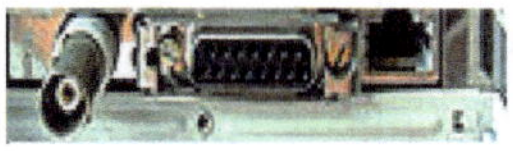

In figura **porta MIDI/Joystick 15 pin** (una fila di 8 e una di 7). Serve per collegare una tastiera MIDI, joystick, periferiche di gioco in genere o musicali

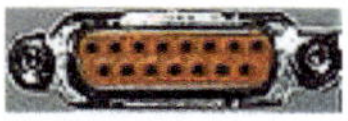

simbolo grafico 

Nota: I simboli possono variare da produttore a produttore. Non tutti i computer dispongono di cavi e prese colorate, ad ogni modo i produttori stanno colorando la plastica che avvolge i cavi e le prese con il medesimo colore. Quindi il capo del cavo da inserire nella presa avrà lo stesso colore di quest'ultima. Come si vede dalle foto di questo documento, il cavo del mouse ha colore verde-smeraldo e andrà inserito nella presa minidin del medesimo colore. I colori normalmente utilizzati sono:

- **verde-smeraldo** per la presa del mouse
- **violetto** per la presa della tastiera
- **arancio** per la porta del joystick
- **verde** per la porta seriale (9 pin)
- **viola-carminio** per la porta della stampante (parallela) a 25 pin

2.15.1 Differenza sostanziale tra le porte seriali e parallele

Dopo aver esplorato le varietà di porte da un punto di vista fisico è utile approfondire la logica funzionale di porte seriali e parallele e le principali differenze operative tra le due classi.

Nelle porte seriali il flusso dei dati avviene in modo che le informazioni (anche qui nella forma di "0" e "1") scorrano su una sola linea elettrica. I bit vengono cioè trasmessi "in fila per uno" (Fig. 2.30). La normale porta seriale viene chiamata anche ***RS-232***. In essa è presente una linea per i dati in uscita e una per i dati in entrata. Esiste poi una serie di altre linee elettriche che servono a sincronizzare il flusso dei dati in modo che non vadano persi. Le porte seriali servono, di solito a collegare dispositivi come il mouse o il modem. È addirittura possibile collegare due computer tra loro tramite la porta seriale con un cavetto apposito. In tal modo i dati di un computer possono venire trasferiti dal disco fisso dell'uno a quello dell'altro senza bisogno di copiarli prima su di un dischetto. Ricordiamo però che per trasferire i dati ci vuole un apposito programma (incluso in Windows). La porta seriale è relativamente lenta. Nel migliore dei casi, permette il flusso di circa 10.000 Kbyte (sembra molto, ma non lo è). In realtà la velocità effettiva è, di solito, ancora minore. Per il trasferimento di grandi quantità di dati una porta seriale è quindi poco adatta.

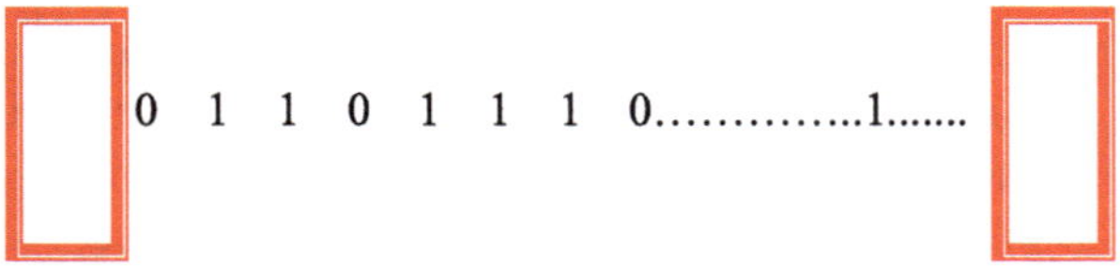

Fig. 2.30 Trasmissione seriale. Immagine realizzata da Daniele Pinto

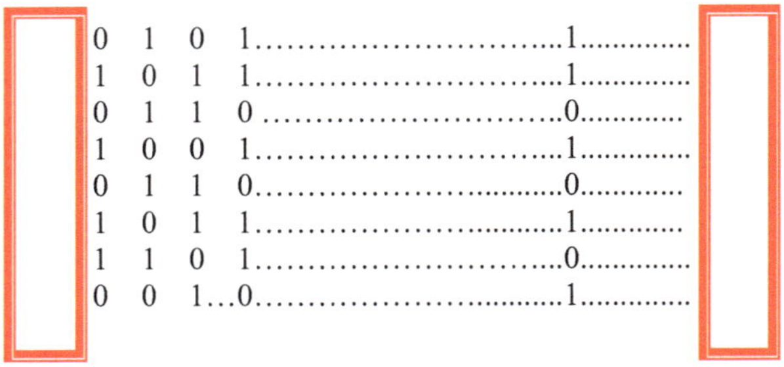

Fig. 2.31 Trasmissione parallela. Immagine realizzata da Daniele Pinto

Nelle **porte parallele**, il trasferimento dei dati avviene diversamente. Qui i dati vengono trasmessi parallelamente. Esistono cioè otto linee elettriche (Fig. 2.31), ognuna delle quali trasmette un'informazione (un bit); viene trasferito quindi un intero carattere (un byte) tutto in una volta. La porta parallela, detta anche porta *Centronics*, viene usata quasi esclusivamente per il collegamento con la stampante o, talvolta, anche per gli scanner. È comunque anche possibile collegare con essa due computer tra loro con una velocità di trasmissione dati più elevata rispetto a quella di una porta seriale.

2.15.2 La porta universale (USB)

La porta universale è la cosiddetta porta USB *(universal serial BUS)*. Si tratta di una porta di tipo *seriale*, molto più veloce delle normali porte seriali, che a medio termine finirà per sostituire tutte le altre porte (inclusa quella parallela e quella per il collegamento del monitor). Nella volontà di coloro che l'hanno ideata, tutti i dispositivi esterni al PC potranno essere collegati alla porta USB. Uno dei vantaggi principali è quello che i dispositivi collegati sono riconosciuti e impostati automaticamente da Windows (vedi Parte II).

2.16 Il contenitore

Il contenitore del computer, detto anche (nel gergo ormai comune) *chassis* o, *cabinet* o *case*, è una parte importante del computer, spesso sottovalutata. Ne esistono diversi tipi che riescono a soddisfare le esigenze dei più svariati utenti. Il contenitore con cui i primi computer sono venuti al mondo è il cosiddetto *desktop*. Viene posto sul tavolo con l'evidente svantaggio di occupare parecchio spazio. È vero che oggi le dimensioni si sono ridotte, tuttavia si tratta sempre di un oggetto molto ingombrante. Come alternativa, sempre da mettere sulla scrivania, esistono i cosiddetti contenitori *minitower* (minitorre) o *miditower* (un po' più alti dei minitower). Ambedue sono più sviluppati in altezza che in larghezza e occupano così molto meno spazio. Esiste ancora un altro tipo di contenitore molto diffuso, il cosiddetto *tower*, cioè (torre), che va posto sotto la scrivania. È di dimensioni molto più ampie, caratteristica molto importante nel caso si vogliano aggiungere schede o altro. Su tutti i tipi di contenitore si notano, di solito, alcuni interruttori o pulsanti e alcune spie luminose.

Nella parte frontale:

- un interruttore o pulsante il cui funzionamento è evidente è quello di accensione, spesso identificabile tramite la scritta "*power*" oppure "*on*". Può trovarsi nelle posizioni più disparate: sul davanti, di fianco, dietro, ecc.;
- un altro pulsante serve a effettuare il *reset* del PC, cioè a rimettere il computer nelle condizioni di partenza se per un motivo qualsiasi dovesse rifiutarsi di rispondere ai nostri comandi;
- le *spie*, infine, servono a comunicarci se il computer è acceso o se il disco fisso è in funzione;
- in molti computer è presente anche un *interruttore a chiave*, che permette di disabilitare la tastiera per impedire che qualcuno, in nostra assenza, possa mettere mano al computer.

All'interno del contenitore è montato l'*alimentatore,* che ha il compito di *trasformare, raddrizzare* e *stabilizzare* le tensioni che consentono il funzionamento del computer. L'*alimentatore* contiene una ventola di raffreddamento che smaltisce l'aria calda che si accumula all'interno dell'elaboratore, per evitare che le parti elettroniche si surriscaldino. La *ventola* è, di solito, abbastanza rumorosa e fastidiosa. Generalmente essa gira sempre alla massima velocità, anche se la temperatura nel computer non è elevata. Per questo motivo esistono, non su tutti i computer purtroppo, cosiddette *ventole termoregolate*, che girano più o meno velocemente a seconda dell'effettivo bisogno, evitando così rumori inutili. Per quanto riguarda gli alimentatori, è necessario tener presente un solo parametro, relativo alla potenza del dispositivo stesso, che si misura in *watt*. Un computer dovrebbe avere **almeno 150-180 W**. Al di sotto si potrebbe correre il rischio, aggiungendo, in un secondo tempo, schede o altre componenti, di sovraccaricare il computer provocando inutili surriscaldamenti.

Ancora all'interno sono predisposti dei ricettori per schede hardware, comunemente chiamati slot. Negli slot si possono inserire, ad esempio, schede video (per il controllo del monitor), schede audio (per il controllo degli altoparlanti e del microfono eventualmente connessi al computer), e anche schede modem.

2.17 Le stampanti

Le stampanti più diffuse per i computer da tavolo sono del tipo *a matrice*: i caratteri vengono ricostruiti sulla carta tramite una matrice di punti. Esistono due tipi di stampanti a matrice: le *stampanti ad aghi* e quelle a *getto d'inchiostro*; prima di esaminarle diamo qualche commento su aspetti generali di qualità: *risoluzione e velocità di stampa*.

Una stampante, di solito, è in grado di stampare con maggiore o minore precisione. Per stampare brutte copie, ad esempio, non è necessario farlo con la massima qualità di stampa, ma basta stampare (in modo molto più rapido e con risparmio di inchiostro) con una risoluzione più bassa. La risoluzione di una stampante viene data in ***dpi*** (*dot per inch*, cioè punti per pollice). Una risoluzione tipica per stampanti a matrice e molto buona è di 360 dpi. Ciò vuol dire che la stampante è in grado di fare, su una distanza di pollice (2,54 cm) 360 punti, circa 15 punti per millimetro. Sono comunque già sul mercato stampanti con una risoluzione di 1440 dpi e oltre.

Una nota importante da ricordare e che *la velocità di scrittura* da parte di una stampante viene solitamente espressa in pagine per minuto (*PPM*).

Il concetto di velocità di scrittura di una pagina è decisamente casuale, perché alcune possono contenere moltissimo testo mentre altre ne contengono poco, magari con caratteri molto sottili. I produttori di stampanti tendono a pubblicizzare la velocità espressa in pagine per minuto, basandosi su pagine con caratteristiche diverse l'uno dall'altro e quindi queste indicazioni non sono utili al confronto tra stampanti di marche diverse. In questo caso è meglio affidarsi a una prova pratica di funzionamento.

2.17.1 Le stampanti ad aghi

La testina di stampa ha, al suo interno, un numero di aghi sottilissimi (intorno al decimo di millimetro di diametro) variabile da 9 (le stampanti più scadenti) a 24 (le stampanti migliori e oggi più diffuse). Questi aghi sono disposti in fila su una o più linee leggermente sfalsate. Ogni ago è comandato da un elettromagnete, in grado di "spararlo" fuori dalla testina. Subito davanti alla testina si trova un nastro scorrevole imbevuto d'inchiostro e, dietro a questo, la carta da stampare. Gli aghi che vengono "sparati" dalla testina lasciano, attraverso il nastro d'inchiostro, un puntino sulla carta: quasi come un microscopico timbro. La combinazione di più puntini ricostruisce i diversi caratteri. La testina si sposta sul foglio e stampa così una riga, alla fine della quale il foglio viene fatto avanzare per la stampa della riga successiva. Questa operazione si svolge a velocità elevatissima: le stampanti ad aghi sono in grado di stampare oltre *200 caratteri al secondo* (*cps*) e hanno, di solito, la possibilità di stampare o sulla tipica carta "senza fine" da computer (*modulo continuo*) o su normali fogli di carta. Le dimensioni dei fogli, e quindi della stampante, variano fino dal formato A4 all'A3. In quest'ultimo caso le stampanti sono particolarmente ingombranti. Nel caso di stampa di fogli singoli, inoltre, esistono vassoi di alimentazione automatica. La manutenzione di una stampante ad aghi richiede la periodica sostituzione del nastro d'inchiostro, proprio come nelle normali macchine da scrivere. Raramente può essere necessario sostituire la testina (nella Appendice B ulteriori elementi utili nella pratica).

2.17.2 Le stampanti a getto d'inchiostro (Ink-Jet)

Sono le stampanti standard di oggi (Fig. 2.32). In esse aghi e nastro sono sostituiti da microscopici ugelli, anche oltre 200, dai quali vengono letteralmente "sparate" minigocce d'inchiostro contenuto in un serbatoio che lasciano un punto sulla carta. Analogamente a quanto avviene nelle stampanti ad aghi, più punti formeranno i caratteri. Queste stampanti sono più o meno come quelle ad aghi, ma la qualità di stampa è migliore. Una differenza sostanziale tra le due stampanti è il rumore prodotto in fase di stampa. Le stampanti ad aghi sono molto rumorose: usarle in un ufficio affollato è praticamente impossibile. Le stampanti a getto d'inchiostro, invece, sono molto silenziose: si sente solo un leggero sibilo.

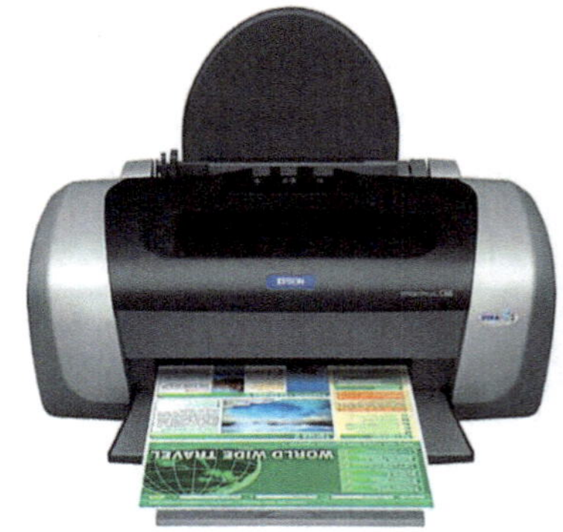

Fig. 2.32 Una stampante Epson a getto d'inchiostro

I prezzi dei due tipi di stampanti sono simili, ma le stampanti ad aghi sono molto meno diffuse di quelle a getto d'inchiostro e ormai quasi scomparse dal mercato. Le stampanti a getto d'inchiostro, non prevedono, di solito, la stampa di moduli continui. La manutenzione di questo tipo di stampanti (dette anche Ink-Jet) richiede la periodica sostituzione del serbatoio con l'inchiostro in cui sono integrati gli ugelli d'uscita dello stesso.

2.17.3 Stampanti laser

Esiste poi un terzo tipo di stampanti: le cosiddette stampanti laser. Si tratta di un prodotto tecnologicamente più sofisticato degli altri e per questo anche un po' più caro. Le stampanti laser sono note per l'alta qualità della stampa. Il funzionamento di una stampante laser è sostanzialmente diverso da quello delle altre stampanti, innanzitutto per la risoluzione; infatti le stampanti laser normali hanno una risoluzione di 600 dpi simile, quindi, a quella delle stampanti a matrice, ma la qualità di stampa delle laser è un po' superiore a quella delle concorrenti, poiché i punti vengono disposti con una maggiore precisione (Fig. 2.33).

La caratteristica di costruzione delle stampanti laser è quella di caricare elettricamente un *rullo fotosensibile* (sensibile cioè alla luce): un raggio laser, che è un tipo di luce molto concentrata e precisa, "scrive" i caratteri che dovranno essere stampati su questo rullo speciale (vedi • Nota 2.16).

Nota 2.16 – Informazione

In realtà questo metodo di scrittura si limita a caricare elettricamente solo i punti relativi ai caratteri e a lasciare intatto il resto del rullo. Così caricato, il rullo viene fatto passare davanti a un inchiostro in polvere, detto *toner*, caricato anch'esso elettricamente ma con segno opposto alla carica del rullo. "Poli opposti si attraggono", ed è così che le lettere "scritte elettricamente" sul rullo, ancora invisibili, attraggono, grazie alla loro carica, l'inchiostro in polvere. Il foglio di carta viene poi fatto passare sul rullo e così stampato. Esso viene poi riscaldato e pressato in modo da fissare definitivamente l'inchiostro sulla carta. Alla fine il rullo viene ripulito, scaricato elettrostaticamente e il ciclo ricomincia. Come abbiamo visto, una stampante laser è molto più complicata delle altre. La manutenzione richiede, oltre al cambiamento del toner (un inchiostro a polvere speciale, simile a quello delle fotocopiatrici), anche la sostituzione del rullo fotosensibile (molto più raramente) e, talvolta, anche dell'unità che produce il raggio laser. Anche se le ultime due operazioni si fanno dopo la stampa di decine di migliaia di fogli, esse rappresentano un costo aggiuntivo non indifferente.

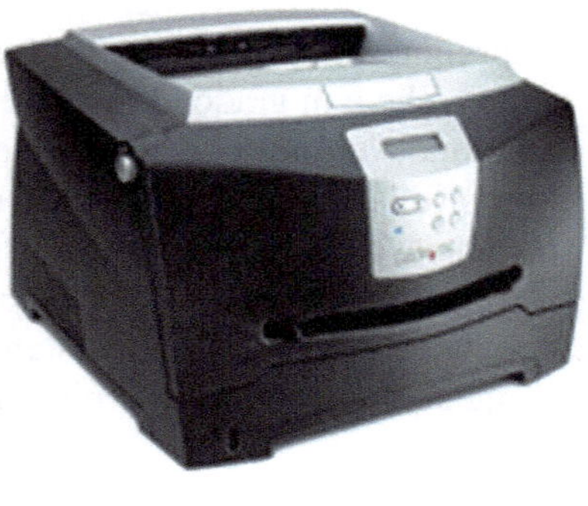

Fig. 2.33 Stampante laser Lexmark

2.17.4 Stampanti a colori

Le stampanti (quasi tutte quelle a getto d'inchiostro, poche laser e nessuna ad aghi) sono anche a colori. I colori con le sfumature vengono riprodotti su carta tramite la sottrazione dei tre colori complementari: magenta, ciano, giallo. Le stampanti a colori più diffuse sono a getto d'inchiostro: la qualità della loro stampa ha fatto negli ultimi anni passi da gigante. Con esse si possono oggi stampare anche delle immagini di qualità elevatissima, ormai paragonabile a quella delle fotografie.

È importante sapere che le stampanti a getto d'inchiostro a colori hanno anche un quarto serbatoio a parte per il colore nero. La miscela magenta, ciano e giallo, infatti, anche se in teoria dovrebbe dare il nero come risultato della sottrazione cromatica, offre un grigio scuro poco "convincente". Le stampanti a colori di migliore qualità hanno poi addirittura 6 serbatoi di colori per raggiungere qualità cromatiche perfette.

2.17.5 I comandi della stampante

Tutte le stampanti hanno un piccolo pannello di comando sul quale sono presenti alcuni tasti con relative spie luminose. Essi hanno, a seconda delle stampanti, funzione diverse:

a) il tasto più importante è quello contrassegnato con *on-line*; quando viene premuto e la relativa spia viene spenta, la stampante è *off-line*: il collegamento col computer è interrotto e questo non ha possibilità di inviare dati alla stampante; per riattivare il collegamento bisogna premere di nuovo il tasto; non tutte le stampanti moderne hanno tale tasto;
b) talvolta sono presenti altri due tasti, che servono per *far avanzare la carta di una riga* (tasto "*lf*", *line feed*) o per espellere il foglio (tasto "*ff*", *form feed*);
c) ogni stampante poi, a seconda del modello, prevede altri tasti, che permettono di scegliere il tipo di scrittura, la qualità più o meno alta della stampa, di effettuare un'operazione di pulitura della testina di stampa, ecc.

2.17.6 Il software per le stampanti

Tutte le stampanti vengono pilotate dai programmi applicativi, in grado di fornire le istruzioni per stampare grafici, parti in corsivo, sottolineate, in grassetto, ecc. Il procedimento di stampa è diverso da programma a programma. Una stampante, per quanto veloce, è un dispositivo molto più lento di un computer. Nel caso di lunghe lettere, ad esempio, il computer dovrà attendere che la stampante finisca di stampare i primi dati, prima di fornirgliene altri. Per questo motivo le stampanti possiedono una memoria (detta anche *buffer*), che è in grado di ricevere rapidamente grosse quantità di dati che poi, in modo asincrono, verranno stampati. Il computer rimane quindi libero e l'utente può continuare il proprio lavoro senza dover attendere che la stampante abbia finito. Lo stesso compito viene svolto anche da Windows sfruttando la memoria del computer, tramite un piccolo programma che si chiama *spooler*: in pratica il computer non rimane bloccato e il processore manda i dati alla stampante solo "quando ha tempo", in quegli attimi cioè nei quali l'utente (che è il più lento di tutti!) è occupato, ad esempio a battere la sua nuova lettera.

2.17.7 Una stampante speciale: il plotter

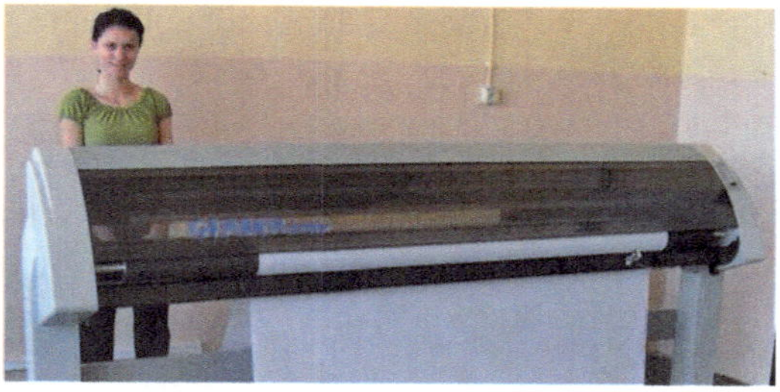
Fig. 2.34 Esempio di plotter

Una stampante particolare è il *plotter* (Fig. 2.34), un dispositivo usato in particolare per il CAD (*computer aided design*). Serve per tracciare linee continue (e non singoli punti) sulla carta. Il *plotter* è una periferica specializzata nella stampa di grafica vettoriale. Quindi è il dispositivo di output ideale per i sistemi CAD, dove è impiegato per la stampa di prospetti e progetti architettonici, meccanici, elettrici, mappe topografiche, curve geometriche ecc. Il nome deriva dal verbo inglese *to plot* nel senso di (tracciare un diagramma).

Nota 2.17 – Approfondimento

È costituito da un carrello in grado di muoversi liberamente sulla superficie di un foglio, secondo le coordinate cartesiane. Il carrello trasporta un pennino scrivente che può essere abbassato elettricamente per toccare la carta, in questo modo è possibile tracciare punti, linee, curve, ecc. Sul carrello possono essere montati pennini di colore o spessore diverso, selezionabili automaticamente. In alcuni modelli è installabile un solo pennino, ma questo può essere sostituito durante la stampa con altri collocati in un deposito laterale. La dimensione del foglio può andare dall'A4 o meno fino a rotoli larghi 914 mm o più. Nei formati maggiori il movimento in una coordinata è realizzato facendo scorrere il foglio su un rullo e lasciandolo libero alle estremità. Alcuni dispositivi speciali, dove il pennino è rimpiazzato da una lama, sono impiegati per ritagliare forme da pellicole autoadesive, tessuti ed altri materiali; si parla in questo caso di *plotter da taglio*. In altri tipi è invece installata una fresa con la quale è possibile incidere scritte e decorazioni in lastre di diversi materiali. Esistono infine plotter tridimensionali, che possono scolpire materiali per mezzo di frese. I dati sono ricevuti dal computer sotto forma di linguaggi specifici per plotter, tra cui il più noto è l'*HPGL*. Attualmente l'uso del plotter è in gran parte sostituito da stampanti per grande formato a getto di inchiostro oppure laser, che consentono maggiore flessibilità e velocità. Possono infatti stampare rapidamente anche scritte e fotografie. Appositi software possono emulare le funzioni di un plotter (es. spessore dei pennini) a beneficio del programma CAD.

2.18 Lo scanner

Lo *scanner* è una periferica che permette di digitalizzare dei documenti (Fig. 2.35). Si classificano in funzione del tipo di documento come qui di seguito descritto.

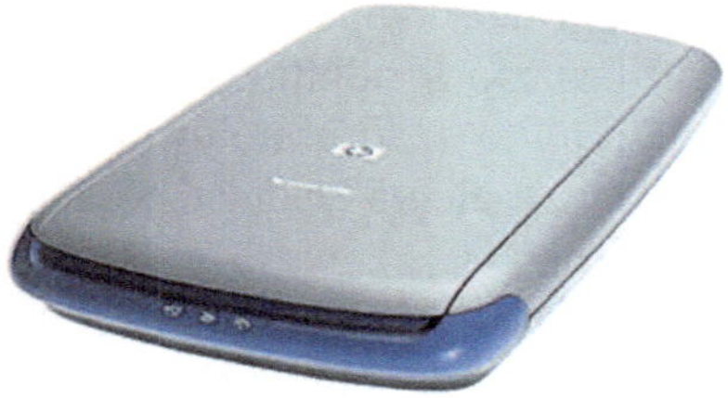
Fig. 2.35 Modello di scanner

Scanner a foglio singolo:

– possono trattare solamente un foglio alla volta. Basterà inserire il foglio in un caricatore o direttamente nella fessura dello scanner, per vederlo comparire pochi istanti dopo sul proprio monitor. Questo tipo di scanner è molto compatto ma anche molto limitato per il suo uso; nei prossimi anni probabilmente sarà sempre meno diffuso.

Scanner piano:
- possono trattare tutti i tipi di documento, di dimensioni diverse (generalmente A4, ma esistono anche scanner A3). Molti scanner piani sono dotati di una parte che permette di effettuare scansioni di tutti i tipi di documenti trasparenti, su pellicola e negativi. È il tipo di scanner più versatile attualmente presente sul mercato.

Scanner a pellicola:
- decisamente destinati ad un utilizzatore professionista, sono specializzati nella digitalizzazione dei negativi 24×36 o APS. Questi modelli consentono risoluzioni molto elevate e quindi un'eccellente qualità delle immagini, ma il loro campo di utilizzo resta limitato.

Il mercato offre oggi scanner per ogni esigenza, come gli scanner per biglietti da visita (molto utili per gestire un gran numero di contatti), o gli scanner per immagini professionali. Inoltre alcuni modelli hanno anche funzioni di fotocopiatrice.

2.18.1 Caratteristiche degli scanner

Profondità massima del colore:
- misurata in bit, è il numero di sfumature di colore che uno scanner è in grado di individuare. Più questo numero è elevato, maggiori saranno le sfumature di colore e la riproduzione del documento sarà più fedele (10 bit corrispondono a 1024 colori, 24 bit a 16.7 milioni, 42 bit a 440 miliardi). Alla data un buono scanner ha almeno 24 bit.

Risoluzione ottica: dot per inch (dpi)
- è il numero di punti che lo scanner è in grado di individuare su una superficie di un pollice quadrato. Una risoluzione di 600×600 dpi è il minimo raccomandato per uso professionale.

Le interfacce:
- oggi gli scanner presentano molti tipi di interfacce, anche simultaneamente. Assicurarsi sempre che le porte dello scanner siano compatibili con quelle del PC.
  La *porta parallela* è stata a lungo l'interfaccia più utilizzata da scanner e stampanti. Oggi sta scomparendo, soppiantata dalla USB, che offre migliori performance e un'utilizzazione ridotta delle risorse del PC.
  La *porta USB* è molto rapida e semplice da utilizzare, è compatibile sia con PC e Mac, e alcuni scanner possono anche essere alimentati direttamente tramite questa porta.
  La *porta SCSI* garantisce il minor consumo di risorse del processore ed è prevalentemente adottata da utenti professionali di alta gamma.

Il software:

- i programmi forniti con gli scanner si dividono principalmente in *due grandi categorie:*
  - a *ritocco d'immagine*: le versioni fornite sono spesso versioni di prova dei veri e propri programmi di ritocco d'immagine che costano diverse centinaia di euro. Sono sufficienti per fare piccoli lavori, ma sono limitate nel momento in cui si desideri effettuare dei ritocchi più avanzati.
  - a *riconoscimento dei caratteri*: chiamati anche *OCR* (*optical character recognition*). Grazie a questi programmi lo scanner può leggere un'immagine fatta di testo e trasformarla in un documento di testo classico, mantenendo l'impaginazione e le immagini del documento originale. Generalmente oggi il tasso di riconoscimento dei caratteri sfiora il 100%, ma qualche piccolo ritocco manuale può comunque essere necessario.

L'ergonomia:

- a seconda dell'uso che se ne farà, può essere utile verificare le caratteristiche ergonomiche degli scanner: alcuni sono leggeri e sottili, altri austeri e imponenti; alcuni sono equipaggiati con pulsanti che permettono di automatizzare le funzioni più comuni (come il lancio di una fotocopia o l'inizio della scansione), altri possono funzionare anche in posizione verticale.

2.19 Il modem

Il termine ***modem*** deriva dall'unione delle parole '*modulatore*' e '*demodulatore*'. Il modem è infatti un apparecchio che codifica e trasforma (modula) dati binari in impulsi elettromagnetici veicolabili attraverso una normale linea telefonica. Un modem è ovviamente in grado di compiere anche l'operazione inversa, ovvero decodificare (demodulare) gli impulsi elettromagnetici ricevuti dalla linea telefonica, traducendoli nella forma binaria comprensibile per il computer. In sostanza un modem è un congegno che permette a un computer di "parlare" e di "ascoltare" attraverso una comune linea telefonica.

2.19.1 Categorie dei modem

I modem si possono dividere in tre categorie: *interni, esterni* e *PC card*. I *modem interni* sono schede alloggiate all'interno del computer. Un *modem esterno* (Fig. 2.36) invece è un dispositivo autonomo dal personal computer che si connette ad esso in genere tramite un cavo seriale o, per i più recenti, un cavo USB. Il *modem PC card* è una piccola scheda portatile (le sue dimensioni sono paragonabili a quelle di una carta di credito) che normalmente viene utilizzata su computer portatili.

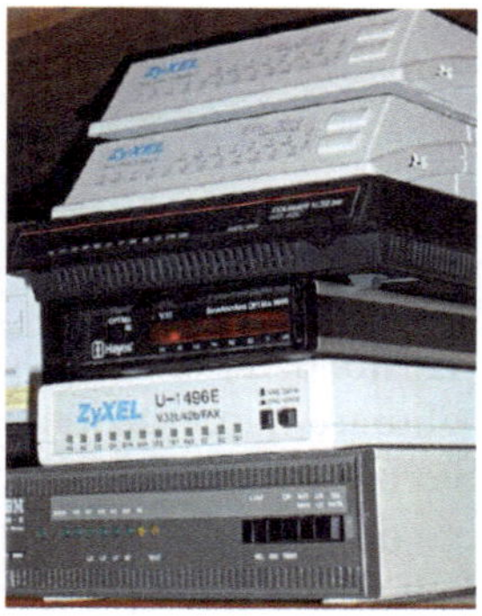

Fig. 2.36 Vari tipi di modem

Nota 2.18 – Approfondimento

Per scegliere un modem, si consideri che in genere un modem esterno è preferibile ad uno interno, anche per la possibilità di trasportarlo e di collegarlo con facilità a diversi computer. Usando un modem esterno si evita di occupare uno degli slot lasciandolo libero per altre eventuali necessità, e si riduce il rischio di conflitti hardware fra le schede installate. Inoltre sul frontale di un modem esterno sono presenti spesso una serie di spie luminose che tengono aggiornato l'utente sulle operazioni svolte dall'apparecchio (ricezione, trasmissione, stato della linea); queste spie non sono presenti in un modem interno (anche se taluni programmi permettono di visualizzare sullo schermo una loro "simulazione"). D'altro canto, un modem interno non occupa spazio (sebbene anche i modem esterni siano di norma molto poco ingombranti), è più economico, e consente comunicazioni più veloci nel caso in cui la porta seriale del computer sia particolarmente lenta (i computer recenti sono comunque tutti dotati di porte seriali veloci). Il modem PC card è sicuramente consigliabile per chi utilizza un computer portatile dotato di porte PC card. Bisogna tenere presente però che un modem di questo tipo è in genere sensibilmente più caro. È bene, inoltre, controllare il tipo di porte PC card del computer: se si trattasse di un portatile un po' datato, potrebbe non essere compatibile con gli ultimi standard per questa categoria di schede. Oltre alla tipologia (interno, esterno, PC card), un parametro molto importante per la scelta è la velocità con cui il modem riesce a ricevere e a trasmettere dati. È chiaramente preferibile acquistare un modem veloce. Questo infatti può permettere un sensibile risparmio sulla bolletta telefonica, e velocizzare almeno in parte le nostre navigazioni. I modem più comuni sono stati quelli, con standard *V. 90*, raggiungevano velocità di 50.000 bps (bit per secondo), anche se venivano commercializzati con il marchio **56K**, in passato ci sono stati anche gli apparecchi a 33.600 bps.

I modem più comuni sono quelli che utilizzano la comune rete analogica *PSTN (public switched telephone network)* e *ADSL (asymmetric digital subscriber line).*

Viene comunemente chiamato con lo stesso nome un analogo dispositivo capace di comunicare attraverso la linea digitale *ISDN (integrated services digital network)*, tuttavia questo dispositivo non è propriamente definibile modem, in quanto la linea che utilizza è digitale come il segnale in arrivo dal computer (e non analogica). Infine ricordiamo cosa sono i *protocolli*. Si tratta sostanzialmente di un sistema standardizzato che consente a modem diversi per marca, tipo e anno di produzione, di funzionare insieme. Nella Tabella 2.3 si riporta un elenco delle versioni (o protocolli di comunicazione).

2.19.2 Le tecnologie xDSL

Esistono varie tecnologie *DSL (digital subscriber line)*, nate tutte con l'obiettivo di migliorare le prestazioni delle trasmissioni su *doppino* (vedi glossario) di rame. Esse sono complessivamente identificate con il termine generico "xDSL". La "**x**" di xDSL viene di volta in volta sostituita con le lettere iniziali della particolare tecnologia, in quanto DSL non è un protocollo unico ma una famiglia di soluzioni diverse che si differenziano per le applicazioni e per la velocità dei collegamenti.

Tabella 2.3 Elenco dei protocolli di comunicazione

Versione o protocollo	Caratteristica
V.21	Modem operanti in modo asincrono a velocità sino a 300 bps, su linee telefoniche commutate
V.22	Modem operanti a 1.200 bps (half-duplex)
V.22 bis	Modem a 2.400 bps
V.23	Modem a 1.200 bps (utilizzato nel Regno Unito)
V.32	Modem a 9.600 bps e 4800 bps. Incorporano negoziazione e correzione di errore. I modem che utilizzano questo standard modificano automaticamente la propria velocità di trasmissione a seconda della qualità della linea
V.32 bis	Rappresenta una estensione della versione V.32: 4800; 7200; 9600; 12.000; 14.400 bps. I modem che utilizzano questo standard modificano automaticamente, durante la connessione, la propria velocità di trasmissione a seconda della qualità della linea
V.34	Permette trasferimenti di dati fino a 28.800 bps. I modem che utilizzano questo standard modificano automaticamente la propria velocità di trasmissione a seconda della qualità della linea
V.34+	Rappresenta una estensione della versione V.34: permette trasferimenti di dati fino a 33.600 bps
V.90	Modem 56K. Permette di ricevere dati (downstream) a velocità sino a 56.000 bps e inviare dati (upstream) a velocità sino a 33.600 bps. Velocità di 54 Kbps sono il massimo reale raggiungibile. La velocità di trasmissione varierà a seconda della qualità della linea
V.92	Rappresenta una estensione della versione V.90: lascia inalterata la massima larghezza di banda in downstream, mentre eleva quella di upstream portandola a 48 Kbps

Le principali tecnologie *DSL* sono:

- **ADSL (asymmetric digital subscriber line)**: la velocità dei dati in ricezione è maggiore rispetto a quella dei dati in trasmissione.
- **HDSL (high-bit rate digital subscriber line)**: la velocità dei dati in ricezione è uguale a quella dei dati in trasmissione.
- **RADSL (rate adaptive digital subscriber line)**: dispositivo ADSL in grado di regolare la velocità in funzione delle caratteristiche della linea.
- **VDSL (very high speed digital subscriber line)**: l'ultima generazione, ancora in fase di consolidamento.

L'avvento delle tecnologie xDSL, che offrono velocità molto elevate, ha aperto nuove possibilità.

Per i più esperti: a differenza dell'ISDN, tecnicamente varia la sicurezza intrinseca nella trasmissione dei pacchetti IP. Su tecnologia ISDN, i datagrammi IP viaggiano a commutazione di pacchetto, recando l'indirizzo di destinazione. In tecnologia ADSL, invece, questi viaggiano a commutazione di cella, privi di indirizzo IP. Ciò significa che se una cella non arriva a destinazione tutta la trasmissione viene scartata e bisogna ricominciare da zero.

Nota 2.19 – Approfondimento

HDSL ha probabilmente la maggiore base installata poiché è la tecnologia DSL apparsa per prima, per collegare le centrali telefoniche pubbliche attraverso i protocolli T1 (1.544 Mbps) ed E1 (2.048 Mbps), utilizzando due o tre coppie di fili. Esiste anche una versione di HDSL, denominata SDSL, che funziona su una sola coppia di fili, con una velocità limitata a 384 Kbps o 768 Kbps full duplex.
VDSL, è la nuova frontiera della comunicazione multimediale, che permette di trasmettere fino a quasi 60 Mbps su una distanza di 300 metri, su una distanza di 1,5 Km fino a 14,5 Mbps downstream e fino a 6,4 Mbps upstream. VDSL è più veloce dell' ADSL ma funziona su distanze minori. È quindi la soluzione ideale per distribuire su un territorio ridotto (piccola città, quartiere, campus) servizi ad alta velocità come TV digitale con possibilità di servire diversi canali contemporaneamente, streaming video, video conferenza, reti multimediali di campus, oltre alla telefonia convenzionale. Il tutto continuando a utilizzare una linea telefonica standard. VDSL ha due versioni, una simmetrica e una asimmetrica, che possono essere viste rispettivamente come l'evoluzione delle tecnologie HDSL e ADSL. La velocità di trasmissione (throughput) delle tecnologie xDSL dipende dalla resistenza elettrica (e quindi dalla lunghezza) delle linee telefoniche (loop locale).

2.20 Lettore di CD-ROM e DVD

Le unità CD-ROM/DVD (Fig. 2.37) utilizzano dischi incisi (con un processo detto di *masterizzazione*) con una sequenza di microscopiche "buche (Pits)", la cui presenza o assenza (ancora un codice 0,1) può essere "letta" da un dispositivo laser.

Il *compact disk* è un disco del diametro di 12 centimetri che memorizza le informazioni in modo permanente su uno strato metallico leggibile mediante raggio laser. Il sottile foglio metallico è racchiuso tra due dischi di plastica trasparente, così da conferirgli rigidità e al tempo stesso permettere il passaggio della luce del laser di lettura. Questi dischi possono contenere dati, suono (anche nella forma di brani musicali), immagini e filmati video. I DVD sono esternamente simili; si veda la • Nota 2.20 per ulteriori dettagli.

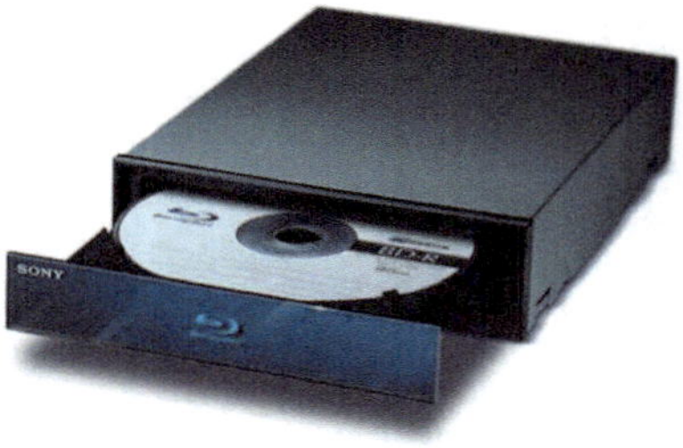

Fig. 2.37 Esempio di lettore CD

Nota 2.20 – Approfondimento

Un disco di vetro (diam. 12 cm) viene ricoperto con una speciale vernice e successivamente inciso con un laser comandato da sequenze di 0 e 1. L'incisione viene resa permanente con un processo di sviluppo ed argentatura. La capacità di accumulo è di circa 650 Mb di byte (l'equivalente di oltre 450 dischetti da 1,44 Mb) e ciò consente la memorizzazione di enciclopedie, dizionari, corsi di lingua, giochi e filmati vari. Il raggio laser del lettore viene riflesso da un gruppo di lenti sulla superficie inferiore del CD e ancora una volta riflesso e inviato al fotodiodo che trasforma la luce in segnale elettrico di tipo digitale elaborabile dal computer (la luce riflessa viene interpretata dal circuito del lettore come un "1", mentre l'assenza della stessa equivale ad uno "0"). La traccia è lunga in tutto 5.000 Km. Studiare con l'ausilio

di un CD-ROM è molto più piacevole perché oltre al testo possiamo trovare immagini, filmati, suoni che ci aiutano a comprendere i concetti che ci interessano o rendono più piacevole la sua visione; ricordiamoci comunque che leggere sullo schermo di un computer non è per niente comodo e non favorisce la concentrazione. Anche l'utilizzo del computer per giocare con i CD-ROM può offrire dei vantaggi indiretti quali la possibilità di imparare ad accendere e spegnere la macchina, migliorare il coordinamento tra mani, occhi e cervello e soprattutto a prendere confidenza con il mouse.
DVD non è un acronimo di una tecnologia, anche se in origine significava Digital Versatil Disk e in seguito Digital Video Disc; è uno standard per CD-ROM ad alta densità che hanno lo stesso diametro dei CD-ROM tradizionali, ma che hanno capacità molto superiori, sufficienti a registrare un intero film. Viene usato come sistema di registrazione per video e audio di alta qualità, oltre che per informazioni digitali di qualsiasi genere. Lo standard DVD riunisce le peculiarità delle tecnica di scrittura sviluppate da due fronti contrapposti. Il primo fra questi è l'MMCD (Multimedia Compact Disc) creato da Sony e Philips, che consente di memorizzare 3,7 Gbyte su un singolo disco utilizzando due livelli sovrapposti sulla stessa faccia. Il secondo è l'SD (Super Density) di Toshiba e Panasonic che utilizza due facce per scrivere fino a circa 8 Gbyte sul singolo disco. Come risultato il DVD consente di scrivere sue due facce e due livelli fornendo capacità variabili da 4,7 a 17 Gbyte per disco e garantendo la compatibilità con tutti i CD-ROM attualmente in circolazione. La capacità base di 4,7 Gbyte si riferisce all'impiego di una singola faccia e di un solo livello su quella faccia. Si passa 8,5 Gbyte per un disco a doppio strato e a 9,7 Gbyte per un disco a doppia faccia, ognuna delle quali ha un singolo strato. Il traguardo dei 17 Gbyte è raggiunto con l'impiego di quattro strati complessivi (due per faccia).

2.20.1 Ulteriori considerazioni sui CD-ROM

Da quando Philips e Sony hanno sviluppato e poi introdotto lo standard CD audio e poi quello CD-ROM sono passati circa 17 anni. Il CD-ROM è stato vincolato fin dalla sua nascita, per problemi di compatibilità, al CD audio (principalmente per limitare al minimo la necessità di hardware specifico e quindi il suo costo; questa è la causa maggiore delle limitate prestazioni dei CD-ROM).

Nota 2.21 – Informazione

Ricordiamo inoltre che si trovano in commercio CD-ROM vergini in tre colori: di **colore oro, blu** e **verde**. **I diversi colori sono causati dalla natura del materiale organico su cui il raggio del masterizzatore incide le informazioni**. Dietro questo materiale organico si trova un sottile strato di oro o d'argento, che riflette il raggio laser permettendo la lettura.

I CD di colore oro contengono il colorante Ftalocianina che è trasparente, per cui anche dal lato inferiore si vede lo strato riflettente dorato. La durata dei dati dovrebbe, secondo i produttori, raggiungere i 100 anni.

I CD di colore verde contengono il colorante Cianina. La durata, a causa del diverso colorante, è minore: secondo i produttori sarebbe di 10 anni.

I CD di colore blu contiene il colorante Azo. Secondo i produttori, questi dischi, se opportunamente trattati, avrebbero una durata di 10 anni.

Infatti la limitazione delle prestazioni non dipende da problemi legati alla tecnologia ottica, bensì dal formato di memorizzazione dei dati, direttamente derivato dal CD audio e quindi non ottimizzato per l'uso con i personal computer. Sui CD audio si è portata all'estremo sviluppo una tecnica usata negli hard disk (*zone recording*): al fine di massimizzare la quantità di dati memorizzabili, la dimensione dei blocchi di dati viene mantenuta costante, mentre varia il numero dei settori presenti in ogni traccia, dal centro alle estremità. Si elimina così lo spreco di spazio nelle tracce più esterne (cosa che avviene negli HD); in più si utilizza una pista a spirale (lunga 5Km e larga 1,6 micron) per recuperare il blocchi sprecati alla fine di ogni traccia. Per mantenere costante la velocità di riproduzione (per la musica) si deve però, con questa tecnica, variare la velocità di rotazione del supporto ottico in funzione della posizione radiale della testina di lettura. L'applicazione della tecnica CD audio ai CD-ROM rese difficile realizzare lettori con tempo di accesso basso; infatti la lettura di un CD-ROM è più frequentemente di tipo casuale: in questo caso il lettore è costretto a repentini cambiamenti di velocità quando la testina si sposta da una traccia ad una non contigua, con conseguenti problemi di inerzia. L'inefficienza *dell'algoritmo di posizionamento* di questa tecnologia, detta CLV (*constant linear velocity*, intesa come flusso di dati, *data rate*, costante), è stata superata con l'adozione della CAV (*constant angular velocity*), nella quale il flusso di dati fisicamente letti è variabile, ma viene adattata da un circuito logico DSP (*digital signal processor*). Rimane ancora un inconveniente: la CAV consente il massimo *data rate* (in connessione con la massima velocità lineare) solo nella parte esterna del supporto, mentre le prestazioni nelle zone più interne sono inferiori (se avete un CD occupato solo in parte ve ne sarete accorti). Con una combinazione delle due tecnologie (P-CAV, CAV parziale) ossia CAV nelle zone esterne e CLV nelle rimanenti, oppure CLV per la parte più interna (massima velocità di lettura sequenziale), CAV nella centrale (tempi di accesso ottimizzati), CLV in quella più esterna (per limiti di velocità supportati dal circuito demodulatore), si è trovata una soluzione parziale al problema. Comunque, al fine di ricercare prestazioni ottimizzate i nuovi lettori dovranno avere **firmware** (**software di gestione** del lettore precaricato su ROM dell'unità) più sofisticati ed in grado di gestire in modo dinamico la modalità da utilizzare per le varie zone del disco, e migliorare le prestazioni dei demodulatori che porteranno ad aumentare la velocità massima di rotazione (vedi 48X e più).

Dopo questa noiosa introduzione, vediamo quali sono i fattori da prendere in considerazione per valutare la qualità di un lettore CD-ROM:

a) **velocita di rotazione**: indica la massima velocità di trasferimento di un drive CD-ROM; utile quando si deve caricare un programma da CD o si trasferiscono dati disposti in maniera sequenziale (vedi box qui di seguito);

SIGLA	VELOCITÀ	SIGLA	VELOCITÀ
1X	150 Kb/s	10X	1,5 Mb/s
2X	300 Kb/s	32X	4,8 Mb/s
12X	1,8 Mb/s	36X	5,4 Mb/s
16X	2,4 Mb/s	40X	6,0 Mb/s
24X	3,6 Mb/s	50X	7,5 Mb/s

b) **tempo di accesso**: indica il tempo necessario a recuperare un dato e si indica in millisecondi (ms);

c) **grandezza del buffer**: accelera la ricerca delle informazioni sul CD-ROM (almeno 256 Kb reali e non virtuali);

d) **tipo di interfaccia tra EIDE e SCSI** (in media i tempi di accesso migliore si ottengono con gli SCSI perché fanno un uso minore della CPU e perché sono ottimizzati per ambienti multitasking ma hanno lo svantaggio di costare molto e di necessitare di un altrettanto costoso controller);
e) **la marca** (anche se non è sempre vero);
f) **tre anni di garanzia**;
g) **centro di assistenza** (possibilmente il più vicino).

2.20.2 I supporti

Sotto la spinta della nuova tecnologia chiamata DVD (• Nota 2.20) e della larghissima diffusione dei lettori CD-ROM sono stati ultimamente introdotti prima i CD-R (CD Recordable) che permettono di creare con un'apposita unità (masterizzatore o CD Writer) i propri CD da 650 Mb (su ogni singolo disco vergine si può scrivere però una volta sola) per archiviare dati, e più recentemente i CD-RW (CD ReWritable ossia riscrivibili) che permettono agli utenti di sovrascrivere archivi già incisi su CD (circa 1000 volte), in attesa che il DVD (all'inizio manterrà la compatibilità con i CD-Rom) diventi il nuovo standard del mercato. Ultimamente si parla anche di una nuova tecnologia non proprietaria (SDX) sviluppata da Western Digital che probabilmente metterà fine alla corsa di velocità dei lettori CD-ROM, prolungandone così la vita, forse a scapito dei DVD.

Le • Note 2.22 e 2.23 forniscono dettagli e approfondimenti sulle caratteristiche dei diversi supporti e sulle potenzialità della nuova tecnologia SDX.

• Nota 2.22 – Approfondimento

La principale **differenza tra i comuni CD audio o CD-ROM e un disco CD-R/CD-RW** è costituita dal fatto che mentre nei primi i dati sono memorizzati in maniera permanente su un supporto di alluminio, tramite un processo industriale di stampaggio, nei secondi la registrazione avviene riscaldando un substrato depositato all'interno del disco stesso. Una seconda differenza è rappresentata dallo spazio disponibile sul disco. I dischi CD-R e CD-RW hanno una porzione addizionale di area dati, rispetto ai CD stampati, posizionata all'inizio dell'area di lead-in, all'interno della quale sono memorizzati i dati di PMA (*program memory area*) e PCA (*program calibration area*).

La PMA contiene tutte le informazioni necessarie a identificare le tracce registrate: il numero delle tracce e i rispettivi punti di inizio e fine. La PCA è utilizzata per determinare la corretta potenza da utilizzare in fase di registrazione (OPC, *optimun power calibration*). Ogni volta che il disco viene inserito nel masterizzatore, questo esegue una brevissima prova di registrazione nell'area PCA, per modulare la potenza del fascio laser. Questa fase è molto importante perché, i vari supporti CD-R/CD-RW non hanno tutti le stesse caratteristiche; inoltre la potenza del laser va modificata in base alla temperatura di esercizio e alle condizioni della superfice. Sia i dischi CD-R sia quelli CD-RW hanno all'incirca la stessa struttura. Entrambi i dischi sono costituiti esternamente da un substrato trasparente di policarbonato, all'interno del quale è depositato un film di **polimero organico** (**CD-R**) o **inorganico** (**CD-RW**). I CD-R hanno inoltre uno strato di materiale riflettente costituito da una sottilissima lamina d'oro 24K o d'argento. I fenomeni fisici sfruttati per la memorizzazione dei dati sono però differenti a seconda che si utilizzi un disco scrivibile oppure uno riscrivibile. Entrambi i processi utilizzano un **raggio laser** (**fascio molto intenso di luce monocromatica e coerente**) per "incidere" la pellicola polimerica racchiusa al centro del supporto plastico.

Per la registrazione di un CD-R viene sfruttato il fenomeno della dilatazione termica dei metalli. Quando il raggio laser emesso dal masterizzatore colpisce la superficie del disco, localmente eleva la temperatura del polimero organico fino a un valore di 250°C. Questo strato, poco riflettente, viene "bruciato". Il processo di masterizzazione di un disco riscrivibile è leggermente diverso e si basa sul fenomeno del mutamento della struttura molecolare in un solido policristallino. Innanzitutto il substrato utilizzato per la memorizzazione dei dati non è più di tipo organico, ma è una lega di argento, indio, antimonio e tellurio. Nel suo stato originario questa lega ha una struttura policristallina in grado di riflettere la luce incidente. Quando il raggio laser del masterizzatore colpisce la superficie del CD-RW, la temperatura viene alzata fino a un valore compreso tra i 500 e i 700°C. A queste temperature la lega inorganica (land) subisce un mutamento di struttura, passando da uno stato policristallino a uno amorfo, di riflettività molto minore (pit). Date le elevate temperature raggiunte con questa tecnica, si rende necessario raffreddare rapidamente il substrato inorganico. Per questo motivo quest'ultimo è racchiuso tra due film di materiale dielettrico.

La sostanziale differenza tra i due processi descritti è che il secondo, a differenza del primo, è reversibile. Per cancellare un disco CD-RW è sufficiente riscaldare il polimero (reso precedentemente amorfo nella fase di registrazione) a una temperatura di 200°C per un periodo di tempo abbastanza lungo. Con questa operazione si è in grado di riportare la lega al suo stato policristallino originario. Costruttivamente la differenza principale tra recorder normale e uno riscrivibile è rappresentata dal pickup ottico. Come abbiamo visto, la registrazione di un disco CD-R avviene portando la temperatura superficiale del polimero organico alla temperatura di 250°C; per compiere tale operazione è necessaria una potenza compresa tra i quattro e gli 11 milliwatt. Quando si incide un disco CD-RW la temperatura superficiale della lega metallica deve essere portata fino a circa 700°C. Ovviamente il masterizzatore deve erogare una maggiore potenza, variabile tra gli 8 e i 14 milliwatt e per questa ragione l'intero gruppo ottico risulta più grosso rispetto a quello di un'unità non riscrivibile.

Nota 2.23 – Approfondimento

Denominata **SDX** (*storage data acceleration*), questa tecnologia **non proprietaria**, e sviluppata da Western Digital permetterà di migliorare sensibilmente le prestazioni delle unità removibili (CD-ROM, Zip driver, ecc). Vediamo come:

1. invece di connettersi al PC tramite interfaccia EIDE (cavo da 40 pin), il CD-ROM si collegherà direttamente, tramite cavo bidirezionale da 10 pin (quindi predisposto anche per la scrittura sui CD-R, CD-RW, DVD-R, DVD-RAM) all'hard disk che naturalmente dovrà essere compatibile con questa tecnologia;
2. il CD-ROM viene configurato all'interno del sistema come una periferica EIDE/ATAPI, estendendogli quindi tutti i benefici propri degli HD, come gestione più veloce dei dati e cosa molto importante per questa tecnologia il **caching** (la prima generazione copierà sull'HD i primi 100Mb del CD a partire dalle sue tracce più interne, in seguito sarà l'utente a decidere la quantità di cache in funzione della capacità residua disponibile sul disco rigido, proporzionale anche alle prestazioni finali).

Infatti questa tecnologia consente di condividere con l'HD la più elevata velocità di trasferimento dei dati, e tempi ridotti di ricerca, oltre ad non utilizzare nessuna risorsa della CPU e del BUS di sistema. La **velocità massima** di trasferimento dei primi SDX sarà di **8,62 Mb/s** (circa un **56X**) ma avrà il vantaggio di costare poco grazie al fatto che i nuovi lettori CD-ROM non avranno bisogno più del buffer dei dati (viene usato l'HD come cache) e l'uso di un cavo da 10 pin invece del più ingombrante 40 pin. Un'ulteriore e non indifferente vantaggio è che qualunque miglioramento delle prestazioni dell'hard disk (oggi ultra DMA/66 domani interfaccia IEEE 1394) vanno trasferite direttamente in termini di prestazione alla periferica SDX ad esso collegata, senza nessuna modifica dei circuiti di interfaccia.

Per concludere: l'affermazione dell'SDX (oggi oltre il 50% dei costruttori di lettori CD-ROM ha deciso di supportarlo) consentirà di **prolungare la vita** di queste unità, rendendole al contempo estremamente economiche e capaci di prestazioni elevatissime e non raggiungibili con la tecnologia attuale (per raggiungere dei valori simili ai futuri SDX si dovrebbero raggiungere velocità di rotazione di oltre 20.000 rpm con conseguente sviluppo di eccessivo calore, risonanza e deformazioni del supporto ottico).

2.21 I masterizzatori

Chi di noi utenti di computer non ha mai avuto la necessità di salvare dati di una certa mole? Magari gli MP3 del nostro gruppo preferito oppure le foto scaricate dalla nostra macchina fotografica oppure le immagini radiologiche digitali. Quale supporto usare in questi casi?

I cari vecchi floppy disk non sono più adatti, vista la loro capienza assai ridotta. La soluzione più logica sembra essere il CD. Con questo ragionamento più o meno tutti siamo arrivati ad acquistare un masterizzatore (Fig. 2.38, Fig. 2.39) per CD. Ma come funziona questo strumento? Come può scrivere e riscrivere all'infinito su un CD?

I masterizzatori non fanno altro che rendere opaca una superficie che allo stato iniziale è invece riflettente. In questo modo i normali lettori CD riescono a rilevare la differenza tra una zona scritta ed una vuota, ricostruendo il singolo bit, il singolo byte fino a creare il dato finale che può essere un file MP3 oppure un documento o un'immagine.

Per entrare nel funzionamento si leggano le • Note 2.24 e • 2.25.

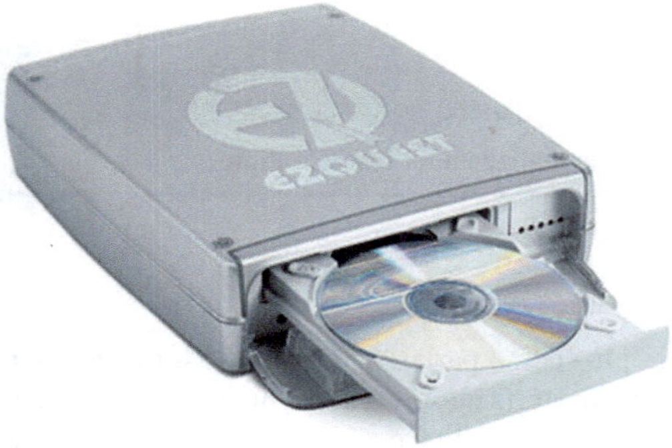

Fig. 2.38 Esempio di masterizzatore

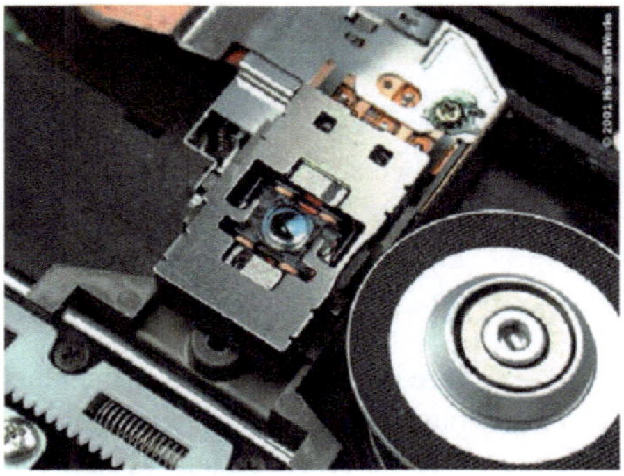

Fig. 2.39 Interno di un masterizzatore

Nota 2.24 – Approfondimento

Il masterizzatore, così come il lettore ha un raggio laser ed un tracking system che gli permette di "correre" lungo tutta la spirale del disco. In aggiunta però possiede un laser per scrivere che è molto più potente di quello per leggere e che infatti viene usato per alterare la superficie del disco. Il sistema è identico a quello della lettura solo che in questo caso per registrare i dati sul CD il laser viene acceso o spento in presenza di bit 0 o 1 in modo da rendere opaca la zona del disco che in quel momento sta passando. La maggior parte dei masterizzatori appena introdotti nel mercato, potevano creare un disco ad una velocità fissa (1×) che era la stessa di lettura. In questo modo per poter "incidere" un disco di 60 minuti di musica si impiegavano proprio 60 minuti. Con il passare degli anni migliorando i meccanismi di tracking e la velocità dei computer è stato possibile aumentare a livelli incredibili questa velocità, che oggi può arrivare fino a 50× e permette di masterizzare un CD in un paio di minuti (per esempio, un ora di musica in un masterizzatore da 60× verrebbe incisa in un minuto).

Dischi riscrivibili CD-RW (Fig. 2.40) sono molto simili come concetto a quelli registrabili (CD-R) visti in precedenza, ma possiedono in più la possibilità di essere cancellati, ovvero di tornare allo stato precedente alla scrittura del laser. Questi supporti sono basati su una tecnologia che permette il cambio di stato di un nuovo strato composto da vari materiali (tra cui argento, antimonio, indio e tellurio). Quando questo composto viene scaldato ad una temperatura superiore ai 600 gradi, esso diventa liquido. Se poi lo stesso composto viene riportato alla temperatura di cristallizzazione (circa 200 gradi) esso ridiventa solido. Quando il composto è allo stato solido, esso riflette una luce differente che allo stato liquido ed ecco quindi come il lettore CD riesce a leggere (mediante il solito riflesso del laser di lettura) i singoli bit dell'informazione che sostituiscono anche in questo caso i bump (piccolissimi buchi) visti nei CD prestampati. La luce riflessa da questo tipo di dischi è ovviamente molto differente da quella dei CD registrabili o da quelli prestampati ed ecco perché i classici lettori CD di vecchia generazione non sono in grado di leggere questo tipo di formato.

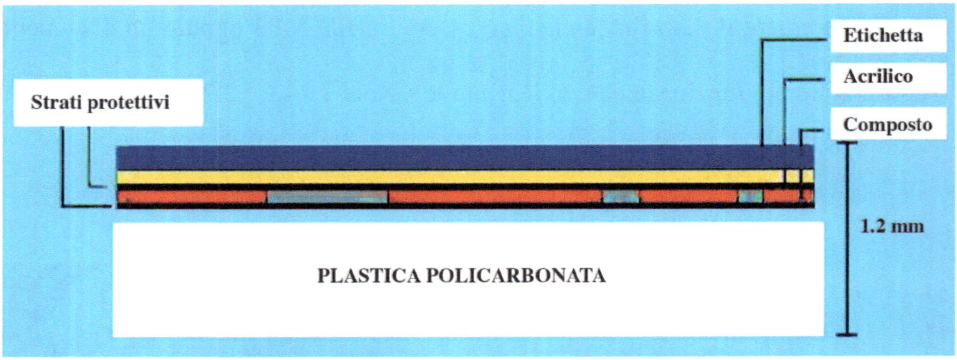

Fig. 2.40 Schema CD riscrivibili (CD-RW). Immagine realizzata da Daniele Pinto

Nota 2. 25 – Informazione

Nel settore dei masterizzatori si sente sempre più spesso parlare di standard **Mount Rainer**, abbreviato Mt. Rainer. Alcuni dei più recenti masterizzatori sono compatibili con questo ancora poco definito standard, anche se l'applicazione pratica è ancora per molti versi oscura. Cerchiamo di capire cosa promette questa innovativa modalità di utilizzo dei CD-RW.

Tutti abbiamo usato almeno una volta un comune floppy disk per salvare dati. Questo supporto, non più vecchio ma antico, ha il pregio di essere stato di facile utilizzo, anche per i meno esperti. Una volta formattato il disco infatti si potevano caricare, salvare e spostare file e cartelle in modo molto semplice ed intuitivo, anche semplicemente trascinando col mouse il file da spostare. Innegabile però che il floppy aveva due grossi difetti, costituiti dalla ormai limitatissima capacità (1,44 Mb) e dall'estrema lentezza. Lo standard Mount Rainer sviluppato nel 2001 ha permesso di fornire ai masterizzatori CD e DVD quella semplicità di utilizzo tipica di un floppy driver. Il gruppo di lavoro che ha ideato lo standard **CD-MRW** (questa l'abbreviazione) è supportato da nomi come Microsoft, Compaq, Philips e Sony: facile intuire quindi che l'idea ha convinto quelle che sono fra le più grandi aziende attive in campo informatico.

Il processo di masterizzazione nei primi tempi aveva incontrato difficoltà dovute alla difficoltà di mantenere un flusso di registrazione di dati costante, indipendentemente dal carico della CPU e dalle interruzioni (interrupt) dovute a multitasking o errori: il buffer usato per fare da cuscino tra unità di masterizzazione e CPU era spesso soggetto al cosiddetto *buffer underrun,* con conseguente interruzione del processo di masterizzazione e perdita del supporto CD. Questo era tanto più vero quando più si usavano meccaniche di scrittura ad alta velocità in grado di gestire flussi di dati sempre più consistenti.

La tecnologia **BURN-Proof** ci è venuta in aiuto proprio per questi casi. Il ***buffer underrun error*** avviene quando il buffer del masterizzatore si svuota perché il flusso in entrata non riesce a soddisfare con continuità quello in uscita. La registrazione, che deve avvenire con un flusso costante, non può continuare e la masterizzazione non va a buon fine: per rimediare a questi problemi occorre un masterizzatore che sappia "fermarsi ed aspettare"!

Ed è proprio ciò che accade con i masterizzatori BURN-Proof. Dopo l'inizio della registrazione il drive monitorizza di continuo lo stato del buffer, quando questo non riesce a stare al passo con la CPU, il microcontroller del drive mette "in pausa" la registrazione" registrando la posizione esatta delle testine prima dello stop; in questo stato il drive riceve le informazioni dal computer e si prepara a ripartire dal punto esatto in cui si era fermato comparando i dati registrati e sincronizzandoli con gli ultimi entrati. Nessun dato viene perso e il risultato sarà un disco senza errori e leggibile normalmente da qualsiasi CDR visto che il **data gap** (il salto dei dati dovuto allo stop e poi alla ripartenza della registrazione) è di circa 45 μm (micron), al di sotto dell'intervallo gestibile dai normali controlli di errore dei lettori con una velocità 4× o superiore. Con una tecnologia di questo genere si può realizzare la masterizzazione in una sorta di multitasking. Non è più necessario sospendere il lavoro quando si inizia la masterizzazione visto che questa può fermarsi e ricominciare a piacimento e permette di utilizzare computer anche più lenti con masterizzatori ultra veloci, visto che una bassa velocità di trasferimento dei dati in uscita dalla CPU verso il buffer del masterizzatore viene compensata dal comportamento della meccanica (vedi la Figure 2.41). Per ulteriori dettagli si legga anche la • Nota 2.26.

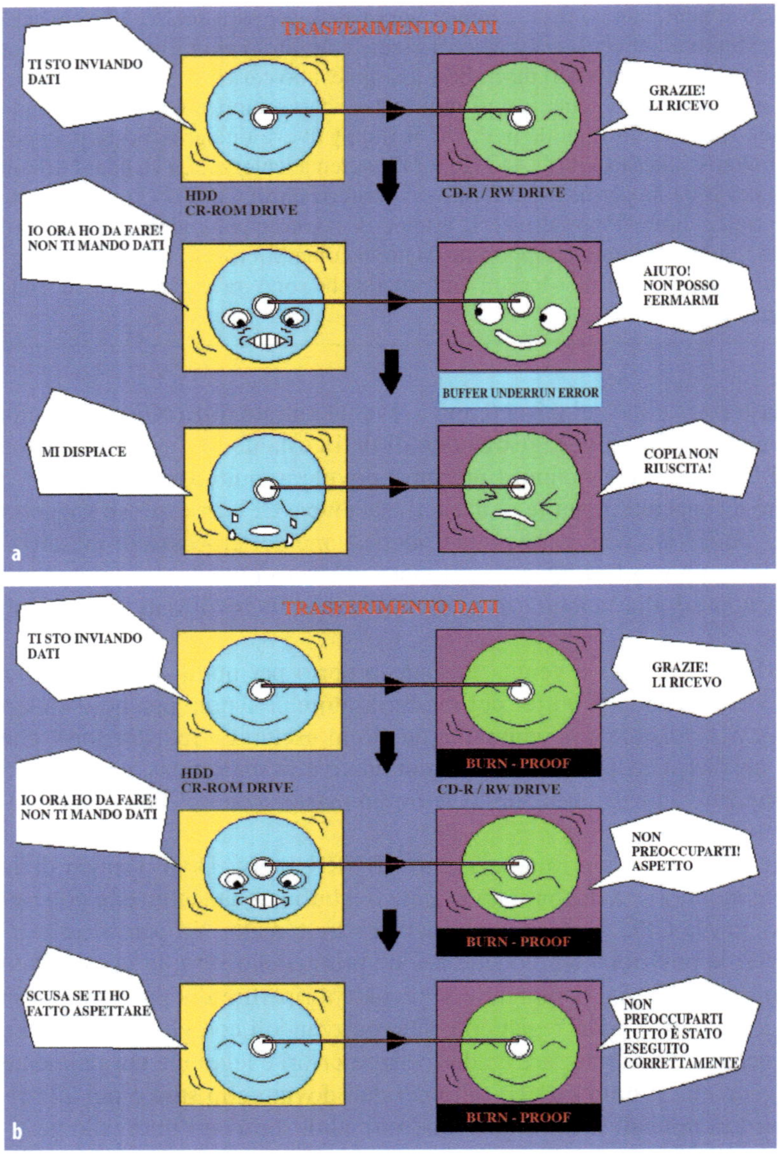

Fig. 2.41 Masterizzatori. **a** Senza tecnologia Burn-Proof. **b** Con tecnologia Brun-Proof. Immagine realizzata da Daniele Pinto

Nota 2.26 – Informazione

Entrando nel dettaglio della scrittura, dopo l'interruzione si viene a creare uno spazio vuoto tra i nuovi dati e quelli scritti in precedenza. Questo spazio viene comunque considerato trascurabile in quanto viene corretto facilmente dai sistemi di correzione C1 e C2, anche dai lettori CD da HIFI; le dimensioni di questo spazio sono di circa 40 μm (micron) per il sistema Burn-Proof, e di soli 2 μm, a pari velocità di scrittura, per un sistema simile, sistema Just-Link. Ricoh considera questa differenza fondamentale, soprattutto in visione futura, in quanto la correzione in lettura di un settore avviene per dimensioni massime di circa 80 μm. È facile dunque prevedere l'inadeguatezza del Burn-Proof per velocità di scrittura doppie rispetto

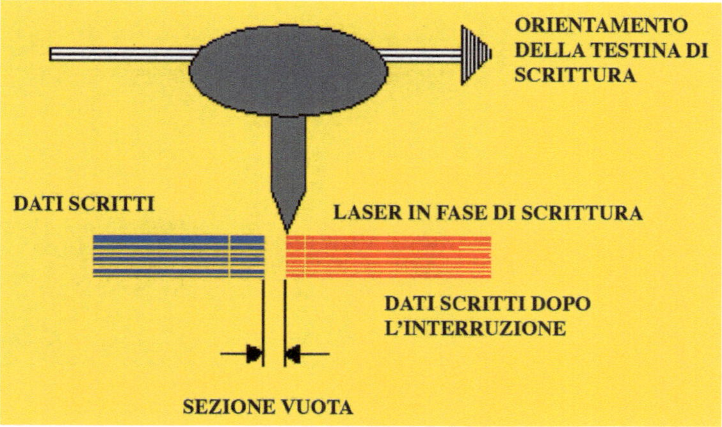

Fig. 2.42 Orientamento testina di scrittura. Immagine realizzata da Daniele Pinto

alle attuali. Il sistema Just-Link, invece, sarebbe già predisposto per futuri incrementi della velocità di scrittura. Allo stato attuale entrambi i sistemi funzionano perfettamente, qualora le differenze segnalate da Ricoh si rivelassero fondate è facile aspettarsi l'uscita di un Burn-Proof di seconda generazione, adatto alle velocità più elevate. La grande diffusione sul mercato del sistema Burn-Proof (a differenza del sistema Just-Link) è dovuta probabilmente ad una più facile reperibilità di dispositivi forniti da Sanyo, oltre, molto probabilmente, ad un costo inferiore del brevetto; esistono infatti sul mercato molti modelli provvisti di Burn-Proof che utilizzano meccanica Sanyo (Fig. 2.42).

Entrambi i sistemi hanno comunque segnato un punto di svolta nel campo dei masterizzatori, permettendo di superare grossi problemi difficilmente risolvibili in altro modo. La conseguenza della standardizzazione di questi sistemi sarà dunque tutta a beneficio dell'utente, che sarà messo nelle condizioni di masterizzare con molta più sicurezza rispetto al passato.

Note sui portatili ed evoluzioni

3

G. Pellicanò, N. Villari

Indice dei contenuti

3.1 I laptop

Chiamateli *laptop*. Chiamateli *notebook*. O chiamateli computer *portatili*. Qualsiasi nome preferiate, resta il fatto che questi PC "monovolume" stanno rimpiazzando rapidamente i computer desktop. Perché? Innanzitutto perché i produttori hanno abbassato drasticamente i prezzi dei laptop, continuando ad aumentarne velocità e potenza. I laptop più recenti sono computer completi, in grado di gestire facilmente i software aziendali più diffusi. Inoltre, sempre più persone hanno la necessità di utilizzare il PC sia in ufficio che fuori. Quando si è in viaggio, il laptop permette di controllare la posta elettronica e di eseguire altre operazioni direttamente dall'ufficio di un cliente, dalla camera di un hotel o anche da un bar. Quando invece non si è in viaggio, il laptop consente di lavorare durante riunioni e conferenze o addirittura da casa. Insomma il laptop è divenuto uno standard di vita individuale e sociale: si ritiene quindi poco produttivo approfondire in questa sede criteri costruttivi e peculiarità tecnologiche dei laptop, a parte una discussione sulle batterie di alimentazione esposta nel prossimo paragrafo; invece si raccomanda la lettura della Appendice C per qualche riflessione sull'uso.

3.2 Le batterie dei portatili

Nonostante si sia fatto un gran parlare della capacità delle batterie a celle combustibili (note come batterie *fuel cell*), in grado potenzialmente di alimentare i PC portatili più

Elementi di informatica in diagnostica per immagini. Roberto Grassi et al. (a cura di)

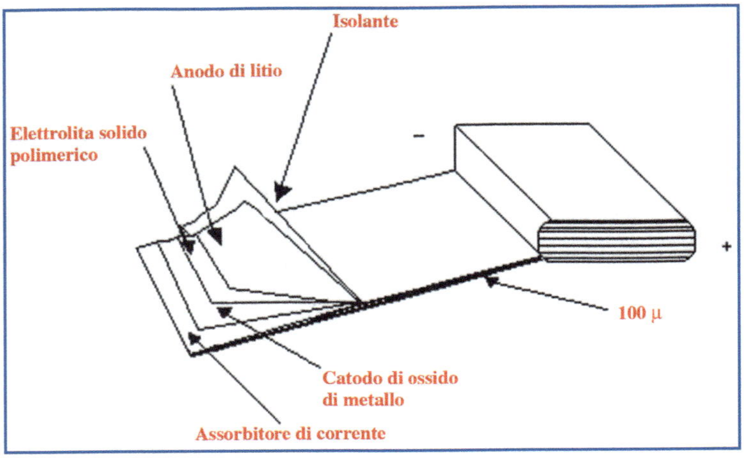

Fig. 3.1 Vista di una cella ai polimeri di litio. Immagine realizzata da Daniele Pinto

a lungo rispetto all'autonomia di due-quattro ore consentita dalle batterie agli *ioni di litio* oggi in uso, i produttori continuano a preferire queste ultime. Infatti i fornitori di batterie *fuel cell* non sono ancora in grado di vendere questi componenti a prezzi simili a quelli delle batterie al litio.

La tecnologia delle batterie al litio è riuscita a mantenere il passo con le crescenti esigenze di alimentazione dei notebook, anche se gli utenti non si rendono conto di queste capacità. L'autonomia dei PC di oggi sembra uguale a quella dei modelli precedenti, che però erano equipaggiati con processori meno potenti e veloci di quelli attuali e con schermi di minori dimensioni. Inoltre, negli Stati Uniti sono già in commercio batterie agli ioni di litio per notebook che consentirebbero fino a 16 ore di utilizzo operativo. Si tratta di batterie costose, il cui prezzo scenderà in proporzione al volume di produzione/vendita.

Le batterie ai *polimeri di litio,* una evoluzione delle precedenti, illustrate nella Figura 3.1 e • Nota 3.1, si sono fatte strada nel mercato dei dispositivi portatili, fornendo ad esempio l'alimentazione per alcuni "pocket pc". L'elettrolita nelle batterie ai polimeri di litio è molto morbido e modellabile, per cui è facile realizzare batterie che abbiano la forma più adatta per essere inserite negli scarsi spazi disponibili nei notebook, risparmiando spazio e peso. Secondo il parere degli esperti, i prezzi dei polimeri al litio si abbasseranno nei prossimi due anni, trasformandosi così in un'alternativa praticabile rispetto alle batterie agli ioni, soprattutto per quanto riguarda i notebook più leggeri.

Nota 3.1 – Curiosità

Chimica delle celle: le batterie sono composte da celle elettrochimiche interamente allo stato solido, formate da due elettrodi reversibili a ioni di litio, uno operante come sorgente di ioni di litio durante la scarica, l'altro come corrispondente "pozzo" (buffer) per ioni di litio. I due elettrodi sono separati da una sottile membrana polimerica, permanente agli ioni, che funge da elettrolita e da separatore tra gli elettrodi. **L'anodo** è realizzato con una lamina ultra sottile di litio che funge sia da sorgente di litio che da assorbitore di corrente. **Il catodo** è realizzato in ossido di vanadio, unito ad un elettrolita polimerico e a carbonio per formare un composto plastico. **Una cella ai polimeri di litio** è realizzata da 5 lamine differenti: un isolante, un anodo di litio, un elettrolita solido polimerico, un catodo di ossido metallico e un assorbitore di corrente. Il laminato è avvolto per formare una cella; più celle vengono connesse in serie per fornire il voltaggio desiderato. Modificando spessore e lunghezza dei materiali nella cella e nel numero e sistemazione delle celle, si può realizzare una batteria adatta a qualsiasi esigenza.

3.3
L'evoluzione dei portatili: il subnotebook

Un *subnotebook* è un computer di dimensioni limitate, leggero e portatile; possiede gran parte delle capacità di un notebook, ma è notevolmente più piccolo (per questo è detto anche *miniportatile*). Il termine è spesso applicato a soluzioni hardware su cui girano sistemi operativi desktop completi, come ad esempio Windows, o sistemi operativi *open source*, piuttosto che sistemi operativi *ad hoc* tipo *Windows CE*, *Palm OS* o *Maemo* (• Nota 3.2). I subnotebook sono più compatti dei notebook. Comunemente offrono schermi da 10.4" o meno, e peso complessivo inferiore a 1 kg, in contrapposizione ai notebook che hanno schermi 12" oppure 15" con pesi superiori a 2 kg. La misura ed il peso contenuti usualmente sono il risultato di limitazioni sul numero/tipo di porte o drive; i subnotebook sono stati spesso accoppiati con stazioni base fisse per compensare le caratteristiche mancanti. La prima di queste macchine nel 1991 è il PowerBook 100 targato Apple (Fig. 3.2); poi dopo un anno venne la Olivetti con il Quaderno del 1992: dotato di LCD monocromatico e una tastiera di ottima fattura, si differenziava dal notebook per dimensione e peso. Seguendo l'esempio di quest'ultimo nacquero una serie di ibridi (ad es. Libretto di Toshiba, • Nota 3.2).

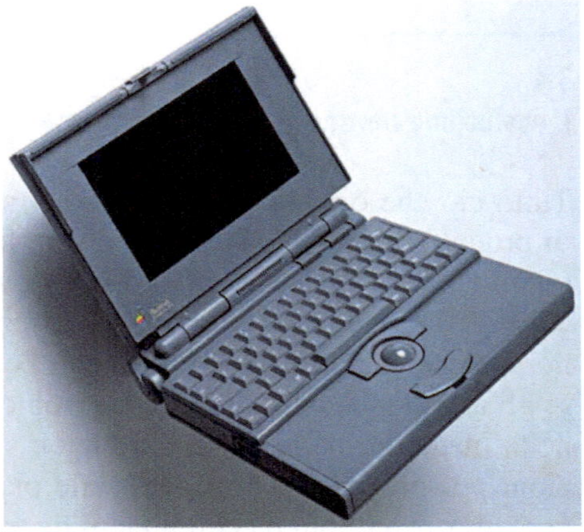

Fig. 3.2 L'Apple PowerBook 100 (1991)

I consumatori allora fecero fatica a comprendere i vantaggi di questi oggetti e ancor di più le politiche di mercato dei produttori: oggi però hanno orientamenti più maturi, prova ne sia l'incredibile successo riscontrato tra fine 2007 e inizio 2008 dall'Eee PC di Asus (Fig. 3.3).

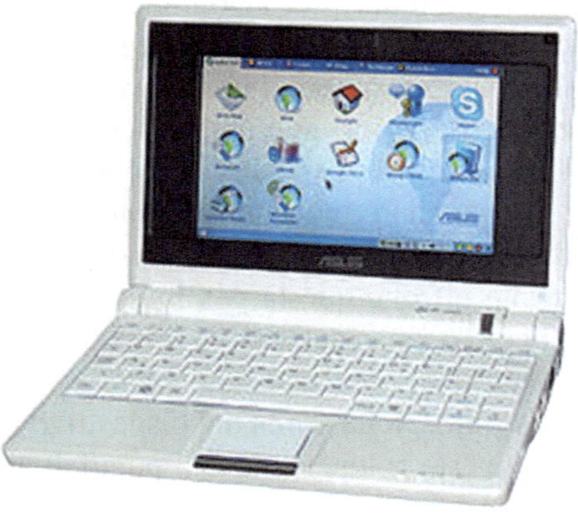

Fig. 3.3 L'Eee PC sviluppato da Intel e Asus (2007)

Nota 3.2 – Informazione

Windows CE è un sistema operativo sviluppato da Microsoft, a partire dal 1996, per dispositivi portatili (PDA, palmari, pocket PC, smartphone). Il termine "Windows CE" (*compact edition*) è in realtà il nome tecnico con il quale viene indicata la piattaforma generale di sviluppo di questo sistema operativo.
Palm OS è un sistema operativo per computer palmari e smartphone sviluppato da PalmSource, Inc.
Maemo è una piattaforma di sviluppo per dispositivi mobili. Essa è utilizzata dal Nokia 770 internet Tablet dal Nokia N800 e dal Nokia N810.
Symbian è un sistema operativo prodotto da Symbian Ltd. (società sviluppatrice di software fondata nel 1998 con sede a Southwark nel Regno Unito), per dispositivi mobili (smartphone).
Libretto è una linea di miniportatili progettata e prodotta dalla Toshiba. La caratteristica principale della linea Libretto è il fatto che sono PC Windows completi di dimensioni così piccole da essere tenuti su una mano (le dimensioni sono quasi paragonabili a quelle dei moderni palmari, in cui girano sistemi operativi incompleti o ridotti). Il pimo modello, il Libretto 20, uscì il 17 aprile 1996, aveva un volume di 821 cm^3 e pesava solo 840 grammi. La produzione venne interrotta nel 1999, anche se un nuovo modello speciale fu presentato nel 2005.

3.4
L'evoluzione continua: PDA e smartphone

Tutto ciò che oggi si può fare con un notebook, dal punto di vista delle applicazioni di produttività individuale, può essere fatto senza alcuna perdita con uno *smartphone* o con un *PDA* (*personal digital assistant*) (• Nota 3.3) dotato di connessione telefonica (Fig. 3.4a). Con un portatile tradizionale si possono tenere sempre a portata di mano agenda, contatti, file e documenti per il lavoro e connettersi a internet per scaricare gli ultimi messaggi di posta elettronica (si ha ovunque con sé il proprio ufficio). Ma nella maggiore parte dei casi i laptop sono ingombranti e pesanti. Le stesse applicazioni possono essere utilizzate sulle piattaforme "mobile" di nuova generazione, ovvero apparecchi più piccoli e facili da trasportare, con dimensioni paragonabili a quelle di un cellulare e potenzialità di un PC. A differenza dei telefonini tradizionali, gli *smartphone* dispongono di un sistema operativo vero e proprio e di un hardware in grado di garantire prestazioni elevate o quantomeno adatte per supportare le funzioni di connettività e produttività; i *palmari* (o PDA, • Nota 3.3) con telefono integrato mettono a disposizione un display più ampio e sensibile al tocco, offrono capacità funzionali superiori agli smartphone, ma con ingombro e peso superiori. Nella scelta tra l'uno o l'altro dispositivo, occorre fare qualche valutazione preliminare.

Per iniziare, non tutti gli *smartphone* (in particolare quelli con Windows Mobile), dispongono di una suite di produttività per aprire *allegati alle e-mail*. I *palmari* tipicamente offrono questa possibilità, e anche quella di creare *ex-novo* documenti, fogli di calcolo e presentazioni. Le possibilità di navigazione su internet e di accesso alla posta elettronica sono sostanzialmente identiche, ma la dimensione del display dei palmari è maggiore. Nella scelta del dispositivo mobile vanno quindi tenute in considerazione anche queste potenzialità. Dal punto di vista della sincronizzazione con Windows e con il *server* aziendale e della produttività personale, ben poche sono ormai le differenze tra le varie piattaforme.

Tra le piattaforme dedicate al *mobile*, *Windows Mobile* è quella più compatibile con le applicazioni del mondo Windows e con le infrastrutture aziendali basate su sistemi operativi Microsoft. Questo sistema operativo è nato per i palmari e solo in un successivo momento è stato trasportato sugli smartphone ed esteso per i PDA con telefono integrato. Le varie versioni hanno in comune la possibilità di sincronizzare rubrica, agenda, note e informazioni di Outlook (anche in remoto via Exchange), di accedere a MSN Messenger e di navigare con una versione ridotta di Internet Explorer. Sui PDA è presente anche il supporto per i file di Microsoft Office, mentre per gli smartphone è necessario acquistare a parte una suite di produttività personale. L'accesso alla posta e la messaggistica sono gestiti da una versione ottimizzata di Outlook, mentre l'interfaccia in genere mantiene invariati i temi di Windows. Sono numerosi gli applicativi per l'ambito aziendale disponibili per Windows Mobile perché la piattaforma poggia su Net, quindi la trasportabilità dei dati e dei software è elevata. Gli strumenti di sviluppo sono identici a quelli per PC (a parte le dimensioni limitate del display e della memoria). La versione *2003 Second Edition* del sistema operativo è più stabile e consolidata rispetto alla più recente *Versione 5*. Quest'ultima offre importanti miglioramenti, ma la compatibilità con gli applicativi già esistenti è tutta da verificare alla data di questo volume, per questo conviene orientarsi sugli apparecchi con Windows Mobile 2003 SE (tutti i produttori di smartphone e PDA hanno piani di aggiornamento degli apparecchi a Windows Mobile 5, perciò si può decidere di passare al nuovo sistema operativo in un secondo momento) (Fig. 3.4b, c).

Nota 3.3 – Approfondimento

Un *computer palmare* (detto anche solo *palmare*), spesso designato in inglese con il termine *palmtop* o con la sigla *PDA*, è un computer di ridotte dimensioni, tale da essere portato sul palmo di una mano, dotato di uno schermo sensibile al tocco (o *touch screen*). Originariamente concepito come agenda elettronica (*organizer*), o sistema non particolarmente evoluto dotato di un orologio, di una calcolatrice, di un calendario, di una rubrica dei contatti, di una lista di impegni/attività e della possibilità di memorizzare note e appunti, anche vocali (*personal information manager*), si è fatto sempre più complesso nel corso degli anni. Normalmente questi dispositivi sono dotati della capacità di collegarsi e sincronizzare dati con i personal computer, sia con un collegamento a infrarossi che con una connessione seriale, USB o Bluetooth.

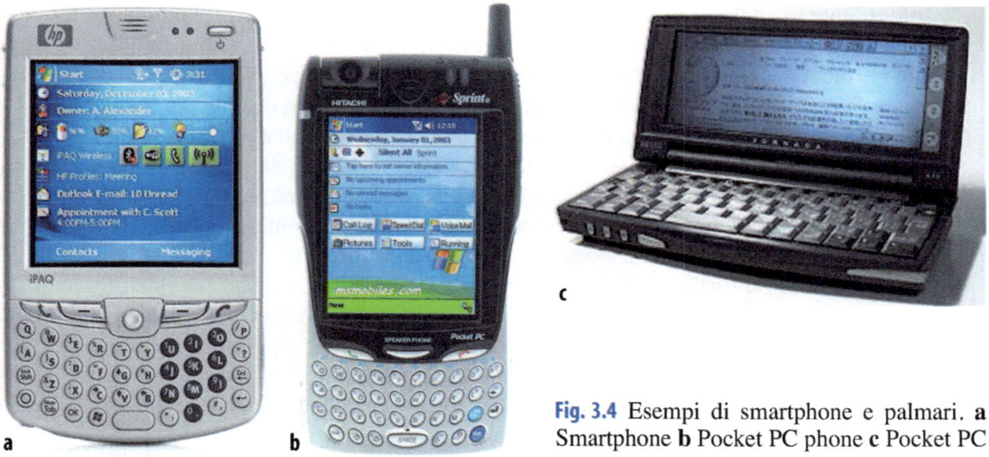

Fig. 3.4 Esempi di smartphone e palmari. **a** Smartphone **b** Pocket PC phone **c** Pocket PC

3.4.1 L'evoluzione

L'**iPhone** è un telefono multimediale sviluppato da Apple Inc; include una fotocamera digitale, un dispositivo Assisted GPS e un lettore multimediale. Il dispositivo permette di utilizzare servizi come e-mail, navigazione web, messaggi di testo, Visual Voicemail e può gestire una connessione Wi-Fi. Viene controllato dall'utente tramite uno schermo multi-touch, la tastiera virtuale e dei pulsanti (Fig. 3.5).

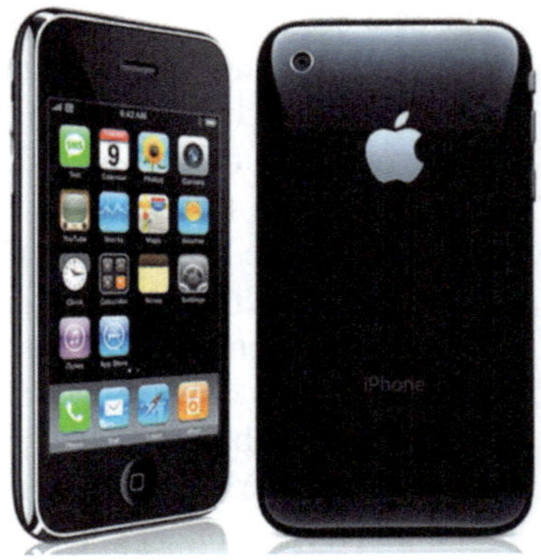

Fig. 3.5 iPhone

BlackBerry è il nome commerciale di una serie di dispositivi prodotti dalla società canadese Research In Motion (RIM), e denota anche la infrastruttura di rete che permette il loro funzionamento. La caratteristica principale di questi apparecchi è la gestione delle e-mail da dispositivo portatile. Le e-mail vengono consegnate sul palmare da appositi server attraverso un servizio di "push e-mail": in modo analogo ai normali SMS sui telefoni cellulari, praticamente in tempo reale senza che il "client" debba avviare una ricerca di nuovi messaggi sul server. Altre caratteristiche dei BlackBerry includono la compressione e la cifratura dei pacchetti dati scambiati attraverso la rete, nonché il supporto per applicazioni in Java e la capacità di accedere a internet. È uno smartphone avanzato con capacità di palmare, esempio della convergenza in atto tra le due tecnologie per le applicazioni di rete.

Nello scenario di continua evoluzione della tecnologia conviene tener presente le principali caratteristiche degli apparecchi *mobile* (almeno alla data del presente volume), per orientarsi nel mercato: la • Nota 3.4 ne dà una visione sintetica.

Nota 3.4 – Approfondimento

- **Risoluzione dello schermo.** La risoluzione dello schermo può andare dalla classica 320×240 pixel a quella VGA (640×480 pixel) presente nei palmari di ultima generazione. A un valore maggiore corrisponde una superiore definizione delle immagini. Gli smartphone hanno risoluzioni più basse: si aggirano intorno ai 176×220 pixel e l'area è sensibilmente superiore.
- **Schermo touch screen o normale.** Uno schermo sensibile al tocco aiuta a interagire con lo stilo, usandolo come se fosse una sorta di mouse. In questo modo è più intuitivo selezionare le opzioni sullo schermo e navigare nei menu. I sistemi di riconoscimento dei caratteri non permettono di ottenere una velocità e una precisione di scrittura paragonabili alla tastiera. Per contro, i PDA con touch screen hanno generalmente display più ampi.
- **Tastiera.** È il sistema ideale per chi vuole usare il palmare principalmente per la messaggistica e la produttività personale. Le tastiere QWERTY sono di dimensioni più compatte rispetto a quelle per PC, ma assicurano una velocità di scrittura molto superiore allo stilo. Negli smartphone ci si deve accontentare della classica tastiera numerica dei telefonini e la digitazione dei testi avviene usando sistemi quali il T9 o simili.
- **Processor.** I più diffusi ed efficienti sono quelli della famiglia Xscale di Intel. Per non incappare in rallentamenti, è consigliabile scegliere un palmare con CPU almeno a 300 MHz. Non sempre a frequenze superiori corrispondono prestazioni superiori. Per esempio, i processori Texas Instruments hanno prestazioni leggermente inferiori a parità di clock. Un processore potente è indispensabile per non incappare in rallentamenti quando si attivano le connessioni e si lavora con gli applicativi.

- **Batteria.** Molti apparecchi dispongono di batteria integrata, ciò significa che quando sarà esaurita o non funzionante bisognerà riparare il PDA o rinunciarvi. Meglio scegliere palmari con batteria rimovibile, mentre gli smartphone (essendo derivati dai cellulari) hanno già accumulatori sostituibili. L'autonomia con le connessioni GPRS e Wi-Fi attivate non supera le sei ore per i palmari e la giornata lavorativa per gli smartphone.
- **Fotocamera.** Poiché gli smartphone sono di fatto dei cellulari, tutti i modelli dispongono di fotocamera digitale integrata. Può essere utile anche per scopi lavorativi. Un sensore VGA è adatto per inviare MMS e allegati a e-mail, mentre per la stampa di foto e per ottenere immagini di qualità superiore conviene scegliere un apparecchio con obiettivo da 1,3 megapixel. In questo caso gli scatti possono anche essere stampati. Anche sui PDA stanno comparendo i sensori fotografici per cui le stesse considerazioni valgono per questa categoria di dispositivo.
- **Connettività.** Per navigare e accedere alla posta elettronica è necessario un sistema di connessione. Il GPRS consente di usare la rete cellulare, ma con costi spesso molto elevati e velocità non sempre esaltanti. Per risparmiare conviene sottoscrivere una flat mensile per il trasferimento dati. Il Wi-Fi assicura prestazioni superiori a costi più contenuti, ma non è diffusamente disponibile. Tuttavia può essere presente in azienda, negli aeroporti, in autogrill e in diversi luoghi di lavoro. Bluetooth è adatto per installare un GPS o un auricolare, ma non può essere considerato per la navigazione.
- **Dotazione di serie.** Sono diversi gli aspetti da considerare: software integrato, accessori in dotazione, connettività. È bene verificare che siano presenti di serie tutti gli strumenti di produttività per l'attività che si deve svolgere. In caso contrario bisogna altrimenti reperirli. In genere la dotazione degli apparecchi comprende i cavi per collegare il PDA al PC, il software di sincronizzazione e una scelta di base di software.
- **Radio.** Gli apparecchi GSM/GPRS sono i più numerosi nel panorama attuale, perché è la tecnologia attualmente più consolidata e affidabile. È più che adatta per il supporto telefonico, ma il GPRS assicura prestazioni paragonabili alla linea telefonica analogica o ISDN. Sono una manciata i palmari UMTS, mentre molti sono gli smartphone. La navigazione ha prestazioni simili alla banda larga, inoltre i cellulari alla peggio si possono usare come modem per il portatile.
- **Memoria.** Con *Symbian* (• Nota 3.2) la memoria integrata ha un'importanza relativa, soprattutto perché i produttori degli apparecchi ne installano già un quantitativo sufficiente per soddisfare il sistema operativo. Anche i dispositivi con *Palm OS* richiedono poca memoria di base, perciò 32 o 64 Mb sono già più che sufficienti. Con *Windows Mobile* la logica è "più ce n'è, meglio è". La ROM ospita solo il sistema operativo, ma la RAM è fondamentale per assicurare velocità e prestazioni adeguate. Meglio non scendere sotto i 64 Mb di RAM.
- **Vani di espansione.** Poiché la quantità di memoria integrata nel dispositivo è limitata, conviene assicurarsi che il PDA disponga di un vano di espansione.
- **Connessioni al PC.** Per sincronizzare i dati con il PC è consigliabile usare l'USB che è la tecnologia più efficiente e facile da usare. Smartphone e PDA hanno di serie il cavo per scambiare i dati con il computer e ricaricare contestualmente la batteria. Il cavo seriale è ormai sparito, mentre i più sofisticati possono affidarsi a Bluetooth, che però non ha prestazioni simili all'USB. L'infrarosso è lento e scomodo, ma in emergenza può essere utile.
- **Qualità costruttiva.** La plastica è il materiale più diffuso nella realizzazione delle scocche di palmari e smartphone. Alcuni modelli più curati sono rinforzati in metallo o alluminio, che assicurano una resistenza superiore agli urti. Da verificare anche la qualità della tastiera (tasti ben distanziati ed ergonomici da usare) e la disposizione dei pulsanti. Negli smartphone le dimensioni sono più ingombranti di quelle di un cellulare tradizionale, ma in molti casi ciò non pregiudica l'ergonomia.

Sistemi di numerazione binaria, ottale, esadecimale

4

C. Lombardi, R. Selvetella

Indice dei contenuti

4.1 Introduzione

L'uso dell'elaboratore può richiedere la capacità di convertire valori numerici espressi in diversi sistemi di numerazione; per la precisione può essere necessario saper trasformare un numero in base decimale in una base differente. Abbiamo già detto (Capitoli 1 e 2) che il computer, come ogni dispositivo digitale che tratta segnali a due valori, ha un modo particolare di rappresentare al suo interno le informazioni: i dati, numerici o alfabetici, su cui opera il programma, e le istruzioni del programma stesso. Vedremo come qualsiasi informazione può essere rappresentata con un alfabeto formato da *due sole cifre*, "*0*" e "*1*". Studieremo dapprima il sistema di numerazione *binario* come strumento di rappresentazione di dati numerici e vedremo come i numeri binari, difficili da trattare per l'uomo, possano essere convertiti nel sistema *ottale* (otto cifre o simboli) o in quello *esadecimale* (16 cifre o simboli), in modo più compatto e quindi più facilmente manipolabile. Affronteremo anche il problema della rappresentazione di dati non numerici sempre con codici binari e quindi, ottali e esadecimali. Chiariremo il significato di "linguaggio del calcolatore", inteso come insieme di configurazioni binarie (istruzioni macchina) che il calcolatore è in grado di interpretare ed eseguire. Per risolvere un qualsiasi problema, il computer deve poter rappresentare e conservare al suo interno tutte le informazioni necessarie, cioè sia i dati su cui deve operare, numerici o alfabetici, sia le istruzioni che gli dicono come operare.

Cominciamo a vedere come vengono rappresentati i numeri, per passare in seguito alle informazioni non numeriche. L'uomo è abituato a rappresentare i numeri con il sistema di numerazione decimale: costituito da 10 simboli (0,1,2,...,9) che consentono, con un criterio posizionale, di rappresentare qualsiasi quantità. Il concetto di criterio posizionale è che ogni cifra ha un peso diverso a seconda della sua posizione: ogni cifra assume un valore diverso, cioè rappresenta una quantità diversa, a seconda della posizione che occupa nel numero, e precisamente, nel sistema decimale, rappresenta una quantità pari al prodotto della cifra stessa per la potenza di 10 corrispondente alla sua posizione.

Vediamo un esempio: le cifre del numero 567 hanno i seguenti pesi:

Coefficiente	**×**	**Peso**	**=**	**Prodotto**
5	×	100 (10^2)	=	500 +
6	×	10 (10^1)	=	60 +
7	×	1 (10^0)	=	7 =
Totale			=	567

Nello stesso modo, si può scomporre un numero per esprimerlo in base 10 dividendo ripetutamente il numero per la base, recuperando ogni volta il resto della divisione. Per esempio, il valore 12.345 (che ovviamente è già espresso in base 10), si scompone nel modo seguente: 12.345/10=1.234 con il resto di cinque; 1.234/10=123 con il resto di quattro; 123/10=12 con il resto di tre; 12/10=1 con il resto di due; 1/10=0 con il resto di uno (quando si ottiene un quoziente nullo, la conversione è terminata). Ecco che la sequenza dei resti dà il numero espresso in base 10: 12.345.

4.2 Numerazione binaria

La numerazione *binaria*, ovvero in base due, si avvale di sole due cifre per rappresentare i valori: *zero* e *uno*. Si tratta evidentemente di un esempio limite di rappresentazione di valori, dal momento che utilizza il minor numero di cifre. Questo fatto semplifica in pratica la conversione.

Seguendo la logica degli esempi già mostrati, si analizza brevemente la conversione del numero binario $(1100)_2$ (si procede partendo dalla cifra meno significativa alla più significativa): $1 \cdot 2^3 + 1 \cdot 2^2 + 0 \cdot 2^1 + 0 \cdot 2^0$. Pertanto, lo stesso numero si potrebbe rappresentare come 12 secondo il sistema standard. Al contrario, per convertire il numero 12, si può procedere nel modo seguente: 12/2=6 con il resto di zero; 6/2=3 con il resto di zero; 3/2=1 con il resto di uno; 1/2=0 con il resto di uno. Ecco che così si ottiene di nuovo il numero binario $(1100)_2$.

Le Figure 4.1 e 4.2 mostrano il procedimento per convertire un numero in base decimale in un numero in base binaria e viceversa applicato ad un esempio.

Se si vuole convertire un numero binario in base 10 (vedi Fig. 4.2), basta disporre le sue cifre dentro le caselline (in basso nella Figura 4.2), allineando a destra, moltiplicando ogni singola cifra per il valore che gli appare sopra, sommando poi ciò che si ottiene.

```
32485 in base 10 —>      | 32485/2 = 16242 con resto di 1
                         | 16242/2 =  8121 con resto di 0
                         |  8121/2 =  4060 con resto di 1
                         |  4060/2 =  2030 con resto di 0
                         |  2030/2 =  1015 con resto di 0
                         |  1015/2 =   507 con resto di 1
                         |   507/2 =   253 con resto di 1
                         |   253/2 =   126 con resto di 1
                         |   126/2 =    63 con resto di 0
                         |    63/2 =    31 con resto di 1
                         |    31/2 =    15 con resto di 1
                         |    15/2 =     7 con resto di 1
                         |     7/2 =     3 con resto di 1
                         |     3/2 =     1 con resto di 1
                         |     1/2 =     0 con resto di 1
                         |
                         `----------> 111111011100101
                                       in base 2
```

Fig. 4.1 Esempio di conversione da base decimale a base binaria

```
111111011100101 in base 2 ->     |   1*2^0   =     1
                                 |   0*2^1   =     0
                                 |   1*2^2   =     4
                                 |   0*2^3   =     0
                                 |   0*2^4   =     0
                                 |   1*2^5   =    32
                                 |   1*2^6   =    64
                                 |   1*2^7   =   128
                                 |   0*2^8   =     0
                                 |   1*2^9   =   512
                                 |   1*2^10  =  1024
                                 |   1*2^11  =  2048
                                 |   1*2^12  =  4096
                                 |   1*2^13  =  8192
                                 |   1*2^14  = 16384
                                 |
                                 `- totale =  32485 in base 10
```

```
16384 8192 4096 2048 1024  512  256  128  64   32   16   8   4   2   1
.-----------------------------------------------------------------------.
|    |    |    |    |    |    |    |    |    |    |    |    |    |    |  |
`-----------------------------------------------------------------------'
```

Fig. 4.2 Esempio di conversione da base binaria a base decimale

Per esempio (Fig. 4.3):

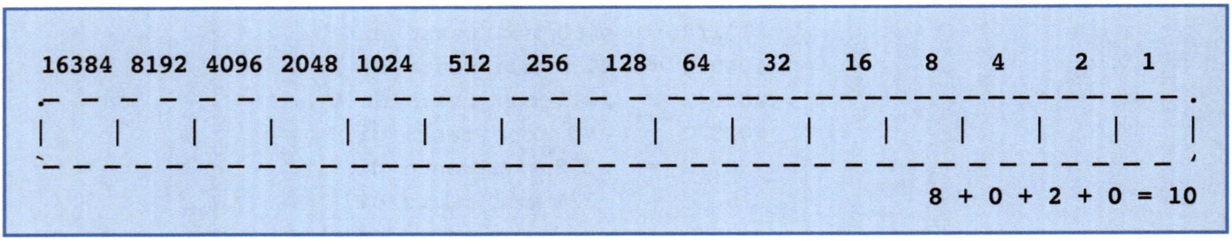

Fig. 4.3 Convertire un numero binario in base 10

Per trovare il corrispondente binario di un numero in base 10, basta sottrarre da quest'ultimo iterativamente sempre il valore più grande possibile di numero in potenza di due. Supponendo di voler convertire il numero 123 in binario, si possono sottrarre i valori: 64, 32, 16, 8, 2 e 1 (Fig. 4.4):

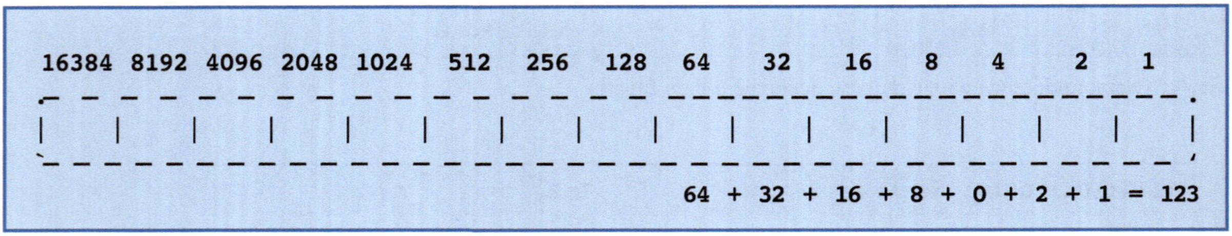

Fig. 4.4 Corrispondente binario di un numero in base 10

4.3 Numerazione ottale

La numerazione *ottale*, ovvero in base otto, si avvale di otto cifre per rappresentare i valori: da zero e sette. La tecnica di conversione di un numero ottale in un numero decimale è la stessa mostrata a titolo esemplificativo per il sistema decimale, con la differenza che la base di numerazione è otto. Per esempio, per interpretare il numero ottale $(12345)_8$, si procede come segue: $1{\cdot}8^4 + 2{\cdot}8^3 + 3{\cdot}8^2 + 4{\cdot}8^1 + 5{\cdot}8^0$. Pertanto, lo stesso numero si potrebbe rappresentare in base 10 come 5 349. Al contrario, per convertire il numero 5 349 (qui espresso in base 10), si può procedere nel modo seguente: 5 349/8=668 con il resto di cinque; 668/8=83 con il resto di quattro; 83/8=10 con il resto di tre; 10/8=1 con il resto di due; 1/8=0 con il resto di uno. Ecco che così si riottiene il numero ottale $(12345)_8$. Nella Figura 4.5 si vede l'applicazione del metodo di conversione allo stesso numero 32485 in base 10 già usato nelle Figure 4.1 e 4.2.

```
32485 in base 10 -> | 32485/8 = 4060 con resto di 5
                    |  4060/8 =  507 con resto di 4
                    |   507/8 =   63 con resto di 3
                    |    63/8 =    7 con resto di 7
                    |     7/8 =    0 con resto di 7
                    |
                    `-------------------> 77345 in base 8
```
a

```
77345 in base 8 -> |  5*8^0 =     5
                   |  4*8^1 =    32
                   |  3*8^2 =   192
                   |  7*8^3 =  3584
                   |  7*8^4 = 28672
                   |
                   `- totale = 32485 in base 10
```
b

Fig. 4.5 **a** Conversione di numero in base decimale nel corrispondente in base ottale. **b** Conversione del numero in base ottale nel corrispondente in base decimale

4.4 Numerazione esadecimale

La numerazione esadecimale, ovvero in base 16, funziona in modo analogo a quella ottale, con la differenza che si avvale di 16 cifre per rappresentare i valori, per cui si usano le cifre numeriche da zero a nove, più le lettere da «A» a «F» per i valori successivi. In pratica, la lettera «A» nelle unità corrisponde al numero 10 e la lettera «F» nelle unità corrisponde al numero 15.

La tecnica di conversione è la stessa già vista per il sistema ottale, tenendo conto della difficoltà ulteriore introdotta dalle lettere aggiuntive. Per esempio, per interpretare il numero esadecimale $(19ADF)_{16}$, si procede come segue: $1 \cdot 16^4 + 9 \cdot 16^3 + 10 \cdot 16^2 + 13 \cdot 16^1 + 15 \cdot 16^0$. Pertanto, lo stesso numero si potrebbe rappresentare in base 10 come 105 183. Al contrario, per convertire il numero 105 183 (qui espresso in base 10), si può procedere nel modo seguente: 105 183/16=6 573 con il resto di 15, ovvero F_{16}; 6 573/16=410 con il resto di 13, ovvero D_{16}; 410/16=25 con il resto di 10, ovvero A_{16}; 25/16=1 con il resto di nove; 1/16=0 con il resto di uno. Ecco che così si riottiene il numero esadecimale $(19ADF)_{16}$. Si veda in Figura 4.6 la applicazione al solito numero 32485 in base 10.

```
32485 in base 10 -> |  32485/16 = 2030 con resto di  5 -> 5
                    |   2030/16 =  126 con resto di 14 -> E
                    |    126/16 =    7 con resto di 14 -> E
                    |      7/16 =    0 con resto di  7 -> 7
                    |
                    `----------------> 7EE5 in base 16
a
```

```
7EE5 in base 16 ->     |         5*16^0 =     5
                       | E -> 14*16^1 =   224
                       | E -> 14*16^2 =  3584
                       |         7*16^3 = 28672
                       |
                       `---- totale = 32485 in base 10
b
```

Fig. 4.6 **a** Conversione da base 10 a base 16 **b** Conversione da base 16 a base 10

4.5 Conversione tra ottale, esadecimale e binario

I sistemi di numerazione ottale ed esadecimale possono essere convertiti in modo facile in binario e viceversa. Infatti, una cifra ottale richiede esattamente tre cifre binarie per la sua rappresentazione, mentre una cifra esadecimale richiede quattro cifre binarie per la sua rappresentazione. Per esempio, il numero ottale $(123)_8$ (Fig. 4.7) si converte facilmente in $(001010011)_2$; inoltre, il numero esadecimale $(3C)_{16}$ (Fig. 4.8) si converte facilmente in $(00111100)_2$.

```
123 in base otto                 001010011 in base due
|||                              \ /\ /\ /
||`----> 011                      |  |  |
||                                |  |  `---> 3
|`---> 010                        |  |
|                                 |  `----> 2
`-> 001                           |
                                  `-----> 1

=    001010011 in base due                123 in base otto
```

Fig. 4.7 Conversione tra la numerazione ottale e numerazione binaria

In pratica, è sufficiente convertire ogni cifra ottale o esadecimale nel valore corrispondente in binario. Quindi, sempre nel caso di $(123)_8$, si ottengono $(001)_2$, $(010)_2$ e $(011)_2$, che basta attaccare come già è stato mostrato. Nello stesso modo si procede nel caso di $(3C)_{16}$, che forma rispettivamente $(0011)_2$ e $(1100)_2$.

```
3C in base sedici
||
||
|`——> 1100
|
`—> 0011

=     00111100 in base due
```

```
00111100 in base due
\  /\  /
 |   |
 |   |
 |   `——> C
 |
 `———> 3

3C in base sedici
```

Fig. 4.8 Conversione tra la numerazione esadecimale e numerazione binaria

È evidente che risulta facilitata ugualmente la conversione da binario a ottale o da binario a esadecimale (Fig. 4.9).

```
111111011100101   in base due
\ /\ /\ /\ /\ /
 7  7  3  4  5    in base otto
/ \/ \/ \/ \/ \
0111111011100101   in base due
\   /\   /\   /\   /
 7  14  14   5
 7   E   E   5    in base sedici
/   \/   \/   \/   \
0111111011100101   in base due
```

Fig. 4.9 Riassunto della conversione tra binario-ottale e binario-esadecimale

In sintesi (Tabella 4.1):

- il **sistema decimale** è un sistema posizionale in base 10: ogni unità vale dieci volte l'unità dell'ordine immediatamente inferiore. Sono impiegate le dieci cifre arabe (da 1 a 9 più lo 0);
- il **sistema esadecimale** è un sistema posizionale in base 16: ogni unità vale sedici volte l'unità dell'ordine immediatamente inferiore. Sono impiegate sedici cifre, ovvero le dieci cifre arabe (da 1 a 9 più lo 0) più le lettere da A a F;
- il **sistema ottale** è un sistema posizionale in base 8: ogni unità vale otto volte l'unità dell'ordine immediatamente inferiore. Sono impiegate otto cifre, ovvero le cifre arabe da 1 a 7 più lo 0;
- il **sistema binario** è un sistema posizionale in base 2: ogni unità vale 2 volte l'unità dell' ordine immediatamente inferiore. Sono impiegate due cifre, ovvero le cifre arabe 1 e 0.

Tabella 4.1 Corrispondenza tra cifre base delle numerazioni binaria/ottale/decimale/esadecimale

BINARIO	OTTALE	DECIMALE	ESADECIMALE
0000	0	0	0
0001	1	1	1
0010	2	2	2
0011	3	3	3
0100	4	4	4
0101	5	5	5
0110	6	6	6
0111	7	7	7
1000	10	8	8
1001	11	9	9
1011	12	10	A
1011	13	11	B
1100	14	12	C
1101	15	13	D
1110	16	14	E
1111	17	15	F

La rappresentazione delle informazioni

5

S. Cappabianca, A. Lo Casto, M. Midiri

Indice dei contenuti

5.1 Introduzione

Abbiamo visto che il calcolatore rappresenta al suo interno dati numerici, indirizzi e istruzioni sotto forma di *codici binari*. Dovrebbe essere chiaro a questo punto che il sistema binario viene usato dai calcolatori non solo come *sistema di numerazione*, ma per rappresentare in forma codificata *qualsiasi informazione*. Si può definire "*alfabeto esterno*" di un calcolatore l'insieme di caratteri alfanumerici che il calcolatore è in grado di leggere da un dispositivo di ingresso, rappresentare al suo interno, o *stampare* e *visualizzare* su un dispositivo di uscita. Fanno parte di questo alfabeto i seguenti caratteri:

- *le 26 lettere dell'alfabeto, maiuscole o minuscole, o entrambe*
- *le 10 cifre decimali da 0 a 9*
- *un certo numero di caratteri vari: caratteri di punteggiatura, simboli di operazioni elementari, ecc.*

Esistono diversi codici per la rappresentazione di questi caratteri. Un sistema di decodificazione molto diffuso per i caratteri numerici era il *BCD (Binary Coded Decimal)*, che usava quattro bit per rappresentare le cifre decimali da 0 a 9, e rappresentava un numero decodificando separatamente ogni cifra. Ad esempio, il numero 1982 veniva rappresentato in BCD come:

1	9	8	2
0001	1001	1000	0010

È evidente che per codificare un numero in BCD occorrevano più bit di quanti sarebbero serviti in binario. Esistono poi alcuni codici alfanumerici, che permettono di codificare tutti i simboli dell'alfabeto esterno del calcolatore, cioè caratteri numerici, alfabetici e vari. Per questi codici non sono più sufficienti quattro bit; esistono codici a 6, 7, 8 bit. Con 6 bit si possono codificare $2^6 = 64$ simboli, che sono in genere le 26 lettere maiuscole dell'alfabeto, le 10 cifre decimali e 28 caratteri vari. Il codice *ISO (International Standard Organization)* a 7 bit permette la codifica di 128 (2^7) caratteri, riuscendo così a rappresentare anche le lettere minuscole. Due codici a 8 bit molto diffusi erano il codice *EBCDIC (Extended Binary Coded Decimal Interchange Code)* usato dai calcolatori IBM della serie 360 e 370 e il codice *ASCII (American Standard Code for Information Interchange)*.

5.2 Codice ASCII

La tabella ASCII è un codice convenzionale usato per la rappresentazione dei caratteri di testo attraverso i byte (8 bit): ad ogni byte viene fatto corrispondere un diverso carattere della tastiera (lettere, numeri, segni). In realtà lo standard ASCII copre solo i primi 128 byte (da 00000000 a 1111111), i successivi byte fino al 256° costituiscono la tabella ASCII *estesa* che presenta varie versioni a carattere nazionale (vedere • Nota 5.1 e Tabelle 5.1 e 5.2). Nella tabella ASCII standard si trovano le cifre numeriche, le lettere maiuscole e minuscole (maiuscole e minuscole hanno codici ASCII differenti) la punteggiatura, i simboli aritmetici e altri simboli ($, &, %, @, #, ecc.). Essendo stata concepita in America, la tabella ASCII standard non comprende le lettere accentate (sconosciute all'ortografia inglese). I primi 32 byte della tabella standard sono inoltre riservati per segnali di controllo e funzioni varie.

Nota 5.1 – Approfondimento

L'alfabeto latino, usato nella scrittura di molte lingue nel mondo, presenta una grande quantità di varianti grafiche: si va dalle semplici vocali accentate (accento grave **à**, acuto **á**, circonflesso **â**, dieresi **ä**, tilde **ã**) a lettere modificate (lettere con barrette, cediglie, segni), lettere speciali usate solo in una lingua, segni di punteggiatura particolari (il punto interrogativo ed il punto esclamativo capovolti usati nello spagnolo), simboli di valuta, e così via, senza considerare poi che gran parte di questi segni presentano le due forme maiuscola e minuscola. Le varianti sono talmente numerose che i 128 byte della tabella estesa non sono purtroppo sufficienti a rappresentarle tutte, per questo motivo esistono diverse estensioni della tabella ASCII: lo standard ISO 8859 prevede 15 diverse estensioni, comprese quelle per gli alfabeti diversi dal latino, ma esistono anche ulteriori estensioni non riconosciute dall'ISO e create per esempio dalla Microsoft per i sistemi Windows o dalla Apple per i Macintosh. Persino l'MS-DOS usava un'estensione diversa da quella di Windows. La tabella ASCII estesa tipicamente utilizzata in Italia è quella dell'Europa occidentale, creata per le lingue germaniche e neolatine (escluso il rumeno). Altre estensioni usate in Europa sono la Centro Europea per i paesi dell'Europa orientale (lingue slave, ungherese, rumeno), la Turca, la Cirillica e la Greca. **Questa coesistenza fra diverse versioni del codice ASCII produce spesso discordanze nella visualizzazione dei file di testo**. Sarà capitato a molti di aprire un file di testo o ricevere una e-mail e trovare segni assurdi al posto di tutte le lettere accentate, questo perché chi l'ha scritto stava usando una tabella estesa diversa e quindi il computer che la riceve interpreta alcuni byte del file in modo diverso. Certi tipi di file, come i file HTML, possono contenere al loro interno il nome esplicito dell'estensione ASCII usata per la loro creazione, così il computer ricevente saprà come regolarsi (Tabelle 5.1 e 5.2).

Tabella 5.1 Codice ASCII - Parte I

dec	esa	car	binario	dec	esa	car	binario	dec	esa	car	binario	dec	esa	car	binario
0	00		00000000	32	20		00100000	64	40	@	01000000	96	60	`	01100000
1	01		00000001	33	21	!	00100001	65	41	A	01000001	97	61	a	01100001
2	02		00000010	34	22	"	00100010	66	42	B	01000010	98	62	b	01100010
3	03		00000011	35	23	#	00100011	67	43	C	01000011	99	63	c	01100011
4	04		00000100	36	24	$	00100100	68	44	D	01000100	100	64	d	01100100
5	05		00000101	37	25	%	00100101	69	45	E	01000101	101	65	e	01100101
6	06		00000110	38	26	&	00100110	70	46	F	01000110	102	66	f	01100110
7	07		00000111	39	27	'	00100111	71	47	G	01000111	103	67	g	01100111
8	08		00001000	40	28	(	00101000	72	48	H	01001000	104	68	h	01101000
9	09		00001001	41	29	)	00101001	73	49	I	01001001	105	69	i	01101001
10	0A		00001010	42	2A	*	00101010	74	4A	J	01001010	106	6A	j	01101010
11	0B		00001011	43	2B	+	00101011	75	4B	K	01001011	107	6B	k	01101011
12	0C		00001100	44	2C	,	00101100	76	4C	L	01001100	108	6C	l	01101100
13	0D		00001101	45	2D	-	00101101	77	4D	M	01001101	109	6D	m	01101101
14	0E		00001110	46	2E	.	00101110	78	4E	N	01001110	110	6E	n	01101110
15	0F		00001111	47	2F	/	00101111	79	4F	O	01001111	111	6F	o	01101111
16	10		00010000	48	30	0	00110000	80	50	P	01010000	112	70	p	01110000
17	11		00010001	49	31	1	00110001	81	51	Q	01010001	113	71	q	01110001
18	12		00010010	50	32	2	00110010	82	52	R	01010010	114	72	r	01110010
19	13		00010011	51	33	3	00110011	83	53	S	01010011	115	73	s	01110011
20	14		00010100	52	34	4	00110100	84	54	T	01010100	116	74	t	01110100
21	15		00010101	53	35	5	00110101	85	55	U	01010101	117	75	u	01110101
22	16		00010110	54	36	6	00110110	86	56	V	01010110	118	76	v	01110110
23	17		00010111	55	37	7	00110111	87	57	W	01010111	119	77	w	01110111
24	18		00011000	56	38	8	00111000	88	58	X	01011000	120	78	x	01111000
25	19		00011001	57	39	9	00111001	89	59	Y	01011001	121	79	y	01111001
26	1A		00011010	58	3A	:	00111010	90	5A	Z	01011010	122	7A	z	01111010
27	1B		00011011	59	3B	;	00111011	91	5B	[	01011011	123	7B	{	01111011
28	1C		00011100	60	3C	<	00111100	92	5C	\	01011100	124	7C	|	01111100
29	1D		00011101	61	3D	=	00111101	93	5D	]	01011101	125	7D	}	01111101
30	1E		00011110	62	3E	>	00111110	94	5E	^	01011110	126	7E	~	01111110
31	1F		00011111	63	3F	?	00111111	95	5F	_	01011111	127	7F		01111111

Vengono rappresentati 256 caratteri, quelli che si presume possano essere sufficienti a rappresentare i caratteri digitabili da una tastiera; ad ogni carattere è attribuito univocamente un numero tra 0 e 255, memorizzato come un numero binario di 8 bit.

Facendo un esempio, la lettera M è rappresentata dal numero 77, la lettera S dal numero 83.

Per cercare di superare i limiti è stato creato un nuovo standard internazionale detto ***Unicode***, definito dalla *Unicode Consortium* e dalla *International Organization*

Tabella 5.2 Codice ASCII - Parte II

dec	esa	car	binario	dec	esa	car	binario	dec	esa	car	binario	dec	esa	car	binario
128	80		10000000	160	A0		10100000	192	C0	À	11000000	224	E0	à	11100000
129	81		10000001	161	A1	¡	10100001	193	C1	Á	11000001	225	E1	á	11100001
130	82	‚	10000010	162	A2	¢	10100010	194	C2	Â	11000010	226	E2	â	11100010
131	83	ƒ	10000011	163	A3	£	10100011	195	C3	Ã	11000011	227	E3	ã	11100011
132	84	„	10000100	164	A4	¤	10100100	196	C4	Ä	11000100	228	E4	ä	11100100
133	85	…	10000101	165	A5	¥	10100101	197	C5	Å	11000101	229	E5	å	11100101
134	86	†	10000110	166	A6	¦	10100110	198	C6	Æ	11000110	230	E6	æ	11100110
135	87	‡	10000111	167	A7	§	10100111	199	C7	Ç	11000111	231	E7	ç	11100111
136	88	ˆ	10001000	168	A8	¨	10101000	200	C8	È	11001000	232	E8	è	11101000
137	89	‰	10001001	169	A9	©	10101001	201	C9	É	11001001	233	E9	é	11101001
138	8A	&	10001010	170	AA	ª	10101010	202	CA	Ê	11001010	234	EA	ê	11101010
139	8B	‹	10001011	171	AB	«	10101011	203	CB	Ë	11001011	235	EB	ë	11101011
140	8C	Œ	10001100	172	AC	¬	10101100	204	CC	Ì	11001100	236	EC	ì	11101100
141	8D		10001101	173	AD	¬	10101101	205	CD	Í	11001101	237	ED	í	11101101
142	8E	Ä	10001110	174	AE	®	10101110	206	CE	Î	11001110	238	EE	î	11101110
143	8F	¯	10001111	175	AF	¯	10101111	207	CF	Ï	11001111	239	EF	ï	11101111
144	90		10010000	176	B0	°	10110000	208	D0	Đ	11010000	240	F0	ð	11110000
145	91	'	10010001	177	B1	±	10110001	209	D1	Ñ	11010001	241	F1	ñ	11110001
146	92	'	10010010	178	B2	²	10110010	210	D2	Ò	11010010	242	F2	ò	11110010
147	93	"	10010011	179	B3	³	10110011	211	D3	Ó	11010011	243	F3	ó	11110011
148	94	"	10010100	180	B4	´	10110100	212	D4	Ô	11010100	244	F4	ô	11110100
149	95	•	10010101	181	B5	µ	10110101	213	D5	Õ	11010101	245	F5	õ	11110101
150	96	–	10010110	182	B6	¶	10110110	214	D6	Ö	11010110	246	F6	ö	11110110
151	97	—	10010111	183	B7	·	10110111	215	D7	×	11010111	247	F7	÷	11110111
152	98	˜	10011000	184	B8	¸	10111000	216	D8	Ø	11011000	248	F8	ø	11111000
153	99	™	10011001	185	B9	¹	10111001	217	D9	Ù	11011001	249	F9	ù	11111001
154	9A	š	10011010	186	BA	º	10111010	218	DA	Ú	11011010	250	FA	ú	11111010
155	9B	›	10011011	187	BB	»	10111011	219	DB	Û	11011011	251	FB	û	11111011
156	9C	œ	10011100	188	BC	¼	10111100	220	DC	Ü	11011100	252	FC	ü	11111100
157	9D		10011101	189	BD	½	10111101	221	DD	Ý	11011101	253	FD	ý	11111101
158	9E	ž	10011110	190	BE	¾	10111110	222	DE	Þ	11011110	254	FE	þ	11111110
159	9F	Ÿ	10011111	191	BF	¿	10111111	223	DF	ß	11011111	255	FF	ÿ	11111111

for Standardization (ISO 10646), che rappresenta i caratteri usando *2 byte (16 bit)*. Con 2 byte il numero di combinazioni possibili diventa 256x256 = 65.536, perciò Unicode supporta 65.536 diversi segni, al posto dei 256 del set ASCII. Si riescono così a rappresentare non solo tutte le varianti dell'alfabeto latino, ma anche tutti gli altri alfabeti (*greco, cirillico, arabo, ebraico, hindi, thai*, ...) oltre all'insieme degli *ideogrammi cinesi e giapponesi* (che sono in tutto circa 30.000, anche se poi ne vengono effettivamente utilizzati solo poche migliaia). Lo standard definitivo è ancora in corso di definizione, ma i codici disponibili sono così numerosi che pare verranno inseriti in Unicode persino gli alfabeti di fantasia come l'*Elfico* di *Tolkien* o il *Klingon* di Star Trek.

Lo svantaggio dell'Unicode, rispetto all'ASCII, è che le dimensioni dei file di testo risultano comunque raddoppiate (vengono usati 2 byte per carattere, invece di 1 solo).

L'algebra di Boole

6

S. Cappabianca, L. Brunese

Indice dei contenuti

6.1 Introduzione: cenni storici

George Boole (1815-1864), logico e matematico inglese (Fig. 6.1), creò lo strumento concettuale che sta alla base del funzionamento del calcolatore e che, in suo onore, va sotto il nome di *algebra booleana*. Si tratta di un calcolo logico a due valori di verità con alcune leggi particolari che consente di operare su proposizioni allo stesso modo che su entità matematiche. Sviluppò i concetti espressi da Leibniz sul sistema binario e descrisse gli operatori logici che da lui presero il nome di *operatori booleani*.

L'opera di Boole aprì l'orizzonte alle grandi scuole di matematica del '900. La sua logica, oggi, sta alla base della struttura dei componenti elettronici denominati *porte logiche* ed è la base del funzionamento dei calcolatori elettronici (essenziale la • Nota 6.1).

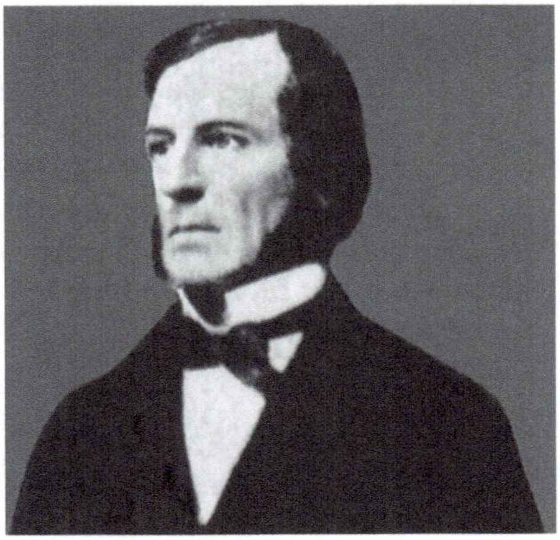

Fig. 6.1 George Boole

Nota 6.1 – Approfondimento

Nel suo libro *The mathematical theories of logic and probabilities*, Boole dimostrava con successo che la logica, come la insegnava Aristotele, poteva essere rappresentata tramite equazioni algebriche. Nel 1854, Boole stabiliva solidamente la sua reputazione pubblicando *An Investigation of the Laws of Thought, on Which Are Founded the Mathematical Theories of Logic and Probabilities*, una continuazione del suo lavoro precedente. Nel 1855, Boole, il primo professore di matematica del College of Cork (Ireland), sposò Mary Everest, che era già nota come matematico e professore. La giovane moglie di Boole ebbe il compito di editor e di esperta nel lavoro scientifico del marito durante i loro nove anni di matrimonio. L'algebra di Boole, o algebra della logica, è utilizzata nella descrizione, nella sintesi e nell'analisi delle funzioni logiche binarie. È lo strumento matematico per mezzo del quale è possibile sviluppare i progetti logici. *Essa considera l'esistenza di solo due valori distinti, indicati con i simboli vero (1) o falso (0), i quali non rappresentano numeri né quantità definite, ma piuttosto stati o condizioni caratteristiche*. Facendo un parallelo con la teoria degli insiemi, potremmo dire che consideriamo l'esistenza di due classi: la classe totale (1), in cui tutto è presente (universo), e la classe vuota (0), priva di elementi. Nessuna classe o stadio intermedio sono permessi. Il lavoro di Boole fu ben recepito durante la sua vita, ma fu considerato soltanto "pura matematica" fino al 1938, quando *Claude Shannon* pubblicò la sua tesi al MIT (Massachusetts Institute of Technology). Shannon dimostrò che la logica simbolica di Boole, così come si applicava alla rappresentazione di "*vero*" e "*falso*", poteva essere usata per rappresentare le funzioni degli interruttori nei circuiti elettronici. Ciò divenne la base della progettazione dell'elettronica digitale, con applicazioni pratiche nella commutazione telefonica e nell'ingegneria dei computer. Oggigiorno, quando si usa un motore di ricerca su internet, utilizziamo i concetti matematici di Boole che ci aiutano a localizzare le informazioni definendo una relazione tra i termini che introduciamo. Ad esempio, ricercando George *AND* Boole troveremo ogni articolo in cui sia la parola George che la parola Boole sono presenti. Cercando invece George *OR* Boole troveremo ogni articolo in cui o la parola George o la parola Boole sono presenti. Tutto questo è ciò che chiamiamo "*ricerca booleana*", detto in termini molto semplificati, ovviamente.

6.2 Variabili, operazioni, funzioni

Prima di illustrare i postulati ed i teoremi dell'algebra di Boole consideriamo la definizione di variabile binaria. Chiamiamo *variabile binaria* una variabile che può assumere solo due valori (0 oppure 1) e la indicheremo con le lettere A, B, C, ecc. È intuitivo che i valori "0" e "1" siano associati ai valori "Falso" e "Vero" di una *variabile logica*. Consideriamo il concetto di *funzione binaria*. Date ad esempio le variabili A e B, indicheremo con **Y = f (A, B)** la funzione di tali variabili, dove **f** rappresenta una particolare relazione matematica che lega A e B.

Ad esempio:

Y = A+B

Y = A· B

Y = A· (A + B) come funzioni di A e B. Ugualmente nel caso di tre o più variabili possiamo avere

Y = f (A, B, C) = A+ B+ C e così via. Dati dei valori ad **A**, **B**, **C** ecc. otteniamo "in funzione di essi" un valore per Y tramite la relazione f che lega le variabili. Poiché nel nostro caso Y può assumere soltanto i valori 0 e 1, parliamo di funzione binaria. Una funzione di variabile reale si rappresenta in generale con un grafico. Nel caso, invece, di una funzione a variabili binarie si utilizza una tabella, la **tabella di verità** in cui in ogni riga viene considerata una delle combinazioni di valori delle diverse variabili ed il valore risultante della funzione. Per una funzione di n variabili otteniamo ad esempio 2^n possibili combinazioni di valori e quindi una tabella della verità contenente 2^n righe. Un esempio di tabella della verità per una funzione binaria a due variabili: **Y = f (A, B)** è riportato in Figura 6.2.

A	B	Y
0	0	1
1	0	0
0	1	0
1	1	0

Fig. 6.2 Esempio di tabella di verità

Le funzioni binarie più semplici sono due funzioni di due variabili, indicate con il nome di OR e AND, ed una funzione di una sola variabile, indicata con NOT. Tuttavia prima di definirle è opportuno introdurre le leggi di composizione interna dell'algebra di Boole.

6.2.1 Somma logica

Date due variabili A e B, si definisce come somma logica la variabile

$$\mathbf{C = A + B}$$

Se A e B sono due variabili binarie anche C è una variabile binaria. È da notare che nell'algebra della logica, il simbolo + non ha lo stesso significato di somma aritmetica. Infatti, considerando la teoria degli insiemi, la nostra somma significa piuttosto "unione". Richiamiamone il concetto: dati due insiemi di A e B, $(A \cup B)$ è l'insieme C composto dagli elementi appartenenti all'uno oppure all'altro degli insiemi A e B.

6.2.2 Prodotto logico

Date due variabili A e B, si definisce come prodotto logico la variabile C, ottenuta da

$$\mathbf{C = A \cdot B}$$

dove C è anch'essa una variabile binaria. Anche qui, tornando alla teoria degli insiemi, il simbolo di prodotto ha il significato di "intersezione". Dati due insiemi A e B, composti da vari elementi, si definisce come intersezione l'insieme C composto dagli elementi che appartengono contemporaneamente sia all'uno che all'altro dei due insiemi.

6.2.3 Funzioni OR e AND

A questo punto possiamo introdurre le funzioni binarie a due variabili OR ed AND. Date le variabili A e B, la funzione OR rappresenta la somma logica di esse, quindi:

$$\mathbf{Y = A + B}$$

È chiaro a questo punto perché tale funzione venga denominata OR: la somma significa "unione" di A con B, ed il valore di Y è dato in modo che si prendano quei valori che vengono assunti da A oppure da B. In questo caso otteniamo per Y il valore 1 se almeno una delle due variabili ha il valore 1. Vediamo cosa accade per il prodotto. Date le variabili A e B, si definisce la funzione AND come prodotto logico di esse. Si ottiene quindi:

$$\mathbf{Y = A \cdot B}$$

In questo caso la Y può assumere il valore che è assunto contemporaneamente da entrambe le variabili (da qui il nome AND che sta a significare qualcosa che appartiene a uno e all'altro dei componenti il prodotto) e quindi la funzione avrà il valore 1 quando tutte le variabili assumono il valore 1.

6.2.4 Inversione (funzione NOT)

Abbiamo detto che i valori "0" e "1" non sono numeri, ma piuttosto classi. "1" rappresenta, parlando in termini di insiemi, l'insieme totale, mentre "0" indica l'insieme vuoto; quindi "1" è il tutto, "0" il nulla. Sappiamo che "tutto" è il contrario di "nulla" e viceversa. Siamo ora in grado di capire il concetto di "inversione" e di passaggio al complementare. Data quindi una qualsiasi variabile A definiamo come suo complementare (il suo opposto) la variabile $\bar{A}$. In questo caso, se A assume il valore "1" (tutto), il suo inverso $\bar{A}$ avrà il valore "0" (nulla); viceversa se A assume il valore "0", $\bar{A}$ sarà "1". Definiamo quindi la funzione binaria NOT come

$$\mathbf{Y = \bar{A}}$$

Questa funzione, che rappresenta un'operazione di inversione, è ad una sola variabile e dipende quindi solo dal valore di A. È inutile dire, poiché risulta chiaro dalla precedente discussione, che quando A = 1, Y (NOT A) = 0 e viceversa.

6.3 Alcune proprietà dell'algebra di Boole

L'algebra di Boole (conosciuta con il nome di algebra delle proposizioni) può sembrare molto lontana da quella ordinaria: comunque anche in questa nuova algebra sono fondamentali le proprietà che collegano simboli e operazioni. Nell'analisi di queste proprietà in alcuni casi risulta più espressiva l'interpretazione legata ai circuiti, in altri casi quella legata alla logica o agli insiemi.

Se usiamo la analogia con i circuiti composti da interruttori, scopriamo facilmente che:

1. esaminiamo l'espressione **a · 1** in cui:
   a è un interruttore
   1 è l'interruttore sempre chiuso
   a · 1 è il circuito ottenuto collegando in serie a e 1.
   Questo circuito si comporta come il circuito con il solo interruttore a; quindi:

$$\mathbf{a \cdot 1 = a} \quad \text{per qualunque a}$$

2. esaminiamo l'espressione **a + 0** in cui: **a** è un interruttore
   0 è l'interruttore sempre aperto
   a + 0 è il circuito ottenuto collegando in parallelo a e 0.
   Questo circuito si comporta come il circuito con il solo interruttore a; quindi

$$\mathbf{a + 0 = a} \quad \text{per qualunque a}$$

3. esaminiamo l'espressione **a · 0** in cui:
   a è un interruttore
   0 è l'interruttore sempre aperto
   a · 0 è il circuito che ha in serie un interruttore a e l'interruttore sempre aperto 0
   Questo circuito si comporta come il circuito con il solo interruttore 0; quindi

$$\mathbf{a \cdot 0 = 0} \quad \text{per qualunque a}$$

Fino a questo punto si sono trovate tre proprietà dell'algebra di Boole che sono analoghe a proprietà dell'algebra ordinaria.

Ma è facile scoprire anche delle proprietà del tutto nuove. Ad esempio:

4. esaminiamo l'espressione **a + 1**
   a è un interruttore
   1 è l'interruttore sempre chiuso
   l'espressione descrive un circuito che ha in parallelo l'interruttore **a** e l'interruttore sempre chiuso **1**.
   Questo circuito si comporta come il circuito con il solo interruttore 1; quindi

$$\mathbf{a + 1 = 1} \quad \text{per qualunque } \mathbf{a}$$

6.3.1 Proprietà commutativa

È semplice vedere che:

$$\mathbf{a + b = b + a}, \text{ per qualunque a e b}$$

È sufficiente pensare che l'unione di due insiemi è sempre lo stesso insieme, indipendentemente dall'ordine in cui i due insiemi vengono considerati.

In modo analogo si ha che:

$$\mathbf{a \cdot b = b \cdot a}, \text{ per qualunque a e b}$$

Si può concludere che nell'algebra di Boole la proprietà commutativa vale per l'addizione e per la moltiplicazione.

6.3.2 Proprietà associativa

In modo analogo si ha che:

$$\mathbf{(a + b) + c = a + (b + c)}, \text{ per qualunque a, b, c}$$

L'unione fra tre insiemi è infatti sempre lo stesso insieme, indipendentemente dal modo in cui i singoli insiemi sono associati.

Lo stesso vale nel caso di intersezione di tre insiemi, trovando che:

$$(\mathbf{a} \cdot \mathbf{b}) \cdot \mathbf{c} = \mathbf{a} \cdot (\mathbf{b} \cdot \mathbf{c}), \text{ per qualunque a, b, c}$$

Si può concludere che nell'algebra di Boole valgono la proprietà associativa dell'addizione e della moltiplicazione.

6.3.3 Proprietà distributiva della moltiplicazione rispetto all'addizione

Dopo aver trovato la proprietà commutativa e la proprietà associativa si passa ad indagare la validità della proprietà distributiva, cioè:

$$\mathbf{a} \cdot (\mathbf{b} + \mathbf{c}) = \mathbf{a} \cdot \mathbf{b} + \mathbf{a} \cdot \mathbf{c}$$

Riferendosi alla analogia con le operazioni fra insiemi si ha che:
- il primo membro indica l'insieme $\mathbf{a} \cap (\mathbf{b} \cup \mathbf{c})$
- il secondo membro indica l'insieme $(\mathbf{a} \cap \mathbf{b}) \cup (\mathbf{a} \cap \mathbf{c})$

I due insiemi sono formati dagli stessi elementi.

Si può concludere che nell'algebra di Boole vale la proprietà distributiva della moltiplicazione rispetto all'addizione.

6.3.4 Proprietà distributiva dell'addizione rispetto alla moltiplicazione

L'algebra di Boole presenta però anche delle proprietà del tutto inconsuete, fra cui:

$$\mathbf{a} + (\mathbf{b} \cdot \mathbf{c}) = (\mathbf{a} + \mathbf{b}) \cdot (\mathbf{a} + \mathbf{c})$$

Riferendosi alla analogia con le operazioni fra insiemi si ha che:
- il primo membro indica l'insieme $\mathbf{a} \cup (\mathbf{b} \cap \mathbf{c})$
- il secondo membro indica l'insieme $(\mathbf{a} \cup \mathbf{b}) \cap (\mathbf{a} \cup \mathbf{c})$

I due insiemi sono formati dagli stessi elementi

Si può concludere che nell'algebra di Boole – contrariamente a quanto accade nell'algebra ordinaria – vale anche la proprietà distributiva dell'addizione rispetto alla moltiplicazione.

6.3.5 Proprietà della negazione (e complementazione)

Il simbolo a "sovrasegnato" (si indicherà con $\bar{\mathbf{a}}$), caratteristico solo dell'algebra di Boole, porta altre proprietà inusuali. Si ha:

$$\mathbf{a} + \bar{\mathbf{a}} = \mathbf{1}$$
$$\mathbf{a} \cdot \bar{\mathbf{a}} = \mathbf{0}$$

Si tratta di proprietà facili da scoprire riferendosi sempre alle operazioni fra insiemi:
- l'unione di un insieme con il suo complementare è l'insieme universo U;
- l'intersezione di un insieme con il suo complementare non contiene alcun elemento.

6.3.6 Confronto con le proprietà dell'algebra ordinaria

Confrontando le proprietà dell'algebra ordinaria con le proprietà dell'algebra di Boole è possibile osservare che:

- nell'algebra ordinaria la moltiplicazione presenta delle proprietà in più rispetto all'addizione;
- nell'algebra di Boole addizione e moltiplicazione presentano le stesse proprietà.

Nessuna delle due algebre è "migliore" dell'altra. Sono entrambe valide, ciascuna nel proprio ambito:

a) operando con i numeri e lettere vale l'algebra ordinaria;
b) operando con proposizioni, con insiemi, vale l'algebra di Boole.

6.4
Algebra di Boole e algebra ordinaria

La nuova algebra proposta da Boole porta con sé molti aspetti innovativi: i simboli usuali cambiano significato e proprietà delle operazioni del tutto nuove si affiancano alle proprietà note dalla esperienza dell'algebra ordinaria. È necessario prestare attenzione al significato dei vari simboli; ad esempio, il noto simbolo "=" cambia significato:

- nella logica collega due proposizioni che hanno la stessa tavola di verità
- nei circuiti collega due circuiti che si comportano nello stesso modo
- negli insiemi collega due insiemi formati dagli stessi elementi

Nel concludere si sottolinea come l'*algebra di Boole* sia stata fondamentale nello *sviluppo dei calcolatori*: è interessante rendersi conto di quanto stretta sia stata l'interazione fra teoria e applicazione.

Ed è anche utile notare che esistono studi, ricerche e teorie più complesse che superano i concetti dell'algebra booleana applicata alla logica delle proposizioni. Alcuni studiosi hanno evidenziato che le teorie scientifiche non sono necessariamente certe, anzi è molto interessante studiare con metodi certi e rigorosi il **concetto di incertezza**. Questo lavoro dal punto di vista logico e matematico è stato svolto soprattutto nell'ambito delle cosiddette **logiche fuzzy** (*fuzzy logics*), logiche sfumate. Si tratta di logiche che hanno abbandonato un principio classico, aristotelico della logica, secondo cui i valori di verità, il vero e il falso, sono due e soltanto due: c'è il vero e c'è il falso, e non si considerano situazioni intermedie tra il vero e il falso, in particolare non si considerano situazioni di indeterminatezza, di ambiguità. Nello scorso secolo, negli anni Venti, è iniziato un importante studio intorno alle logiche polivalenti. Le logiche polivalenti sono quelle logiche secondo cui i valori di verità possono essere più di due, tre, sette, dodici, infiniti, tanti quanti i numeri reali che stanno nell'intervallo zero/uno. Queste logiche chiamate *fuzzy*, che inizialmente erano state create soprattutto per scopi filosofici, negli anni Sessanta, Settanta hanno dato spazio ad interessanti applicazioni tecnologiche; infatti soprattutto i giapponesi hanno cominciato a costruire macchine che usassero essenzialmente logiche di tipo *fuzzy*. Oggi noi possiamo addirittura comprare video-camere, lavatrici che impiegano sistemi basati su *fuzzy logic*.

Le porte logiche

7

A. Rotondo, M. Vallefuoco

Indice dei contenuti

7.1 Introduzione

Le porte logiche sono semplici *circuiti elettronici* che possono venire considerati come "blocchi" con cui svolgere operazioni logiche come definite nella algebra binaria o Booleana, basata su variabili a due valori VERO o FALSO (*TRUE or FALSE*, in inglese); in un circuito elettronico opportuno il "passaggio" di corrente può essere messo in relazione con VERO (oppure valore 1) e il "non passaggio" con FALSO (oppure valore zero).

Le operazioni logiche fondamentali AND, OR, NOT possono essere affiancate dalle versioni con l'uscita invertita delle prime due, avendo così anche le seguenti: NAND, NOR. Queste non sono altro che, rispettivamente: AND + NOT, OR + NOT. A parte la funzione NOT, le altre porte logiche possono disporre, teoricamente, di un qualunque numero di ingressi; tutte invece dispongono di una sola uscita (o al massimo anche dell'uscita complementare, ovvero invertita). Ecco che una rete composta da una moltitudine di celle elementari o porte logiche può eseguire complicate operazioni o di controllo o di elaborazione dati. Queste reti "programmabili" di porte logiche sono inserite in appositi circuiti integrati programmabili e pronti ad un uso specifico: sono dette *PAL (programmable array logic)* e *GAL (generic array logic)*.

7.2
Funzione logica AND

La funzione logica AND (simbolo in Fig.7.1) fornisce un'uscita «vera» solo quando tutti gli ingressi sono «veri». Analogamente, una porta logica AND fornisce un livello logico «1» solo quando tutti gli ingressi presentano un livello logico 1 (Fig. 7.2).

Perché usiamo le tabelle di verità (Fig. 7.2)? La risposta non è semplice. Fondamentalmente, però, possiamo affermare che usiamo tabelle di verità perché sono rappresentazioni semplici e convenienti di circuiti digitali. È molto più facile, infatti, scrivere una tabella di verità che spiegare a parole il funzionamento di un determinato circuito digitale. In altre parole, la tabella di verità rappresenta, in modo conciso, l'effettivo comportamento del corrispondente circuito digitale.

Per dimostrare che il nostro circuito AND è veramente una porta AND, in base alla precisa definizione della tabella di verità, dobbiamo per prima cosa decidere il significato di "**on**" e "**off**" per questo stesso circuito. Il termine comunemente usato per indicare la situazione in cui "**on**" significa "**1**" e "**off**" **0**, è *logica positiva*. In sostanza, la logica positiva indica che la presenza di tensione significa "1", mentre l'assenza di tensione significa "0", o più precisamente, che le entrate e le uscite si trovano a una tensione "alta" quando sono nello stato di "on" e "bassa" quando sono nello stato di "off". Viceversa, nel caso in cui diamo ad "on" (tensione "alta") il significato "no" ("0"), e ad "off" (tensione "bassa") il significato "si" ("1"), usiamo comunemente il termine *logica negativa*.

Ogni qualvolta utilizziamo il simbolo della Figura 7.1 per indicare un circuito elettrico reale, dobbiamo specificare il tipo di logica usata, cioè positiva o negativa. In questa maniera indichiamo se il dato simbolo rappresenta una porta AND positiva o negativa. Comunque, a meno che non venga diversamente specificato, tutti gli schemi impiegheranno sempre la logica positiva.

Osservando il circuito elettrico schematizzato in Figura 7.3, è facile riconoscere che la lampadina si accenderà solo se entrambi gli interruttori A e B verranno abbassati in modo da chiudere il contatto elettrico. Questo circuito corrisponde ad un operatore logico AND. Per riassumere il comportamento di una porta logica, si ricorre alle cosiddette "tabelle di verità". Per la porta AND, è in tabella a destra del circuito. Si osservi, per esempio, che quando A = 1 e B = 1 (entrambi gli interruttori abbassati), allora la lampadina (indicata con C) è accesa e quindi C = 1.

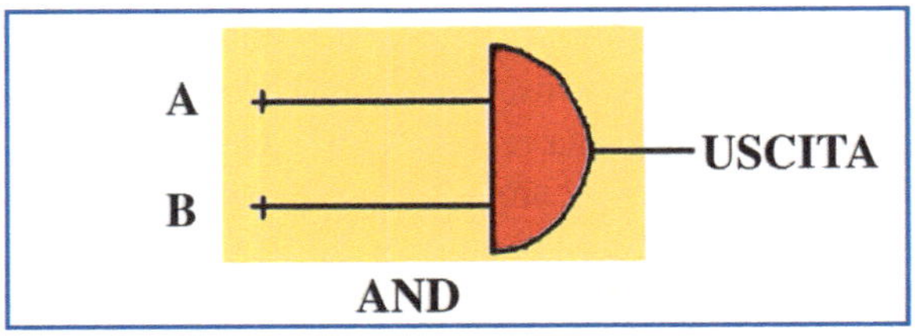

Fig. 7.1 Porta logica AND. Immagine realizzata da Daniele Pinto

Ingresso A	Ingresso B	Uscita OUT
0	0	0
1	0	0
0	1	0
1	1	1

Fig. 7.2 Tabella di verità funzione AND

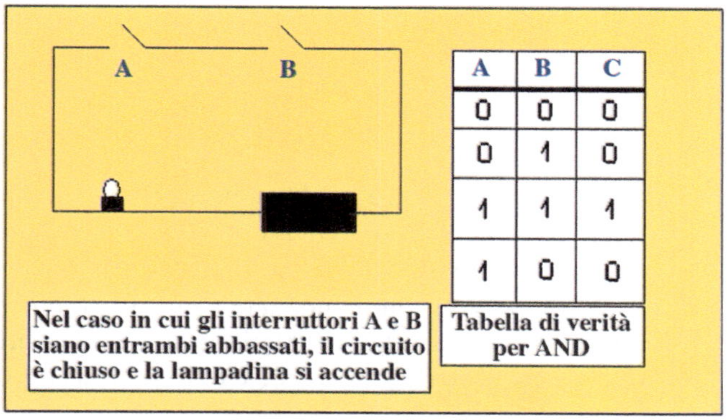

Fig. 7.3 Schema semplificato di porta AND. Immagine realizzata da Daniele Pinto

7.3 Funzione logica OR

La funzione logica OR fornisce un'uscita «vera» quando almeno un ingresso è «vero». Analogamente, una porta logica OR fornisce un livello logico «1» quando almeno un ingresso presenta un livello logico «1». Il simbolo standard di una porta logica OR è indicato in Figura 7.4; a lato in Figura 7.5 la tabella di verità.

La realizzazione fisica schematica di una porta OR è indicata nella Figura 7.6. In questo caso è facile riconoscere che la lampadina si accenderà solo se almeno uno degli interruttori A e B verrà abbassato in modo da chiudere il contatto elettrico. A destra, è riportata la corrispondente tavola di verità. Si noti come sia sufficiente che un solo interruttore sia abbassato per accendere la lampadina.

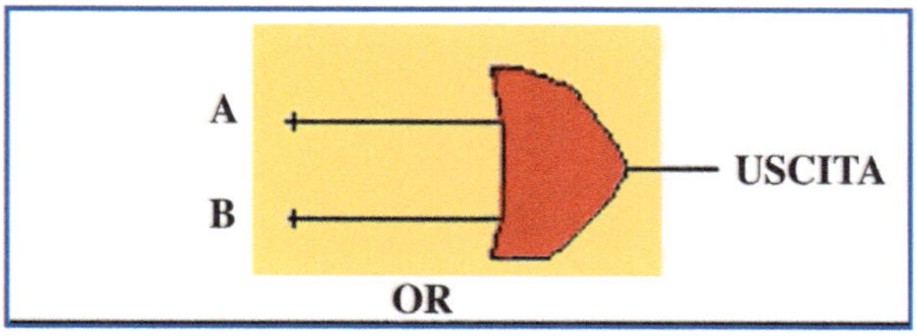

Fig. 7.4 Porta logica OR. Immagine realizzata da Daniele Pinto

Ingresso A	Ingresso B	Uscita OUT
0	0	0
1	0	1
0	1	1
1	1	1

Fig. 7.5 Tabella di verità funzione OR

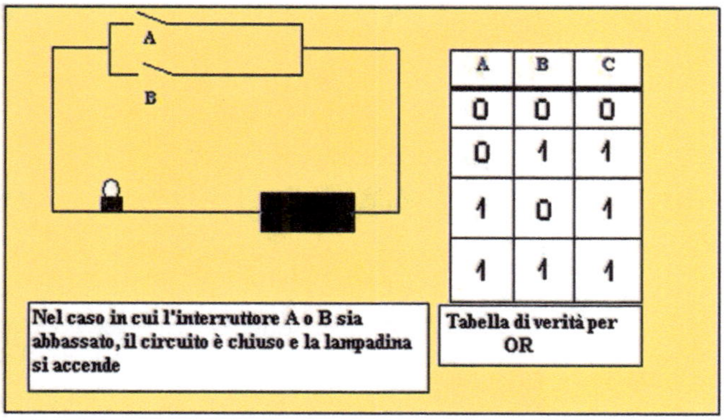

Fig. 7.6 Schema semplificato di porta OR. Immagine realizzata da Daniele Pinto

7.4 Funzione logica NOT

La funzione logica NOT fornisce un'uscita «vera» quando il suo ingresso presenta una condizione «falsa» e viceversa. Analogamente, una porta logica NOT fornisce un livello logico «1» quando il suo ingresso presenta un livello logico «0» e viceversa. Si veda il simbolo NOT in Figura 7.7 e relativa Tabella di verità in Figura 7.8.

Il circuito (Fig. 7.9) comprende due alimentatori con polarità opposta. Quando il circuito inferiore è aperto (0), la batteria *A* alimenta il circuito superiore e la lampadina è accesa; quando il circuito inferiore è chiuso, la seconda batteria fornisce una corrente uguale e opposta che impedisce il passaggio di corrente per cui la lampadina si spegne. La tavola di verità corrispondente a questo circuito comprende un solo ingresso. Si osservi che quando l'interruttore è alzato ($A = 0$), la lampadina è accesa ($C = 1$) e viceversa.

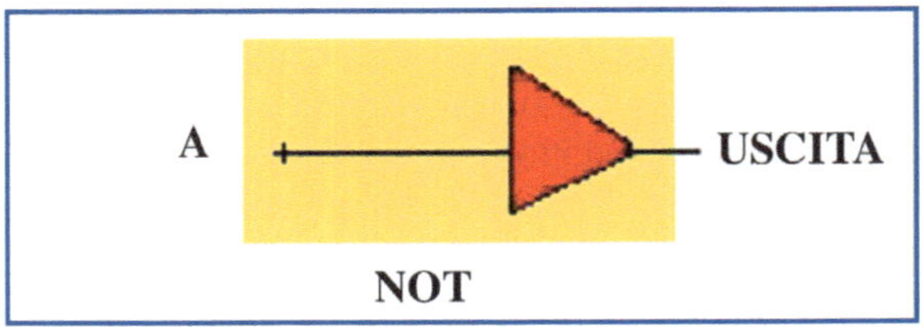

Fig. 7.7 Porta logica NOT. Immagine realizzata da Daniele Pinto

Ingresso A	Uscita OUT
0	1
1	0

Fig. 7.8 Tabella di verità funzione NOT

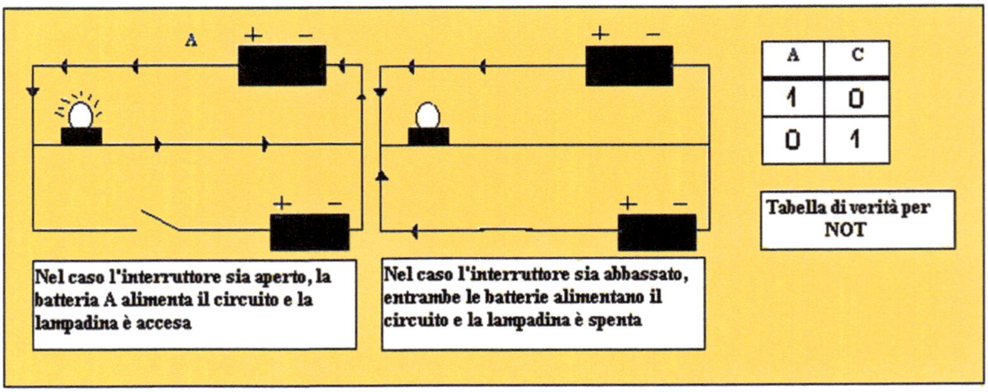

Fig. 7.9 Schema semplificato di porta NOT. Immagine realizzata da Daniele Pinto

7.5
Concetto di circuito logico

Le porte logiche descritte finora, rappresentate come visto con i simboli riportati di nuovo in Figura 7.10, possono essere combinate in circuiti logici con i quali si può codificare in linguaggio binario qualsiasi diagramma di flusso.

Per esempio, la frase «se c'è sole è fa caldo esco; tuttavia, se ho un impegno di lavoro esco in ogni caso» richiede una porta AND ed una porta OR unite tra loro come in Figura 7.11.

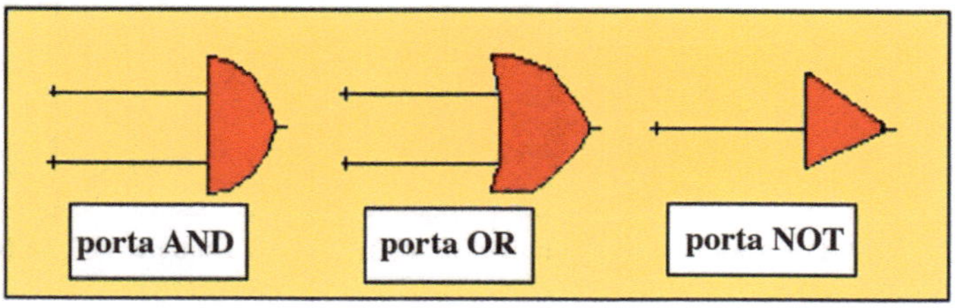

Fig. 7.10 Sintesi dei simboli di porte logiche base. Immagine realizzata da Daniele Pinto

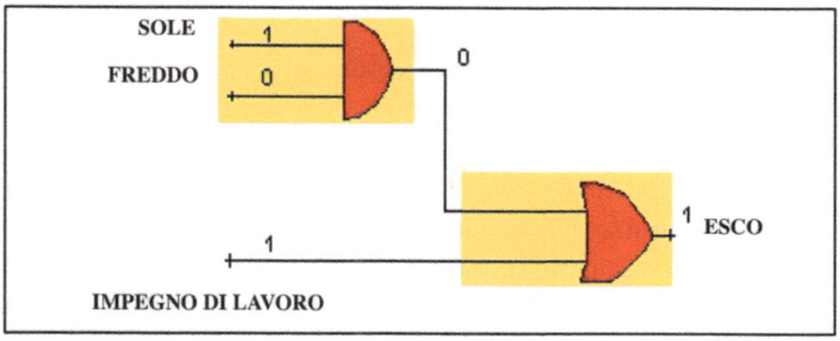

Fig. 7.11 Esempio di circuito logico. Immagine realizzata da Daniele Pinto

7.6
Funzioni logiche NAND e NOR

Vediamo ora velocemente le porte logiche NAND e NOR di cui abbiamo parlato nella introduzione.

La funzione logica NAND (data dalla combinazione della porta AND + NOT) fornisce un'uscita «falsa» solo quando tutti gli ingressi sono «veri». Analogamente, una porta logica NAND fornisce un livello logico «0» solo quando tutti gli ingressi presentano un livello logico «1» (Figg. 7.12 e 7.13).

La funzione logica NOR (data dalla combinazione della porta OR + NOT) fornisce un'uscita «falsa» quando almeno un ingresso è «vero». Analogamente, una porta logica NOR fornisce un livello logico «0» quando almeno un ingresso presenta un livello logico «1» (Figg. 7.14 e 7.15).

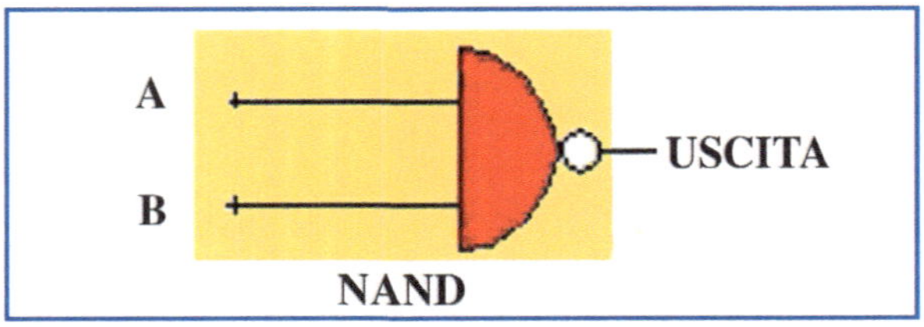

Fig. 7.12 Porta logica NAND. Immagine realizzata da Daniele Pinto

Ingresso A	Ingresso B	Uscita OUT
0	0	1
1	0	1
0	1	1
1	1	0

Fig. 7.13 Tabella di verità funzione NAND

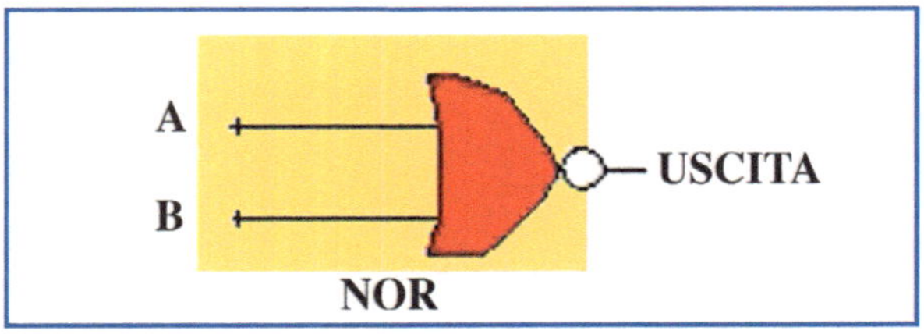

Fig. 7.14 Porta logica NOR. Immagine realizzata da Daniele Pinto

Ingresso A	Ingresso B	Uscita OUT
0	0	1
1	0	0
0	1	0
1	1	0

Fig. 7.15 Tabella della verità funzione NOR

7.7 Come sono fatte le vere porte: le logiche a transistor

Ora che abbiamo appreso che cosa fanno le porte AND, OR, NOT e come possono venir combinate fra loro per svolgere complessi processi decisionali, passiamo a descrivere come funzionano i componenti delle vere porte, ossia i transistor (già citati nel Capitolo 1). Benché esistano diversi tipi di transistor, per ora ci limiteremo ad una sola specie, i transistor MOS (*metal oxide transistor*, il tipo più usato nei calcolatori), che funzionano nel modo più simile ad interruttori controllati elettronicamente (i componenti base che abbiamo ipotizzato negli schemi circuitali dei paragrafi precedenti). La descrizione fisica dei transistor presuppone una certa familiarità con i dispositivi allo stato solido e la fisica dei semiconduttori: nella • Nota 7.1 si riporta in particolare il funzionamento del transistor MOS.

Nota 7.1 – Approfondimento

Il transistor è un dispositivo a *stato solido* formato da semiconduttori. L'effetto fisico di base venne scoperto casualmente da Russel Ohl (fisico americano, Bell Laboratories) il 23 febbraio 1939, esaminando la differenza di conducibilità tra due lati di un cristallo di silicio semiconduttore con una crepa. Praticamente il cristallo era una rudimentale giunzione P-N. Le ricerche nei laboratori Bell continuarono e J. Bardeen, W. Brattain,W. Shockley ricevettero il Nobel per la scoperta del dispositivo poi denominato *transistor* (i transistor vengono impiegati in ambito elettronico, principalmente, come amplificatori di segnali elettrici o come interruttori elettronici comandati da segnali elettrici ed hanno sostituito quasi completamente i tubi termoionici).

Nella Figura 7.16 troviamo illustrato il concetto generale della costituzione interna del particolare tipo di transistor MOS; tale transistor viene indicato come "transistor MOS a canale N di arricchimento".

Quello che si vede in Figura 7.16a è una rappresentazione molto semplificata e fortemente ingrandita dell'area di un circuito integrato (in realtà ben più piccola di una punta di spillo). Nella parte inferiore della figura, tale circuito è stato schematizzato per rendere l'idea approssimata di un interruttore controllato elettronicamente, come è stato in precedenza supposto nei circuiti porta. Non intendiamo per ora addentrarci nella teoria dei semiconduttori.

Ci limiteremo a dire che la parte principale che compone un transistor è una barretta di silicio sottoposta a un particolare processo tecnologico: al silicio originario, chimicamente puro, vengono aggiunte piccole quantità di altri elementi che lo modificano nei tipi N e P, ciascuno dei quali si comporta diversamente dal punto di vista elettrico. Le due estremità della barretta sono di tipo N, il centro di tipo P.

Sopra la barretta è disposto uno strato di ossido di silicio, una sostanza simile al vetro che funge da isolante elettrico, per cui attraverso tale materiale non può passare elettricità. Sopra lo strato di ossido è posta una lamina metallica.

Le zone di tipo N costituiscono i due terminali elettrici principali del nostro "interruttore". Se al terminale sinistro viene applicata una tensione elettrica, per esempio di 10 V, l'elettricità tenderà a fluire verso il terminale destro di uscita, venendo bloccata sul lato di sinistra della regione di tipo P. L'elettricità infatti (o meglio, le cariche elettriche positive) non può scorrere oltre il confine, o giunzione, fra due regioni di tipo N e di tipo P (perché la tensione del materiale di tipo N è superiore a quella del materiale di tipo P). Il transistor pertanto è nello stato di "off": non conduce. La lamina metallica, che nello schema della figura superiore è mantenuta ad una tensione di 0 V mediante un deviatore a due posizioni, funge da terminale di controllo dell'interruttore. Vediamo come fa questo deviatore ad applicare un segnale di controllo che commuta il transistor nello stato "on" (conduzione).

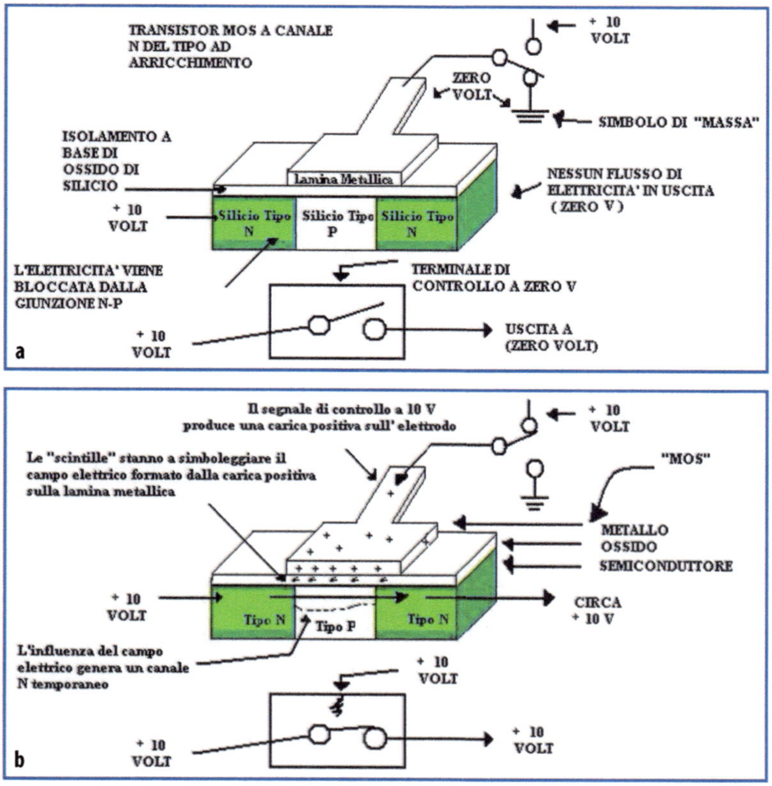

Fig. 7.16 **a** Transistor MOS a canale N di arricchimento (circuito aperto). **b** Transistor MOS a canale N di arricchimento (circuito chiuso). Immagine realizzata da Daniele Pinto

Come si porta in conduzione un transistor MOS

Nella Figura 7.16b vediamo cosa succede quando spostiamo il deviatore nella posizione superiore, posta a 10 V. La tensione elettrica spinge cariche elettriche positive entro la lamina metallica che, qui giunte, si trovano in un "vicolo cieco", non riuscendo a oltrepassare lo strato isolante di ossido.

Tuttavia, queste cariche generano un campo elettrico che si manifesta anche attraverso lo strato di ossido. Si può pensare ad una calamita che esercita il suo campo magnetico attraverso un foglio di carta attirando a sé uno spillo posto dall'altra parte del foglio. L'effetto esercitato sulla regione di tipo P è sorprendente; la parte superiore della regione intermedia di tipo P sembra mutarsi in strato di tipo N (almeno per il tempo che la carica elettrica viene mantenuta applicata sulla lamina metallica). Così si forma un canale temporaneo di tipo N che permette il flusso di una corrente tra due strati estremi. Il transistor entra quindi in conduzione ("on"), schematizzato dall'interruttore chiuso nella parte sottostante della figura.

Come si porta in "OFF" un transistor MOS

Per riportare in "off" il transistor, abbiamo bisogno di riposizionare il deviatore di controllo a 0 V. Dobbiamo infatti provvedere a evacuare le cariche elettriche positive dall'elettrodo metallico. Se ci limitassimo a scollegare la lamina metallica da ogni contatto elettrico, le cariche elettriche continuerebbero a mantenersi sopra di esse disperdendosi lentamente e quindi il transistor rimarrebbe per un certo tempo in stato di conduzione. È un fatto importante da ricordare a proposito della progettazione dei circuiti MOS.

Nella seguente Figura 7.17 è rappresentato il simbolo che normalmente viene usato per il transistor MOS di cui abbiamo rappresentato il funzionamento.

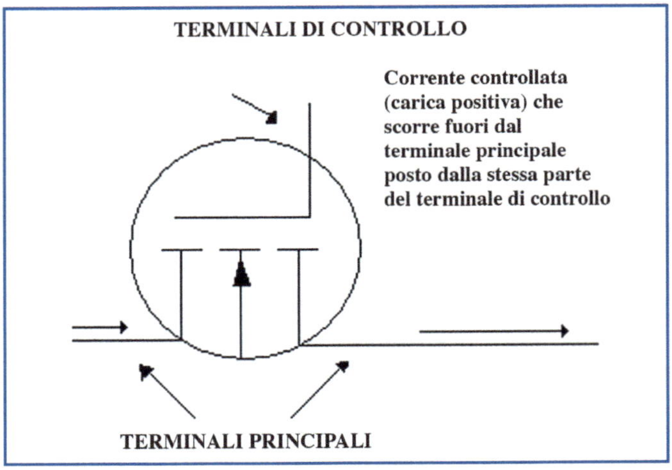

Fig. 7.17 Simbolo convenzionale del transistor MOS a canale N di arricchimento. Immagine realizzata da Daniele Pinto

Algebra lineare: matrici e vettori

8

L. Mansi, F. Romano

Indice dei contenuti

Scopo di questo capitolo è quello di introdurre i concetti di matrice, di vettore e le principali operazioni che si possono eseguire tra questi elementi. Tali concetti e operazioni fanno parte di un ramo della matematica, noto come *algebra lineare,* la cui trattazione andrebbe ben oltre la esposizione sintetica e non troppo rigorosa fatta in questa sede al solo scopo di preparare il lettore all'impiego di questi concetti nell'uso delle apparecchiature che producono immagini digitali nella diagnostica per immagini. Il lettore che abbia già le conoscenze matematiche dell'algebra matriciale può saltare o consultare successivamente il capitolo. Il lettore interessato ad approfondire troverà nelle letture consigliate qualche utile testo.

8.1 Definizione di matrice e vettore

Una **matrice** è una tabella di m × n numeri elementi disposti su *m* righe e *n* colonne. Ad esempio, il quadro di numeri

$$A = \begin{bmatrix} 1 & 2 & 4 & 8 & 6 \\ 0 & -5 & 6 & -8 & -4 \\ 3 & 3 & 7 & 4 & 2 \end{bmatrix}$$

disposto su 3 righe e 5 colonne è una matrice 3 × 5, che si può indicare $A_{3\times 5}$.

I numeri che compaiono nella tabella si dicono **elementi della matrice**. La loro individuazione avviene attraverso la loro posizione di riga e colonna. In questa esposizione consideriamo solo matrici di numeri reali, ovvero i cui elementi appartengono all'insieme dei numeri reali. Si consideri ad esempio l'elemento 8: essendo posizionato sulla prima riga e quarta colonna è indicato con a_{14}. In generale gli elementi di una matrice A si indicano con il simbolo a_{ij} dove il primo indice del pedice, ovvero i, indica la riga di appartenenza mentre il secondo indice j precisa la colonna a cui l'elemento appartiene.

In generale una matrice A di m righe e n colonne si denota con

$$A_{m\times n}\begin{bmatrix} a_{11} & a_{12} & \dots & a_{1j} & \dots & a_{1n} \\ a_{21} & a_{22} & \dots & a_{2j} & \dots & a_{2n} \\ \dots & \dots & \dots & \dots & \dots & \dots \\ a_{i1} & a_{i2} & \dots & a_{ij} & \dots & a_{in} \\ \dots & \dots & \dots & \dots & \dots & \dots \\ a_{m1} & a_{m2} & \dots & a_{mj} & \dots & a_{mn} \end{bmatrix}$$

oppure in forma più sintetica $A_{m\times n} = [a_{ij}]$ con $i = 1, .., m$ e $j = 1, .., n$

In generale le matrici sono denotate con lettere maiuscole dell'alfabeto mentre i loro elementi con la corrispondente lettera minuscola abbinata ad un pedice con doppio indice. Il numero di righe e di colonne di una matrice è detto **ordine** o **dimensione** della matrice.

I coefficienti di ogni singola riga (o colonna) formano un **vettore**, scritto orizzontalmente (o verticalmente). L'i-esimo **vettore riga** della nostra matrice è:

$$(a_{i1} \ a_{i2} \ \dots \ a_{in})$$

e il j-esimo **vettore colonna** è:

$$\begin{bmatrix} a_{1j} \\ a_{2j} \\ \vdots \\ a_{mj} \end{bmatrix}$$

In pratica, un vettore riga si può considerare un caso di matrice degenere con una sola riga e analogamente per un vettore colonna.

Una matrice $n\times n$ (avente, cioè, lo stesso numero di righe e di colonne) si dice **matrice quadrata di ordine n** e per essa è definito il concetto di **diagonale principale,** costituita dagli elementi di posto (i,i) evidenziati nella seguente matrice:

$$\begin{bmatrix} a_{11} & a_{12} & \dots & a_{1i} & \dots & a_{1n} \\ a_{21} & a_{22} & \dots & a_{2i} & \dots & a_{2n} \\ \dots & \dots & \dots & \dots & \dots & \dots \\ a_{i1} & a_{i2} & \dots & a_{ii} & \dots & a_{in} \\ \dots & \dots & \dots & \dots & \dots & \dots \\ a_{n1} & a_{n2} & \dots & a_{ni} & \dots & a_{nn} \end{bmatrix}$$

Ad esempio A_3

$$\begin{bmatrix} 2 & 5 & -6 \\ 1 & 3 & 0 \\ 0 & 7 & 9 \end{bmatrix}$$

È matrice quadrata di ordine 3 e la sua diagonale principale è costituita dagli elementi (2,3,9).

8.2 Alcune definizioni

8.2.1 Uguaglianza tra matrici

Due matrici A e B si dicono **uguali** se hanno la stessa dimensione e se tutti gli elementi sono uguali, ovvero $[a_{ij}] = [b_{ij}]$ per ogni i, j.

8.2.2 Sottomatrice

Una **sottomatrice** di una matrice A è la matrice che si ottiene cancellando da A righe e/o colonne.

Si consideri la matrice A:

$$\begin{bmatrix} 1 & 2 & 3 & -1 \\ 4 & 5 & 6 & 0 \\ -2 & 7 & -4 & 1 \end{bmatrix}$$

Eliminando la terza riga e la terza e quarta colonna di A si ha la sottomatrice A'

$$\begin{bmatrix} 1 & 2 \\ 4 & 5 \end{bmatrix}$$

Al contrario, la matrice

$$\begin{bmatrix} 1 & 3 \\ -2 & 6 \end{bmatrix}$$

non è una sottomatrice di A, in quanto non è da essa ottenibile tramite cancellazione di righe e/o colonne di A.

8.2.3 Matrice identità

Una matrice quadrata di ordine n avente gli elementi della diagonale principale uguali a 1 e i restanti uguali a zero è detta **matrice identità o identica** e si indica con I_n.

La I_2 e la I_3 sono rispettivamente rappresentate dalle seguenti matrici:

$$\begin{bmatrix} 1 & 0 \\ 0 & 1 \end{bmatrix} \quad \begin{bmatrix} 1 & 0 & 0 \\ 0 & 1 & 0 \\ 0 & 0 & 1 \end{bmatrix}$$

8.2.4 Matrice simmetrica

Sia A quadrata di ordine n. A è detta ***simmetrica*** se $a_{ij} = a_{ji}$ per ogni i,j con $i \neq j$, ovvero se gli elementi fuori dalla diagonale principale sono uguali.

Ad esempio la matrice $A \begin{bmatrix} 1 & 2 \\ 4 & 5 \end{bmatrix}$

è simmetrica, mentre la matrice B $\begin{bmatrix} 1 & 2 \\ 3 & 5 \end{bmatrix}$ non lo è.

8.2.5 Matrice triangolare inferiore (superiore)

Una matrice **triangolare inferiore** (**superiore**) è una matrice quadrata i cui elementi al di sopra (sotto) la diagonale principale sono tutti nulli:

$$\begin{bmatrix} a_{11} & 0 & 0 & 0 \\ a_{21} & a_{22} & 0 & 0 \\ \ldots & \ldots & \ldots & 0 \\ a_{n1} & a_{n2} & \ldots & a_{nn} \end{bmatrix} \quad \begin{bmatrix} a_{11} & a_{12} & \ldots & a_{1n} \\ 0 & a_{22} & \ldots & a_{2n} \\ 0 & 0 & \ldots & \ldots \\ 0 & 0 & 0 & a_{nn} \end{bmatrix}$$

8.2.6 Matrice diagonale

Una matrice è detta **diagonale** se sono nulli tutti gli elementi eccetto quelli sulla diagonale principale

$$\begin{bmatrix} a_{11} & 0 & \cdots & 0 \\ 0 & a_{22} & & 0 \\ \ldots & & \ddots & \vdots \\ 0 & 0 & \cdots & a_{nn} \end{bmatrix}$$

Si osservi che una matrice diagonale è simmetrica, ed è sia triangolare superiore che inferiore.

8.3 Operazioni tra matrici

Due matrici $\boldsymbol{m}\times\boldsymbol{n}$ a coefficienti reali si possono *sommare*, effettuando l'addizione termine a termine. Eseguiamo, ad esempio, la somma di due matrici 2×3:

$$\begin{bmatrix} 1 & 0 & -2 \\ -1 & 2 & 3 \end{bmatrix} + \begin{bmatrix} 3 & 4 & 0 \\ 2 & -2 & 1 \end{bmatrix} = \begin{bmatrix} 1+3 & 0+4 & -2+0 \\ -1+2 & 2-2 & 3+1 \end{bmatrix}$$

La **matrice somma** è dunque la seguente matrice:

$$\begin{bmatrix} 4 & 4 & -2 \\ 1 & 0 & 4 \end{bmatrix}$$

Due matrici si possono sommare solo se hanno **lo stesso numero di righe e lo stesso numero di colonne**. In generale, la somma di due matrici $m\times n$ si effettua secondo la formula:

$$A_{m\times n} + B_{m\times n} = [a_{ij}] + [b_{ij}] = [a_{ij} + b_{ij}]$$

Nota 8.1 – Approfondimento

- La somma di matrici è commutativa: la matrice somma non cambia se cambia l'ordine degli addendi. Ad esempio:

$$\begin{bmatrix} -5 & 3 & 1 \\ 0 & 4 & -3 \end{bmatrix} + \begin{bmatrix} 6 & 2 & 0 \\ 2 & 1 & -1 \end{bmatrix} = \begin{bmatrix} 1 & 5 & 1 \\ 2 & 4 & -4 \end{bmatrix}$$

$$\begin{bmatrix} 6 & 2 & 0 \\ 2 & 1 & -1 \end{bmatrix} + \begin{bmatrix} -5 & 3 & 1 \\ 0 & 4 & -3 \end{bmatrix} = \begin{bmatrix} 1 & 5 & 1 \\ 2 & 4 & -4 \end{bmatrix}$$

- Una matrice rimane immutata se la si somma ad una matrice i cui coefficienti sono tutti uguali a zero (detta anche **matrice nulla**).

$$\begin{bmatrix} 3 & -4 \\ 7 & 2 \end{bmatrix} + \begin{bmatrix} 0 & 0 \\ 0 & 0 \end{bmatrix} = \begin{bmatrix} 0 & 0 \\ 0 & 0 \end{bmatrix} + \begin{bmatrix} 3 & -4 \\ 7 & 2 \end{bmatrix} = \begin{bmatrix} 3 & -4 \\ 7 & 2 \end{bmatrix}$$

Ricordiamo che l'operazione di **addizione tra due vettori** produce un vettore con la stessa dimensionalità. Da un punto di vista **geometrico** la somma di due vettori corrisponde alla diagonale del parallelogramma con due lati individuati dai due vettori.

Tra matrici si può effettuare anche il *prodotto*, di cui tuttavia esistono vari tipi. In questa sede illustriamo il **prodotto righe per colonne** che si può effettuare tra due matrici $\boldsymbol{m}\times\boldsymbol{n}$ e $\boldsymbol{n}\times\boldsymbol{p}$.

Vediamo innanzitutto come funziona quando lo si applica al prodotto di due vettori dello stesso ordine. Si moltiplicano tra di loro gli elementi con lo stesso posto (indicati in giallo, rosso e blu) e si sommano i risultati così ottenuti:

$$\begin{bmatrix} 3 & -1 & 2 \end{bmatrix} \cdot \begin{bmatrix} 1 \\ 4 \\ 3 \end{bmatrix} = (3 \cdot 1 + (-1) \cdot 4 + 2 \cdot 3)$$

Il vettore risultante è dunque uno **scalare** reale (ovvero un vettore 1 × 1, cioè un numero reale):

(5)

L'esempio proposto rappresenta un esempio di **prodotto interno:** è un tipo di moltiplicazione fra due vettori con la stessa dimensionalità che dà luogo ad un scalare. Estendiamo ora il concetto al caso di due matrici; ad esempio moltiplichiamo una matrice **3×4** ed una matrice **4×2:**

$$\begin{bmatrix} 1 & -1 & 0 & 2 \\ -2 & 1 & 3 & 0 \\ 2 & 4 & 1 & 2 \end{bmatrix} \cdot \begin{bmatrix} 0 & 4 \\ 1 & 1 \\ 2 & 1 \\ -1 & 3 \end{bmatrix} = \begin{bmatrix} -3 & 9 \\ 7 & -4 \\ 4 & 19 \end{bmatrix}$$

Il risultato è un matrice **3×2**, in cui, come evidenziato nella figura:

- il coefficiente di posto (1,1) è il prodotto della 1ª riga della prima matrice e della 1ª colonna della seconda matrice;
- il coefficiente di posto (2,1) è il prodotto della 2ª riga della prima matrice e della 1ª colonna della seconda matrice;
- il coefficiente di posto (3,2) è il prodotto della 3ª riga della prima matrice e della 2ª colonna della seconda matrice;

In generale:

Il coefficiente di posto (i,j) è il prodotto della i-esima riga della prima matrice e della j-esima colonna della seconda matrice.

Due matrici si possono moltiplicare riga per colonna solo se **il numero di colonne della prima è pari al numero di righe della seconda.** Il prodotto righe per colonne di un matrice $m \times n$ per una matrice $n \times p$ si è una matrice **m×p** e si effettua secondo la formula:

$$A_{mxn} \cdot B_{nxp} = C_{mxp} = \left[c_{ij} = \sum_{k=1}^{n} a_{ik} b_{kj} \right]_{\substack{i=1,\dots,m \\ j=1,\dots,p}}$$

Nota 8.2 – Approfondimento

- Due matrici quadrate possono essere moltiplicate in qualunque ordine. Il prodotto, però, in generale, **non è commutativo**. Lo dimostra il seguente esempio:

$$\begin{bmatrix} 1 & 0 \\ 2 & 2 \end{bmatrix} \cdot \begin{bmatrix} 3 & 1 \\ 4 & 2 \end{bmatrix} = \begin{bmatrix} 3 & 1 \\ 14 & 6 \end{bmatrix}$$

$$\begin{bmatrix} 3 & 1 \\ 4 & 2 \end{bmatrix} \cdot \begin{bmatrix} 1 & 0 \\ 2 & 2 \end{bmatrix} = \begin{bmatrix} 5 & 2 \\ 8 & 4 \end{bmatrix}$$

- Una matrice quadrata $n \times n$ rimane immutata se la si moltiplica (a destra o a sinistra) per una matrice identità $n \times n$. Ad esempio, si può verificare che:

$$\begin{bmatrix} 2 & 3 \\ 0 & -4 \end{bmatrix} \cdot \begin{bmatrix} 1 & 0 \\ 0 & 1 \end{bmatrix} = \begin{bmatrix} 2 & 3 \\ 0 & -4 \end{bmatrix}$$

$$\begin{bmatrix} 1 & 0 \\ 0 & 1 \end{bmatrix} \cdot \begin{bmatrix} 2 & 3 \\ 0 & -4 \end{bmatrix} = \begin{bmatrix} 2 & 3 \\ 0 & -4 \end{bmatrix}$$

Un altro tipo di **prodotto** è quello **scalare** che si ha quando si moltiplica una matrice (o un vettore) per uno scalare, ovvero un numero. Il risultato di tale prodotto è una matrice (o un vettore) che ha come elementi quelli della matrice (o del vettore) di partenza moltiplicati per lo scalare dato, ovvero:

$$kA = [ka_{ij}].$$

Un esempio può illustrare questa semplice operazione.

$$3 \bullet \begin{bmatrix} 1 & -4 & 3 \\ -7 & 0 & 0 \end{bmatrix} = \begin{bmatrix} 3 & -12 & 9 \\ -21 & 0 & 0 \end{bmatrix}$$

Mentre somma e prodotto sono operazioni che si fanno anche tra numeri reali, l'operazione di trasposizione è tipica delle matrici e consiste nello *scambiare le righe con le colonne*. La **trasposta di una matrice** A si indica con $\boldsymbol{A^T}$ o $\boldsymbol{A'}$ e si può illustrare col seguente esempio:

Data $A_{3x2} = \begin{bmatrix} 2 & -1 & 0 \\ 0 & 4 & -3 \end{bmatrix}$ la sua trasposta è la matrice $A^T_{2\times 3} = \begin{bmatrix} 2 & 0 \\ -1 & 4 \\ 0 & -3 \end{bmatrix}$

Si osservi che in generale $A \neq A^T$, ma se A è simmetrica allora $A = A^T$.
Ovviamente il trasposto di un vettore riga è un vettore colonna e viceversa.

8.4
Il calcolo dei determinanti

Ad ogni matrice quadrata a coefficienti reali è possibile associare un numero reale, detto **determinante**, calcolato secondo un procedimento ben preciso. Il determinante della matrice

$$\begin{bmatrix} a_{11} & \cdots & a_{1n} \\ \vdots & \ddots & \vdots \\ a_{n1} & \cdots & a_{nn} \end{bmatrix}$$

verrà indicato con **det A** oppure:

$$\begin{vmatrix} a_{11} & \cdots & a_{1n} \\ \vdots & \ddots & \vdots \\ a_{n1} & \cdots & a_{nn} \end{vmatrix}$$

Il calcolo del determinante si può illustrare con un procedimento iterativo:

- il determinante di una matrice quadrata di ordine **1** è pari all'unico coefficiente della matrice, ovvero:

$$|a_{11}| = a_{11}$$

- il determinante di un matrice quadrata di ordine **2** è pari alla differenza dei prodotti dei coefficienti della diagonale principale e di quelli sull'altra diagonale:

$$\begin{vmatrix} a_{11} & a_{12} \\ a_{21} & a_{22} \end{vmatrix} = a_{11}a_{22} - a_{12}a_{21}$$

$-\qquad +$

- il determinante di una matrice quadrata di ordine **3** è dato dalla seguente formula:

$$\begin{vmatrix} a_{11} & a_{12} & a_{13} \\ a_{21} & a_{22} & a_{23} \\ a_{31} & a_{32} & a_{33} \end{vmatrix} = a_{11}(a_{22}a_{33} - a_{23}a_{32}) - a_{12}(a_{21}a_{33} - a_{23}a_{31}) + a_{13}(a_{21}a_{32} - a_{22}a_{31})$$

che si può memorizzare tramite la **regola di Sarrus:**

$$\begin{vmatrix} a_{11} & a_{12} & a_{13} \\ a_{21} & a_{22} & a_{23} \\ a_{31} & a_{32} & a_{33} \end{vmatrix} \begin{matrix} a_{11} & a_{12} \\ a_{21} & a_{22} \\ a_{31} & a_{32} \end{matrix}\Bigg|$$

Quindi per matrici fino all'ordine 3 la regola per il determinante è piuttosto immediata. Nel caso di matrici quadrate di ordine n qualsiasi, i calcoli diventano più laboriosi ma si possono comunque effettuare con la regola di **Laplace.**

- Sia data una matrice quadrata A di ordine n. La **regola di Laplace** riconduce il problema al calcolo dei determinanti di matrici quadrate di ordine n–1. Per ogni coppia di indici (i,j) sia A_{ij} il determinante della matrice ottenuta cancellando la i-esima riga e la j-esima colonna. Ad esempio:

$$A_{12} = \begin{vmatrix} a_{11} & a_{12} & a_{13} & \cdots & a_{1n} \\ a_{21} & a_{22} & a_{23} & \cdots & a_{2n} \\ a_{31} & a_{23} & a_{33} & \cdots & a_{3n} \\ \vdots & \vdots & \vdots & \vdots & \vdots \\ a_{n1} & a_{n2} & a_{n3} & \cdots & a_{nn} \end{vmatrix} = \begin{vmatrix} a_{21} & a_{23} & \cdots & a_{2n} \\ a_{31} & a_{33} & \cdots & a_{3n} \\ \vdots & \vdots & \vdots & \vdots \\ a_{n1} & a_{n3} & \cdots & a_{nn} \end{vmatrix}$$

Lo sviluppo di Laplace del determinante rispetto alla prima riga di A è dato dalla formula:

$$\sum_{j=1}^{n} (-1)^{1+j} a_{1j} A_{1j}$$

Nel caso di una matrice quadrata di ordine 4, tale sviluppo è:

$$a_{11}A_{11} - a_{12}A_{12} + a_{13}A_{13} - a_{14}A_{14}$$

Esempio:
Calcoliamo

$$D=\begin{vmatrix}1 & -1 & 0 & 1\\ 2 & 0 & 1 & 1\\ 0 & -1 & -1 & 1\\ 0 & 0 & 2 & 1\end{vmatrix}$$

Applichiamo lo sviluppo di Laplace rispetto alla prima riga:

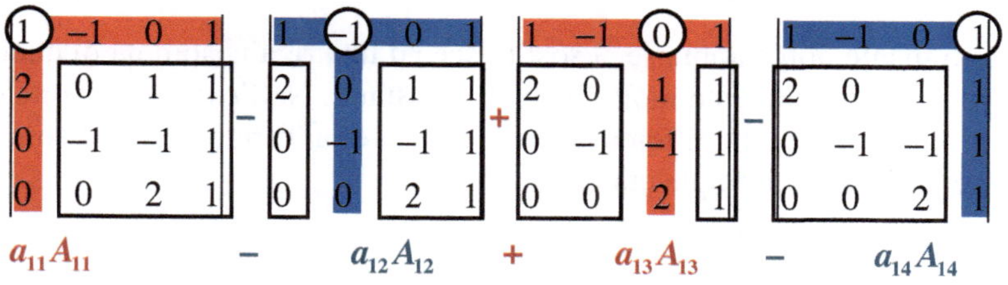

$$1\begin{vmatrix}0 & 1 & 1\\ -1 & -1 & 1\\ 0 & 2 & 1\end{vmatrix}-(-1)\begin{vmatrix}2 & 1 & 1\\ 0 & -1 & 1\\ 0 & 2 & 1\end{vmatrix}+0\begin{vmatrix}2 & 0 & 1\\ 0 & -1 & 1\\ 0 & 0 & 1\end{vmatrix}-1\begin{vmatrix}2 & 0 & 1\\ 0 & -14 & -1\\ 0 & 0 & 2\end{vmatrix}$$

Applicando la regola di Sarrus a ciascuno dei determinanti di ordine 3 si ottiene

$$D = 1 \cdot (-1) - (-1) \cdot (-6) + 0 \cdot (-2) - 1 \cdot (-4) = -3$$

Nota 8.3 – Approfondimento

- Lo sviluppo di Laplace può essere effettuato rispetto ad una qualunque riga e rispetto ad una qualunque colonna: si può dimostrare che *il risultato non cambia*. In formule, lo sviluppo di Laplace rispetto alla i-esima riga è

$$\sum_{j=1}^{n}(-1)^{i+j}a_{ij}A_{ij}$$

e lo sviluppo di Laplace rispetto alla j-esima colonna è

$$\sum_{i=1}^{n}(-1)^{i+j}a_{ij}A_{ij}$$

Si noti la differenza tra la prima e la seconda formula: il termine generale della somma è lo stesso, ma:

– nel primo caso il primo indice (i) è fisso, mentre il secondo (j) varia da 1 a n

– nel secondo caso il secondo indice (j) è fisso, mentre il primo (i) varia da 1 a n.

Ad esempio, per una matrice quadrata di ordine 4, lo sviluppo di Laplace rispetto alla 2ª riga è dato dalla formula

$$-a_{21}A_{21} + a_{22}A_{22} - a_{23}A_{23} + a_{24}A_{24}$$

dove il primo indice (2) è fisso, mentre il secondo varia tra 1 e 4.

Lo sviluppo di Laplace rispetto alla 3ª colonna è dato dalla formula

$$a_{13}A_{13} - a_{23}A_{23} + a_{33}A_{33} - a_{43}A_{43}$$

dove il secondo indice (3) è fisso, mentre il primo varia tra 1 e 4.

Attenzione alla sequenza dei segni: si antepone il segno + ai termini in cui la somma degli indici i,j è pari, il segno – ai termini in cui la somma degli indici i,j è dispari.

8.4.1 Proprietà dei determinanti

- Il determinante non cambia se si sostituisce ad una riga la somma di quella riga e di altre righe, eventualmente moltiplicate per costanti. Nell'esempio riportato sotto, sostituiamo alla 1ª riga la differenza tra la 1ª riga e la 3ª riga (ossia la somma della 1ª riga e della 3ª riga moltiplicata per –1):

$$D = \begin{vmatrix} 1 & -1 & 0 & 1 \\ 2 & 0 & 1 & 1 \\ 0 & -1 & -1 & 1 \\ 0 & 0 & 2 & 1 \end{vmatrix} \quad \begin{matrix} 0 & 1 & 1 & -1 \end{matrix}$$

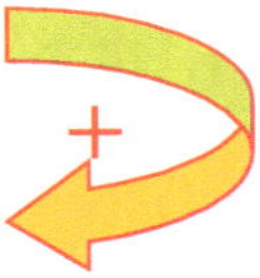

$$= \begin{vmatrix} 1 & 0 & 1 & 0 \\ 2 & 0 & 1 & 1 \\ 0 & -1 & -1 & 1 \\ 0 & 0 & 2 & 1 \end{vmatrix}$$

Quest'operazione ha annullato un coefficiente della 2ª colonna, che ora ha 3 coefficienti su 4 uguali a 0. Ciò rende particolarmente agevole svolgere lo sviluppo di Laplace rispetto a questa colonna, poiché la somma si riduce ad un solo termine significativo, precisamente:

$$-(-1)\cdot \begin{vmatrix} 1 & 1 & 0 \\ 2 & 1 & 1 \\ 0 & 2 & 1 \end{vmatrix} = -3$$

Il segno – deriva dal fatto che il coefficiente –1 occupa il posto (3,2), e 3+2=5 è dispari.

- Una matrice ha determinante nullo se ha una riga o una colonna di soli zeri. Infatti si ottiene zero sviluppando il determinante rispetto a quella riga o quella colonna.
  Una matrice ha determinante nullo se una delle sue righe è pari alla somma di altre righe, moltiplicate per opportune costanti: infatti, in tal caso, per quanto osservato al punto precedente, è possibile annullare quella riga senza modificare il determinante. Ma il determinante della nuova matrice è nullo: dunque lo è anche quello della matrice originaria. Ovviamente, lo stesso discorso vale per le colonne.

Il calcolo del determinante è particolarmente semplice per le **matrici triangolari** e per le **matrici diagonali** in quanto è pari al prodotto dei coefficienti sulla diagonale principale:

$$\begin{bmatrix} 1 & 2 & -3 \\ 0 & 4 & 1 \\ 0 & 0 & 2 \end{bmatrix} \qquad \begin{bmatrix} 1 & 0 & 0 \\ -1 & 2 & 0 \\ 5 & -4 & 3 \end{bmatrix} \qquad \begin{bmatrix} 1 & 0 & 0 \\ 0 & -1 & 0 \\ 0 & 0 & 4 \end{bmatrix}$$

matrice triangolare superiore — matrice triangolare inferiore — matrice diagonale

Si ha quindi:

$$\begin{vmatrix} 1 & 2 & -3 \\ 0 & 4 & 1 \\ 0 & 0 & 2 \end{vmatrix} = 1 \cdot 4 \cdot 2 = 8 \qquad \begin{vmatrix} 1 & 0 & 0 \\ -1 & 2 & 0 \\ 5 & -4 & 3 \end{vmatrix} = 1 \cdot 2 \cdot 3 = 6 \qquad \begin{vmatrix} 1 & 0 & 0 \\ 0 & -1 & 0 \\ 0 & 0 & 4 \end{vmatrix} = 1 \cdot (-1) \cdot 4 = -4$$

- Secondo il **teorema di Binet**, il determinante del prodotto di matrici è pari al prodotto dei determinanti.

8.5 Matrice inversa

La **matrice identità di ordine *n*** (I_n) svolge, nell'insieme delle matrici quadrate di ordine n a coefficienti reali (che indichiamo con $M_n(\mathbf{R})$, e rispetto al **prodotto righe per colonne**, un ruolo analogo a quello svolto, rispetto alla usuale moltiplicazione, dal numero 1 nel campo dei numeri reali: I_n è il cosiddetto **elemento neutro**, ossia il prodotto per esso lascia invariata ogni matrice. In simboli:

$$\text{per ogni } A \in M_n(\mathbf{R}) \quad AI_n = I_nA = A \tag{1}$$

Ci si può chiedere se sia possibile effettuare, in M_n(R), un'operazione analoga al passaggio al reciproco (o inverso) di un numero reale diverso da zero. In altri termini, il problema è questo: per quali matrici $A \in M_n(\mathbf{R})$ esiste una **matrice inversa** $\mathbf{A^{-1}}$ tale che

$$A \cdot A^{-1} = A^{-1} \cdot A = I_n$$

ed, eventualmente, come la si può calcolare?

Proviamo a dare la risposta per matrici quadrate di ordine n piccolo.

- Se $n = 1$, la matrice identità è $I_1 = (1)$, la matrice da considerare è $A = (a)$. La matrice inversa di quest'ultima esiste, evidentemente, se e solo se $a \neq 0$, ed in tal caso $A^{-1} = a^{-1}$). Infatti:

$$(a) \cdot (a^{-1}) = (a^{-1}) \cdot (a) = (aa^{-1}) = (1).$$

- Per $n = 2$, la risposta è meno immediata, e richiede un calcolo. Data la generica matrice quadrata reale di ordine 2,

$$A = \begin{bmatrix} a_{11} & a_{12} \\ a_{21} & a_{22} \end{bmatrix}$$

si tratta di determinare, se esiste, una matrice incognita

$$X = \begin{bmatrix} x_{11} & x_{12} \\ x_{21} & x_{22} \end{bmatrix}$$

tale che sia verificata la (1), ossia tale che

$$A \cdot X = X \cdot A = I_2.$$

Risolviamo l'equazione matriciale

$$A \cdot X = I_2.$$

La esplicitiamo prima nella forma:

$$\begin{bmatrix} a_{11} & a_{12} \\ a_{21} & a_{22} \end{bmatrix} \cdot \begin{bmatrix} x_{11} & x_{12} \\ x_{21} & x_{22} \end{bmatrix} = \begin{bmatrix} 1 & 0 \\ 0 & 1 \end{bmatrix}$$

poi sviluppiamo il prodotto righe per colonne a primo membro:

$$\begin{bmatrix} a_{11}x_{11} + a_{12}x_{21} & a_{11}x_{12} + a_{12}x_{22} \\ a_{21}x_{11} + a_{22}x_{21} & a_{21}x_{12} + a_{22}x_{22} \end{bmatrix} = \begin{bmatrix} 1 & 0 \\ 0 & 1 \end{bmatrix}$$

Uguagliando i coefficienti corrispondenti delle due matrici, si ottiene un **sistema di equazioni lineari**:

$$\begin{cases} a_{11}x_{11} + a_{12}x_{21} & = 1 \\ a_{11}x_{12} + a_{12}x_{22} & = 0 \\ a_{21}x_{11} + a_{22}x_{21} & = 0 \\ a_{21}x_{12} + a_{22}x_{22} & = 1 \end{cases}$$

I calcoli mostrano che l'unica soluzione è data da

$$x_{11} = \frac{a_{22}}{a_{11}a_{22} - a_{12}a_{21}}; \qquad x_{12} = \frac{-a_{12}}{a_{11}a_{22} - a_{12}a_{21}}$$

$$x_{21} = \frac{-a_{21}}{a_{11}a_{22} - a_{12}a_{21}}; \qquad x_{22} = \frac{a_{11}}{a_{11}a_{22} - a_{12}a_{21}}$$

ed esiste solo se ciascun elemento esiste, ovvero se $a_{11}a_{22} - a_{12}a_{21} \neq 0$. Quindi la soluzione esiste per le matrici A che hanno **determinante diverso da zero**.

Si può verificare che l'equazione $XA = I_2$ ha la stessa soluzione. Pertanto:

$$A^{-1} = \begin{bmatrix} \frac{a_{22}}{a_{11}a_{22} - a_{12}a_{21}} & \frac{-a_{12}}{a_{11}a_{22} - a_{12}a_{21}} \\ \frac{-a_{21}}{a_{11}a_{22} - a_{12}a_{21}} & \frac{a_{11}}{a_{11}a_{22} - a_{12}a_{21}} \end{bmatrix}$$

In generale, per $n \geqslant 2$,

- la matrice A quadrata reale di ordine n è invertibile se e solo se il suo determinante det(A) è diverso da zero;

- in tal caso

$$A^{-1} = \left[\frac{(-1)^{i+j} A_{ji}}{\det(A)} \right]_{1 \leq i,j \leq n},$$

dove A_{ji} denota il determinante della matrice ottenuta eliminando da A la j-esima riga e la i-esima colonna.

8.5.1 Esempio

a) Determiniamo la matrice inversa di

$$A = \begin{bmatrix} 1 & 0 & -1 \\ 2 & 1 & 1 \\ 0 & -2 & 3 \end{bmatrix}$$

Anzitutto occorre calcolare

$$\det(A) = \begin{vmatrix} 1 & 0 & -1 \\ 2 & 1 & 1 \\ 0 & -2 & 3 \end{vmatrix} = 9 \neq 0.$$

La matrice è dunque invertibile, e la sua matrice inversa è

$$A^{-1} = \begin{bmatrix} \frac{5}{9} & \frac{2}{9} & \frac{1}{9} \\ -\frac{2}{3} & \frac{1}{3} & -\frac{1}{3} \\ \frac{4}{9} & \frac{2}{9} & \frac{1}{9} \end{bmatrix}$$

b) La matrice

$$B = \begin{bmatrix} 1 & 2 & -1 \\ 0 & -3 & -1 \\ 1 & 5 & 0 \end{bmatrix}$$

non è invece invertibile, perché $\det(B) = 0$.

Lettura consigliata

Verra A, Flamini F (2007) Matrici e vettori – Corso di base di Geometria e Algebra Lineare. Carocci Editore Spa

Considerazioni sulle unità di misura utilizzate nel sistema informatico

9

E. Fontanella, A. Giovagnoni, G.M. Giuseppetti

Indice dei contenuti

In informatica si usano svariate unità di misura per quantificare lo "spazio" digitale e la velocità di trasmissione dei dati. Alcune si confondono facilmente tra loro perché a prima vista appaiono del tutto simili. Altre, sotto la forma di sigle, non sono autoesplicative e possono generare errori di valutazione. La loro comprensione, pertanto, è fondamentale, sia per l'utilizzo quotidiano del computer, sia per la valutazione della qualità dei prodotti.

Molti concetti qui esposti sono già stati trattati in precedenza: sono qui ripresi per ragioni di sintesi e talvolta per completezza, in definitiva per ragioni didattiche.

9.1 La differenza tra bit e byte

Spesso accade nell'uso corrente disattento di confondere il "**bit**" con il "**byte**": abbiamo già detto in precedenza, che sono due cose ben diverse. Il **bit** è l'unità di base dell'informatica (**bi**nary digi**t**). Quindi ricordiamo che il minimo numero di simboli per rap-

Elementi di informatica in diagnostica per immagini. Roberto Grassi et al. (a cura di)

presentare l'informazione è due: ad un alfabeto con un solo simbolo non è possibile associare alcun contenuto informativo. Ovviamente concatenando più simboli si possono rappresentare informazioni più complesse. Il **byte** rappresenta l'unità di misura della capacità correntemente usata: **1 byte** corrisponde a **8 bit**. Quindi l'unità di misura della capacità usata in informatica è il **byte**, con cui vengono indicate le dimensioni dei file o la capacità delle unità di memoria interne o esterne (ad esempio i dischi fissi). Con un byte si possono rappresentare 256 simboli differenti (si usano sequenze da 00000000 a 11111111). Perché un byte è rappresentato da 8 bit? Ricordiamo quanto abbiamo detto nel Capitolo 5: i simboli usati nel nostro linguaggio sono:

```
52 lettere tra maiuscole e minuscole
10 cifre
6  tipi di parantesi () [] {}
6  simboli di punteggiatura
7  simboli matematici + * / - >< =
meno di altri 47 simboli … @ _ \ ^ …
```

dobbiamo rappresentare meno di 128 simboli ma più di 64. Sono sufficienti 7 bit (2^7 = 128). Ne usiamo 8 per rappresentare lettere usate in "casi particolari" es. (è ì ň ú ǽ …) (vedi codice ASCII).

La possibilità di confusione cresce se si pensa che la velocità viene indicata sempre usando multipli dell'unità di base come i **Kilobit al secondo** (**Kbps**) o i **Megabit al secondo** (**Mb/s**). Purtroppo le sigle che identificano questi multipli possono essere interpretate anche come **Kilobyte al secondo** oppure **Megabyte al secondo**, con la differenza che, per ragioni tecniche, i multipli del byte non seguono l'andamento dei bit, dei chilogrammi, o dei metri: infatti, mentre un Kg corrisponde a 1.000 grammi e un Kilobit corrisponde a 1.000 bit, un Kilobyte corrisponde a 1.024 byte e i restanti multipli seguono questo andamento.

Quindi nel campo informatico esistono unità di misura che quantificano e misurano eventi e particolari operazioni (concetti già impiegati nei precedenti capitoli che ora ricapitoliamo):

- **byte** capacità di memorizzare dati;
- **Baud/bps** velocità di trasmissione dati;
- **Hertz** velocità nell'elaborare dati;
- **dpi** risoluzione di stampa o visualizzazione.

9.2 Codifica dei dati

Ad ogni carattere (simbolo) dobbiamo assegnare una sequenza binaria. L'assegnazione simbolo ↔ sequenza binaria dipende dal codice utilizzato:

- **ASCII**
- **EBCDIC**
- **UNICODE**

9.2.1 Codice ASCII

ASCII standard (*American Standard Code For Information Interchange*) è rappresentato da 128 simboli (7 bit). ASCII esteso è rappresentato da 256 simboli (8 bit).

9.2.2 Codice EBCDIC

EBCDIC (*Extended Binary Coded Decimal Interchange Code*). Fu ideato dall'IBM e utilizzato in sistemi mainframe. I caratteri sono rappresentati da 8 bit.

9.2.3 Codice UNICODE

UNICODE (*UNIversal CODE*). Utilizza 64168 caratteri. Serve a rappresentare parole scritte in lingue quali: Ebraico, Cinese, Giapponese, Russo, ... I caratteri sono rappresentati da 16 bit.

9.3 Multipli del byte

Quantificano la capacità di "memoria", di rappresentare informazione, di memorizzare ed archiviare informazioni. Per passare da un'unità di misura alla successiva bisogna moltiplicare per 1024, cioè $1024 = 2^{10}$.

Kilobyte (**Kb**) 1 Kb = 1024 byte = 2^{10} byte
Usato per indicare la grandezza dei file e la capacità dei floppy
Megabyte (**Mb**) 1 Mb = 1024 Kbyte = 1024 × 1024 byte
= 1.048.576 byte
= 2^{20} byte 1 milione di byte
Gigabyte (**Gb**) 1024 Mbyte = 2^{30} byte ~ 1 miliardo di byte
Usato per indicare la capacità dei DVD, dei dischi fissi e così via
Terabyte (**Tb**) 1024 Gbyte = 2^{40} byte ~ 1000 di miliardi di byte
Usato per indicare la capacità totale di grandi sistemi informatici
Petabyte (**Pb**) 1024 Terabyte = 2^{50} byte ~ 1 milione di miliardi di byte
Usato per indicare la quantità di dati presenti su grandi sistemi di computer come reti o sottoreti di internet.
Exabyte (**Eb**) 1024 Petabyte
Usato per indicare la quantità di dati che transitano o sono presenti in internet
Zettabyte (**Zb**) 1024 Exabyte
Multiplo teorico (che non viene usato in pratica) ma che serve per calcolo a livello accademico
Yottabyte (**Yb**) 1024 Zettabyte
Altro multiplo teorico

9.4
Come si misura la velocità dei processori

La velocità dei microprocessori viene frequentemente indicata in Megahertz (MHz) o Gigahertz (GHz), misura correlata al massimo numero di "cicli" eseguiti per secondo (intendendo per ciclo la "operazione elementare" dell'elaboratore), ma spesso si trascura di considerare un altro parametro che indica la potenza di calcolo in numero di istruzioni per secondo, che invece viene misurata in MIPS (milioni di istruzioni per secondo). Le due misure non sono equivalenti, a meno di considerare processori con la stessa architettura di istruzioni, lo stesso disegno fisico (ad esempio i bit di operazione), la stessa organizzazione (ad esempio la tecnologia della memoria, il BUS).

Considerate il seguente esempio: immaginate un processore che effettua 500 cicli al secondo e che per eseguire un'operazione impiega 5 cicli: quindi, in ogni secondo, potrà compiere 100 operazioni. Confrontatelo con un altro processore che compie solo 400 cicli al secondo: vi sembrerà meno potente del primo; ma se il secondo processore esegue un'operazione in 3 cicli, risulta capace di eseguire circa 133 operazioni al secondo, e quindi è più veloce del primo, ovviamente a parità di sequenza/tipo di istruzioni eseguite, poiché i cicli per istruzione variano a seconda del tipo di istruzione.

Quindi MIPS dovrebbero essere riferiti ad un'insieme di istruzioni (ovvero ad un tipo di lavoro) eseguito sul processore; per comparare processori diversi sarebbe necessario usare un un insieme standard di istruzioni uguale per tutti (ovvero usare i cosiddetti dati di "*benchmarking*" che utilizzano programmi "tipo" eseguiti sui diversi processori).

In definitiva la velocità di elaborazione è un parametro complesso che non dipende solo dalla frequenza ma anche da architettura, organizzazione fisica, insieme di istruzioni base, cablaggio-connessione-I/O (si ricordi il *chipset*), sequenza di istruzioni eseguite (ovvero il tipo di software applicativo).

9.5
Come si misura la capacità e le prestazioni dei dischi fissi

Per scegliere il disco fisso di un computer normalmente ci si riferisce subito alla capienza e al suo parametro di misurazione. Le indicazioni della capienza sono ormai espresse in **Gigabyte (Gb)**. Tuttavia è necessario comprendere cosa significano altri parametri espressi con diversi valori come ad esempio la **velocità di rotazione**, il **tempo medio** di accesso ai dati, la **velocità di trasferimento** dei dati e la **frequenza** di funzionamento (si ricordi il Capitolo 2). Di seguito, qualche considerazione:

- **velocità di rotazione**: se si desidera un disco fisso per vedere in modo fluido i filmati, occorre concentrare la propria attenzione sul numero che ha accanto la sigla **RPM (round per minute)**. Questo indica il numero di rotazioni che il disco fisso compie ogni minuto e, più alto è questo numero, più fluida sarà la riproduzione dei filmati. Attualmente i dischi più diffusi sono quelli da 7200 RPM, mentre quelli da 5400 RPM sono sempre più difficili da trovare. Iniziano a diffondersi i dischi da 10000 RPM, grazie alla diminuzione dei prezzi.

- **tempo medio di accesso ai dati**: viene misurato in millisecondi (ms) e indica il tempo che normalmente il disco impiega per accedere ai dati prima di iniziare il loro trasferimento (solo per inciso si ricorda che anche per la memoria centrale RAM viene indicato il tempo di accesso, stavolta misurato in nanosecondi (ns), che indica il tempo necessario al recupero delle informazioni al suo interno).
- **velocità di trasferimento dei dati**: viene espressa usando sigle che riportano al loro interno l'indicazione della quantità di Mb che possono essere teoricamente trasferiti ogni secondo. Così un disco ATA 100 trasferisce teoricamente 100 Mb al secondo, mentre un disco ATA 133 ne trasferisce 133.

9.6 Come si misura la capacità dei modem

La velocità di trasmissione dei modem è spesso fonte di confusione, perché si confondono due unità di misura che sono correlate tra loro, ma che non sono paragonabili: i **bit per secondo** e i **byte per secondo**: nelle telecomunicazioni la misura della quantità di informazione (dati) trasmessa è il bit per secondo (ovvero riferita alla minima quantità di informazione)!

Così, **56 Kb non indica la possibilità di collegarsi a 56 Kilobyte, ma a 56 Kilobit**. Per effetto dell'uso del sistema binario, ogni Kilobyte è composto da 1024 byte, mentre le migliaia di bit sono indicate usando il normale sistema metrico-decimale. Ogni Kilobit corrisponde a 1000 bit. Avendo presente che ogni byte è composto da 8 bit risulta che la velocità del modem corrisponde a 56000 bit al secondo, cioè a 7000 byte al secondo. Diviso per 1024 fa circa 6,8 Kilobyte al secondo, che rappresenta la velocità teorica raggiungibile da un vecchio modem tradizionale. Per scaricare un file da 250 Kilobyte, quindi, ci vorranno in teoria circa 37 secondi. In realtà i più esperti sanno che questa velocità dipende dalle condizioni del traffico internet, dalla velocità di risposta del server a cui si è collegati e da molti altri fattori.

9.7 Come si misura la velocità di CD e DVD

La velocità dei CD si esprime come multiplo della velocità di lettura di un normale CD audio, corrispondente a 150 Kb al secondo. Se un lettore CD raggiunge la velocità di **30X** (si legge "30 per") arriva quindi a poter leggere al massimo 4500 Kb al secondo. Le tre velocità che vengono indicate sulle confezioni sono di **lettura**, **scrittura R** (per masterizzare i CD scrivibili una sola volta) e **riscrittura RW** (per masterizzare i CD riscrivibili). Lo stesso sistema viene usato per la velocità dei DVD, che però viene indicata come multiplo della velocità dei primi lettori DVD, pari a 1,32 Mb al secondo.

Così un lettore DVD 16X è in grado di trasferire ben 21,13 Megabyte al secondo, funziona come un ipotetico lettore CD a 144X. Come per i dischi fissi, inoltre, i lettori di DVD e di CD hanno un tempo necessario per accedere alle informazioni che viene indicato in millisecondi. La velocità indicata per questi lettori è però del tutto teorica, perché si tratta del valore massimo che viene raggiunto solo quando viene letta la parte più esterna del disco. La velocità reale di lettore di CD a 30X può essere anche inferiore a 10 se devono essere letti molti piccoli file scritti nella parte più interna del disco.

9.8
Come si misura la velocità di stampa

La velocità di scrittura delle pagine da parte di una stampante (a pagine, laser o inkjet) viene solitamente espressa in "**pagine per minuto**" (**PPM**). Il concetto di scrittura di una pagina è decisamente casuale, perché alcune possono contenere moltissimo testo mentre altre ne contengono poco, magari con caratteri molto sottili. I produttori di stampanti tendono a pubblicizzare la velocità espressa in pagine per minuto, basandosi su pagine con caratteristiche diverse, quindi queste indicazioni non sono utili al confronto tra stampanti di marche diverse. In questo caso è meglio affidarsi a una prova pratica di funzionamento. Una unità di misura molto importante e comune a tutte le stampanti è invece la "risoluzione" (si veda in seguito).

9.9
Risoluzione di stampa e immagini

Questa viene misurata in punti per pollice, **DPI** (*dots per inch*), ovvero il numero di punti che la stampante è in grado di collocare su una linea lunga un pollice (2,54 centimetri). Si tratta di una misura lineare e non di superficie per cui una piccola differenza nei valori indicati può portare a grandi differenze di risultato. Esistono per esempio delle stampanti che hanno una definizione orizzontale di 1200 DPI e una verticale di 600 DPI. Apparentemente non c'è una grande differenza con le stampanti che hanno una risoluzione sia verticale che orizzontale di 600 DPI, e ci si aspetta che la qualità sia solo leggermente superiore. In realtà, la differenza di risoluzione verticale fa sì che in un pollice quadrato della riga stampata siano presenti ben 720 mila punti, mentre nella seconda ne sono presenti la metà. Ancora più attenzione va data al fatto che spesso viene indicato solo un valore della risoluzione, che in tal caso si riferisce sia a quella orizzontale sia a quella verticale. Così una stampante con una risoluzione di 1.200 DPI è in grado di inserire nello stesso spazio ben quattro volte il numero di punti di una stampante che arriva a 600 DPI. Lo stesso discorso vale anche per gli scanner e tutti gli altri accessori che fanno uso delle immagini: webcam, macchine fotografiche digitali e via dicendo. L'unica eccezione è il *monitor*, in cui la risoluzione non viene indicata in punti per pollice ma viene data in modo esplicito indicando il **numero di punti** che possono essere rappresentati (vedi Capitolo 2).

9.10
Uno sguardo al futuro: il qubit o bit quantistico

Abbiamo visto le unità di misura che sono ad oggi usate: il futuro, forse prossimo, potrà riservare sorprese e cambiamenti di fattori di scala!

Gli studi attuali sono concentrati sulle tecnologie fotoniche per trasferire le informazioni. Questo per una duplice esigenza: ovviare al consumo di energia per raffreddare i chip (l'aumento dell'autonomia ed il raffreddamento a liquido dei chip non sarà sufficiente) e per rendere più veloce il funzionamento dei computer. Verranno infatti realizzati chip ottici anziché elettronici (infatti quelli elettronici verranno abbandonati). La comunicazione all'interno del computer avverrà per fibre ottiche e non più per circuiti elettronici quando si compirà il grande salto e si supererà il divario tra comunicazione elettronica e luminosa.

I cristalli fotonici saranno capaci di condurre la luce in spazi ridottissimi mediante fibre ottiche sottilissime create *ad hoc* dalle più moderne nanotecnologie. Si costruiranno quindi nuovi computer ottici capaci di operare secondo una computazione quantistica utilizzando non più semplici bit ma qubit (ovvero bit quantistici). I qubit saranno unità di informazioni più "intelligenti" in grado di operare su più fronti e di creare non pochi problemi alle proprietà del tempo e dello spazio.

Il computer per la prima volta farà uso non solo delle particelle subatomiche ma di qualcosa di speciale: farà uso della luce e delle sue proprietà.

Parte II

IL SOFTWARE

I sistemi operativi e il software applicativo

10

S. Deseri, G. Garlaschi

Indice dei contenuti

10.1 Cenni sui sistemi operativi

10.1.1 Alcune definizioni

Si intende per *sistema operativo* (o *software di sistema*) un gruppo di programmi che gestisce il funzionamento di base del computer. Il sistema operativo risiede normalmente sull'hard disk, come tutti gli altri programmi, viene caricato in memoria RAM alla accensione (operazione detta in inglese "*boot*"), e rimane sempre attivo fino allo spegnimento. Un computer appena uscito dalla fabbrica non è neppure in grado di funzionare, ma può solo eseguire la procedura di avvio del sistema (il *boot*), per poi arrestarsi con un messaggio d'errore quando rileva l'assenza del sistema operativo (in questo caso occorre eseguire l'installazione del sistema prima di qualunque altra operazione).

Di norma ogni sistema operativo (a volte abbreviato SO), o versione di sistema operativo, è *progettato per il tipo di microprocessore* utilizzato nel calcolatore.

Compito fondamentale del sistema operativo è quello di rendere disponibili le risorse hardware e software come servizi per i programmi applicativi, semplificando l'uso del sistema. Sono gestite dal sistema operativo tutte le funzioni generali hardware della macchina, come *l'aspetto grafico delle visualizzazioni su monitor*, la *scrittura e la lettura dei dischi, la gestione degli archivi* (in inglese *file system*), *l'avvio e la chiusura dei programmi*, la *ricezione* e *trasmissione di dati* attraverso tutti i dispositivi di I/O (input/output), la gestione della *sicurezza e della integrità del sistema*.

Il sistema operativo comunica con l'utente per mezzo di un'*interfaccia che accetta, interpreta ed esegue i comandi* impartiti dall'utente. Può essere una semplice *linea in modo testo (command line interface)* che accetta come comandi delle parole chiave (come UNIX o DOS), o può essere un *sistema grafico a finestre* (come Windows), in inglese una *graphic user interface (GUI)*.

Il cuore di tutti i sistemi operativi è chiamato **kernel**; le sue funzioni principali sono:

- *avvio e riavvio dei processi* (un processo, è una sequenza coerente di istruzioni appartenenti ad un programma in fase di esecuzione, vedi poi ulteriori note);
- *comunicazioni* tra i processi;
- *gestione dei processi* (controllo della esecuzione e dell'uso delle risorse, ad esempio della CPU, funzione anche detta *scheduling* in ambiente multitasking);
- *supervisione delle operazioni* di I/O;
- *gestione della memoria RAM* (allocazione ai diversi processi e al sistema operativo);
- *gestione delle interruzioni* (*interrupt*): la interruzione della esecuzione del processo corrente può derivare da molte sorgenti, interne o esterne, ad esempio dal completamento di una operazione di I/O, da un errore di sistema, da una richiesta di servizio (per esempio di memoria addizionale), da un comando, da una programmazione della quantità di CPU allocata ad ogni processo.

Un sistema operativo semplice potrebbe non avere tutte queste funzioni, ad esempio se abbiamo un sistema che può far girare un solo programma per volta; i sistemi *multi-utente* sono i più complessi e completi poiché devono essere in grado di gestire la contemporaneità (virtuale) di servizio a molti utenti, assicurando comunque la protezione del sistema e la separazione dei programmi di utenti diversi.

In genere per i sistemi operativi si parla più in termini di *processi* che di programmi. Nei moderni sistemi operativi solo una parte del programma (detta processo o *task*) è trasferita in memoria per la esecuzione, il resto rimane sul disco fintantoché non è necessario, risparmiando così memoria centrale.

I processi sono eseguiti dai processori (e possono essere processori diversi nelle elaborazioni cosiddette "parallele"); ma la maggior parte dei computer è dotata di un singolo processore le cui risorse hardware (ALU, CU, RAM, ecc.) sono allocate in modo efficiente al singolo processo per un periodo di tempo molto breve (su scala umana), per passare poi ad un altro processo, e così via. Poiché un processore esegue milioni di istruzioni per secondo, questo dà all'utente l'impressione di simultaneità di esecuzione.

Intorno al kernel i sistemi operativi evoluti hanno sviluppato una serie di funzioni accessorie, ma di fatto indispensabili per gli utenti, come il sistema di gestione degli archivi (il *file system*), il sistema di interfaccia di comando, gli accessori veri e propri (programmi di utilità), i *drivers* delle unità di I/O: ne vedremo molti nel seguito del volume con esempi pratici.

Non fanno invece parte del sistema operativo i programmi applicativi (*software applicativo*), come ad esempio i programmi di scrittura, di ritocco fotografico, gli antivirus, ecc., che spesso vengono acquistati a parte e installati sulla macchina già completa di sistema operativo.

In definitiva si può dire che il *software di sistema* serve alla macchina per funzionare, mentre il *software applicativo* serve all'utente per lavorare.

10.1.2 Lo scenario dei prodotti

Esistono molti sistemi operativi che, come abbiamo detto sopra, dipendono dal tipo di microprocessore e dall'*architettura* del calcolatore: i più diffusi *oggi* sono le varie versioni di ***Windows*** della *Microsoft*, ***MacOS*** della *Apple* per i computer *Macintosh*, ambedue a larga diffusione negli uffici e nelle abitazioni, ***Unix*** in ambito *professionale e universitario* e della *ricerca*, o in generale per la *gestione di reti di computer* e ***Linux*** che, anche grazie al fatto di essere *open source* (si veda dopo nel Capitolo 13), si sta diffondendo sempre di più nelle *applicazioni server della gestione delle reti* (ricordiamo che il *server* riceve dai *client* le richieste di servizio, di calcolo, comunicazione o gestione dati, ed ha quindi notevole potenza di elaborazione, mentre i *client* possono in generale essere macchine con risorse e affidabilità inferiori, avendo prevalentemente il compito di interagire con l'utente).

È importante citare il primo sistema operativo a larga diffusione, per i personal computer (IBM o IBM compatibili con processori Intel o simili), lo MS-DOS, oggi sostituito dal sistema Windows.

MS-DOS era un sistema operativo basato su una interfaccia a **linea di comando:** sullo schermo (di un colore scuro uniforme) non compare nessuna grafica e tutti i comandi devono essere digitati da tastiera (Fig. 10.1).

I sistemi operativi **a linea di comando** risultavano estremamente scomodi e difficili da usare per gli utenti non esperti, per cui sono stati creati i programmi che, appoggiandosi comunque alle funzioni del sistema a linea di comando, forniscono attualmente un'interfaccia grafica a finestre.

La comprensione delle modalità operative e delle funzioni del DOS è peraltro utile per approfondire la conoscenza dei personal computer: nella parte di esercitazioni (Capitolo 19) il lettore potrà fare qualche esperimento di uso.

Un primo approccio ai **sistemi grafici** si è avuto con le versioni di Windows 1, 2 e 3 e 95, che non erano veri e propri sistemi operativi, ma solo programmi applicativi che si appoggiavano sull'MS-DOS. Anche Unix e Linux sono nati con una interfaccia a linea di comando, ma attualmente prevedono anche un'interfaccia di tipo grafico.

La versione di Windows detta *Windows 98* (e successivi) e *MacOS* sono invece sistemi operativi a interfaccia grafica (*GUI*): tutte le operazioni si svolgono tramite icone e finestre, usando intensivamente il mouse per lanciare comandi, scegliere opzioni, ecc. Si dice che questi sistemi sono *user friendly* (amichevoli verso l'utente) perché anche un utente inesperto riesce, entro certi limiti, ad intuirne il funzionamento (il che non accade certamente con i sistemi a linea di comando).

In Italia il sistema operativo più diffuso sui PC è Windows della Microsoft, ed a questo faremo prevalentemente riferimento nel seguito del volume, come esempio di

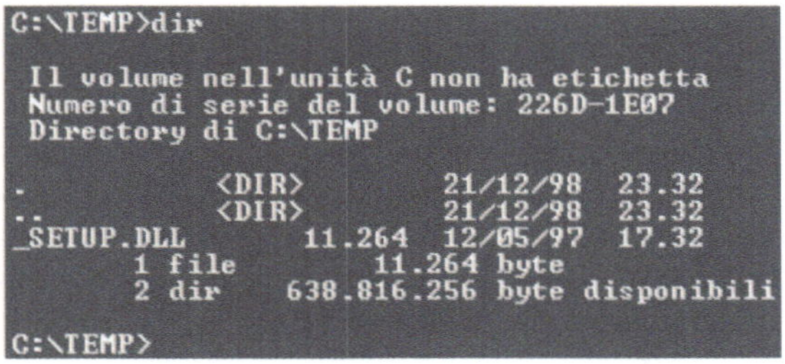

Fig. 10.1 Un esempio di schermata del DOS

sistema operativo, ed anche come elemento di conoscenza utile per molti ambienti professionali.

In definitiva i sistemi operativi Windows più diffusi possono essere classificati in funzione dell'uso:

- *per i computer di uso personale*, dopo il DOS, si sono succeduti *Windows 1, 2, 3, 95, 98, ME* (*Millennium Edition*) e dall'autunno 2001 è in commercio *Windows XP* (experience) e più recentemente *Windows Vista* (noto precedentemente con il nome in codice *Longhorn*); *Vista* è la versione più attuale di Windows, spesso precaricata in fabbrica dai produttori di personal computer: in appendice il lettore potrà trovare le principali differenze ed i miglioramenti rispetto alle precedenti versioni;
- *per i computer usati all'interno di reti* condivise da più utenti, dove esiste un problema di *sicurezza dei dati*, sono stati prodotti *Windows NT, Windows 2000 e Windows 2003* che, come detto, nelle versioni server consentono maggiori prestazioni ed alta affidabilità ed un utilizzo dedicato primariamente a fornire servizi;
- *per i nuovi computer palmari*, in commercio dalla fine del 1999, esisteva la versione "leggera" *Windows CE* e la più recente versione di *Windows Mobile 6.0* che viene montata anche sui cellulari di ultima generazione.

Nelle Tabella 10.1, è mostrato uno schema di classificazione delle versioni di Windows per "famiglia architetturale"; nelle Tabelle 10.2 e 10.3 un riassunto per versioni.

Prima di concludere questa rapida panoramica sui sistemi operativi, è importante fare un cenno ulteriore ai sistemi Unix e Linux, tra loro molto simili; per meglio dire, Linux nasce dalla volontà di portare sui processori 80386 e 80486 della Intel (Capitolo 2) un sistema operativo, lo Unix, che fino al 1991 era esclusivo per i grandi calcolatori dell'AT&T, IBM e Digital. La differenza principale è data dal fatto che Linux gira sui normali personal computer, mentre Unix continua a richiedere macchine e processori più potenti (workstation, mainframe, ecc.). Un'altra importante differenza è data dal fatto che Linux è sostanzialmente gratuito, in quanto non è prodotto da un'azienda (com'è Windows della Microsoft) ma è stato sviluppato da una comunità aperta di ricercatori e di programmatori, mentre il sistema UNIX (o Unix) è un marchio registrato ed indica i sistemi operativi certificati da *The Open Group,* consorzio di aziende tra cui IBM, HP e Sun Microsystems, e sono prodotti coperti da copyright e a pagamento.

Tabella 10.1 Le famiglie architetturali dei sistemi operativi Microsoft

SISTEMI OPERATIVI WINDOWS:
Schema riassuntivo versioni per famiglia di architetture
Famiglia MS-DOS[1]: 1.0 | 2.0 | 386 | 3.x | 95 | 98 | Me
Famiglia NT[2]: NT 3.x | NT 4.0 | 2000 | XP | XP MCE | XP 64 bit | XP Pro x64 | Server 2003 | FLP | Vista | Home Server | Server 2008
Famiglia CE[3]: CE 3.0 | CE 4.0 | Mobile | CE 5.0 | CE 6.0

[1] Vedi Capitolo 19, Parte IV

[2] Windows NT è una famiglia di sistemi operativi prodotti da Microsoft. La sigla "NT" non ha un significato ufficiale, tuttavia viene comunemente interpretata come le iniziali di "*New Technology*" (in italiano Nuova Tecnologia). I sistemi operativi Windows NT sono stati pensati per le utenze aziendali, sia server che workstation, affiancando inizialmente i sistemi operativi Windows 3.x, ed in seguito Windows 9x, destinati invece a un'utenza domestica e all'*office automation*

[3] Windows CE è un sistema operativo (*Consumer Electronics*) con l'ambiziosa intenzione di portare i computer casalinghi con sistema operativo Microsoft nel taschino della giacca. Sviluppato da Microsoft, a partire dal 1996, per dispositivi portatili (PDA, palmari, pocket PC, smartphone e sistemi *embedded*)

Tabella 10.2 Versioni di Windows: prima parte

SISTEMI OPERATIVI WINDOWS: versioni – prima parte

Windows 1.0, rilasciato il 20 novembre 1985, è stato il primo tentativo di Microsoft di implementare un ambiente operativo capace di multitasking e basato su una interfaccia grafica su piattaforma PC

Windows 2.0 è un'interfaccia grafica sviluppata dalla Microsoft per i personal computer dotati di sistema operativo MS-DOS

Windows 386 è un sistema operativo prodotto dalla Microsoft per personal computer con processore Intel 80386, lanciato sul mercato americano il 9 dicembre 1987

Windows 3.x si indicano i sistemi operativi Windows prodotti da Microsoft tra il 1990 ed il 1994 (Windows 3.0, Windows 3.1, Windows for Workgroups 3.1, Windows for Workgroups 3.11, Windows 3.11 e Windows 3.2). In realtà non è corretto parlare di sistemi operativi, in quanto Windows 3.x era in realtà un "ambiente operativo" grafico da installare su DOS

Windows 95 (chiamato in codice Chicago) è un sistema operativo a interfaccia grafica per processori Intel 80386 e superiori, rilasciato il 24 agosto 1995 da Microsoft

Windows 98 (chiamato in codice Memphis, numero versione 4.10.1998) è un sistema operativo per personal computer lanciato il 25 giugno 1998 da Microsoft

Windows ME (*Millennium Edition*)[1] è un sistema operativo a 32 bit, rilasciato il 14 settembre 2000 da Microsoft

Windows NT 3.1 è la prima release di Windows NT, il sistema operativo a 32 bit di Microsoft dedicato ai server, rilasciato il 27 luglio 1993

[1] Perché nacque il sistema operativo Windows ME? Perché dai beneamati Windows 98 e Windows 98 SE era passato qualche anno, ma del nuovo sistema operativo, Windows 2000, era ancora ben lontana la data del rilascio e quindi, fu rilasciato un sistema operativo "ibrido", che integrasse la stabilità di Windows 98 ed alcune funzionalità "innovative" di Windows 2000

Tabella 10.3 Versioni di Windows: seconda parte

SISTEMI OPERATIVI WINDOWS: versioni – seconda parte

Windows 2000, conosciuto anche con il nome in codice Windows NT 5, è un sistema operativo grafico a 32 bit, rilasciato il 17 febbraio 2000 da Microsoft come successore di Windows NT 4. Al pari del suo predecessore, Windows 2000 è pensato per essere usato in ambito professionale e come server, grazie alle elevate prestazioni, stabilità e sicurezza

Windows XP (chiamato in codice Whistler durante lo sviluppo) è un sistema operativo prodotto da Microsoft basato su architettura Windows NT. È stato rilasciato il 25 ottobre 2001 ed è la versione client di Windows per personal computer, affiancato da Windows Server 2003 utilizzabile su server. La sigla "XP" nel nome deriva dalla parola eXPerience. Finora è stato il sistema operativo Windows più longevo (5 anni) (è stato seguito dal 30 gennaio 2007 da Windows Vista). Microsoft lanciò inizialmente due versioni molto simili: Home e Professional. La prima versione era pensata per un uso domestico, mentre la seconda, più costosa ed indirizzata alle utenze aziendali, aveva alcune caratteristiche aggiuntive

Windows XP Media Center Edition (nome in codice eHome) è una versione del sistema operativo Windows XP ottimizzata per l'intrattenimento domestico

Windows XP 64 bit Edition è una versione del sistema operativo Microsoft Windows XP, rilasciato nel 2002 e progettato per funzionare con i processori Intel Itanium

Windows XP Professional x64 Edition è un sistema operativo prodotto dalla Microsoft, rilasciato il 25 aprile 2005 come una versione a 64 bit del preesistente sistema operativo Windows XP per i personal computer x86

Windows Server 2003 (Nome in codice Whistler Server, o anche Windows NT 5.2 o ancora Windows .NET Server) è una tappa della evoluzione della serie server dei sistemi operativi di Microsoft. Il lancio è avvenuto il 24 aprile 2003

Windows Fundamentals for Legacy PCs (Windows FLP) è un sistema operativo della Microsoft, basato su Windows XP Service Pack 2, ma ottimizzato per girare su un hardware meno potente e più vecchio. È stato rilasciato l'8 luglio 2006

Windows Vista (noto in fase di sviluppo con il nome in codice Longhorn) è l'ultima versione dei sistemi operativi Microsoft della famiglia Windows, che si rivolge ad utenza domestica oppure business, in funzione della versione acquistata. La versione è stata rilasciata a partire dal 30 Gennaio 2007 (vedi anche l'appendice apposita)

(*continua* →)

(continua)

Windows Home Server è il nome di una versione del sistema operativo Windows sviluppato da Microsoft. Annunciato il 7 gennaio 2007 al *Consumer Electronics Show* da Bill Gates, Windows Home Server è pensato per un'utenza casalinga con diversi PC interconnessi tra loro
Windows Server 2008 (precedentemente conosciuto come Windows Server "Longhorn") è il nome della nuova versione server di Windows, rilasciata il 27 febbraio 2008
Windows CE 3.0 è un sistema operativo a 32 bit sviluppato tenendo in considerazione soprattutto le unità mobili come per es. PDA o palmari. Grazie alla piattaforma multifunzione e alla capacità real-time, è utilizzata anche nelle altre unità dell'area *embedded* (dedicate)
Windows CE 4.0.è il successore di Windows CE 3.0
Windows Mobile è un sistema operativo compatto basato sulle API Win32 (cioè interfacce di programmazione disponibili nei sistemi operativi windows) della Microsoft. Fra i dispositivi che ne possono essere equipaggiati ci sono i pocket PC, gli smartphone ed i Portable Media Center. La sua interfaccia grafica è pensata in modo da essere il più possibile simile a quella di Windows

Torneremo su Linux in seguito; vediamo ora gli elementi di base della gestione degli archivi di dati e programmi, un componente dei sistemi operativi fondamentale per la interazione dell'utente con il computer.

10.2
Il *file system* e le "estensioni"

Il *file system* rappresenta un modello con cui un sistema operativo gestisce la memorizzazione dei dati sui dischi fissi e sui vari tipi di supporti removibili. Notiamo che esistono diversi tipi di file system (secondo i vari sistemi operativi), ma, in ogni caso, tutti organizzano il contenuto dei dischi in file o cartelle (in inglese *directory* o *folder*).

Ogni singola informazione memorizzata sul disco prende il nome di file (questo termine viene ripreso da "filza", che in italiano antico significava fascicolo o incartamento). Un file può rappresentare un programma eseguibile, un insieme di dati numerici, un documento di testo, un filmato, un'animazione, una pagina web, ecc. Da quanto detto risulta evidente che nella memoria di massa di un PC possono essere presenti molte decine di migliaia di file, e quindi, se non vi fosse nessun criterio organico di ordinamento, sarebbe ben difficile rintracciare un file di particolare interesse. Il *file system* permette di creare i contenitori, che prendono il nome di cartelle, le quali consentono di raggruppare i file in insiemi omogenei.

Inoltre le varie cartelle possono contenere altre *sottocartelle*, con un sistema simile alle famose bambole russe, le "Matrioska". Nelle interfacce grafiche dei vari sistemi operativi (le GUI) le cartelle vengono rappresentate con simboli grafici chiamate *icone*. Le cartelle in genere vengono rappresentate con cartelline di colore giallo, mentre i file vengono rappresentati da icone di vario genere secondo il loro contenuto. Il sistema operativo mantiene sul disco fisso la struttura dei file che contengono programmi e dati propri usati per il funzionamento del sistema.

L'utente deve invece provvedere a creare una struttura ordinata di cartelle e sottocartelle per organizzare il proprio lavoro, evitando di salvare i file dove capita, e quindi minimizzare gli sprechi di spazio sul disco e rintracciare velocemente i propri file;

deve inoltre prestare attenzione a cancellazioni accidentali che possano compromettere il funzionamento corretto del computer (per esempio la cancellazione di file del sistema operativo).

Ogni disco fisso contiene l'indice di tutti i file generati, ed è aggiornato in modo automatico dal sistema operativo. Nell'indice viene memorizzato per ogni file:
- *il nome*
- *la posizione sul disco*
- *le dimensioni in byte*
- *la data di creazione o modifica*
- *altre informazioni dipendenti dal tipo di file system.*

Ovviamente il sistema operativo fornirà all'utente la possibilità di visualizzare l'indice dei dischi e organizzare il contenuto. Altri sistemi operativi pongono delle restrizioni cercando di impedire modifiche al "file di sistema" o anche impedire la visualizzazione di file contenenti dati sensibili. Ogni file e cartella deve possedere un nome che lo distingua dall'altro.

Molti sistemi operativi includono nel nome una sigla aggiuntiva detta *estensione* che caratterizza il tipo di file. L'estensione viene *separata con un punto* dal resto del nome, è preferibile ricordare di non usare estensioni con il nome delle cartelle. Due file con lo stesso nome (estensione compresa) non possono risiedere all'interno di una stessa cartella ma possono invece esistere in due cartelle diverse (anche se contenute una nell'altra). Il termine "estensione" è una cattiva traduzione dell'inglese "extension", che significa suffisso, e indica, nel gergo informatico, una breve sequenza di caratteri alfanumerici. L'estensione permette all'utente di un computer, ma anche ad alcuni programmi, di distinguere tra i vari formati di file. Le estensioni sono utilizzate in maniera significativa in tutti i sistemi operativi Microsoft, da MS-DOS a Windows XP. Vi sono invece sistemi operativi che adottano metodi differenti di identificazione dei tipi di file, per esempio Unix (che impiega con scopi simili sia i diritti d'accesso che il "magic number") e i sistemi operativi del Macintosh precedenti a Mac OS X (che usano "type code" e "creator code").

L'estensione di un file serve a capire di fronte a che tipo di file ci si trovi. Nei sistemi operativi che ne fanno un uso considerevole, nonostante un'estensione possa essere cambiata o rimossa manualmente senza perdere il contenuto informativo del file, il file con estensione sbagliata o senza estensione può essere problematico da utilizzare. Lo scopo fondamentale per cui i progettisti di alcuni sistemi operativi (es. OpenVMS e MS-DOS) introdussero le estensioni nei nomi dei file fu per poter distinguere i file contenenti solo dati da quelli "*eseguibili*". Ad esempio nel DOS, se si digita il nome di un programma indicando solo il nome del file da lanciare (senza specificare l'estensione), il sistema operativo sopperisce cercando tra i file tutti quelli eseguibili con il nome specificato. Per quel che riguarda i file di dati, l'estensione era inizialmente solo un aiuto all'utente. Il sistema operativo si limitava a visualizzarla, dare la possibilità di cambiarla o usarla per impostare dei filtri di ricerca. Con l'avvento degli odierni ambienti desktop dotati di interfaccia grafica, l'estensione è divenuta meno nota a gran parte degli utenti; infatti in diversi di questi ambienti (tipicamente nell'ambito dei sistemi operativi Mac OS e Windows) le estensioni sono nascoste all'utente, che può dedurre il contenuto di un file dall'icona corrispondente. In questi ambienti l'estensione conserva però una grande importanza, perché è in base ad essa che il file manager sceglie automaticamente l'icona da attribuire al file e l'applicazione più adatta a manipolare quel file.

Tabella 10.4 Alcune delle estensioni più comuni

.txt	file di testo semplice
.doc .docx	file generati dal programma di videoscrittura Microsoft Word
.htm .html .shtml, .shtm .stm	pagine web statiche
.asp .aspx .php op. **.dwt**	pagine web dinamiche o script
.mp3 .ogg op. **.wav**	file contenenti tracce sonore
.pdf	documenti di tipo PDF
.png .bmp .gif .jpg, .jpeg op. **.psd**	file contenenti immagini
.xls	file contenenti fogli di calcolo generati con Microsoft Excel
.zip op. **.rar**	file compressi
.exe .com .bat e **.cmd**	programmi e script eseguibili in Windows
.dwg .dxf	programmi di disegno CAD
.avi .mpeg .wmv .mp4 .3gp	file video

Le estensioni oggigiorno più comuni sono elencate nello schema di Tabella 10.4, con indicazione della tipologia di contenuto.

Per fare un esempio, i più recenti sistemi operativi della Microsoft sono provvisti di un elenco che stabilisce una corrispondenza tra le estensioni, le icone ed i programmi ad esse associati. Alcune estensioni molto usate sono preimpostate, per le altre il sistema operativo impara in base alle istruzioni date dall'utente o dalle nuove applicazioni installate. Per quel che riguarda le estensioni dei file eseguibili, però, non è cambiato molto dai tempi del DOS: solo i file con l'estensione che li qualifica come eseguibili (tipicamente "*.exe*") possono essere effettivamente eseguiti dal sistema operativo.

Un'estensione di file molto utilizzata in questi anni è *.pdf* (*portable document format*), che indica un formato di file basato su un linguaggio di descrizione della pagina sviluppato da *Adobe Systems* nel 1993 per rappresentare documenti in modo indipendente dall'hardware e dal software utilizzati per generarli o per visualizzarli. Un file PDF può descrivere documenti che contengono testo e/o immagini a qualsiasi risoluzione. È un formato aperto, nel senso che chiunque può creare applicazioni che leggono e scrivono file PDF senza pagare i diritti alla Adobe Systems. Adobe ha un numero elevato di brevetti relativamente al formato PDF ma le licenze associate non includono il pagamento di diritti per la creazione di programmi associati.

Il documento PDF non include informazioni specifiche per software, hardware e sistema operativo usato. Ciò permette che il documento venga visualizzato e reso nella stessa esatta maniera indipendentemente dalla piattaforma e/o dispositivo utilizzato per leggerlo. Anche questo fatto ha contribuito a farlo diventare un formato standard molto diffuso per la condivisione dei documenti. Dopo circa un anno e mezzo di discussioni e analisi, il formato PDF 1.7 è diventato uno standard ISO. La *International Standardisation Organisation* (ISO) ha ratificato l'adozione dell'ultima versione del formato di Adobe come standard internazionale, concludendo un processo iniziato nel gennaio del 2007. Diffusissimo e apprezzato perché permette di mostrare ai destinatari esattamente quanto ideato dall'autore, PDF è, da tempo, uno standard, recentemente entrato a far parte anche dei formati supportati da *Google Docs*.

10.3 Il software applicativo

Viene detto *software applicativo* (o semplicemente "applicativi") l'insieme dei programmi che *non sono compresi* nel sistema operativo, ma che vengono invece installati dall'utente per svolgere compiti specifici. È importante sapere che ogni programma applicativo viene *sviluppato per il sistema operativo o per i sistemi operativi* su cui deve funzionare e quindi non può essere installato ovunque. Per esempio, il programma di videoscrittura Microsoft Word è forse l'applicativo più diffuso per il SO Windows. È comunque disponibile su internet un applicativo gratuito molto simile al sistema Office di Windows che ha praticamente le stesse funzionalità. Questo applicativo si chiama *OpenOffice* (vedi introduzione al Capitolo 13). Sono ugualmente *applicativi* i programmi *antivirus* (Norton, McAfee, Trendmicro, ecc.), i programmi per la *compressione dei file* (Winzip, ZipCentral, ecc.), la *posta elettronica* (Eudora, Outlook Express,..), il *ritocco fotografico* (Photoshop, PaintShop Pro, ecc.), la *composizione multimediale* (Dreamweaver, FrontPage, Flash, Director, ecc.), i *lettori audio/video* (Quick Time Player, Real Player, ecc.).

A rigore fanno parte degli applicativi anche alcune utilità che si installano assieme a Windows stesso, come il Blocco Note, la Calcolatrice, Paint, WordPad; si tratta infatti di semplici programmi che non sono essenziali per il funzionamento della macchina (potrebbero anche essere rimossi senza comprometterne in alcun modo il funzionamento), ma vengono installati assieme al sistema operativo soltanto per offrire all'utente alcune semplici applicazioni di base. Infatti, se, per assurdo, su un computer si trovasse esclusivamente il sistema operativo, senza nessun altra applicazione, la macchina funzionerebbe perfettamente, ma l'utente non sarebbe messo nelle condizioni di usarla produttivamente. Adottando una classificazione spesso usata dal mercato, possiamo suddividere gli applicativi in 5 categorie:

- **Utilità di Sistema:** si tratta di programmi che servono per migliorare la gestione e la sicurezza della macchina, come ad esempio gli stessi antivirus, oppure programmi per l'ottimizzazione delle risorse, per il controllo dello stato del sistema, la ripulitura dell'hard disk, ecc.;
- **Office Automation:** programmi di ausilio nei normali lavori d'ufficio, quindi creazione e elaborazione di testi (*word processor*), gestione di basi di dati (database), fogli di calcolo, posta elettronica, navigazione in internet, ecc.;
- **applicazioni aziendali:** programmi creati per le necessità specifiche delle aziende, come ad esempio i programmi per la fatturazione o per la gestione del personale, dei magazzini, dei macchinari industriali. Spesso si tratta di programmi creati *ad hoc* da aziende di produzione software;
- **strumenti di sviluppo:** programmi per la creazione di oggetti multimediali (pagine Web, animazioni e CD interattivi), elaborazione audio/video/immagini, programmi che servono per la creazione di nuovi applicativi (*authoring tools*);
- **giochi e svago:** giochi, emulatori, lettori audio e video.

Naturalmente, vista la enorme varietà di software disponibile, queste distinzioni vanno prese come categorie concettuali e non come rigide classificazioni.

10.4
Installazione del software

L'installazione è il processo tramite il quale un nuovo software viene inserito nel computer. Di solito non si tratta di una semplice copia del file eseguibile sull'hard disk, quanto piuttosto di una complessa procedura di interfaccia fra la nuova applicazione ed il sistema operativo (che deve aggiornare tutta una serie di *file di configurazione* del sistema). Per fortuna l'installazione è quasi sempre realizzata attraverso una procedura automatica, che richiede solo un intervento minimo da parte dell'utente (tipicamente all'utente viene chiesto solo di specificare alcune opzioni, come il nome della *cartella* in cui copiare il programma, se eseguire l'installazione standard o eliminare/aggiungere alcuni componenti opzionali, ecc.). L'installazione si esegue una sola volta e da quel momento in poi il programma è sempre disponibile per l'uso (vedi anche • Nota 10.1).

Nota 10.1 – Informazione

Oggi esistono due modi principali per procurarsi un nuovo software: acquistare da un rivenditore i CD di installazione o scaricare (download) da internet il programma di installazione compatibile con il nostro sistema operativo (esiste anche un terzo modo, illecito, che è fare una copia pirata, ma di questo discuteremo nel paragrafo del copyright). Per installare il software attraverso un CD è sufficiente inserire il disco nel drive e la procedura parte da sola; se così non fosse allora bisogna cercare sul CD un file eseguibile (**.exe**), che dovrebbe chiamarsi "**setup.exe**" o "**autorun.exe**" o "**install.exe**" o qualcosa di simile (comunque un .exe), e farlo partire con un doppio click. L'installazione attraverso un file scaricato da internet è ancora più semplice: se è un file .exe basta un doppio click sull'icona del file per attivare la procedura. A volte il file scaricato da internet può essere di tipo .zip (archivio di file compressi o, secondo il gergo comune, "zippati", da non confondersi con i **dischi zip**), in questo caso occorre prima effettuare la decompressione dei file attraverso un programma opportuno (WinZip, ZipCentral, o altri) e poi cercare il file eseguibile come per il CD. Ad ogni modo, all'interno del file zip decompresso o nelle pagine del sito internet, dovrebbe trovarsi sempre una breve guida all'installazione (quasi sempre solo in inglese). *È altamente raccomandato per ragioni di sicurezza, quando non si conosce la origine del programma, eseguire una scansione con sistemi antivirus prima di eseguire il programma stesso.*

10.5
Il copyright

Nell'acquisto del software è sempre compresa anche la *licenza d'uso* (che può essere di tipo personale o multilicenza), che consente di utilizzare liberamente quel software per la propria attività (i termini esatti della licenza sono sempre inclusi nella documentazione allegata al prodotto: è bene leggerli con attenzione). Tipicamente il costo di un software per PC va da poche decine di euro fino ad alcune migliaia, in funzione della complessità del prodotto. Il software scaricato da internet è invece soggetto a due tipi di licenza: *freeware* e *shareware* (• Nota 10.2).

Nota 10.2 – Approfondimento

Il software *freeware* è *gratuito* e può essere copiato e usato liberamente (eccetto rivenderlo ad altri); si tratta di solito di programmi relativamente semplici, messi a disposizione del pubblico per motivi pubblicitari (di solito sono versioni semplificate di prodotti a pagamento, oppure versioni di lancio per nuovi software) o anche per semplice generosità dei creatori. A volte (anzi, spesso) l'uso gratuito viene vincolato ad impieghi esclusivamente non commerciali. Il software *shareware* è dato *in prova* gratuita per un periodo di tempo limitato (per esempio 30 giorni) a partire dal momento dell'installazione. Una volta scaduti i termini, se l'utente è soddisfatto e vuole continuare ad usare il prodotto, deve acquistarlo, altrimenti deve rimuoverlo dalla macchina. I programmi shareware alla scadenza si comportano in maniera diversificata: alcuni avvisano l'utente con un messaggio del tipo "Guarda, che mi dovresti pagare!", ma continuano a funzionare, altri invece smettono di funzionare o funzionano in modalità ridotta (per esempio non consentono più di salvare i file). I programmi *shareware* riacquistano la completa funzionalità (e legalità) solo con l'inserimento di una *"chiave software"* che il produttore fornisce dopo il pagamento. Oltre ai programmi freeware e shareware si possono trovare su internet anche programmi in versione *demo* (abbreviazione di demonstration) o *trial* (prova): si tratta di versioni dimostrative gratuite di software a pagamento, che però funzionano fin da subito in maniera parziale (per esempio non consentono di salvare i file, o hanno solo alcune funzioni disponibili) o solo per un certo tempo (*trial*). A parte i siti delle case produttrici, esistono molti siti internet che raccolgono buona parte del software disponibile su internet: quali ad esempio *TuCows* e *CNET Download*. Un sito abbastanza usato in italiano per il download è *Volftp* della Mondadori.

La *copia dei CD* che contengono *software protetto da copyright* è consentita unicamente come *copia di riserva per l'utente che li ha acquistati* (nell'eventualità che i CD originali si rovinassero).

Non è consentito invece né copiare i CD per cederli ad altri (a nessun titolo), né usare gli stessi CD originali per effettuare più installazioni su diverse macchine (a meno che la licenza non lo preveda espressamente).

Si parla di *software pirata* in tutti i casi in cui il software non è stato acquisito e installato secondo le regole di licenza previste dall'autore/distributore (e dalle leggi sulla proprietà intellettuale e i diritti d'autore). Per quanto riguarda i programmi *shareware*, esiste la possibilità di reperire su internet delle "chiavi pirata" (dette *crack*) che ne sbloccano il funzionamento senza aver pagato la licenza. Inutile dire che, anche in questo caso, si tratta di un'operazione ***illegale*** (in gergo, si parla di "*programmi craccati*", • Nota 10.3).

Nota 10. 3 – Approfondimento

Si tenga presente inoltre che il software su internet non ha mai un prezzo proibitivo (spesso si tratta di poche decine di euro) e che con l'acquisto legale si favorisce l'ulteriore disponibilità di nuovo software: se nessuno pagasse non ci sarebbe più l'interesse da parte dei programmatori a divulgare i propri programmi e di conseguenza la possibilità di trovare i programmi in rete. Il software pirata è diffusissimo per uso personale; le stesse aziende produttrici per aumentarne la diffusione, lo tollerano di buon grado, perché questo favorisce comunque la conoscenza del programma e quindi, di riflesso, anche la sua diffusione legale. La stessa Microsoft deve il successo del sistema Windows a questa politica di tolleranza che, per esempio, non si è avuta nei sistemi Mac. Non viene invece assolutamente tollerato l'uso professionale: chi usa software pirata per il lavoro o per lucro si espone al rischio di grosse sanzioni (che, a seconda dei casi, possono diventare anche penali). Per ulteriori approfondimenti si rimanda al seguito del volume.

Le origini dei maggiori sistemi operativi e le alternative disponibili

11

S. Deseri, G. Garlaschi

Indice dei contenuti

11.1
Commenti sulle origini e l'evoluzione di Windows

Anche a costo di qualche ripetizione riteniamo opportuno ripercorrere le tappe fondamentali dello sviluppo di Windows per comprenderne meglio il posizionamento.

Nel 1983 la Microsoft iniziò a lavorare su quella che nel 1985 sarebbe divenuta una prima versione di Windows: la 1.00. Questa prima versione funzionava su un PC IBM con processore 8086 (a 8 bit) e 256 Kb di memoria RAM (tanti a quei tempi, oggi si parla di Gigabyte) erano appena sufficienti a farlo girare (ed anche oggi talvolta non bastano i giga...). Il sistema Windows dava per la prima volta una visione diversa del computer, un programma era chiuso in una finestra, i documenti non erano più un nome, ma avevano un volto (le icone), copiare un documento o spostarlo da una cartella all'altra era ormai semplice. Per la verità Windows non è stato il primo né l'unico. Come molte volte è successo nella storia del software, Windows superò tutti i concorrenti, migliori o peggiori che fossero, grazie anche alla politica commerciale di Microsoft, alla nascita di ottimi programmi applicativi, soprattutto di grafica, e ad un ottimo supporto delle periferiche (come la stampante e la scheda video), cosa che ancora oggi rappresenta un suo punto di forza. Ricordando brevemente l'evoluzione di Windows, già accennata precedentemente nel Capitolo 10, vediamo che la successiva versione di Windows (a 16 bit), la 2.0 (1987), passò inosservata fino a quando comparve nel 1990 la 3.0 per processori 80386 con 4 Mb: questa fu veramente un'innovazione.

Il nuovo Windows 3.0, ed il successivo 3.11, segnarono il passaggio alla nuova era dell'informatica. Il nuovo sistema operativo gestiva personal computer con processori

Elementi di informatica in diagnostica per immagini. Roberto Grassi et al. (a cura di)

386 e 486 con addirittura 16 Mb di RAM, era molto più stabile ed efficiente nell'esecuzione dei programmi, la maggiore efficienza di calcolo ha consentito di gestire schede video sempre più potenti utilizzando migliaia di colori video o addirittura milioni. La maggiore risoluzione grafica permetteva di utilizzare font vettoriali (TTF)[1], mediante le prime schede di *rete* commerciali poteva connettersi ad una rete di computer, era più veloce ed efficiente dei precedenti ed utilizzava in maniera finalmente utile un nuovo dispositivo che, grazie al diverso tipo di interazione tra utente e macchina, avrebbe riscosso molto successo, il mouse.

Non bisogna stupirsi se, andando nel retrobottega di un magazzino o addirittura di piccole aziende, ci si trova di fronte un PC 486 con Windows 3.11: questa versione, anche grazie ai costi contenuti, si diffuse moltissimo facendo sviluppare una gran quantità di programmi, molti ancora validi oggi. Inoltre Microsoft non ha mai abbandonato completamente questa versione: basti pensare che Internet Explorer versione 4.0 (quella rilasciata molto tempo dopo con Windows 95) è stata rilasciata anche per il Windows 3.11; per non parlare di Office, Excel, Word, Works, Publisher, anch'essi mantenuti per Windows 3.11 per lungo tempo. Quando, nel 1996, tutti ormai avevano imparato ad utilizzare il Windows 3.11 ed avevano ormai abbastanza memoria sul PC per utilizzarlo al meglio, la Microsoft sfornò quello che ha rappresentato forse il più grande passo nella storia dei PC: *Windows 95*. Questo sistema rappresentò una vera rivoluzione: il DOS, che, seppur in maniera ridotta, era comunque la base del Windows 3.11, sembrava scomparire per sempre dietro l'immagine di questo nuovo, super sistema che consentiva anche l'utilizzo di *microprocessori a 32 bit*.

Il Windows 95 ha immesso talmente tante innovazioni che sarebbe difficile elencarle tutte. Tra le varie ci fu l'introduzione della *barra di avvio* (si veda Parte IV), la gestione del computer completamente affidata a *menu* e *sotto menu grafici*, la *GUI* (Capitolo 10), che in qualche modo ha semplificato l'uso del calcolatore separando l'utente dall'hardware della macchina. Tutto ciò che prima doveva essere eseguito con strani e complicati comandi del vecchio DOS adesso era realizzato con simpatiche animazioni e bottoni colorati. Ma questo era solo un aspetto: la base grafica fu migliorata, la gestione delle periferiche, come schede audio, video, CD-ROM, fu semplificata introducendo il concetto *Plug&Play*. Le stampanti, come molte altre periferiche collegate al computer, migliorarono enormemente ed i programmi riuscirono finalmente a comunicare tra loro in maniera semplice. Sembra un aspetto secondario, ma basti pensare che in DOS si poteva utilizzare un programma per volta senza avere la possibilità, nella maggior parte dei casi, di scambiare i dati da un programma all'altro (cioè non era possibile utilizzare *l'attuale funzione copia/incolla*). Lo sviluppo di programmi come *Corel Draw, WinWord, Excel, Adobe Photoshop* ed altri, sviluppati su questo nuovo tipo di piattaforma, hanno poi segnato il vero successo di Windows e con lui dei personal computer (IBM e Intel e simili), anche se altri produttori come Apple hanno avuto, e continuano ad avere, spazio di mercato e capacità innovativa molto apprezzata. Da allora poco è cambiato, almeno per chi usa il computer in modo non professionale. I successsivi Windows 98, 2000, ME, XP, Vista, non sono altro che

[1] Il True Type Font (TTF) è un formato di caratteri sviluppato originariamente da Apple alla fine degli anni '80 in competizione con i Font Type 1 usati da Adobe nel PostScript (PS). Oggi il TTF è il formato standard per utenti Windows, mentre gli utenti Mac, pur utilizzandolo, sono ancora legati al formato PS.

affinamenti successivi con migliore grafica, maggiore semplicità d'uso, maggiore stabilità, maggior uso di memoria per funzionare.

Esistono comunque opzioni alternative ai sistemi operativi della famiglia Windows, e nel seguito ne scorriamo alcune (trascurandone altre per motivi di spazio).

11.2 Le origini di Linux

Cos'è in realtà Linux? Una definizione da manuale direbbe che Linux non è altro che una implementazione gratuita di Unix per vari processori (ormai quasi tutti), quali i processori Intel, Alpha e PowerPC ad esempio. Ma allora perché tanto interesse verso un sistema operativo? Le motivazioni sono molteplici, ma la principale è che Linux è un sistema che si basa e cresce sul libero e gratuito contributo di liberi programmatori, che si adoprano per ottimizzare il codice, quindi il programma, ed adeguarlo sempre più alle esigenze dei vari utenti. Il kernel è totalmente *open source*, ossia i codici sorgenti sono visibili da tutti gli operatori (aperti) e quindi è possibile lo sviluppo "cooperativo", sia delle funzioni di sistema, che delle applicazioni compatibili, con il contributo di una larga comunità di sviluppatori. Ciò porta, tra l'altro, l'enorme vantaggio che, non appena si scopre un bug, ossia un difetto del sistema operativo, immediatamente chiunque si può attivare per "*patcharlo*", ovvero risolverlo (*to patch*, in italiano "mettere una pezza").

È interessante, ad ogni buon conto, riassumere brevemente la storia di questo sistema operativo: conoscere come sia nato e si sia sviluppato fornisce una chiave di lettura indispensabile per comprendere la filosofia dietro il mondo dell'*open source* in generale e di Linux in particolare.

La storia di Linux comincia quando ad uno studente di Helsinki, tale *Linus Torvald*, viene regalato un PC 386. A quei tempi Windows doveva ancora essere pensato, e l'unico sistema operativo riconosciuto come "non proprietario" (ovvero *non* prodotto direttamente dai produttori dell'hardware come IBM, HP, DEC, Honeywell, ed altri) era Unix, presente solo su grandi mainframe o minicomputer potenti, maneggiati da occhialuti ingegneri in camice bianco. Ciò nonostante, Linus volle lavorare alla creazione di un clone di Unix che potesse girare anche su PC meno potenti e non destinato esclusivamente al calcolo ed altre applicazioni "impegnative" come i suoi fratelli maggiori. Per il suo lavoro si basò su *Minix* di *Andrew Tanebaum*, anch'esso un'implementazione gratuita di Unix ma dalle funzionalità molto ridotte. L'intuizione geniale di Linus fu quella di sfruttare tutte le occasioni e i canali di distribuzione possibili per far conoscere la primissima versione del kernel coniata da lui stesso, allegando non solo il codice binario (in gergo il file "eseguibile" compilato), ma anche il codice sorgente (cioè il programma in linguaggio macchina), liberamente visionabile e modificabile. Nella sua prima versione, ossia la *0.01,* il kernel di Linux aveva veramente poche funzioni. In seguito, grazie all'apporto di molti collaboratori, si sono aggiunte tutte quelle funzioni e possibilità che ne fanno, allo stato attuale, un sistema *multitasking e multiutente* con un elevatissimo grado di configurabilità.

Non si può fare a meno di menzionare, quando si parla di Linux, il validissimo apporto della *Free Software Foundation*, la quale, grazie al suo compilatore *GCC*

(*GNU Compiler Collection*), ossia un *compilatore* di linguaggi tra cui il *C*, ha consentito a molti sviluppatori di creare agevolmente programmi in grado di "girare" (cioè funzionare) sotto Linux.

11.3 Da Linux a Ubuntu

Ultimamente una buona fetta delle persone che passa a *Linux* lo fa principalmente grazie a *Ubuntu*. Nulla da togliere alle altre distribuzioni, ma è innegabile che la facilità di installazione e l'ottimo supporto hardware fanno di Ubuntu (Fig. 11.1) il compagno ideale per chi vuole imparare a usare Linux. Quello che si sta ultimamente verificando è che la maggior parte degli utenti tende a pensare non solo che Ubuntu è Linux (cosa più che ovvia), ma che Linux è Ubuntu. Quest'ultima cosa necessita una riflessione, in quanto è bene sapere che Ubuntu è solo una delle tante distribuzioni disponibili sulla piazza. Che Ubuntu sia un buon prodotto è innegabile, sia per i nuovi utenti sia per quelli che hanno anni di esperienza alle spalle.

Ubuntu è stata creata e finanziata da Canonical Ltd, una società fondata da *Mark Shuttleworth*. Attualmente di Ubuntu si occupa anche la *Ubuntu Foundation*, finanziata dallo stesso Shuttleworth. Il nome Ubuntu deriva da una antica parola in lingua Zulu, che significa "*Umanità verso gli altri*". Infatti, Ubuntu si propone di essere una distribuzione Linux "amica" ed "etica" sempre gratuita (ora e nel futuro), disponibile su diverse piattaforme hardware, liberamente modificabile. Da notare come il numero di versione coincida con l'anno e il mese di uscita della stessa. Ubuntu è rilasciata completamente sotto licenza *GPL* (*general public licence*) la stessa che caratterizza la distribuzione *Linux Debian*, da cui Ubuntu è derivata: tale *licenza permette l'utilizzo del software senza costi*, e la sua eventuale modifica libera. Debian è una distribuzione "storica" di Linux, datata 1993, divenuta famosa per la sua eccezionale stabilità e sicurezza, oltre che per la gestione dei pacchetti software.

Ricordiamo che esistono numerose versioni di Linux (inteso come sistema operativo) chiamate *distribuzioni* (o "distro"). Tra le più popolari citiamo: *Red Hat* e *Fedora*, *SuSE* e *OpenSuSE*, *Mandriava* (ex Mandrake), *Debian*, *Slackware*, e ovviamente la neonata *Ubuntu*.

Esistono tre versioni ufficiali di *Ubuntu*:

- **Ubuntu** (con interfaccia grafica Gnome)
- **Kubuntu** (con interfaccia grafica XFCE, meno esosa di risorse)
- **Edubuntu** (studiato specificatamente per l'impiego in scuole elementari, medie e superiori).

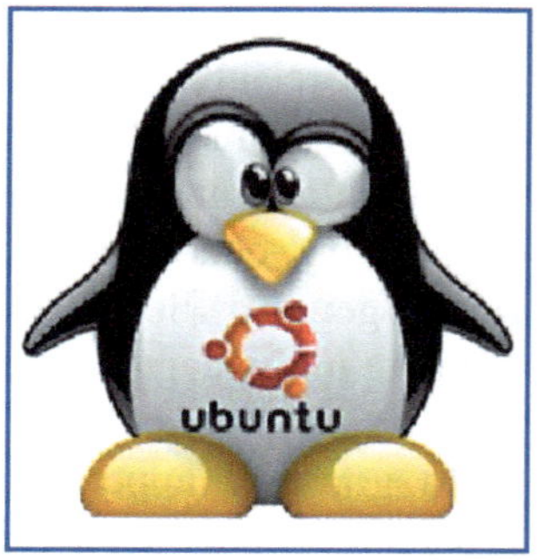

Fig. 11.1 Logo di Ubuntu

Nota 11.1 – Curiosità

Alcune considerazioni da fare per chi desideri installare Ubuntu:

a. Prima di tutto si consiglia di usare il forum ufficiale di Ubuntu per soddisfare la voglia di sapere, al seguente indirizzo internet: **http://forum.ubuntu-it.org/**
b. Se abbiamo bisogno di guide su Ubuntu andare all'indirizzo: **http://wiki.ubuntu-it.org/Documentazione...**
c. Se invece si vogliono video che aiutino ad installare Ubuntu andare all'indirizzo: **http://it.youtube.com/watch?v=PRi1mOFDvG...**
d. Infine se si vuol fare conoscenza con i programmi di base, si può sfruttare il fatto che è possibile installare Ubuntu da *Live cd*; in poche parole, dopo aver scaricato il file di Ubuntu da questo indirizzo: **http://www.ubuntu-it.org/index.php?page=....** si deve masterizzare sul CD (si raccomanda alla velocità più bassa), successivamente inserire il CD; mentre il pc si riavvia, dovrebbe partire l'installazione, allora scegliere la voce dove 'è scritto "*Provare Ubuntu senza modificare il computer*" e si potrà provare Ubuntu direttamente dal CD, senza installarlo; oppure se si vogliono direttamente a casa i CD di installazione basta registrarsi su **https://shipit.ubuntu.com** e attendere qualche settimana.

In ogni caso è consigliabile, nel caso si voglia installarlo, *controllare l'hardware del proprio pc*, per verificare la *compatibilità con Ubuntu*: per questo scopo usare il *forum* ufficiale!

In conclusione il punto di forza di Ubuntu è la estrema semplicità di utilizzo, fondamentale per i neofiti, il suo gran supporto hardware, il corredo software aggiornato, contenente *tecnologie software* che rendono questa distribuzione spiccatamente improntata verso l'ambiente desktop.

L'evoluzione dei sistemi operativi 12

G. Pinto

Negli Stati Uniti, in questi ultimi tempi, circola tra gli ambienti informatici l'ennesimo acronimo con il nome di **WIMP** (**W**indows, **I**cone, **M**enu e **P**untamento), e si parla della fine di un'era, quella appunto del WIMP. I dispositivi basati su WIMP hanno dominato per oltre 15 anni almeno il campo dell'interfaccia tra uomo e computer. Certamente la tastiera il mouse e lo schermo del display non possono sparire improvvisamente, ma è crescente l'interesse e l'impegno degli sviluppatori verso le tecnologie basate sul tocco delle dita e sul riconoscimento dei gesti.

La tecnica del "tocco della mano" è una area di ricerca di grande attualità (risalente come prime applicazioni già negli anni '80). Si tratta di un insieme di tecnologie che forniscono funzionalità di *realtà virtuale*, *elaborazione sensibile al contesto*, *elaborazione percettiva* e *interazione tangibile*, e che in sostanza riguardano le capacità di un computer di riconoscere direttamente degli oggetti fisici. Quello che assimila tutti questi tipi di interfacce è la loro vicinanza al mondo reale.

Un esempio di quanto stiamo dicendo è già presente; si chiama **iPhone** di Apple, che attraverso controlli *touch-screen* consente di fruire di tutti i contenuti (musica, audiobook, video, show TV e film) memorizzati al suo interno. Inoltre, per i brani musicali, è possibile fare lo *scrolling* di canzoni, artisti, album e *playlist* con un solo leggero tocco del dito. Si visualizzano inoltre TV show e film scaricati dall'iTunes Store sul display solo sfiorando col dito i *touch control* del display per il *play/pause* e per il volume. Per quanto riguarda le funzionalità di telefonia è possibile effettuare chiamate semplicemente puntando il dito sul nome o sul numero della rubrica, sulla lista dei favoriti o sulle chiamate effettuate. In particolare, la capacità dell'iPhone di gestire il tocco di più dita simultaneamente costituisce un significativo progresso rispetto alle tecnologie "a tocco singolo" che hanno dominato nelle applicazioni tradizionali come le operazioni su sportelli tipo bancomat.

È nato ultimamente dalla collaborazione di Microsoft e MERL (Mitsubishi Electric Research Laboratories) un prototipo di ricerca, denominato **LucidTouch**. Consiste in un dispositivo mobile trasparente a due facciate, entrambe sensibili al tocco delle dita. Per esempio, l'utente non tocca la facciata anteriore dello schermo, ma quella posteriore, mentre su quella anteriore può vedere l'immagine delle proprie dita dietro gli oggetti che vengono toccati. Il dispositivo può accettare il tocco di fino a 10 dita contemporaneamente. LucidTouch risulta particolarmente utile in due situazioni: nei casi di interazione multitouch e quando lo schermo sensibile al tocco è molto piccolo. Non è ancora

Elementi di informatica in diagnostica per immagini. Roberto Grassi et al. (a cura di)

stato deciso se LucidTouch possa diventare un giorno un prodotto commerciale. Certamente i prototipi in laboratorio oggi sono già in grado di riconoscere i movimenti delle dita e comprendere il significato derivante dal posizionamento e dal numero delle dita attive sullo schermo. Per esempio il movimento di un dito potrebbe essere visto come equivalente all'azione di un mouse e quello di due dita come un comando di *scroll*.

La *touch technology* è un'idea ormai diventata di attualità, spiegano i ricercatori, soprattutto con l'affermazione dei dispositivi mobili, che diventano sempre più piccoli, mentre i display, in proporzione sempre più grandi, coprono ormai l'intera area disponibile sul dispositivo, non lasciando quasi più spazio per i tasti. Ma non è solo sui display dei minuscoli dispositivi mobili che si vedono i progressi nella *touch technology*. Prendiamo il caso dei sistemi Surface (Figg. 12.1, 12.2) di Microsoft. Si tratta di un display da 30 pollici a forma di tavolo, utilizzabile contemporaneamente da piccoli gruppi di persone grazie a una interfaccia intuitiva che funziona senza mouse e tastiere. Surface riconosce oggetti fisici che possiedono tag (etichette) di identificazione. Secondo i realizzatori di Surface quattro sono i suoi punti di forza:

- **Interazione diretta**
  Avere la possibilità di "toccare" le informazioni e spostare gli oggetti sullo schermo in modo naturale.

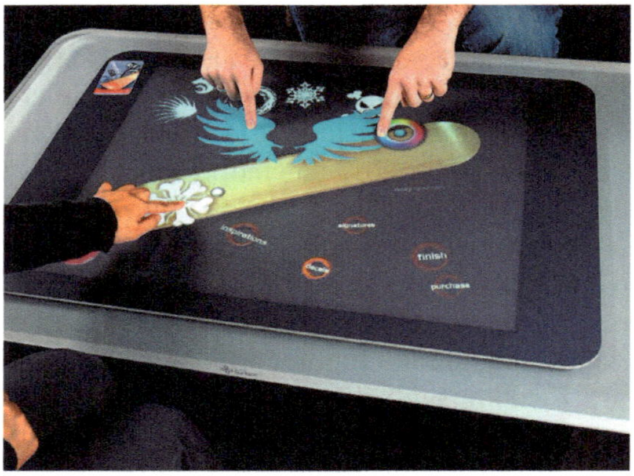

Fig. 12.1 Surface, la soluzione di Microsoft costituita da un display da 30 pollici a forma di tavolo utilizzabile contemporaneamente da piccoli gruppi di persone

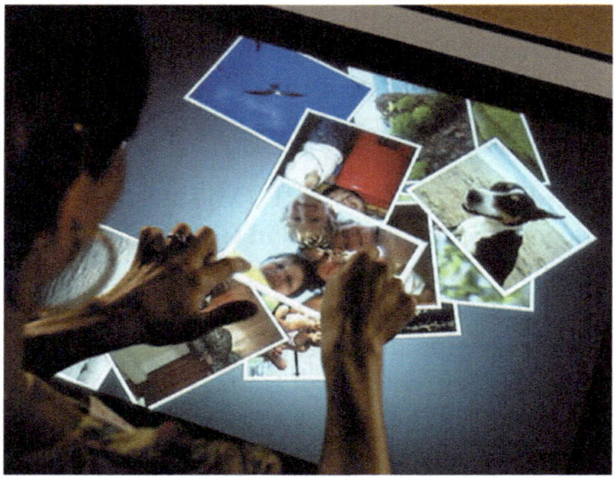

Fig. 12.2 Ancora Surface di Microsoft

- **Contatto a tocco multiplo**
  Non come un classico touch-screen (dove può essere fatto solo un movimento alla volta), ma potendo lavorare contemporaneamente su più oggetti.
- **Esperienza multi-utente**
  La realizzazione di uno schermo orizzontale consente a più persone di starci attorno e lavorarci insieme.
- **Riconoscimento degli oggetti**
  Permettere uno scambio digitale di informazioni, tramite wireless.

Quindi, la prossima versione di Windows potrebbe dunque portare con sé *un'interfaccia completamente rinnovata* non solo nella grafica, ma nel modo stesso in cui l'utente interagisce con il sistema operativo.

Non è tuttavia l'unico esempio di supporto al *multitouch*. Anche la casa Apple, già da un po' ha introdotto questa tecnologia nei *pad* dei propri portatili e, stando ai brevetti registrati, presto la estenderà; è probabile che per la data di arrivo prevista di *Windows 7* la troveremo un po' dappertutto.

Il futuro sistema operativo *Windows 7* (la cui uscita sarà probabilmente nel 2009/2010) sta già facendo parlare di se tutta la comunità internet. Attualmente, dal mese di febbraio 2009, è possibile effettuare il download su internet per la versione beta. La versione beta è una versione di prova di un software non definitivo, già testato dagli esperti, che viene messo a disposizione anche dai meno esperti, confidando proprio nelle loro azioni imprevedibili che potrebbero portare alla luce nuovi bug o incompatibilità del software stesso. Più dettagliatamente il *beta testing* (o beta-verifica) è una fase di prova e collaudo di un software non ancora pubblicato, con lo scopo di trovare eventuali errori (*bug*). Questa operazione può essere svolta da professionisti pagati, oppure, molto spesso, da semplici amatori. Quindi con l'utilizzo di internet si è diffuso il *beta testing* da parte di utenti non professionisti (in genere, gli stessi che userebbero il software una volta completo). La distribuzione della versione beta del software può essere ristretta ad un piccolo numero di persone oppure accessibile a tutti, a seconda dei casi.

In Figura 12.3 sono rappresentate le prime immagini del successore di Windows Vista (vedere Appendice), denominato per ora Windows 7.

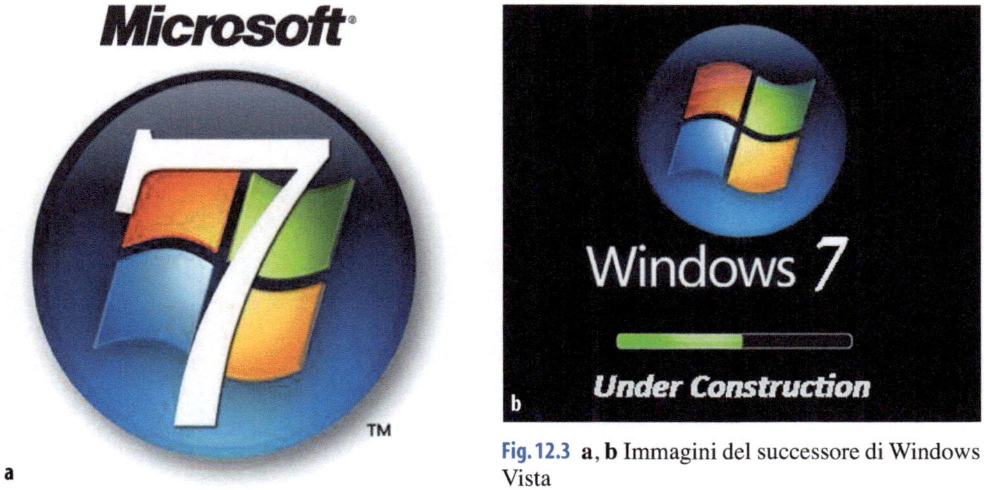

Fig. 12.3 a, b Immagini del successore di Windows Vista

Si dice, che Windows 7 *avrà minori aggiornamenti rispetto a Windows Vista*, nonostante il numero di versioni: dovrà, quindi, garantire un passaggio il meno traumatico possibile per gli utenti, senza richiedere risorse hardware eccessive, sebbene nei prossimi due anni sicuramente gli standard saranno più elevati.

Su tutto ciò che davvero caratterizzerà la prossima versione di Windows c'è in realtà il più assoluto riserbo dall'azienda Microsoft e probabilmente con buona ragione. In fondo, la concorrenza non è formata solo da Apple, o da Linux: esiste per Microsoft anche la concreta sfida che potrebbe arrivare dal web.

Comunque, indipendentemente da Windows, immaginare come saranno i sistemi operativi fra una decina, quindicina di anni è piuttosto difficile. Certo, che una linea sembra possibile ed è quella che i nuovi sistemi operativi saranno sempre più distribuiti, intelligenti (cioè, saranno in grado di risolvere in automatico situazioni di criticità, cosa certamente non possibile oggi con i sistemi attuali) e più manipolabili con le applicazioni.

Inoltre, una idea di base del futuro dei sistemi operativi potrebbe essere quella di realizzare sistemi distribuiti, cioè una collezione di macchine connesse tramite una rete, ma che lavorano come un unico processore virtuale: quindi nonostante non abbiano una memoria condivisa, all'apparenza ogni utente avrà l'impressione di avere a disposizione un proprio computer. Certamente i progetti in cantiere tra i grandi produttori di software sono molto ambiziosi, per cui non ci resta che attendere, per vedere cosa potrà essere in pratica realizzato in un prossimo futuro.

Il software libero e l'open source 13

G. Rubini, N. Sasanelli

Indice dei contenuti

13.1 Cenni storici

Prima di addentrarci, anche se in modo sommario, nei termini e concetti di **software libero** e **open source**, è utile chiarire che i due termini vengono usati per indicare quella che è sostanzialmente la stessa cosa, ma vista da punti nettamente diversi. La nascita del concetto di software libero avvenne all'incirca agli inizi degli anni '80, quando lo sviluppo del software passò dalle università alle aziende (divenendo software proprietario). Questo passaggio fece sì che programmatori e sistemisti dell'epoca, per essere assunti dalle aziende, dovessero firmare un "patto di non divulgazione" del loro lavoro progettuale e pertanto diminuì le possibilità di collaborazione della comunità degli sviluppatori.

Certamente dobbiamo anche considerare che il software "commerciale" è esistito da sempre, ma nei primi tempi gli elevati costi delle parti hardware facevano in modo che le aziende considerassero parte integrante il software (*bundled*), i cui codici sorgente erano diffusi liberamente.

Con il passar degli anni la situazione cambiò, il software divenne sempre più complesso è difficile da realizzare e le varie aziende iniziarono a non distribuire più i codici sorgenti, rinforzando anche le misure per evitare che i propri dipendenti rivelassero qualche informazione: in questo modo le aziende si proteggevano dalla concorrenza.

Progressivamente, con l'abbattimento dei costi dell'hardware, lo sviluppo del software proprietario e chiuso divenne un affare prezioso, perché da un lato consentiva di acquisire parte di un mercato in rapida crescita, dall'altro manteneva i vari utenti strettamente legati al produttore del software per eventuali modifiche o integrazioni: infatti gli utenti non potevano avere accesso ai metodi utilizzati per il loro sviluppo ed al codice sorgente, coperti dal più assoluto segreto. Nasceva in questo stesso periodo la legge sul diritto d'autore applicata al software, nella quale le aziende di fatto impedivano ai propri concorrenti di leggere e modificare i loro prodotti.

13.2
Il software libero

Quando si parla di software libero, la parola *libero* assume un significato particolare; il software libero è un software che viene rilasciato con una licenza che permette a chiunque di utilizzarlo, per apportare modifiche, per migliorarlo ed anche ridistribuirlo, e quindi per queste sue caratteristiche è in contrapposizione al software proprietario. È però vero che parlare di software libero non significa utilizzarlo in maniera indiscriminata: infatti anch'esso è soggetto ad una licenza d'uso, a differenza del software di pubblico dominio.

Dire che il software libero è soggetto a precisi *vincoli di licenza d'uso*, significa dire che l'autore si "espropria" di alcuni diritti per cederli agli utenti. Questi vincoli sono stati studiati in maniera da favorire un tipo di libertà cosiddetta *copyleft*, che ha come obiettivo la condivisione del sapere. Parlare di condivisione del sapere non significa permettere ad un gruppo ristretto di persone di utilizzare la conoscenza tecnologica, bensì promuovere la cooperazione libera di tutte le persone animate da un interesse comune.

La licenza d'uso del software libero permette di eseguire il programma per qualsiasi scopo, di accedere alla sua struttura interna (codice sorgente), permettendo di studiarla ed eventualmente modificarla. Inoltre esso può essere ridistribuito in un numero illimitato di copie. Per quanto riguarda i suoi vincoli principali, essi possono essere così riassunti:

a) devono essere menzionati gli autori del software anche dopo le modifiche effettuate lasciando intatto il loro copyright;
b) non è possibile applicare una licenza d'uso che sia incompatibile con la licenza originaria e che vada contro le norme della licenza stessa;
c) nella licenza è presente una clausola che sancisce che il software non possa essere utilizzato se non rispetta la licenza d'uso originaria, oppure se in tale licenza una o più norme non rispettano i termini di legge.

La definizione del concetto di *free software* fu formalizzata per la prima volta da Richard Stallman uno dei programmatori del *Massachusetts Institute of Technology* (MIT). Egli rifiutò di lavorare per le imprese produttrici di software e fondò nel 1985 la *Free Software Foundation* (FSF, ne abbiamo già fatto cenno nel Capitolo 11), una organizzazione senza fini di lucro per lo sviluppo e la distribuzione di software libero. La sua definizione di software libero doveva garantire quattro "libertà fondamentali":

- **Libertà 0**
  Libertà di eseguire il programma per qualsiasi scopo, senza la presenza di vincoli sul suo utilizzo;

- **Libertà 1**
  Libertà di studiare come funziona il programma e di adattarlo alle proprie esigenze;
- **Libertà 2**
  Libertà di ridistribuire copie del programma;
- **Libertà 3**
  Libertà di migliorare il programma e di distribuire pubblicamente i miglioramenti, in modo tale che tutta la comunità possa trarne beneficio.

Una riflessione da fare sulla dichiarazione di Richard Stallman è che la parola inglese *free* non significa gratis. Per cui un software libero non è necessariamente gratuito, anche se va detto che il più delle volte lo si può scaricare dalla rete gratuitamente. Al contrario, il termine *freeware* significa invece software gratuito, ma non è detto che sia libero. Infatti, molti programmi gratuiti sono in realtà proprietari, cioè non rispettano le quattro libertà del software libero.

13.3
Il software open source

Nel 1998, quando ormai il software libero aveva dimostrato le proprie potenzialità, alcune personalità del campo informatico pensarono che il software libero potesse affermarsi anche in campo imprenditoriale, certamente liberandolo dagli aspetti libertari, e cercando di mantenere i vantaggi pratici, che potevano riassumersi in:

a) facilità di adattamento;
b) affidabilità;
c) sicurezza;
d) indipendenza dai fornitori.

Nasce, quindi, la OSD (*open source definition*) che vuole rappresentare una carta dei diritti dell'utente, che tutela gli stessi diritti del software libero, senza però che venga mai utilizzata la parola free. La OSD definisce ulteriori caratteristiche tra le quali:

a) nessuna discriminazione contro persone e gruppi;
b) nessuna discriminazione contro campi d'applicazione;
c) la licenza non deve porre vincoli ad altri software.

Quindi, dalla nascita dell'OSD, il software open source e quello libero hanno avuto una spinta ulteriore e la crescita della loro diffusione è stata vertiginosa.

Come abbiamo visto, i due termini possono considerarsi come sinonimi, anche se le impostazioni delle due definizioni si presentano distanti tra loro; cercando di dare una definizione probabilmente più immediata potremmo dire: *il software libero si basa principalmente sulla libertà dell'utente, mentre l'open source sulla convenienza, tenendo presente però che entrambi garantiscono sia alcune libertà che alcuni vantaggi per gli utenti.*

Già prima della nascita della OSD, si era avviato il progetto *GNU* (che significa "*GNU's Not UNIX*"): "*L'obiettivo principale di GNU era quello di essere software libero. Anche se GNU non avesse avuto alcun vantaggio tecnico su UNIX, avrebbe avuto comunque sia un vantaggio sociale, permettendo agli utenti di cooperare, sia un vantaggio etico, rispettando la loro libertà*".

Fig. 13.1 Logo della GPLv3 (*General Public License*)

Questo principio impostò le condizioni di base per la *GNU General Public License (GPL,* Fig. 13.1), rilasciata nel 1989.

Successivamente, negli anni Novanta *Linus Torvalds*, sviluppò il proprio sistema operativo (Capitolo 11): era la nascita di Linux, il primo vero progetto open source, il cui progresso era caratterizzato dalla libera collaborazione attraverso la rete internet. Nel 2006 una conferenza internazionale diede il via al dibattito sulla versione 3 della GNU GPL.

La licenza GPL, oltre ad essere un documento strettamente legale, rappresenta il manifesto *culturale e politico* per l'intero movimento legato alla libertà del software e, per estensione, del movimento contro la "privatizzazione" delle idee e a favore della *condivisione della conoscenza*.

Va infine segnalata la *Lesser General Public License (LGPL)*, variante della GPL che consente di collegare tra loro parti di codice libero e proprietario, con la premessa di salvaguardare la libertà-base dell'utente.

Ricordiamo, a tal proposito, che si parla di **licenza di distribuzione** quando viene stabilito un contratto che regola l'accordo tra l'utilizzatore di un software e chi lo vende oppure lo distribuisce. Esiste una svariata quantità di licenze, per cui ogni azienda può avere la propria. Per questo motivo diamo ora un elenco di alcune tipologie di licenze che sono state tratte dal sito dell'associazione "Software libero":

a) *licenze proprietarie* stabiliscono che la libertà dell'utente è limitata all'utilizzo del software acquistato;
b) *licenze del software libero*, sono quelle riconosciute dalla Free Software Foundation. Esse devono rispettare le quattro libertà dell'utente. La General Public License è la più famosa e la più utilizzata;
c) *licenze del software open source*, sono quelle riconosciute dall'International Organization for Standardization (ISO).

Il lettore potrà consultare il glossario per acquisire familiarità con i termini più utilizzati nella cultura del software libero ed open source.

13.4
Esempi di programmi freeware e open source

Si presenta un elenco esemplificativo di come sia possibile estendere le funzionalità del sistema operativo con programmi gratuiti (molti sono *open source*) che svolgono funzioni specifiche. La lista è in ordine alfabetico e tutti i programmi sono disponibili per il download sui rispettivi siti. Nessuno di questi programmi contiene nascosti *spyware* o *malware*. Dove era presente, è indicata la disponibilità della versione per GNU/Linux e/o Mac OS X.

- **AbiWord:**
  ottimo word processor open source. Anche per GNU/Linux e Mac OS X.
- **AVG Free:**
  antivirus leggero, veloce e gratuito per uso personale. Aggiornamenti automatici e abbastanza frequenti. Da poco anche per GNU/Linux.
- **Crimson Editor:**
  editor per vari linguaggi fatto molto bene. Ha tutte le caratteristiche che servono per scrivere codice nella maniera più veloce e semplice possibile.
- **FileZilla:**
  client Ftp e Sftp veloce e pieno di funzioni. Gestisce profili diversi e supporta il drag'n'drop (spostamento di file mediante il trascinamento con il mouse).
- **Google Desktop:**
  utile per avviare i programmi. Ad esempio basta scrivere "fir" nel box perché compaia il collegamento a Firefox. Tale funzionalità è stata integrata nel sistema operativo Windows Vista di Microsoft ed è una caratteristica da tempo presente in OS X (sistema operativo per Mac) con il nome di Spotlight.
- **Google Earth:**
  ottimo per lo studio della geografia. Esiste una versione anche per Mac OS X.
- **Irfanview:**
  ottimo visualizzatore di immagini gratuito. Nonostante l'interfaccia molto essenziale ha moltissime funzioni, è altamente personalizzabile e viene fornito con un buon corredo di plugin.
- **iTunes:**
  utile per l'iPod e la gestione snella e veloce di migliaia di brani. Ha molte funzioni nascoste che lo rendono estremamente potente e può essere utilizzato anche e soprattutto su OS X.
- **Mozilla Firefox:**
  il browser in alternativa ad Microsoft Internet Explorer.
- **Photofiltre:**
  programma di grafica che richiede poche risorse di memoria, semplice da usare e facile da imparare. È dotato di una buona collezione di filtri e di *plugin*.
- **SpaceMonger:**
  strumento per capire rapidamente quanto spazio occupano i file sull'hard disk, che consente anche di cancellare interi rami di cartelle.
- **SuperScan 3.0:**
  un programma per controllare la connessione in rete, locale o geografica. Ottimo e configurabile, fornisce sempre risultati affidabili. La versione 4.0 è troppo complessa ed è preferibile la versione 3.0.
- **UltraVNC:**
  programma open source, multipiattaforma, per il controllo remoto. È molto semplice da installare e configurare e si può agevolmente usare attraverso un tunnel SSH, per crittografare il traffico. Usato da moltissimi amministratori di rete, sta soppiantando i tradizionali programmi commerciali utilizzati fino a qualche anno fa. Anche per GNU/Linux e OS X.

- **VLC (Video Lan Client) media player:**
  lo conoscono in molti, riproduce praticamente qualunque formato di video; molto veloce e leggero, è anche in grado di fare *streaming* video. È una ottima alternativa a MediaPlayer. Anche per GNU/Linux e Mac OS X.
- **Winamp:**
  uno dei migliori player Mp3 gratutiti. Particolarmente stabile e robusto, esistono moltissimi plugin e skin dedicati alla sua personalizzazione. Ha parecchie possibilità di configurazione ed un'interfaccia di default abbastanza sobria.
- **Zip Genius:**
  è un gestore di archivi prodotto in Italia, leggero e completo.

Una nota aggiuntiva a proposito di *spyware, adware*, ecc. Per la loro rimozione occorrono diversi programmi e anche una buona dose di fortuna. Un esempio sono: *Ad-Aware*, *CWShredder*, *HijackThis*, *Microsoft Antispyware Beta*, *Process Explorer*, *RegCleaner*, *Spybot search and destroy*. Tutti questi programmi devono essere usati con cautela, perché potrebbero provocare modifiche al software di sistema e *bloccare completamente il PC*. Tra i programmi non gratuiti in senso stretto, ma molto comuni, si segnalano *Nero* e *Power DVD*, che possono essere acquistati a corredo di un masterizzatore e/o di un lettore DVD. Il primo è un programma di masterizzazione, il secondo un programma per riprodurre DVD.

Lettura consigliata

Furini N (2006) Libero come un software. Usare internet con strumenti liberi e/o open source per comunicare, lavorare, imparare. www.stampalternativa.it/liberacultura/

La programmazione: storia e concetti base

14

G. De Petris, M.A. Cova

Indice dei contenuti

14.1 Cenni storici

Prima di introdurre i concetti base di una semplice programmazione, è preferibile fornire qualche nozione della storia, della funzionalità e degli eventi che hanno contribuito allo sviluppo dei vari linguaggi di programmazione, anche per porre il lettore in condizione di scegliere quello più adatto alle proprie esigenze e capacità.

All'inizio, negli anni '40 dello scorso secolo, l'unico metodo per programmare, come detto in precedenza, era il *linguaggio macchina*: in altre parole il lavoro del programmatore era quello di "settare" (in gergo; in italiano "impostare") ogni singolo bit a 1 o 0 su enormi computer che occupavano stanze intere e pesavano decine di tonnellate; si capisce che questo tipo di procedimento, non solo era faticoso, ma era riservato ad una cerchia ristretta di persone. Pochi anni *dopo il 1950*, con il progresso tecnologico e la riduzione delle dimensioni e dei costi dei calcolatori, nacquero due importanti linguaggi di programmazione, il *FORTRAN* (FORmula TRANslator), il cui utilizzo era ed è prettamente quello di svolgere in maniera automatica calcoli matematici e scientifici, e l'*ALGOL* (ALGOrithmic Language), altro linguaggio per applicazioni scientifiche sviluppato da *Backus* (l'inventore del FORTRAN) e da *Naur*, i quali oltretutto misero a punto un *metodo per rappresentare le regole dei vari linguaggi* di programmazione che stavano nascendo.

Nel *1960* venne presentato il *COBOL* (COmmon Business Oriented Language), ideato per applicazioni nei campi dell'amministrazione e del commercio, per l'organizzazione dei dati e la manipolazione dei file. Nel *1964* fa la sua comparsa il *Basic*, il linguaggio di programmazione per i principianti, che aveva come caratteristica fondamentale quella di essere molto semplice e, infatti, divenne in pochi anni uno dei linguaggi più utilizzati al mondo. Intorno al *1970 Niklus Wirth* pensò bene di creare il *Pascal* per andare incontro alle esigenze di apprendimento dei neo-programmatori, introducendo però la possibilità di creare programmi più leggeri e comprensibili di quelli sviluppati in Basic. Si può affermare con certezza che *Wirth* ha centrato il suo obiettivo, considerando che ancora oggi il Pascal viene usato come linguaggio di apprendimento nelle scuole.

Pochi anni più tardi fece la sua comparsa il *C* (chiamato così perché il suo predecessore si chiamava B), che si distingueva dai suoi predecessori per il fatto di essere molto versatile nella rappresentazione dei dati. Il *C*, infatti, ha delle solide basi per quanto riguarda la strutturazione dei dati, però può apparire come un linguaggio assai povero vista la limitatezza degli strumenti a disposizione. *Invece la sua forza risiede proprio in questi pochi strumenti che permettono di fare qualsiasi cosa, non a caso viene considerato "il linguaggio di più basso livello tra i linguaggi ad alto livello", per la sua potenza del tutto paragonabile al linguaggio macchina, associata anche, però, ad una buona facilità d'uso.*

Ma la vera rivoluzione si è avuta nel *1983* quando *Bjarne Stroustrup* inventò il *C++* (o come era stato chiamato inizialmente "*C con classi*") che introduceva, sfruttando come base il C, la programmazione *orientata agli oggetti* (OO - *object oriented*), usando una nuova struttura, *la classe*. Il concetto di classe è semplice: dividere l'interfaccia dal contenuto, ottenendo in questo modo tanti "moduli" interoperabili attraverso le interfacce, permettendo così al programmatore di cambiare il contenuto di una classe (se sono stati trovati errori o solo per introdurre delle ottimizzazioni) senza per questo doversi preoccupare di controllare un eventuale altro codice che richiami la classe. Come si può intuire tale linguaggio ha completamente stravolto il modo di programmare precedente ad esso che, sostanzialmente, si riduceva ad una programmazione procedurale che lasciava poco spazio al riutilizzo del codice; basti pensare all'utilizzo del GOSUB nel Basic, che su migliaia di righe di codice creava naturalmente confusione, o al Pascal, nel quale una variabile (e il suo tipo) doveva essere dichiarata prima di essere usata. Insomma il *C++* è riuscito a creare un nuovo modo di programmare, o meglio di progettare un programma, rendendo il codice scritto più chiaro e soprattutto "riutilizzabile", ed è grazie a lui che oggi possiamo usare le finestrine colorate di Windows che ci piacciono tanto.

Altri linguaggi di programmazione da menzionare sono: il *LISP* (1959), l'*ADA* (1970), lo *SMALLTALK* (1970) e il *LOGO*. Negli ultimi cinque anni, inoltre, si sono fatti strada linguaggi di programmazione come il *JAVA*, linguaggi di scripting come l'*ASP* e il *PHP*; i "vecchi" linguaggi, come il Basic, il Pascal o il C++, sono diventati "*visuali*" e hanno aperto la strada ad una programmazione più intuitiva e veloce.

I linguaggi che abbiamo citato sono anche detti "linguaggi ad alto livello", proprio per distinguerli dai linguaggi macchina veri e propri, o da quelli vicini al linguaggio macchina, detti anche "assemblatori" o "assembly". Ogni linguaggio ad alto livello richiede il passaggio intermedio attraverso un opportuno programma, detto *compilatore*, per produrre il codice operativo eseguibile sulla famiglia di computer e sistema operativo corrispondenti (in alcuni casi, per esempio con Java, il compilatore è in realtà un interprete in linea, la Java Virtual Machine, che traduce il programma sorgente in codice operativo al momento stesso della esecuzione del programma).

A questo punto è opportuno accennare alle varie applicazioni dei linguaggi di programmazione che, per loro natura, possono fare benissimo alcune cose e male altre. Per questo qui di seguito verranno menzionati i principali campi in cui viene applicata la programmazione e i linguaggi più adatti a tale campo.

- **Applicazioni matematiche o di ricerca**: per questo tipo di programmazione i linguaggi più adatti sono ancora il *Fortran* e l'*Algol,* non tanto perché non si possano creare linguaggi più versatili o potenti, ma solo perché dalla loro creazione è stato scritto ogni genere di programma matematico e quindi non è economicamente pensabile convertire tutto il codice già esistente per un altro linguaggio di programmazione. Ad oggi esistono però molti applicativi (il più famoso di tutti è il *Matlab*) usati in ambito universitario che hanno potenzialità maggiori in termini di prestazioni e di rappresentazione grafica, ma rimangono solamente ad uso e consumo dei pochi interessati che studiano materie scientifiche/ingegneristiche. Naturalmente per soluzioni o sviluppi proprietari viene molto usato anche il *C++*.
- **Sistemi operativi**: la programmazione di un sistema operativo richiede il controllo di tutte le risorse del computer e ciò è possibile solamente scrivendo il motore del sistema operativo nel linguaggio più vicino al linguaggio macchina, ovvero l'*Assembler* il quale è estremamente potente, ma anche estremamente difficile da imparare e, soprattutto, da usare bene; le parti restanti del sistema operativo (ad esempio l'interfaccia con l'utente) generalmente vengono scritte in *C* o in *C++*.
- **Programmi gestionali**: la programmazione di gestionali segue due filoni ben distinti; da una parte c'è chi scrive i programmi utilizzando *Visual Basic*, e che quindi girano solo su Windows; dall'altra parte, invece, c'è chi utilizza il *C/C++* su sistemi operativi Unix oppure Linux.
- **Programmi per Windows**: oggi come oggi per creare un programma Windows esistono molti linguaggi, primo tra tutti il *Visual Basic*, i più famosi poi sono il *Visual C++*, *Delphi* (l'evoluzione visuale del Pascal) e *Java*. Insomma per Windows la scelta è libera vista l'ampia fetta di mercato ricoperta da questo sistema operativo.
- **Programmi multipiattaforma**: ad oggi l'unico vero linguaggio di programmazione multipiattaforma rimane il *Java*, che, pur con le sue pecche, permette di creare programmi che possono girare indistintamente su Windows, su Macintosh, su Linux (con molti problemi), in remoto su pagine internet o, addirittura, su elettrodomestici o cellulari. Il punto di forza di Java rimane la *Java Virtual Machine* che, una volta installata, permette di eseguire i programmi Java senza problemi legati all'hardware o alla diversa impostazione dei sistemi operativi. Bisogna però dire che si stanno affacciando sul mercato possibili realtà concorrenti come *Kylix*, il *Delphi* per Linux, o la piattaforma *.NET,* nata da e per Windows, ma che sta subendo il *porting* (trasporto e/o conversione-adattamento) su Linux.
- **Programmi di apprendimento**: nei licei e nelle università per insegnare a programmare si utilizzano principalmente tre linguaggi, l'*HTML*, il *Pascal* e il *C++*. Premesso che ciò varia molto da scuola a scuola e da università ad università, si può dire che questi linguaggi sono ottimi per imparare a programmare, soprattutto il Pascal, che come abbiamo detto precedentemente è nato proprio per insegnare le basi della programmazione.
- **Creazione di giochi**: lo sviluppo di videogiochi avviene principalmente utilizzando il *C++* e in alcune occasioni (per migliorare la velocità della grafica) anche l'*Assembler*. Bisogna dire però che possono essere creati semplici videogiochi anche utilizzando il *Java* ed il *Flash*, anche se quest'ultimo non può essere considerato un vero linguaggio di programmazione.

- **Sviluppo siti dinamici**: per lo sviluppo di siti dinamici, invece, si possono utilizzare molti linguaggi, come il *Perl*, l'*Asp* o il *Php*. Recentemente stanno emergendo anche *Python, Zope* (che utilizza il *Python*) e *Jsp*, un linguaggio di *scripting* che utilizza le librerie di Java.

14.2
Il linguaggio di Backus-Naur

Uno degli aspetti più importanti quando si sviluppa un programma è quello di poter (e saper) *scrivere correttamente* le frasi del programma. Da quando sono nati i linguaggi di programmazione sono stati scritti libri e sono stati fatti corsi e seminari sul "come" scrivere programmi sensati. Quindi in questo paragrafo e nel successivo parleremo (in maniera volutamente poco approfondita) del *linguaggio di Backus-Naur* e della *indentazione*, il primo utile per scrivere programmi formalmente corretti ed il secondo importante per organizzare in maniera chiara il codice scritto. Quando si esamina un linguaggio di programmazione occorre considerare due aspetti, la ***sintassi*** e la ***semantica***: la prima rappresenta le regole che permettono di scrivere in maniera corretta le frasi del linguaggio, la seconda specifica il significato delle frasi, distinguendo tra quelle che hanno un significato e quelle che, invece, non ne hanno. Nel seguito parleremo del linguaggio, o meglio del "metalinguaggio" di *Backus-Naur (BNF, Backus-Naur Form)*, che è riconosciuto a livello internazionale come metodo per definire le regole sintattiche e la struttura semantica dei linguaggi di programmazione. Questo paragrafo si propone di dare al lettore una leggera infarinatura sul funzionamento e sulle possibilità descrittive di questo metalinguaggio, che ha capacità molto più ampie di quanto possiamo mostrare nel seguito.

Per spiegare il corretto funzionamento prenderemo in esame un piccolo sottoinsieme della lingua italiana scritta, in cui la sintassi del linguaggio è definita da alcune regole, ognuna delle quali descrive una struttura (o categoria sintattica).

Proviamo a formalizzare la sintassi di una frase, attenendoci alla struttura seguente:

```
frase:
  soggetto verbo .
soggetto:
  articolo nome
articolo:
 one of
   il la
nome:
 one of
   cane  gatto  fiume  macchina  prato
verbo:
 one of
   corre  beve  salta
```

Queste regole stabiliscono che una frase deve essere obbligatoriamente formata da un articolo, un nome, un verbo e dal segno di interpunzione "."; questo naturalmente vale per le regole che abbiamo definito, le quali possono essere estese anche in vari modi, vediamo sotto qualche esempio:

Elemento opzionale – Un elemento opzionale viene generalmente contraddistinto dal pedice *opt* e indica appunto che tale elemento non è indispensabile per la costruzione di una "frase".

```
frase:
  soggetto  aggettivo opt  verbo  .
```

Elemento ripetuto (o ricorsivo) – A volte abbiamo bisogno che alcuni elementi si ripetano in maniera ricorsiva, questo per poter definire più elementi dello stesso tipo uno dopo l'altro.

```
frase:
  soggetto  verbo  complemento-list opt  .
complemento-list:
    complemento
    complemento  complemento-list
complemento:
  articolo  nome
  preposizione  nome
```

Tale lista rappresenta una lista generica, ma esiste anche la lista separata da una virgola, il cui nome termina con il suffisso *-clist*, dove *c* rappresenta il termine inglese *comma* (virgola).

Ripetendo l'esempio precedente

```
frase:
  soggetto  verbo  complemento-clist opt  .
complemento-clist:
    complemento
    complemento   ,   complemento-clist
complemento:
  articolo  nome
  preposizione  nome
```

Elemento incompleto – Quando abbiamo una lista di regole in forma incompleta, sarà usata l'espressione "...more..." per indicare che alcune alternative sono state omesse, secondo lo schema seguente:

```
element:
  alternative
    ... more ...
```

A questo punto possiamo provare a costruire alcune frasi usando la sintassi estesa che abbiamo brevemente illustrato:

- Il mio cane corre sul prato.
- Il tuo gatto salta sulla macchina.
- Il fiume beve sul mio cane.
- Il tuo prato corre nella macchina.

```
frase:
  soggetto verbo complemento-list opt .
soggetto:
  articolo aggettivo opt nome
articolo:
 one of
    il  la
nome:
 one of
    cane  gatto  fiume  macchina  .
verbo:
 one of
    corre  beve  salta
nome:
complemento-list:
  complemento
  complemento complemento-list
complemento:
  articolo nome
  preposizione nome
preposizione:
 one of
    nella  sul
```

Come possiamo vedere tutte le frasi sono "*sintatticamente*" corrette, ma solo le prime due sono corrette dal punto di vista semantico. Questa è la cosa a cui il ***programmatore deve fare più attenzione***, infatti un compilatore è in grado di trovare tutti gli errori sintattici, ma difficilmente individuerà una struttura di programma senza senso, come ad esempio un ciclo che non finisce (si vedrà in seguito meglio cosa sia un ciclo), sintatticamente corretto, ma errore grave che impedisce il normale funzionamento del programma e richiede in futuro diagnosi del malfunzionamento e modifica del codice da parte di un'altra persona. *Quindi studiare la sintassi è indubbiamente molto utile, e il linguaggio di Backus-Naur permette di comprendere le regole essenziali per scrivere un programma*, ma il buonsenso e l'organizzazione logica di un programma sono cose che difficilmente si possono insegnare tramite un libro e si acquisiscono invece con l'esperienza maturata programmando giorno dopo giorno.

14.3 Impariamo a indentare

Come abbiamo detto nel precedente paragrafo, imparare a scrivere programmi "sensati" è alquanto difficile e ci vuole tempo per padroneggiare le strutture più complesse. In questi casi, però, potrebbe venirci in aiuto *la forma* con la quale scriviamo i programmi, avvantaggiandoci per lo sviluppo e per eventuali modifiche successive. Stiamo parlando della "maniera di scrivere" un programma, ma questa volta non dal punto di vista della sintassi, bensì dei modi per scrivere un programma che sia visibilmente piacevole alla lettura e, soprattutto, chiaro. Il programma potrebbe essere letto da noi durante lo sviluppo, ma dobbiamo pensare che anche altre persone, tempo dopo, potranno (e dovranno) leggerlo e comprenderlo se vorranno modificare qualcosa; se la struttura è chiara si potranno facilmente individuare errori sia sintattici che semantici. Ed è soprattutto l'ultimo punto quello che a noi interessa, perché non esiste compilatore che possa dirci gli errori "logici" che stiamo facendo. La tecnica che viene generalmente usata si chiama ***indentazione*** (il non esperto veda la • Nota 14.1) e consiste solamente nell'inserire spazi o tabulazioni (generalmente ignorati dal *compilatore*) per mettere subito in luce eventuali gerarchie dei cicli o delle funzioni. Ad esempio, per creare una semplice tabella in HTML potremmo scrivere:

```
<TABLE> <TR> <TD>a</TD> <TD>b</TD> <TD>c</TD> </TR> <TR> <TD> <TABLE>
<TR> <TD>a1</TD> </TR> <TR> <TD>a2</TD> </TR> </TABLE> </TD>
<TD>b1</TD> <TD>c1</TD> </TR> </TABLE>
```

ma non si capisce facilmente come verrà presentato il testo nel documento HTML; per questo con l'inserimento di alcuni spazi si riesce a rendere più chiaro per noi e per gli altri quello che stiamo scrivendo:

```
<TABLE>
  <TR>
    <TD>a</TD>
    <TD>b</TD>
    <TD>c</TD>
  </TR>
  <TR>
    <TD>
    <TABLE>
      <TR>
        <TD>a1</TD>
      </TR>
      <TR>
        <TD>a2</TD>
      </TR>
    </TABLE>
    </TD>
    <TD>b1</TD>
    <TD>c1</TD>
  </TR>
</TABLE>
```

Si consiglia anche di "*commentare*" il codice scritto in maniera da rendere più chiare le operazioni logiche che stiamo svolgendo. Possiamo commentare un qualsiasi codice in svariati modi, qui sotto ne elenchiamo alcuni, come esempio, presi dai più comuni linguaggi di programmazione:

// o #

Posto dopo un'istruzione, tutto ciò che compare sulla stessa linea dopo questi simboli verrà interpretato come commento.

/* */ o <!-- -->

Ogni carattere compreso tra questi simboli verrà interpretato come commento.

Nota 14.1 – Informazione

Indentare: nel gergo informatico significa rientrare di un numero prefissato di caratteri la frase di programma rispetto alle frasi precedenti o alla frase di riferimento iniziale; se ad esempio le istruzioni precedenti iniziassero tutte a colonna 1 e si indentasse di 3 caratteri, le istruzioni successive inizierebbero alla colonna 4. L'idea alla base dell'indentazione è rendere più leggibile un programma; ad esempio, si possono indentare le istruzioni che fanno parte di un ciclo, in modo che salti subito all'occhio la struttura del programma. Etimologicamente (dall'inglese *to indent*) si noti però che la parola "indentazione" esisteva già in italiano, e indicava le rientranze di una costa simili a tanti dentelli. Il verbo "indentare" significava invece semplicemente "mettere i denti" o "finire dente contro dente, di ingranaggi".

Inoltre, poiché qualsiasi monitor è limitato in larghezza, sarebbe buona norma, non superare le 80/90 colonne quando si scrive un programma o pagina HTML, poiché oltre tale limite saremo costretti ad usare la *scrollbar* (barra di scorrimento) dell'editor per continuare a leggere il testo, perdendo così del tempo e rischiando di perdere il filo logico del documento.

Nel prossimo capitolo svilupperemo ulteriormente i concetti e le tecniche di base per avviarsi verso l'uso appropriato di un linguaggio di programmazione.

Introduzione alla logica e ai diagrammi di flusso

15

G. De Petris, M.A. Cova

Indice dei contenuti

15.1
Introduzione alla progettazione: diagrammi a blocchi e criteri

Nel primo periodo di diffusione dei computer, un periodo di crescita potente, ma anche caotica per certi versi, gli specialisti scrivevano programmi spesso con criteri personali, quasi "artistici", piuttosto che seguire regole standardizzate, e, frequentemente, utilizzando linguaggi di basso livello (*assembly*). Al crescere dei volumi, divenne chiara l'esigenza di generare programmi in modo più veloce e sicuro nei risultati, ed anche in modo più comprensibile agli utenti nella fase di *analisi* dei dati e delle procedure. È infatti determinante per il successo di un programma che i risultati siano coerenti con le aspettative dell'utente, e che l'aderenza alle specifiche sia verificabile prima che il programma sia stato scritto e provato: vi sarete resi conto, infatti, leggendo il capitolo precedente, che i linguaggi tradizionali di programmazione sono fortemente procedurali, e quindi costosi da realizzare. Furono così introdotti metodi di analisi, indipendenti dal linguaggio di programmazione, in grado di formalizzare i passi procedurali in modo semplice ed intuitivo, ricorrendo a schemi grafici, simboli di operazione standard, e flussi di esecuzione visivamente identificabili a livello di azioni logiche elementari (ma non troppo).

Questi metodi, detti dei "diagrammi a blocchi", sono oggi ritenuti superati da altri strumenti di analisi, ciononostante abbiamo scelto di introdurli in questo volume perché, riteniamo che siano un strumento immediato, semplice, formativo, non legato a linguaggi o etichette di produttori, ed infine perché non richiedono specifici requisiti tecnici di base.

Nel seguito del capitolo saranno introdotti i concetti più elementari indispensabili per costruire semplici programmi: cominciamo con il ricordare che scrivere un programma significa formalizzare il procedimento che deve essere seguito dalla macchina per arrivare alla soluzione del problema, vale a dire mettere a punto un *algoritmo* (vedi Capitolo 16 per una definizione più precisa), che trasformi i dati in entrata (Input) in risultati (Output) attraverso la esecuzione di passi elementari.

A questo punto dobbiamo spiegare meglio come esprimere in maniera logica i concetti che vogliamo trasformare in programma; questa operazione è forse la più importante e complessa, perché è su questa che poi si baserà il lavoro di scrittura del codice. I due strumenti che ci vengono in soccorso sono l'algebra di Boole (utile per le operazioni sui dati e le "proposizioni") ed i diagrammi di flusso (utili per rappresentare in maniera ordinata i nostri processi logici). Dell'algebra di Boole abbiamo già parlato (in particolare delle funzioni logiche AND, OR, NOT) e quindi ora ci concentriamo sui ***diagrammi di flusso*** (o *flow chart* o anche *schemi a blocchi*).

I *flow chart* si avvalgono di una simbologia standardizzata, i cui principali elementi sono presentati nella Figura 15.1, nel formato standard previsto dalle norme ISO (*International Organization for Standardization*) e ANSI (*American National Standard Institute*) per la scrittura dei diagrammi di flusso relativi all'elaborazione delle informazioni. Normalmente un flow chart veniva scritto a mano libera, perché un eccessivo perfezionismo grafico avrebbe potuto distogliere dal ragionamento; comunque furono anche prodotte delle mascherine di plexiglas che permettevano di eseguire un disegno più preciso e pulito.

Si può facilmente capire come la schematizzazione di un algoritmo risulti quindi molto semplice, visto che ogni simbolo rappresenta una fase del percorso logico.

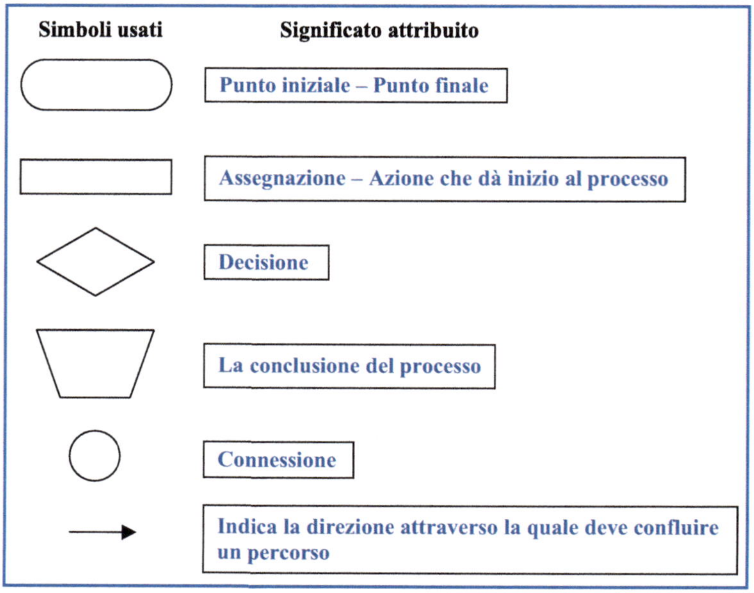

Fig. 15.1 Alcuni dei principali simboli di programmazione per il programmatore. Immagine realizzata da Daniele Pinto

Prendiamo ora in esame un semplice ragionamento, a titolo di esempio, che verifica come sia possibile organizzare la prima colazione. Il relativo programma viene spiegato nel seguente modo:

- Inizia la prima colazione
- Hai a disposizione qualcosa da mangiare
- Mangia
- Hai ancora fame?
- Esci di casa.

Esposto in questo modo, risulta difficile avere una comprensione algoritmica del problema, ma usando la rappresentazione simbolica dei diagrammi di flusso, possiamo evidenziare l'esatto funzionamento del ragionamento (Fig. 15.2).

Esaminiamo insieme la Figura 15.2, voi non sapete ancora niente di flow chart eppure questo grafico è talmente leggibile che siete comunque in grado di comprenderlo. Forse non avreste saputo scriverlo, ma la sua interpretazione è intuitiva. Il fatto che l'interpretazione di un flow chart risulti intuitiva significa che la sua logica di costruzione è vicinissima al modo naturale di affrontare un problema.

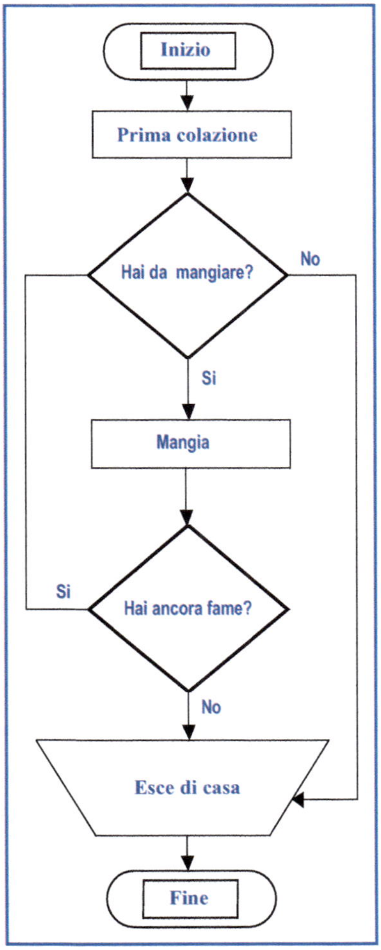

Fig. 15.2 Esempio di diagramma di flusso "prima colazione". Immagine realizzata da Daniele Pinto

Come si può rilevare da questo esempio, il flow chart, pur trovando la sua applicazione principale nel campo dell'informatica, può essere utilizzato anche senza minimamente pensare alla programmazione di computer. Esso è semplicemente un modo per tracciare la mappa di una soluzione elencando in ordine logico, passo per passo, tutto ciò che si deve fare per ottenere i risultati richiesti. Ovviamente tale strumento visivo può essere formalizzato anche per concetti di grande entità e complessità (• Nota 15.1).

Nota 15.1 – Informazione

Per semplificare la stesura dei diagrammi di flusso, sono stati realizzati pacchetti specializzati anche inclusi in programmi di uso generale, come i *word processor* o programmi di videoscrittura. In particolare Word offre tale possibilità. La procedura che consente di creare un flow chart all'interno di un documento word è la seguente: dopo aver selezionato dal menu *Inserisci immagine* la casella *Nuovo disegno,* compaiono all'interno del documento la finestra di *Microsoft Draw* o un'area delimitata da un rettangolo (all'interno del quale verrà costruito il diagramma) ed una ulteriore piccola finestra contenente i principali simboli necessari.

Oltre alla rappresentazione simbolica del percorso logico dei programmi, è importante anche definire a priori i criteri di progettazione e gli obiettivi a cui il programma stesso deve rispondere; a titolo di esempio questi possono essere:
- minimo costo di sviluppo
- minima lunghezza
- minima occupazione di memoria per i dati
- minimo tempo di esecuzione
- massima flessibilità
- massima affidabilità
- massima semplicità di manutenzione
- massima modularità

Come è logico attendersi, alcuni obiettivi possono essere in contrasto con altri e si dovrà scendere a compromessi ragionevoli. Inoltre si possono usare due tipi di approccio alla progettazione:
- dal basso all'alto (bottom-up)
- dall'alto verso il basso (top-down)

Progettare dal *basso all'alto* significa definire prima tutti i dettagli al livello più basso delle varie procedure e poi collegare insieme queste diverse parti per ottenere il programma. Questo metodo è stato adottato inizialmente in molte scuole, ma successivamente ha perso favore per gli svantaggi associati: infatti, occupandosi dei particolari ai livelli più bassi delle procedure, spesso si perde di vista il significato della procedura complessiva. Attualmente si preferisce adottare il metodo dall'*alto verso il basso*. I concetti di programmazione *top-down*, e di *programmazione strutturata* furono introdotti nel 1970 da *E.W. Dykstra* e da altri con l'obiettivo di ridurre i costi di sviluppo e di manutenzione dei programmi.

15.2
Parole chiave, operatori, variabili, dati

Vi sono alcuni elementi costituenti che sono comuni ai linguaggi di programmazione, parole e simboli usati per definire le operazioni da eseguire, le più varie, come scrivere qualcosa a video o eseguire una semplice operazione matematica. Queste parole (e simboli) quindi non possono essere utilizzate per definire il nome di una variabile o di una funzione. I termini utilizzati all'interno di un linguaggio si suddividono in "*parole chiave*", "*espressioni letterali*" e "*operatori e separatori*" e ci accingiamo a spiegarli in dettaglio per permetterne una comprensione ed un uso più consapevole.

15.2.1 Parole chiave

Le *parole chiave* sono le parole, o meglio i termini, composti da caratteri alfanumerici, riservate al linguaggio di programmazione. Il creatore del linguaggio di programmazione stabilisce a priori quali termini riservare e quale sarà la loro funzione, il compito del programmatore è quello di impararle ed usarle in maniera appropriata.

15.2.2 Espressioni letterali

Le espressioni letterali vengono usate per rappresentare *valori costanti* alfanumerici, ovvero di formato tipo sequenza di caratteri, "stringhe", numeri interi o reali.

15.2.3 Operatori e separatori

In combinazione con le parole chiave vengono spesso usati alcuni caratteri speciali per controllare il flusso delle operazioni che dobbiamo eseguire; questi caratteri vengono chiamati ***operatori*** e hanno delle proprietà che esporremo tra poco. I ***separatori*** invece sono simboli di interpunzione che permettono di chiudere un'istruzione o di raggruppare degli elementi.

Riportiamo qui di seguito alcuni operatori secondo la notazione di *Backus-Naur*.

Operatore

```
+ - * / % | & ≡ ≤ ≥
```

Separatore

```
(), ; : { }
```

Alcuni simboli possono essere usati indistintamente come separatori o come operatori (ad esempio la virgola), il significato deve essere dedotto dal contesto. Gli operatori hanno *proprietà* che ne caratterizzano l'uso semplice o composito e consentono di interpretare in modo univoco il significato di un'espressione. Ecco le proprietà degli operatori.

Posizione

La *posizione* di un operatore rispetto ai suoi operandi (detti anche argomenti) è molto importante: l'operatore si dice *prefisso* se viene posto prima degli operandi, *postfisso* se viene posto dopo e *infisso* se si trova tra gli operandi.

Arietà

L'*arietà* è il numero di argomenti di un operatore; ad esempio il simbolo "++" (che incrementa di uno) ha un solo argomento, il simbolo "+" e le "parentesi" hanno, invece, due argomenti.

Precedenza (o priorità)

Per *precedenza* si intende l'ordine con il quale verranno eseguiti gli operatori. L'esempio classico è quello dell'espressione **4+7×5** in cui non sappiamo se bisogna eseguire prima l'operazione di somma o di moltiplicazione; premesso che l'operatore di moltiplicazione ha una priorità maggiore rispetto all'addizione, il modo corretto di interpretare l'espressione sarà **4+(7×5)**.

Associatività

Questa proprietà ci viene in aiuto quando eseguiamo due o più operatori aventi stessa precedenza. Un operatore può essere associativo a *sinistra* oppure associativo a *destra*, questo vuol dire che iniziamo ad eseguire gli operatori partendo rispettivamente da sinistra o da destra.

15.2.4 Variabili, costanti e tipi di dati

Adesso è fondamentale definire il concetto di *variabile*, visto che si farà largo uso di questo termine. Una variabile identifica una posizione ed un'area di memoria, che viene destinata a contenere dati che possono essere modificati nel corso dell'esecuzione di un programma. Una variabile è spesso, ma non sempre, caratterizzata da un nome (inteso in genere come una sequenza di caratteri o cifre). Formalmente, la variabile è un identificatore V associato a un insieme prefissato di possibili valori che definiscono il tipo della variabile. L'insieme dei possibili valori definisce il "range" (intervallo) dei valori che V può assumere durante l'esecuzione di un programma. Definendo il tipo e la rappresentazione della variabile oltre al range di valori, vengono definite anche le operazioni possibili con la variabile stessa.

Una *costante*, invece, identifica una locazione di memoria che mantiene lo stesso valore per tutta la durata del programma.

Classificare la *tipologia di dati* che devono essere inseriti e poi utilizzati all'interno di un programma, come variabili o costanti, è molto importante per evitare errori o rendere il programma più veloce. Qui ci riferiamo ai *tipi di dati* che sono, in generale, adottati dai più comuni linguaggi di programmazione:

Booleano

È il tipo più semplice, perché può assumere solamente i valori ***vero*** *(oppure 1)* e ***falso*** *(oppure 0)*. Gli operatori su tali valori sono quelli dell'algebra di Boole, esposta in un precedente capitolo.

Intero

È costituito dai numeri interi compresi tra un limite inferiore ed un limite superiore; tali limiti dipendono dal tipo e livello del compilatore usato per il linguaggio.

Reale

È formato da valori che appartengono ad un sottoinsieme dei numeri razionali; la rappresentazione è limitata prima di tutto dai numeri presenti dopo la virgola, necessariamente in numero finito: quindi risulta impossibile rappresentare, ad esempio, numeri periodici; in secondo luogo esiste una limitazione inferiore e superiore simile a quella vista per per i dati di tipo intero (ovviamente dipendente dal compilatore).

Enumerazione

Non è presente in tutti i linguaggi di programmazione e serve per rappresentare costanti intere, predefinite dal programmatore, associate a informazioni non numeriche. L'esempio tipico può essere quello di associare un valore ai giorni della settimana per compiere delle operazioni. Il vantaggio principale, quindi, si riduce al poter eseguire operazioni matematiche su elementi apparentemente non matematici.

Carattere

Rappresenta i caratteri che normalmente sono visibili sullo schermo e stampabili su carta, più alcuni caratteri speciali che dipendono dall'implementazione. La codifica usata più spesso è quella *ASCII* (già vista precedentemente), in cui un carattere occupa un byte. Da notare che nella rappresentazione del codice 'A' risulta diverso da 'a' e che '7' (carattere) è tutt'altra cosa rispetto all'intero 7 in formato binario.

Naturalmente in ogni linguaggio di programmazione è possibile eseguire operazioni miste o conversioni (sia implicite che esplicite) di tipo.

15.3 La programmazione condizionale

Il modo in cui strutturiamo un ragionamento, generalmente, segue la logica *procedurale*, cioè una logica sequenziale delle operazioni da eseguire, dalla prima all'ultima. Anche nella programmazione avviene la stessa cosa. Quando scriviamo un programma dobbiamo, ad esempio, pensare ad una sequenza che include una schermata introduttiva, una richiesta di dati all'utente e poi una risposta con il risultato. Senza entrare nel dettaglio, cercheremo ora di spiegare i costrutti più usati nei linguaggi di programmazione per "incanalare" il flusso del nostro programma verso la soluzione. Questi strumenti sono chiamati ***istruzioni condizionali*** perché permettono di eseguire parti diverse del codice a seconda che una condizione sia vera o falsa. Il costrutto principale, usato universalmente, è l'**IF (o if)**, il quale permette di porre una condizione ed eseguire delle scelte in base ai dati fornitigli. Qui di seguito cerchiamo di spiegarlo sempre avvalendoci del linguaggio di Backus-Naur:

istruzione if:
if (espressione) then istruzione
if (espressione) istruzione1 else istruzione2

L'espressione che compare dopo la parola chiave **if** deve essere di tipo logico; se la condizione risulta vera, viene eseguita l'istruzione subito all'interno del flusso seguente (**then,** che può essere omessa); nel secondo caso, invece, se la condizione risulta vera, si esegue l'istruzione seguente (istruzione1), altrimenti si esegue l'istruzione subito dopo la parola chiave **else** (istruzione2). Poiché le istruzioni all'interno dell'if possono essere anche più di una, è opportuno, per non creare confusione, inserirle all'interno delle parentesi graffe '{' e '}'.

Per più scelte invece si può usare l'**else if,** che permette di porre una condizione anche per le alternative, lasciando ovviamente la possibilità di mettere l'**else** (senza condizioni) in posizione finale (ogni else si riferisce all'if che gli sta più vicino).

15.4
La programmazione iterativa

Finora abbiamo visto la modalità di programmazione di tipo procedurale e sequenziale, ma esiste un'altra logica, meno comune, ed è quella iterativa; il concetto fondamentale è quello di eseguire un'istruzione (o una serie di istruzioni) continuamente, fino a quando non sopraggiungono delle condizioni che fanno terminare tale computazione. Facciamo l'esempio più semplice, voler stampare a video per mille volte la solita frase; la programmazione procedurale suggerisce di scrivere mille volte il codice, mentre quella iterativa permette di scrivere il comando *una ed una sola volta* e poi ripeterlo per mille volte, dopo le quali una struttura di controllo adeguata (ad esempio un contatore da uno a mille) termina l'esecuzione del ciclo.

Un ciclo in generale viene formalizzato attraverso questa sequenza di controllo:

I = 1

I = I + 1

I confronta con N

Una uguaglianza del tipo **I = I + 1** è decisamente errata in matematica, però è valida se si considera la variabile I come un contenitore di dati, una scatola che contiene delle palline; se a quelle contenute ne viene aggiunta un'altra, la scatola continua a chiamarsi **I** ed il suo contenuto è aumentato di una unità.

I tre costrutti comunemente usati sono il **WHILE**, il **DO** ed il **FOR** che fanno praticamente la stessa cosa solo che il secondo, a differenza degli altri, esegue *almeno una volta* il ciclo.

L'istruzione **WHILE** viene schematizzata come segue:

istruzione - while:

while (condizione) istruzione

Con questa istruzione viene prima valutata la condizione racchiusa tra le parentesi tonde, se l'espressione risulta vera viene eseguita l'istruzione all'interno del WHILE e il WHILE viene ripetuto, altrimenti si esce dal ciclo e si procede con il resto del programma.

Il **DO** può essere considerato una variante dell'istruzione WHILE ed è strutturato nella maniera seguente:

istruzione - do:

do istruzione while (condizione)

Prima di tutto viene eseguita l'istruzione racchiusa tra **DO** e **WHILE** (quindi si esegue almeno una volta), poi si verifica il risultato dell'espressione, se è vero si riesegue il DO, altrimenti si continua con l'esecuzione del resto del programma.

Il **FOR**, schematizzato qui sotto secondo la notazione di Backus-Naur, inizializza una variabile, pone una condizione (che deve essere vera o falsa) e poi modifica (incrementa o decrementa) la variabile iniziale.

istruzione - for:
for (inizializzazione; condizione; incremento)
istruzione

Volendo schematizzare questo ciclo con il WHILE, ecco la struttura che si presenta:

inizializzazione
while (condizione)
{ istruzione incremento }

La funzione del FOR è appunto quella di poter modificare la variabile che serve per verificare la condizione iniziale, che stabilisce se eseguire o meno il corpo del ciclo. Tanto per far capire la potenza di questi strumenti, facciamo un esempio un po' più complesso, supponendo di dover trovare un nominativo all'interno di un elenco telefonico, come procediamo? La programmazione procedurale ci suggerisce di partire dalla A fino ad arrivare alla Z, in questo modo impiegheremmo molto tempo a trovare il numero di telefono, se ad esempio il cognome che volessimo cercare fosse "Rossi". Sarebbe molto più comodo aprire l'elenco a metà e verificare se il cognome che stiamo cercando si trova a sinistra o a destra della pagina che abbiamo aperto, una volta scelta la metà opportuna (in questo caso quella di destra) basterà dividere in due parti anche quella e compiere di nuovo l'operazione di scelta. Questo è un processo *ricorsivo*, che ci porterà molto più in fretta al numero di telefono che stiamo cercando. Anche se siamo stati fortunati, si può capire il netto vantaggio nel trovare una cosa cercata con un ciclo e qualche confronto, invece di scorrere tutto l'indice dall'inizio alla fine.

15.5 Le funzioni

Quando sviluppiamo un programma capita spesso che alcune operazioni debbano essere ripetute più di una volta. Siccome scrivere tutte le volte le medesime operazioni risulterebbe tedioso, quanto inutile, è stato introdotto il concetto di *funzione*, che è un programmino (o modulo) a sé stante, il quale prende in entrata dei valori e restituisce in uscita un risultato. La funzione viene richiamata ogni volta che occorre, con il suo nome ed i valori di entrata opportuni. Altro vantaggio è quello di poter modificare la struttura della funzione, ad esempio per ottimizzarla o renderla più veloce, senza per questo dover intaccare il codice che la richiama.

Non volendoci addentrare nel dettaglio si può dire che una funzione ha bisogno di essere *dichiarata e definita*; cioè vanno specificati i tipi di ingresso e di uscita sui quali la funzione andrà a compiere le proprie operazioni (*Dichiarazione*) e successivamente dovremo scrivere il "corpo" della funzione vera e propria (*Definizione*).

15.6 Conclusioni

Alla fine di questo capitolo il lettore potrebbe sentirsi confuso credendo forse di non riuscire a capire come utilizzare tutte le informazioni acquisite. Non c'è da spaventarsi. È una cosa normalissima! I concetti qui esposti sono di natura introduttiva e servono per poi approfondire, ed eventualmente utilizzare in maniera più precisa, un linguaggio di programmazione o realizzare una *query* (ricerca qualificata in un database) con linguaggio SQL (*structured query language*), se il vostro compito fosse anche quello di Amministratore del Sistema in ambiente radiologico.

Desideriamo anche segnalare al lettore interessato, che l'acquisizione di competenze specialistiche nell'area della programmazione è aiutata da percorsi guidati e da "certificazioni" di aziende private ed organizzazioni pubbliche ed universitarie; nella • Nota 15.2 diamo un cenno su alcune possibilità.

Nota 15.2 – Informazione

ECDL è una sigla con la quale si indica l'*European Computer Driving Licence*, in Italia conosciuta anche con il nome di Patente europea del computer. Si tratta di una certificazione internazionale (Diploma ECDL), riconosciuta a livello europeo. In altri termini, il certificato attesta l'insieme base necessario per poter lavorare col personal computer - in modo autonomo o in rete - nell'ambito di un'azienda, un ente pubblico, uno studio professionale ecc; quindi la certificazione ECDL rappresenta un "passaporto" internazionale per il mondo del lavoro. La patente europea del computer è stata introdotta dalla Federazione delle Associazioni Europee di Informatica, CEPIS (*Council of European Professional Informatics Societies*). Per gestire il programma ECDL è stata definita una struttura a due livelli operativi:

- a livello *internazionale* esiste una Fondazione (ECDL Foundation), con sede a Dublino, che ha il compito di coordinare il programma nei vari Paesi, e sviluppare i contenuti coerentemente con l'evoluzione della tecnologia e le esigenze del mondo del lavoro;
- a livello *nazionale* la gestione del programma è demandato alle locali Associazioni di Informazione, federate col CEPIS. In Italia tale associazione è l'*AICA* (Associazione Italiana per l'Informatica ed il Calcolo Automatico).

L'AICA è la più autorevole associazione italiana del settore, fondata nel 1961, ha la responsabilità di gestire il programma ECDL nel nostro Paese e di selezionare le sedi accreditate d'esami ECDL (*Test Center*). La certificazione ECDL, introdotta nel 1996 (in Italia nel 1997) è presente in tutte le nazioni europee e si sta diffondendo anche al di fuori dell'Europa; è operativa in Paesi come l'Australia, Canada, Sud Africa e sono in corso ulteriori adesioni. Nei Paesi extra-europei, la certificazione prende il nome di ICDL (*International Computer Driving Licence*), rimanendo però, sotto ogni aspetto, identica alla ECDL. Anche per questi Paesi, il coordinamento del programma e la sua evoluzione fanno capo alla Fondazione di Dublino. Gli esami si svolgono presso Centri accreditati (*Test Center*) che soddisfano gli standard di qualità definiti a livello internazionale dal CEPIS. In Italia l'ente responsabile di selezionare tali Centri e accertare che offrano tutte le garanzie richieste è l'AICA. Esistono ormai in Europa molti Centri accreditati, localizzati presso strutture pubbliche e private di formazione professionale, grandi organizzazioni industriali, camere di commercio, agenzie nazionali per l'occupazione.

Le certificazioni **Microsoft** riguardano, invece, un'ampia gamma di ruoli professionali e attestano in modo obiettivo le competenze di chi le ha conseguite a svolgere attività IT (*Information Technology*) critiche. Adottate dai professionisti del settore a livello internazionale, le certificazioni Microsoft rappresentano uno degli strumenti più efficaci per raggiungere obiettivi professionali a lungo termine, consentendo al tempo stesso alle aziende di sviluppare e mantenere personale IT competente. Il primo livello di certificazione Microsoft è il "*Microsoft Certified Professional*" (MCP) che si ottiene superando un esame di certificazione. Il programma *Microsoft Certified Professional* si articola poi in diversi percorsi di certificazione che attestano le competenze specifiche di figure professionali sistemistiche, legate al mondo dello sviluppo o dell'amministazione dei database. Poiché l'erogazione dei test di certificazione avviene tramite società indipendenti, essere *Microsoft Certified Professional* significa vedersi riconosciute in maniera oggettiva le capacità tecniche e la professionalità necessarie per implementare soluzioni basate sui prodotti Microsoft nella propria organizzazione.

Lettura consigliata

Kernighan BW, Pike R (1999) Programmazione nella pratica. Addison-Wesley Longman, Milano

Parte III

MACCHINE EVOLUTE

L'intelligenza artificiale 16

G.C. Ettorre

Indice dei contenuti

16.1 Introduzione: l'opera di Alan Turing

Alan Turing (Fig. 16.1) è stato il matematico inglese il cui lavoro ha avuto forse la maggiore influenza anche al di fuori del campo astratto della logica nel XX secolo. È stato il primo ad immaginare la possibilità della realizzazione di macchine che fossero realmente "pensanti". Inoltre, il suo lavoro è stato di importanza cruciale per i destini della seconda guerra mondiale. *Alan Mathison Turing* nacque il 23 giugno 1912 a Londra e morì il 7 giugno 1954 a Manchester. È stato uno dei pionieri dello studio della logica dei computer così come la conosciamo oggi ed il primo ad interessarsi all'argomento dell'intelligenza artificiale.

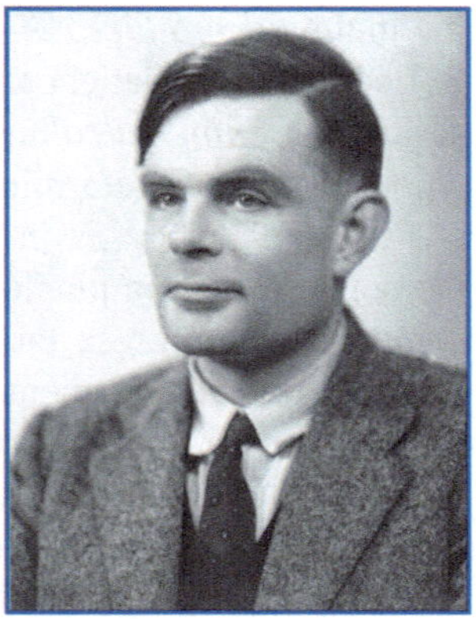

Fig. 16.1 Alan Turing

Ha ispirato i termini, ormai d'uso comune nel campo dell'informatica, di *Macchina di Turing* e di *Test di Turing*, ha applicato il concetto di *algoritmo* ai computer digitali; la sua ricerca nelle relazioni tra macchine e natura ha creato il campo dell'*intelligenza artificiale*. Interessato soltanto alla matematica e alla scienza, iniziò la sua carriera come matematico al King's College alla Cambridge University nel 1931. Si può dire che questo inizio fu abbastanza casuale: a scuola non aveva un gran successo, data la sua tendenza ad approfondire solo le cose che lo interessavano.

Solo la grandissima amicizia con *Christopher Morcom*, molto più promettente di lui e molto più sistematico, gli permise di iniziare la sua carriera universitaria. Turing, infatti, si ripromise di continuare le ricerche dell'amico, morto prematuramente di tubercolosi dopo due anni dal loro incontro, e di applicarsi così agli studi in modo continuo e approfondito.

Nel 1931, *Kurt Gödel*, nato in Moravia, aveva pubblicato il suo più famoso risultato alla sola età di venticinque anni, quando lavorava presso l'Università di Vienna. Tale lavoro conteneva i famosi due teoremi di incompletezza che da lui presero il nome, secondo i quali: *ogni sistema assiomatico consistente in grado di descrivere l'aritmetica dei numeri interi è dotato di proposizioni che non possono essere dimostrate né confutate sulla base degli assiomi di partenza*. Queste dichiarazioni rappresentarono un duro colpo per molti matematici, convinti che la matematica fosse un sistema universale e completo. Quindi, successivamente, per Turing si presentò un compito veramente arduo, quello di riuscire a trovare se vi fosse o meno un modo per determinare se un certo teorema fosse vero oppure no: se ciò fosse stato possibile, tutta la matematica si sarebbe potuta ridurre al semplice calcolo (il problema della *computabilità*). Alan Turing, secondo le sue abitudini, affrontò questo problema in modo tutt'altro che convenzionale. Ridusse tutte le operazioni matematiche ai loro costituenti fondamentali, operazioni tanto facili che potevano essere eseguite da una macchina. Una delle sue caratteristiche fu quindi quella di non usare il lavoro di scienziati precedenti, bensì di unire al rigore teorico il bisogno di soluzioni pratiche, efficienti, affidabili e poco costose dal punto di vista delle risorse computazionali. Trasferitosi alla Princeton University iniziò a studiare la costruzione di una macchina che poi verrà definita come la *Macchina di Turing*.

Nel 1936, basandosi sull'algebra di Boole, che così entrò prepotentemente alla ribalta, Alan Turing immaginò una "*macchina ideale*" (cosa che oggi sembra banale) esistente unicamente a livello teorico, con la quale dimostrò formalmente la possibilità di realizzare macchine in grado di eseguire qualsiasi *algoritmo*, inteso come una procedura di calcolo o, più in generale, l'elenco delle operazioni necessarie per risolvere un problema in un *numero finito di operazioni*. Turing in tal modo aprì la strada al campo di quelle ricerche informatiche che prendono il nome di *intelligenza artificiale*. Inoltre, nello scritto *Macchine calcolatrici e intelligenza* (1950), propose un metodo denominato "*test di Turing*" per determinare se le macchine possano essere in grado di pensare.

Per Alan Turing, la prima questione da risolvere consisteva nel precisare le azioni elementari che compiamo quando eseguiamo un calcolo. Una semplice operazione di somma viene appresa facilmente fin dalle scuole elementari; è un'operazione che effettuiamo meccanicamente ogni giorno, quando per esempio acquistiamo due oggetti dallo stesso fornitore, o quando contabilizziamo il denaro che abbiamo in tasca. L'addizione è dunque un'operazione banale, ma sappiamo definirne l'algoritmo?

Sistemi per risolvere manualmente problemi numerici sono noti fin dal 1800 a.C., quando i matematici babilonesi del tempo di Hammurabi precisarono le regole per risolvere alcuni tipi di equazioni. Le regole consistevano in procedimenti dettagliati passo dopo

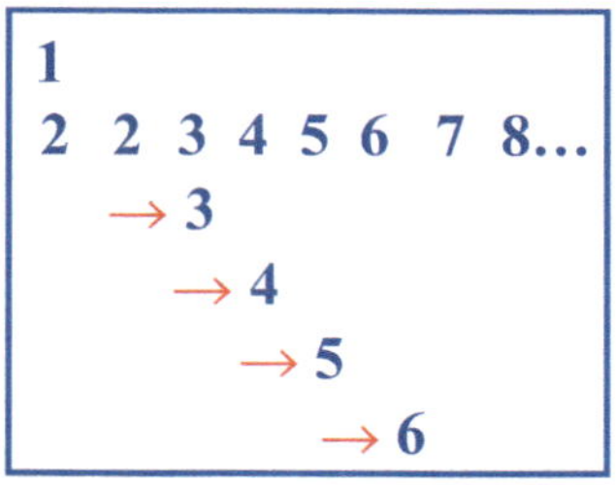

Fig. 16.2 Numeri ordinati in successione. Immagine realizzata da Daniele Pinto

passo applicati dettagliatamente a particolari esempi numerici. Il termine *"algoritmo"*, associato a questi procedimenti, si rintraccia nell'ultima parte del nome del matematico persiano *Abu Ja'far Mohammed ibn Mûsâ al-Khowârizmî*, il cui testo di aritmetica esercitò una notevole influenza per molti secoli. Per dare un esempio di algoritmo, supponiamo di eseguire la somma di due numeri (naturali), per fissare le idee, 2+4.

Visualizzando (Fig. 16.2) i numeri ordinati in successione, consideriamo il numero *2* e *ripetiamo 4 volte* l'operazione di passaggio al numero successivo: da 2 a 3, da 3 a 4, da 4 a 5, da 5 a 6. Il numero 6 è il risultato richiesto. Per ottenere il risultato della *somma* proposta, dobbiamo seguire questi passaggi:
- individuare un numero (quello di partenza);
- passare al numero immediatamente successivo;
- ripetere un'operazione (quella di passaggio al numero successivo);
- controllare se si è raggiunto il numero di ripetizioni previste (4, in questo caso).

Questo è dunque l'*algoritmo* della somma di due numeri. La sequenza di operazioni esaminata, si presta anche per eseguire moltiplicazioni. Per esempio, 2×3; in quanto si tratta di addizionare 3 volte il numero 2: $2 + 2 + 2$. Per ottenere il risultato della *moltiplicazione* proposta, dobbiamo seguire questi passaggi:
- individuare un numero (quello di partenza);
- passare al numero immediatamente successivo;
- ripetere un'operazione (quella di passaggio al numero successivo);
- controllare se si è raggiunto il numero di ripetizioni previste per il primo ciclo (2, in questo caso);
- controllare se si è raggiunto il numero di ripetizioni previste per il secondo ciclo (2 volte, perché il primo "2" era già nel valore iniziale del contatore).

Come si vede, si è aggiunto un secondo controllo. Con analogo procedimento, è possibile anche l'elevazione a potenza. Per esempio, $2^3 = 2 \times 2 \times 2$ ripetuta 3 volte. In questo caso, si dovrà aggiungere un *terzo contatore*. Si potrebbe vedere facilmente (ma la questione è irrilevante per questa discussione) che il procedimento utilizzato per addizioni, moltiplicazioni ed elevazione a potenza, vale anche per le operazioni inverse: sottrazione, divisione (una successione di sottrazioni: $17/5 = 17 - 5 - 5 - 5 = 3$ con il riporto di 2), estrazione di radice.

Dimostrata l'esistenza di algoritmi per effettuare le operazioni matematiche fondamentali, la seconda questione da risolvere consisteva nel precisare l'occorrente per sviluppare la sequenza di operazioni previste: naturalmente non ci riferiamo a carta e penna, ma a qualcosa di leggermente più complesso. Come primo passo, occorre definire i *simboli* (il cosiddetto *alfabeto esterno*) con i quali rappresentiamo i numeri su cui operiamo, le *operazioni* da effettuare e la *sequenza* di operazioni impostate. La scrittura dei numeri è molto semplice, rappresenteremo lo zero con I, il numero uno con II, il numero due con III, il

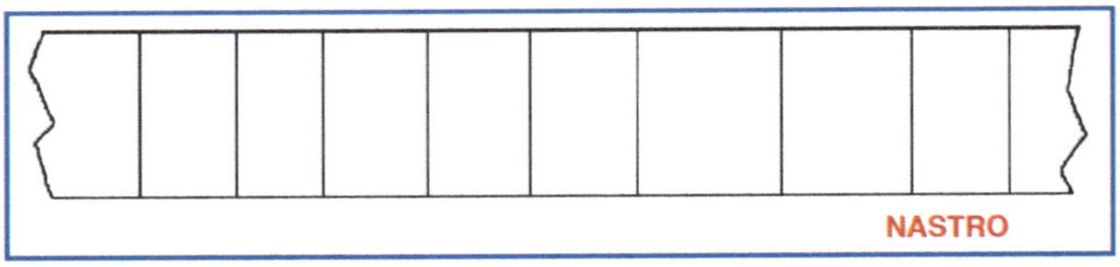

Fig. 16.3 Nastro in carta diviso a celle. Immagine realizzata da Daniele Pinto

numero tre con IIII, e così via. Con questo simbolismo, per passare da un numero al successivo, si aggiunge una barretta; per passare al precedente, si elimina una barretta. Ovviamente, occorre anche un supporto sul quale riportare i simboli: adotteremo un nastro di carta supposto di lunghezza adeguata per contenere qualsiasi algoritmo.

Il nastro è diviso in celle (Fig. 16.3), ognuna delle quali contiene un solo simbolo: per scrivere il numero 3, occorreranno quindi tre celle. Ovviamente, il nastro deve essere collegato ad un meccanismo che gli permetta di scorrere per esaminare il contenuto di ogni cella, e per portarsi in una zona di celle nella quale annoteremo i risultati parziali ottenuti, o altri simboli eventualmente necessari: quelli per eseguire operazioni di somma o sottrazione e per contare le ripetizioni.

16.2 La macchina di Turing

Ecco come funziona la macchina:
- può leggere il simbolo scritto in una cella
- può sovrascrivere il simbolo scritto in una cella, sostituendo il precedente
- può far scorrere il nastro cella dopo cella, verso destra o verso sinistra
- può non fare alcuna operazione

La macchina, a seconda dello stato in cui si trova, e del simbolo che legge sul nastro, esegue una delle azioni possibili e passa ad un nuovo *stato* o rimane nel suo stato iniziale. Essa si fermerà quando, in corrispondenza dello stato in cui si trova e del carattere che legge, non trova ulteriori istruzioni. Con la macchina di Turing (*che, per quanto possa sembrare strano, riassume la struttura funzionale di un computer*) è possibile risolvere anche problemi non numerici; infatti basta associare ai simboli un significato alfabetico o alfanumerico. Gli elementi costituenti la macchina di Turing sono (Fig. 16.4):

1. *una unità esterna di memoria (o nastro)*
2. *una testina di lettura e scrittura*
3. *una unità di controllo a stati finiti.*

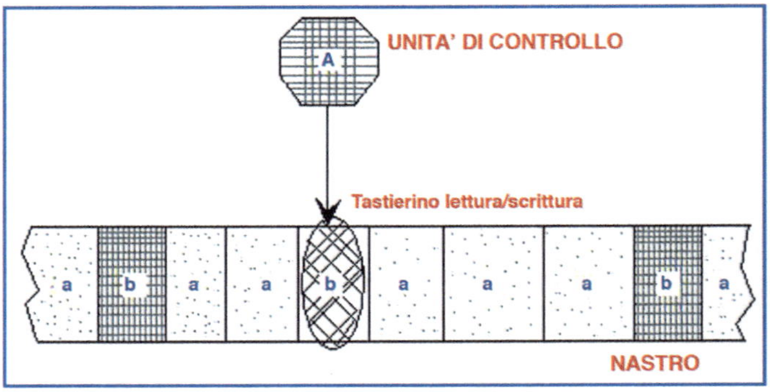

Fig. 16.4 Rappresentazione della macchina di Turing, in alto (*A*) l'unità di controllo, in basso il nastro coi simboli dell'alfabeto esterno in ingresso, sopra il nastro in grigio è posizionata la testina di lettura. Immagine realizzata da Daniele Pinto

16.3
L'idea del test di Turing e altri studi

Turing era convinto che la sua macchina potesse effettuare qualsiasi operazione logica e che, entro l'anno 2000, macchine fisiche, costruite secondo i suoi principi e programmate con la necessaria abilità, avrebbero potuto simulare l'intelligenza umana. Addirittura propose come si sarebbe svolto il test di controllo, chiamato in suo onore *Test di Turing*.

Il test si svolge in tre stanze separate, nella prima è presente un esaminatore umano (che chiameremo Daniele), a cui viene comunicato che nelle altre due stanze ci sono un altro essere umano e un computer candidato al superamento del test. Daniele conosce solo i loro nomi (Alessandro e Gianni, nel nostro esempio), ma non sa chi dei due sia la macchina. Le stanze sono fornite di tre computer collegati tra loro come in Figura 16.5, in modo che Daniele possa porre domande agli altri due, e leggere le loro risposte, sempre mediante un'interfaccia digitale. Il compito di Daniele è di scoprire le identità di Alessandro e Gianni in un tempo fissato, ad esempio venti minuti; Daniele può in questo tempo fare tutte le domande che vuole, alle quali il computer cercherà di rispondere in modo da trarlo in inganno sulla sua vera natura. La macchina supera il test se, nel tempo fissato, Daniele non riesce a distinguerla dall'essere umano. Inoltre, per rendere il test meno soggettivo, di solito viene richiesto al computer di affrontare diverse sessioni e con esaminatori diversi.

Il test di Turing è stato via via riformulato durante gli anni. Le ragioni sono varie e passano dall'imprecisione della formulazione originale, al sorgere di nuovi problemi relativi alla definizione di macchina intelligente. Si nota come possa essere arduo il test di Turing, perché la conversazione che può nascere nella verifica del test può avere diverse direzioni; se invece ci confiniamo in aree specifiche di competenza, allora è possibile ottenere qualche successo. Il più noto è *Eliza*, un programma, scritto nel 1966 da *Joseph Weizenbaum*. Esso è riuscito più volte a imitare in modo credibile il comportamento di uno psicoanalista, così credibile da indurre qualche paziente a confidarsi con lui come se si fosse trattato di un terapeuta "vero". *Eliza* non è un programma che manifesta qualche

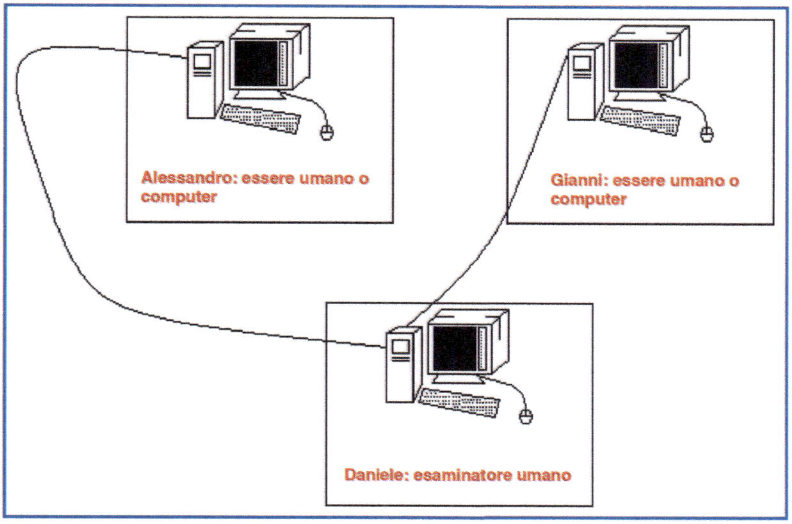

Fig. 16.5 Lo scenario del test di Turing. Immagine realizzata da Daniele Pinto

forma di intelligenza, anzi è abbastanza stupido, ma è un programma ben realizzato che riesce a farsi passare per un vero terapeuta. Le sue azioni sono generalmente dettate dal riconoscimento di una certa parola o frase, in risposta alla quale è programmato a scegliere, praticamente a caso, una frase all'interno di un insieme fissato.

Uno degli aspetti principali della vita di Turing, che spesso passa inosservato, è il suo lavoro nella biologia. Turing ha pubblicato un solo articolo, *The Chemical Basis of Morphogenesis* nel 1952. Aveva scritto altri testi, ma nessuno completo: alla sua morte sono stati pubblicati in forma non definitiva. Il suo interesse principale nella biologia era la comprensione della struttura fisica delle cose viventi. Era interessato al come e perché gli organismi hanno sviluppato una forma particolare. Ci sono milioni di cellule in una persona o in un albero e si sa quale forma prenderanno. Turing non si chiedeva il perché una certa configurazione di foglie fosse particolarmente vantaggiosa per una pianta, ma intendeva dimostrare che la configurazione era una conseguenza naturale del processo con cui venivano prodotte tali foglie. Egli usava un approccio genuinamente matematico al problema, fondato sulla forte convinzione della stretta relazione che intercorre tra il mondo naturale e la logica matematica. Lo scopo finale di Turing era di fondere la teoria biologica già accettata con la matematica e il computer per creare la sua macchina intelligente che potesse spaziare su molteplici aspetti. Anche lo sviluppo di semplici foglie veniva visto da Turing come una serie di semplici passi paragonabile ad un algoritmo in accordo al concetto base della sua macchina ideale. Morì il 7 giugno 1954 per cause incerte. Turing fu senza dubbio uno dei più grandi anticipatori nel campo dei computer. È ovviamente possibile costruire una macchina fisica di Turing, ma in realtà l'idea è servita solo come modello, quello del più semplice tipo di computer realizzabile. Nonostante la sua semplicità però, la capacità concettuale di calcolo della macchina non è inferiore in nulla a quella del più sofisticato calcolatore odierno e futuro. In realtà la macchina è la rappresentazione fedele di cosa sia un algoritmo, e quello che i calcolatori possono fare è solo eseguire algoritmi. Certamente, non è impossibile che la sua idea di macchine intelligenti per l'anno 2000 sia poi tanto lontana dalla verità.

16.4 Introduzione al concetto di intelligenza artificiale

Con il termine intelligenza artificiale (o "IA" si usa spesso anche *AI*, acronimo dell'inglese *artificial intelligence*) si intende generalmente l'abilità di un computer a svolgere funzioni e ragionamenti che sono tipici della mente umana. Nel suo aspetto puramente informatico essa comprende la teoria e le tecniche per lo sviluppo di algoritmi che consentano alle macchine (computer) di mostrare un'abilità oppure una attività intelligente, almeno in domini specifici. L'espressione "intelligenza artificiale" è evidentemente retorica, in quanto attribuisce "all'artificiale" qualcosa che è essenzialmente "naturale", la prerogativa di cui la natura umana è più gelosa: l'intelligenza. E l'uso retorico è piuttosto provocatorio, poiché vi è chi molto seriamente si domanda se la macchina possa essere davvero "intelligente", nel senso in cui questo termine è attribuito alla mente dell'uomo. D'altra parte, definizioni come questa appaiono troppo generiche, giacché si adattano altrettanto bene a tutta l'informatica e, per esempio, alle tecniche di automazione:

discipline che non fanno parte dell'IA. È obiettivamente difficile dare definizioni più precise, perché si tratta di una materia in forte evoluzione per cui una definizione che delimiti il territorio di sua competenza rischierebbe di escludere a priori sviluppi futuri. Per questo motivo, piuttosto che delimitare, si preferisce elencare e descrivere le caratteristiche fondamentali e le principali aree d'applicazione della IA.

Nel libro "*Artificial Intelligence: A Modern Approach*" [1], ormai considerato un classico nell'ambito della letteratura sull'intelligenza artificiale, Stuart Russell e Peter Norvig hanno proposto partendo dalle definizioni dell'intelligenza artificiale di vari autori, due distinzioni fondamentali. La prima è fra macchine che "pensano" e macchine che si limitano a "operare" in maniera, in qualche misura, simile a quella degli esseri umani. La seconda riguarda il termine di confronto per valutare le loro prestazioni, termine che può essere l'uomo reale o una sua idealizzata razionalità. Si deve dire che le applicazioni tecniche riguardano principalmente l'"operare razionale", mentre il dibattito filosofico, insiste sulla possibilità di prestazioni "umane" e soprattutto di un "pensiero umano". Non vi è una separazione netta tra le due concezioni di IA, come si può facilmente intendere, ed il dibattito nella comunità scientifica verte proprio sui criteri da adottare per questa classificazione; per i nostri scopi ricordiamo una definizione semplificata:

– *IA debole* si occupa delle macchine che **operano come esseri umani**
– *IA forte* considera esclusivamente **le macchine che pensano in maniera umana**

Sul piano della realizzazione tecnica di macchine di IA (sia debole che forte) sono state, e sono tuttora, adottate due impostazioni:

– *funzionale* o *comportamentistica* o *emulazionistica*, basata sulla convinzione che l'essenza del funzionamento del cervello umano non risieda nella sua struttura, ma nelle sue prestazioni, e che queste possano essere ottenute, e con esiti addirittura migliori, anche da strutture completamente diverse;
– *strutturale* o *connettivistica* o *costruttivistica* o *simulazionistica,* basata sulla idea che le prestazioni del cervello umano possano essere riprodotte solo adottando strutture fisiche simili.

Entrambe le impostazioni sono fertili di risultati, ma la seconda, benché minoritaria, ha una speciale importanza perché ha condotto alla realizzazione delle *reti neurali*. Queste sono imitazioni del cervello umano, estremamente rozze, ma di grande interesse conoscitivo oltre che tecnico, perché stabiliscono un rapporto di grande utilità tra l'IA e le neuroscienze. Nella pratica, le due impostazioni concettuali della IA tendono a convergere, perché, dopo qualche tentativo di produrre strutture fisiche "dedicate" (cioè con hardware specializzato), ora le reti neurali sono realizzate piuttosto con apposito software, eseguito su calcolatori di tipo "generico".

16.5
Cenni storici

Abbiamo già visto all'inizio del volume che l'idea di delegare a congegni meccanici talune operazioni tipiche della mente è molto antica, ma, in verità, il primo lavoro in cui si parla di intelligenza artificiale risale al 1943, quando *Warren McCulloch* e *Walter Pitt* progettarono una *rete neurale*. Gli sviluppi più importanti, sia sul piano teorico sia sul piano della realizzazione di programmi di calcolo, prototipo per le esperienze successive, sono da associare al decennio posteriore alla provocazione intellettuale di Turing. In particolare, nel 1956 un altro dei pionieri, *John McCarthy*, riunì a Dartmouth i principali studiosi del tempo (fra i quali *Marvin Minsky*, *Allen Newell*, *Claude Shannon* e *Herbert Simon*) in un seminario in cui, fra l'altro, egli propose il nome di *intelligenza artificiale*. Il 1959 fu particolarmente fertile di risultati: McCarthy produsse il *Lisp*, linguaggio di programmazione ad alto livello dedicato specialmente all'IA (poi seguito, nel 1973, dal *Prolog*), e incominciò a sviluppare programmi generali per la soluzione di problemi. Iniziò anche lo studio di quelli che oggi sono chiamati *algoritmi genetici*, ossia programmi capaci di modificarsi automaticamente in modo da migliorare le proprie prestazioni. Nei decenni successivi la ricerca proseguì con alterne vicende. Gli anni Sessanta dello scorso secolo furono caratterizzati da risultati forse non eccezionali, se valutati col metro odierno, ma allora entusiasmanti, tenendo conto della limitatezza degli strumenti di calcolo con i quali erano ottenuti, ed anche perché sistematicamente smentivano gli scettici che sostenevano che «la tal cosa non si potrà mai fare». In quegli anni si registrarono interessanti sviluppi, soprattutto teorici, della ricerca sulle reti neurali. Ma si incontrarono anche le prime difficoltà, e si fu costretti a prendere coscienza di limiti che ancor oggi appaiono insuperabili. Una grave difficoltà è l'*esplosione combinatoria*, ossia l'aumento esplosivo del tempo di calcolo quando aumenta il numero di variabili del problema; un altro limite concettuale è il fatto, sul quale si dovrà tornare, che l'elaboratore può trattare soltanto i legami *sintattici* e non i contenuti *semantici*, ossia il significato delle variabili sulle quali sta operando.

Gli anni Settanta videro la nascita dei *sistemi esperti* e le loro prime applicazioni alla diagnostica medica, e i primi tentativi di *comprensione* del linguaggio naturale (nel senso restrittivo di dare risposte preordinate a un limitato numero di domande). A partire dal 1980 l'IA è uscita dai laboratori scientifici e ha trovato applicazioni pratiche significative, varie delle quali saranno descritte nel Capitolo 18. Contemporaneamente, e per conseguenza, aziende industriali specialmente americane e giapponesi hanno incominciato a mettere in commercio programmi dedicati ai sistemi esperti, al riconoscimento di configurazioni e così via, ed hanno costruito microcircuiti ed interi elaboratori specializzati per applicazioni dell'IA. Le reti neurali, dopo quasi vent'anni di scarso interesse, hanno ricevuto nuova attenzione a partire dal 1985, in particolare a causa della definizione di nuovi, più potenti algoritmi di ottimizzazione. Nell'ultimo decennio del secolo scorso, al perfezionamento delle reti neurali si è affiancato lo sviluppo di nuovi procedimenti di calcolo, soprattutto derivati dalla *teoria delle probabilità e delle decisioni*, e sul versante delle applicazioni, sono stati sviluppati metodi efficaci per la costruzione dei sistemi esperti e per il riconoscimento del parlato e delle forme, questi ultimi specialmente destinati alla robotica e alla visione artificiale.

16.6
I contributi dell'intelligenza artificiale

La concezione di intelligenza artificiale *emulazionistica*, a differenza di quella simulazionistica, è stata sicuramente dominante ed ha portato alla costruzione di programmi che raggiungono un alto livello di competenza nella conoscenza e nella risoluzione di problemi ritenuti complessi. Ogni sistema di tal genere deve riuscire ad esprimere due tipi di conoscenza in modo separato e modulare: una *base di conoscenza* e un *motore inferenziale*.

Per ***base di conoscenza*** si intende il ***modulo*** **che raccoglie la conoscenza sul *dominio***, cioè sul problema. È possibile dettagliare la base di conoscenza suddividendola in due sezioni: **a)** il blocco delle asserzioni o fatti (memoria temporanea o a breve termine), **b)** il blocco delle relazioni e regole (memoria a lungo termine). La memoria temporanea contiene la "conoscenza dichiarativa" su di un particolare problema da risolvere. Si ha una rappresentazione costituita da fatti veri introdotti all'inizio della consultazione o dimostrati veri dal sistema nel corso della sessione di lavoro. Nella memoria a lungo termine vengono invece mantenute regole che forniscono un insieme di raccomandazioni, consigli, direttive strategiche atti a costruire il patrimonio di conoscenza disponibile per risolvere il problema. Le regole sono costituite attraverso dichiarazioni composte di due unità. La prima è detta «antecedente» ed esprime una situazione o una premessa, mentre la seconda è chiamata «conseguente», e in essa viene avviata l'azione da applicarsi in caso ci sia riscontro di verità nella premessa. La sintassi generale è pertanto: «se "antecedente", allora "conseguente"».

Per ***motore inferenziale*** si intende (in modo molto sommario e semplificato) la logica di navigazione nella base di conoscenza che consente di ricondurre il problema specifico da risolvere ai fatti e regole contenute nella base di conoscenza, ed eventualmente aggiornare la base di conoscenza stessa.

I ***sistemi esperti*** sono l'esempio applicativo più noto derivante da questo approccio. Un sistema esperto, ossia un «sistema basato sulla conoscenza», è uno strumento in grado di risolvere problemi in un dominio limitato, ma con prestazioni simili a quelle di un esperto umano del dominio stesso. Questa nuova metodologia di programmazione, benché limitativa rispetto alle tecniche passate, si dimostrò molto più facilmente realizzabile. I sistemi esperti vennero fin da principio concepiti come entità atte a risolvere problemi facenti parti di un mondo definito entro dei limiti: la loro conoscenza sarebbe potuta crescere in base alle nuove esperienze presentate in ogni problema fuse con le informazioni di base in modo da ottenere mano a mano nuove soluzioni o raffinamenti di quelli già esistenti. È questa un po' la metodologia di apprendimento usata da qualsiasi persona, per l'appunto esperta, la quale nel corso degli anni, dopo una formazione principale, ricava in modo autonomo, tramite varie fonti quali l'esperienza diretta o l'apprendimento i dati tramite libri o corsi di formazione, soluzioni che almeno in teoria dovrebbero evolversi nel migliore dei modi. Una delle prime applicazioni dei sistemi esperti fu DENDRAL nel 1965. Si trattava di un sistema esperto per analisi chimiche che, dati elementi spettrografici di una sostanza, ne forniva la struttura molecolare. L'applicazione conobbe un certo successo nelle università e nell'industria. Risale invece al 1972 MYCIN, progettato per fare diagnosi mediche basandosi sui referti di esami clinici e sui sintomi manifestati dal paziente; tale sistema era altresì in grado di spiegare le frazioni del ragionamento che avevano condotto alla diagnosi da esso fornita. Occorre precisare quale doveva essere l'input dell'operatore umano; ebbene, costui era chiamato a fornire informazioni generali sul paziente nonché referti di analisi cliniche. Un altro sistema esperto da ricordare è MACSYMA, progetto continuamente in evoluzione dal 1968, realizzato per ambiti matematici, il quale realizza tutt'oggi integrazioni e differenziazioni meglio di qualunque persona competente in materia che si possa trovare oggi.

I ***giochi*** costituiscono un altro campo applicativo in cui questo tipo di approccio ha avuto successo (• Nota 16.1). L'intelligenza artificiale considera generalmente giochi a due giocatori, in cui le mosse sono alternate, e interpreta lo svolgersi del gioco come un "albero" in cui la "radice" è la posizione di partenza e le "foglie" sono le posizioni finali (vincenti o perdenti). Ovviamente, a causa della complessità dei giochi trattati, sarebbe impensabile, anche per un potentissimo computer, sviluppare completamente tutto l'albero per decidere la mossa "migliore". Ecco quindi la necessità di applicare opportune ipotesi per eliminare alcuni rami dell'albero e rendere il problema trattabile.

Nota 16.1 – Approfondimento

Si pensi al gioco degli scacchi in cui la dimensione del problema è enorme. Solo all'inizio partita le mosse possibili sono 400, diventano più di 144.000 alla seconda mossa. Applicando tecniche di manipolazione simbolica e utilizzando metodi potenti per ridurre la dimensione dello spazio di ricerca, altrimenti intrattabile, si sono prodotti comunque sistemi in grado di giocare a scacchi meglio dell'uomo, anche se, ovviamente, utilizzando tecniche ben differenti da quelle umane. È infatti noto che nel maggio 1997, a New York, una macchina IBM chiamata *Deep Blue* ha battuto in un match di sei partite il campione del mondo Kasparov. Interessante è sottolineare che tale macchina, appositamente progettata a livello hardware per riuscire a sviluppare ed esaminare spazi di ricerca in parallelo in tempi rapidissimi (infatti, Deep Blue arrivava ad esplorare 1011 posizioni in circa 3 minuti), utilizzava la "*forza bruta*" piuttosto che tecniche euristiche raffinate per giungere rapidamente alla soluzione migliore.

L'utilizzo della ***logica e l'automazione delle dimostrazioni matematiche*** è un'area in cui l'IA ha raggiunto notevoli risultati. La logica è sicuramente uno degli strumenti più antichi, assestati e rigorosi utilizzati dall'uomo per formalizzare e spiegare il proprio ragionamento (• Nota 16.2). L'informatico e scienziato statunitense *Marvin Lee Minsky* sostiene al riguardo che le formule ed i metodi di deduzione logici non sono il modo più naturale con cui ragionare e non sono i metodi con cui l'uomo organizza la sua conoscenza e mostra un comportamento intelligente.

Nota 16.2 – Approfondimento

Gran parte dei programmi che utilizzano la logica in IA sono basati sugli studi sulla dimostrazione automatica dei teoremi di logica, ed in particolare sul metodo di risoluzione messo a punto da *J.A. Robinson* negli anni '60 ed allo sviluppo di strategie per rendere più efficiente la dimostrazione. Figli di questi studi sono anche la programmazione logica ed il linguaggio *Prolog* in particolare (da PROgramming in LOGic). La nozione di *programmazione logica* nasce agli inizi degli anni '70, per merito soprattutto di alcuni ricercatori delle università di Edimburgo e di Marsiglia. A *Robert Kowalski*, allora all'Università di Edimburgo, risale la definizione dei fondamenti teorici della programmazione logica e, in particolare, la proposta di un'interpretazione procedurale delle clausole della logica che permette di ridurre il processo di dimostrazione di un teorema al più tradizionale processo di computazione dei linguaggi di programmazione. Al gruppo di *Alain Colmerauer* a Marsiglia va invece il merito di avere realizzato per primi, nel 1972, un "interprete" per il linguaggio *Prolog*, dimostrando così la fattibilità pratica della nozione di programmazione logica. Questa si differenzia radicalmente dalle tecniche di programmazione che vengono normalmente utilizzate per scrivere programmi nei linguaggi tradizionali. I linguaggi di programmazione più diffusi, dal *Fortran* al *Pascal* al *C*, sono infatti basati sul paradigma imperativo, secondo il quale un programma consiste di una sequenza di comandi che specificano in modo estremamente dettagliato le operazioni che dovranno essere eseguite dall'elaboratore per risolvere il problema dato. Viceversa, in programmazione logica un problema viene descritto in termini molto più astratti con un insieme di formule della logica. Questo modo di rappresentare i problemi consente una comprensione dichiarativa della conoscenza, con cui si descrive un problema senza specificare in modo dettagliato come si potrà ottenere la soluzione. In altre parole, la programmazione logica condivide con la dimostrazione automatica dei teoremi l'uso della logica per rappresentare la conoscenza e l'uso della deduzione per risolvere problemi.

L'area dell'***apprendimento*** è fondamentale per lo sviluppo della IA. È quasi universalmente riconosciuto che le macchine non potranno dirsi intelligenti fino a quando non saranno in grado di accrescere le proprie conoscenze e di migliorare le proprie abilità. Un metodo per risolvere, anche se molto parzialmente, questo problema è dotare le macchine *simboliche* di capacità ragionamento *induttivo* oltre che deduttivo (• Nota 16.3).

Nota 16.3 – Approfondimento

Il ragionamento *induttivo* procede da asserzioni singolari riguardanti particolari fatti o fenomeni (esempi) ad asserzioni universali esprimibili mediante ipotesi o teorie che spieghino i fatti dati e siano in grado di predirne di nuovi. Mentre l'inferenza deduttiva preserva la "verità" (nel senso di correttezza logica), l'inferenza induttiva non garantisce ciò, e quindi tali sistemi possono tendere ad un'eccessiva generalizzazione e produrre errori. Uno dei più noti programmi di apprendimento dagli esempi è *ID3*, sviluppato da *J. Ross Quinlan* (fra il 1979 e il 1983), da cui sono nati prodotti commerciali per la classificazione automatica. ID3 e i suoi discendenti hanno esplorato migliaia di basi di dati producendo regole di identificazione in differenti aree (ad esempio diagnosi di malattie). Attualmente i programmi di apprendimento sono ampiamente utilizzati dal punto di vista pratico per far fronte all'esigenza di sfruttare il patrimonio informativo contenuto nelle grandi raccolte di dati accessibili su rete, o nelle basi di dati aziendali, per estrarre regolarità fra i dati, informazioni e conoscenze nascoste (*data mining*).

Nonostante i molti punti a favore del modello architetturale dei sistemi basati sulla conoscenza, come la modularità e la possibilità di una crescita incrementale, solo pochi sistemi esperti commerciali sono veramente operativi, costituendo peraltro una percentuale molto bassa rispetto ai programmi convenzionali. Un pesante "collo di bottiglia" per la loro diffusione è senz'altro quello dell'acquisizione della conoscenza. È particolarmente complesso, infatti, estrarre in modo completo la conoscenza dall'esperto e riuscire a formalizzarla nella base di conoscenza. Inoltre tali sistemi hanno un alto costo di mantenimento ed aggiornamento.

Per quanto riguarda le prospettive future, attualmente la rivoluzione tecnologica che porta alla società dell'informazione dà la possibilità di accedere ad un'enorme mole di materiale informativo, che deve però essere gestito ed interpretato in maniera corretta. Si va dai grandi archivi aziendali all'informazione on line, aggiornata in tempo reale; dalla capacità di cogliere lo scibile nelle sue manifestazioni più pratiche. come l'esperienza maturata sul campo dallo specialista, all'indagine del dettaglio, volta a traguardi sempre più accurati. Ogni proposito di sviluppo si trova ad affrontare una mole *non strutturata* di dati eterogenei e ridondanti. Diventa quindi fondamentale l'uso delle metodologie per l'estrazione della conoscenza precedentemente citate, che *utilizzano tecniche di apprendimento simbolico* e *reti neurali* (si veda in seguito il Capitolo 18). Attualmente vi è anche una forte spinta all'integrazione dei sistemi di IA, ed in particolare dei sistemi esperti, con il resto del mondo dell'ingegneria dell'informazione, ove ritroviamo l'uso corrente di tecnologie quali la programmazione o la costruzione di basi di dati *orientate agli oggetti* (*object oriented programming* e *object oriented data base*) e le *interfacce grafiche* (*graphic user interfaces*), talune delle quali sono originariamente nate nell'ambito dell'IA. Un fenomeno importante è la tendenza all'estinzione del sistema esperto, inteso come applicazione a sé stante, a vantaggio di una visione integrata: si tende infatti a realizzare moduli che producano *task intelligenti*, strettamente integrati nelle applicazioni software e nei sistemi informativi generali. L'idea è quindi quella di costruire *agenti intelligenti* con capacità di ragionamento deduttive ed induttive, preposti a particolari compiti e in grado di coordinarsi con altri agenti in ambito distribuito al fine di raggiungere insieme un unico obiettivo. Le funzioni realizzate da tali agenti intelligenti devono integrarsi con le funzioni realizzate da altri moduli, magari preesistenti al sistema stesso, quali l'interfaccia con l'operatore, i sistemi di gestione degli archivi (*DBMS, data base managment system*), i moduli di acquisizione dati e i sistemi grafici. In questi campi l'IA sta già cogliendo, e potrà ancora cogliere, nuovi prestigiosi successi.

16.7
Cosa non può fare l'intelligenza artificiale

Il dibattito sull'IA è stato negli ultimi due decenni del Novecento, ed è tuttora, fra i più appassionati e appassionanti della ricerca filosofica. Ciò può essere considerato naturale perché l'IA riapre, con grande forza di provocazione, il problema di che cosa siano la *mente*, l'intelligenza o l'intelligenza *cosciente*. La discussione riguarda due grandi temi: *che cosa può fare l'IA*, e *che cosa è lecito fare con l'IA*.

Conviene, fin dal principio, distinguere fra *IA debole* e *IA forte*: al significato di questi termini s'è già accennato inizialmente, ma ora conviene richiamarlo e precisarlo: l'*IA forte* si rifà per certi versi al concetto materialistico di vita, puntualizzando che ogni processo di ragionamento, sia esso naturale o artificiale, di una qualunque complessità, può essere rappresentato e calcolato nell'ambito della matematica. In questo caso, basterebbe semplicemente trovare gli algoritmi giusti per riuscire ad emulare perfino il comportamento umano e peculiarità che la natura ha fino ad ora riservato solo agli esseri viventi: l'intuizione, il sentimento, la coscienza di sé. Secondo l'*IA debole* invece, l'intelligenza sfuggirebbe al diretto controllo della fisica. O meglio, non tutti i processi mentali possono essere efficacemente rappresentati tramite modelli matematici. Se ciò fosse vero, si ritornerebbe al punto di partenza, chiedendosi nuovamente da dove scaturisce dunque l'intelligenza. Entrambe sono esclusivamente delle tesi ovvero supposizioni non ancora dimostrate ma su cui ancora oggi si cerca di far luce. La contrapposizione comunque è evidente: stabilire se tutto il pensiero sia completamente calcolabile o meno significherebbe riuscire o fallire nell'intento di realizzare una mente completamente artificiale ed indipendente. Ed ora vediamo le critiche alla *IA forte*, formulate sulla base delle differenze concettuali tra *elaborazione sintattica* e *contenuto semantico*: *John Searle*, nel 1980 ha portato contro l'IA forte un'obiezione cui ha dato la forma di un divertente apologo, l'«esperimento concettuale della stanza cinese», descritto nella • Nota 16.4.

Nota 16.4 – Approfondimento

John Searle osserva: supponiamo che una persona si trovi in una stanza piena di ideogrammi cinesi e che, non conoscendo quella lingua, gli venga fornito un manuale di regole in base al quale associare ideogrammi ad altri ideogrammi. Le regole specificano senza ambiguità gli ideogrammi in base alla loro forma e non richiedono che lui li capisca. Supponiamo adesso che persone che capiscono il cinese introducano nella stanza gruppetti di ideogrammi e che, in risposta, la persona all'interno della stanza manipoli questi ideogrammi secondo le regole del manuale e restituisca loro altri gruppetti di ideogrammi. Se le regole del manuale specificano abbastanza accuratamente quali gruppi di ideogrammi possono essere associati agli ideogrammi introdotti, in modo che le "risposte" abbiano senso compiuto e siano coerenti con le domande, chi si trova fuori dalla stanza può concludere erroneamente che chi sta dentro conosca il cinese. Ossia, che quest'ultimo abbia eseguito l'elaborazione "sintattica" del messaggio in base alla comprensione della sua "semantica", mentre invece la "semantica" è rimasta fuori dalla stanza. Ciò è quanto accade in tutti i calcolatori (e non solo nell'IA): essi eseguono operazioni sintattiche sui messaggi introdotti, del tutto indipendenti dal loro contenuto semantico. La semantica si arresta, per così dire, all'ingresso del messaggio nel calcolatore, e viene restituita al messaggio da chi lo riceve all'uscita. Si noti che John Searle affronta uno dei problemi che, come s'è già accennato, vent'anni prima avevano alquanto attenuato l'iniziale entusiasmo per la nascente intelligenza artificiale.

16.8 La coscienza nell'intelligenza artificiale

Con le precedenti considerazioni si giunge ad un punto ritenuto centrale, vale a dire al "*problema della coscienza*". Lo stesso concetto viene ripreso dal filosofo John Searle [2] che lo propone mediante l'esperimento concettuale della *protesi cerebrale*, ipotizzando che si riesca a sostituire uno per uno tutti i neuroni di un cervello con altrettanti microcircuiti elettronici, che funzionino esattamente allo stesso modo dei neuroni, e che siano riprodotte tutte le connessioni (le *sinapsi)*. Che succederebbe, ci si chiede allora, della coscienza di quell'uomo? Per Searle *essa svanirebbe*; invece per *Hans Moravec*, che otto anni dopo ha ripreso la questione e l'ha esaminata da un punto di vista "funzionalistico", essa resterebbe inalterata.

A questo punto, bisogna considerare due punti fondamentali.

A. *La coscienza*
Definire che cos'è la coscienza. E questo, di fatto, non è un problema risolvibile con il metodo scientifico.

B. *Il problema morale*
Nel secondo punto, bisogna considerare quali sono i *limiti* e *modi* in cui è lecito far uso delle tecniche di intelligenza artificiale, e questo rappresenta un caso particolare del problema generale del corretto uso degli strumenti tecnologici. Nel caso della IA, però, il tema assume una connotazione speciale in quanto sembra trattarsi di attribuire alla macchina scelte che toccherebbero all'uomo. Si pensi, per esempio, alle implicazioni bioetiche di terapie automatiche "decise" da un sistema esperto. In altre parole, mentre in generale l'impiego di strumenti tecnici incontra limitazioni quantitative (per esempio:

«non si deve usare troppa energia perché ciò esaurisce le riserve e devasta l'ambiente») qui la limitazione apparirebbe piuttosto di carattere qualitativo, giacché si tratterebbe di sapere "quali" tipi d'intervento è lecito affidare all'intelligenza artificiale e quali no. Probabilmente la questione non deve essere drammatizzata. Se la macchina fosse dotata anche di intenzionalità, allora la delega sarebbe profondamente inquietante. Ma se invece, più ragionevolmente, si ricorda che la macchina è programmata dall'uomo e dipende da lui anche quando è stata dotata di algoritmi "genetici" che sviluppano la programmazione in maniera non preordinata, allora il problema si riduce a stabilire in qual misura affidarsi alla "protesi intellettuale" per progettare una terapia, o un qualche intervento di rilevante peso economico o sociale.

Il problema ritorna così ad essere quello di una questione ancora in qualche modo quantitativa, ossia di prudente uso dello strumento tecnico. Ma non si può negare che la disponibilità di programmi che "decidono per lui" potrebbe indurre l'operatore ad assumere un atteggiamento meno responsabile ed a rinunciare alla sua responsabilità per "delegarla" alla macchina: nel qual caso non si potrebbe più dire che la macchina dipende dall'uomo.

Bibliografia

1. Russell S, Norvig P (2003) Artificial intelligence: a modern approach (seconda edizione). Prentice Hall; e anche: Russell S, Norvig P (1998) Intelligenza artificiale: un approccio moderno (traduzione italiana della prima edizione). UTET Libreria
2. Searle R (1984) Minds, brains and science. Harvard University Press, Cambridge

Letture consigliate

Russel SJ, Norvig P (2000) Sistemi intelligenti. Il Mulino

Mitchell TM (1997) Machine Learning. McGraw Hill, New York

Jennings NR, Wooldrige MJ (1997) Agent technology. Springer, Berlin-New York

Searle J (1992) La riscoperta della mente. Bollati-Boringhieri, Torino

Turing AM (1950) Macchine calcolatrici e intelligenza. In: Lolli G (a cura di) Intelligenza meccanica. Bollati Boringhieri, Torino

L'elaboratore di von Neumann

17

G.C. Ettorre

Indice dei contenuti

17.1 Lo schema della architettura

John von Neumann nacque ebreo ed ungherese a Budapest il 28 dicembre 1903 come *Janos Neumann*, e morì cattolico e statunitense a Washington l'8 febbraio 1957 con il nome con cui tutti lo conoscono. Teorizzò il funzionamento di un calcolatore tramite programmi immessi nella memoria centrale, insieme a dati da elaborare. Il grande merito di *John von Neumann* fu dimostrare che il computer era in grado di eseguire ogni tipo di elaborazione tramite l'esecuzione di un appropriato programma, senza la necessità di alcun cambiamento nell'unità centrale. Suo è il merito di aver ideato l'architettura CPU + Memoria centrale + Periferiche, funzionante con programma memorizzato, nel progetto dell'elaboratore EDVAC nel 1945 (vedere citazione storica nel Capitolo 1).

Le architetture che vengono usate attualmente sono lontane parenti di quella originaria, però si basano su molte delle idee di allora: pertanto si dice ancora che i computer sono basati sull'architettura di von Neumann.

Secondo lo schema teorico di von Neumann, le operazioni di tutti i computer convenzionali possono essere modellate nell'esecuzione del ciclo seguente (come in parte abbiamo già visto nel primo capitolo):

1. prelievo di una istruzione dalla memoria;
2. prelievo dei dati richiesti da tale istruzione dalla memoria;
3. esecuzione dell'istruzione;
4. memorizzazione dei risultati in memoria;

Elementi di informatica in diagnostica per immagini. Roberto Grassi et al. (a cura di)

5. inizio del nuovo ciclo, ritornando al punto 1.

La macchina di von Neumann è composta da quattro tipologie di componenti funzionali fondamentali (Fig.17.1):

1. la *CPU* (CU+ALU), il componente che esegue le istruzioni per l'elaborazione dei dati e svolge le funzioni di controllo e supervisione delle altre componenti funzionali;
2. la *memoria centrale* che contiene il programma ed i dati;
3. le interfacce di *ingresso e uscita*: input/output (I/O), sono componenti di collegamento con le periferiche del calcolatore;
4. i *BUS*, svolgono la funzionalità di trasferimento di dati e di informazioni di controllo tra le varie componenti funzionali.

L'elaboratore di von Neumann è una macchina di calcolo *logicamente equivalente* a quella di Turing, ed è caratterizzata come segue (parte dei concetti saranno già noti al lettore dai precedenti capitoli):

- **linguaggi di programmazione:** tali linguaggi sono utilizzati per esprimere gli algoritmi e sono costituiti da "statement" (frasi) che si ottengono applicando un insieme finito di regole di composizione a un numero finito di simboli base;
- **programmabilità:** si intende in tal modo la possibilità concreta di comunicare all'elaboratore il programma scritto alla macchina; dal punto di vista dell'utente tale processo di comunicazione può essere mediato da un compilatore;
- **universalità:** essendo equivalente a una macchina di Turing, un calcolatore di von Neumann può calcolare qualsiasi funzione computabile e quindi, per la tesi di Church, simulare qualsiasi sistema fisico (• Nota 17.1);
- **sequenzialità:** un computer di von Neumann ha un architettura sequenziale, esegue infatti una singola operazione elementare alla volta;

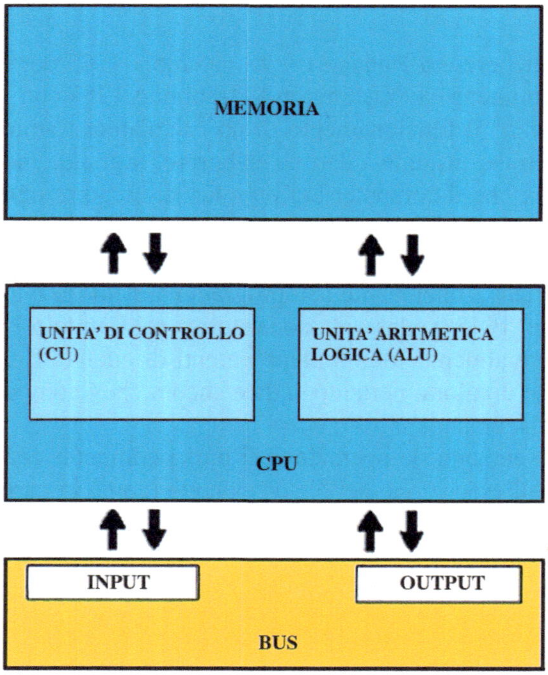

Fig. 17.1 Semplice rappresentazione dell'architettura di von Neumann. Immagine realizzata da Daniele Pinto

- **inefficienza:** i computer di von Neumann utilizzano in modo non ottimizzato le risorse di spazio, tempo ed energia; il processore, a causa della sequenzialità con cui esegue le istruzioni, è inattivo per la maggior parte del tempo, dovendo attendere il completamento delle operazioni di memoria e I/O, più lente del processore stesso;
- **programmabilità strutturale:** un calcolatore di von Neumann si dice strutturalmente programmabile perché si può dimostrare che sostanzialmente è un semiautoma, *cioè il calcolatore può essere rappresentato come un insieme di elementi capaci di eseguire una operazione logica semplice*; la definizione di programmabilità strutturale è legata alla *tesi forte di Church*, la quale stabilisce che: *una macchina strutturalmente programmabile è capace di simulare qualsiasi sistema fisico a condizione che le risorse di tempo e di spazio riservate alla computazione siano illimitate*.

In definitiva, l'elaboratore di von Neumann è una realizzazione fisica di un sistema formale che esegue semplici operazioni su stringhe di simboli (approfondimento nella • Nota 17.1).

Nota 17.1 – Approfondimento

La teoria della *computabilità* studia la *risolvibilità algoritmica* di un problema. Un *algoritmo* è una procedura completamente definita, articolata in un numero finito di passi, eseguibili meccanicamente in un tempo finito, e corrispondente a un'espressione scritta in un determinato linguaggio. I problemi per la cui soluzione esiste un algoritmo definiscono la classe delle *funzioni computabili*. Le funzioni computabili hanno portato il matematico Turing nel 1930 al progetto di una macchina di calcolo ideale descritta precedentemente. La macchina di Turing universale equivale concettualmente ad un computer di von Neumann. L'universalità della macchina di Turing viene evidenziata dalla tesi di Church, la quale restringe il concetto di computabilità a una classe precisa ma molto generale di funzioni, le funzioni parziali ricorsive. Quindi la tesi di Church afferma che qualunque algoritmo scritto con qualsiasi formalismo può essere calcolato da una macchina di Turing. La formulazione forte di questa tesi dice che *qualsiasi sistema fisico reale può essere simulato da una macchina di Turing*, con un grado di approssimazione arbitrariamente elevato, con l'ipotesi di poter ignorare i limiti di lunghezza del nastro della macchina e il tempo disponibile per la computazione. Questa tesi evidentemente non può essere dimostrata, esistono però significativi argomenti a suo sostegno. Inoltre non si può trascurare l'esistenza di funzioni che non sono parziali ricorsive, per la tesi di Church queste funzioni non sono Turing-calcolabili, e quindi sono ignorate dalla macchina di Turing. Alle inefficienze elencate si aggiunge un generale limite connesso alla programmazione strutturale, infatti una macchina di calcolo reale non dispone di risorse di tempo e di spazio illimitate come richiesto dalla tesi forte di Church per macchine strutturalmente programmabili.

Il concetto di *ricorsività* (dal latino recurrere, ma anche "ricorsione" e con alcune limitazioni "ricorrenza") è molto generale e può specificarsi in diversi ambiti: nell'iterazione dei dati e nei procedimenti effettivi di calcolo, quindi nella teoria degli algoritmi e della computabilità, in quella della complessità e della decidibilità. Nel 1936 Turing, Church e Post, elaborarono questa nozione ed altre ad esse equivalenti, arrivando in tal modo a un concetto stabile ed esatto di meccanico, o computabile, o ricorsivo, o formale. Tutti questi concetti hanno contribuito ai risultati fondamentali sulla decidibilità, ovvero: le dimostrazioni matematiche si possono riprodurre con una completa formalizzazione nel senso di controllabilità meccanica e quindi automatica da parte dei computer.

17.2
Limiti dell'architettura di von Neumann

L'architettura dell'elaboratore di von Neumann presenta limiti di applicabilità e di capacità di calcolo; tali limiti, intrinseci al disegno stesso dell'elaboratore di von Neumann, sono di seguito esaminati.

- **Rigidità strutturale:** la struttura di tale macchina segue un ciclo operativo rigido, e non avrebbe potuto portare all'evoluzione cui abbiamo assistito nel campo dei computer.
- **Alta dissipazione termica:** in un computer digitale i segnali elettrici originano dei cambiamenti di potenziale in diverse regioni spaziali del sistema. Gli elettroni operano con un disturbo termico che in termini di potenziale è circa kT/q *Volt* dove k è la costante di Boltzmann, T è la temperatura Kelvin assoluta e q è la carica dell'elettrone, a temperatura ambiente *(290 K)* $kT/q = 0.025$ *Volt*. Le operazioni logiche in un computer digitale devono avvenire con potenziali maggiori di 0.025 Volt. In definitiva si osserva che il valore alto di kT/q richiede un'alta dissipazione di potenza che caratterizza come *processi irreversibili* le operazioni logiche fondamentali di un computer digitale di von Neumann.
- **Lentezza operativa:** un risultato del modo di operare seriale dell'architettura di von Neumann è il cosiddetto "*collo di bottiglia di von Neumann*". Esso è originato dalla lentezza con cui il processore accede alla memoria. Il trasferimento di dati e istruzioni dalla memoria al processore, prima che quest'ultimo cominci il suo lavoro computazionale, comporta un intervallo di tempo in cui il processore è inattivo. Alla fine della computazione il trasferimento dei risultati alla memoria origina un altro periodo di inattività del processore.

17.3
L'elaboratore di von Neumann e la mente umana

Il cervello ha alcuni punti di contatto con i computer, ma anche una differenza essenziale: è "plastico". Che cosa significa? Che ogni volta che lo usiamo, si modifica. Con queste parole si definisce l'abilità del cervello di plasmare se stesso attraverso il continuo rimodellamento delle sinapsi vecchie e la creazione di sinapsi nuove.

Si esamineranno brevemente ora alcune differenze fondamentali tra la struttura cerebrale e le architetture delle macchine di calcolo viste prima; ci limitiamo ad un cenno su alcuni aspetti quantitativi e di logica funzionale, mentre nel prossimo capitolo parleremo di modelli del sistema nervoso centrale.

Il cervello umano è costituito da una rete di moltissimi neuroni collegati tra loro da un numero elevato di connessioni dette *sinapsi* (*la sinapsi è la regione mediante la quale un impulso nervoso può trasferirsi da una cellula ad un'altra*). Le sinapsi sono di due tipi: chimiche ed elettriche; inoltre esse possono essere inibitorie o eccitatorie. Si pensa che nel cervello umano vi siano *100 miliardi di neuroni*.

Si pensa che l'altissimo numero di configurazioni reso possibile dalla struttura del cervello sia responsabile delle sue eccezionali prestazioni. Benché moltissimi processi cerebrali non siano ancora noti o perfettamente compresi, è noto che l'apprendimento e la memoria a lungo termine si attuano con la formazione di nuove sinapsi.

Sono elencate di seguito alcune peculiarità del cervello interessanti per un confronto con i computer tradizionali.

- **Parallelismo e lentezza dei neuroni**. Studi non tanto recenti hanno mostrato che il cervello elabora le informazioni in modalità *parallela*; questa affermazione nasce da semplici considerazioni. Un'operazione base viene effettuata da un neurone in tempi dell'ordine di decine di millisecondi, mentre il cervello è in grado di risolvere complicatissimi problemi di visione e linguaggio in circa 500 ms. Tenendo conto dei tempi di ritardo di propagazione del segnale tra neuroni, si può dire che il lavoro computazionale del cervello è fatto in meno di 100 passi, e consiste nell'esecuzione in parallelo da parte di neuroni di operazioni base molto semplici.
- **Bassa dissipazione termica**. L'energia termica dissipata da un neurone nel cervello in una operazione di calcolo è circa 3×10^{-14} erg che in confronto ai 3×10^{-3} erg dissipati in una porta logica di un computer convenzionale è 11 ordini di grandezza superiore. Ma le operazioni della rete di neuroni sono enormemente più complesse e corrispondono (comunque in modo approssimativo) ad un enorme numero di operazioni di un computer: ed infatti un cervello umano dissipa solo 10 W.
- **Elementi base di natura analogica**. I neuroni sono degli elementi che operano in maniera analogica. Essi operano su un ingresso sinaptico e generano una uscita a valori continui.
- **Alta ridondanza**. Tale proprietà permette al cervello di essere un sistema estremamente flessibile a superare disastri locali nella sua struttura senza perdita significativa di prestazioni. Molti neuroni muoiono ogni giorno e il cervello continua ad operare.

Inoltre in un computer la tolleranza ai malfunzionamenti locali è un fattore estremamente critico, vengono tollerati disastri solo in parti della memoria e mai nel processore. Un'altra caratteristica del cervello umano è che le interconnessioni tra i neuroni interessano uno spazio tridimensionale, mentre nella maggioranza dei computer le piastrine di silicio hanno uno schema di connessioni piano, anche se recentemente sono stati costruiti chip di silicio con schema di connessioni tridimensionale.

Si può concludere osservando che i componenti base del cervello sono molto *più numerosi, più connessi* e *più lenti* dei componenti di un computer.

Lettura consigliata

Harel D (2002) Il computer a responsabilità limitata. Einaudi, Torino

Introduzione alle reti neurali

18

G.L. Cascini, V. Donato, O. Tamburrini

Indice dei contenuti

18.1 Cenni sul sistema nervoso

Sono qui sintetizzati alcuni concetti fondamentali sul sistema nervoso e sulla struttura fisica del cervello. Il sistema nervoso si divide in due parti principali: *periferico* e *centrale*. Il primo svolge funzioni di interfaccia tra il sistema nervoso centrale e l'ambiente esterno. I segnali trattati comprendono gli ingressi sensoriali, le uscite si manifestano con stimoli motori, dolori, immagini visive, percezioni varie. Il sistema nervoso centrale (SNC) è costituito dal midollo spinale e dal cervello. L'unità costitutiva di tutto il sistema nervoso è il *neurone*, la cui anatomia e mostrata nella (Fig. 18.1). Un *neurone* è una cellula dotata di corpo cellulare dal quale si dipartono molte brevi ramificazioni di ingresso (*dendriti*) e una sola lunga ramificazione di uscita (*assone*). Le singole cellule nervose sono in contatto tra loro al fine di trasmettere l'impulso nervoso. Questi contatti denominati

Elementi di informatica in diagnostica per immagini. Roberto Grassi et al. (a cura di)

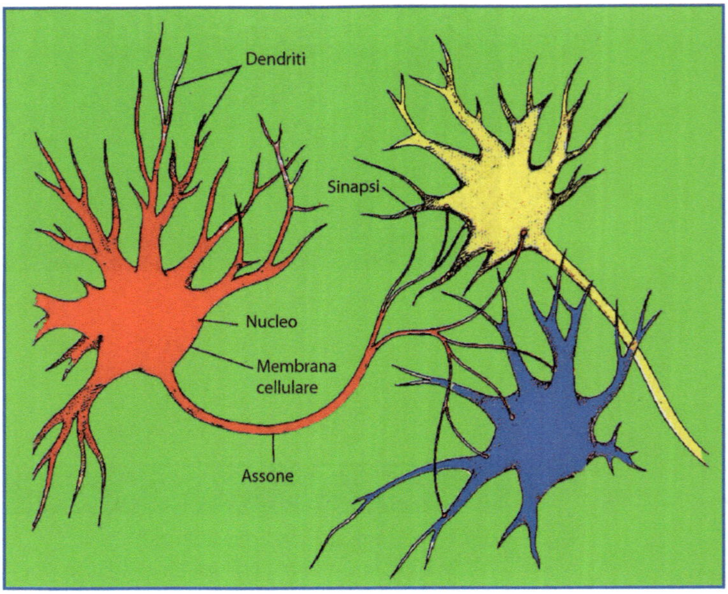

Fig. 18.1 Anatomia di un sistema di tre neuroni interagenti

sinapsi (dal greco *sinapsis* = collegamento), sono dispositivi al cui livello ha luogo la trasmissione dell'impulso nervoso da un neurone ad un altro. In base alla modalità di funzionamento, le sinapsi vengono distinte in elettriche e chimiche (vedere • Nota 18.1).

Nota 18.1 – Approfondimento

Nelle **sinapsi elettriche**, due cellule stimolabili sono tra loro connesse mediante una giunzione comunicante detta anche *gap junction*. Le *gap junction* consentono la comunicazione tra cellule per passaggio diretto di correnti da una cellula all'altra, quindi non si verificano ritardi sinaptici. In genere le sinapsi elettriche, al contrario di quelle chimiche, consentono la conduzione in entrambe le direzioni. Ricordiamo che esistono anche sinapsi elettriche che conducono preferenzialmente in una direzione piuttosto che nell'altra: questa proprietà prende il nome di rettificazione. Inoltre le sinapsi elettriche sono particolarmente adatte per riflessi (dette anche azioni riflesse) in cui sia necessaria una rapida trasmissione tra cellule.

Una **sinapsi chimica** invece, è formata da tre elementi: membrana presinaptica, spazio sinaptico o fessura intersinaptica e membrana postsinaptica. Le transizioni di stato (a cui corrisponde l'impulso nervoso) sono causate da un apposito enzima-pompa capace di muovere gli ioni. Quando un evento esterno come la scarica di altri neuroni provoca una variazione del potenziale della membrana, viene aumentata la permeabilità della membrana stessa agli ioni di sodio. Questi ioni si riversano all'interno della cellula dove la loro concentrazione è minore, causando una corrente elettrica. Contemporaneamente, la differenza di potenziale tra l'interno e l'esterno della membrana cambia di segno e diventa circa +40 ÷ +50 mV. Dopo il passaggio degli ioni sodio si apre un canale analogo anche per gli ioni potassio che ristabilisce le concentrazioni e potenziali precedenti. La rapidissima inversione del potenziale di membrana origina lo *spike*, o potenziale d'azione, e costituisce il messaggio trasportato lungo l'assone. Il livello di tensione a cui la membrana dà origine allo *spike* è detto soglia di eccitazione. Lo *spike* si propaga, quasi senza attenuazione, lungo l'assone liberando energie locali. Sulla sinapsi lo *spike* provoca l'emissione di particolari sostanze dette neurotrasmettitori, i quali raggiungono i dendriti del neurone successivo e provocano una variazione della permeabilità della membrana, consentendo la trasmissione del segnale tra i neuroni connessi. In generale un singolo potenziale d'azione che raggiunge una sinapsi non è sufficiente a generare la produzione di altri potenziali d'azione nel prossimo neurone. L'effetto additivo di più potenziali d'azione sui dendriti del neurone postsinaptico è capace di superare la soglia di eccitazione del neurone, generando un potenziale d'azione. Il numero medio di potenziali d'azione nell'unità di tempo in funzione della corrente positiva in ingresso a un neurone è rappresentato in Figura 18.2. Questa funzione ha la forma di una sigmoide (vedi nel seguito) che va da 0 per correnti negative fino a un livello massimo di saturazione di 100 ÷ 1000 *spike* per secondo per correnti positive molto alte.

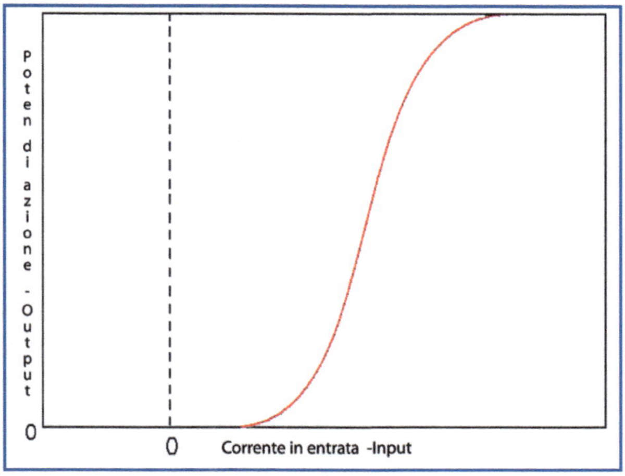

Fig. 18.2 Grafico rappresentante il numero medio di potenziali d'azione in funzione della corrente positiva in ingresso a un neurone

Le sinapsi svolgono un ruolo centrale nella fitta rete di comunicazioni del sistema nervoso poiché esse regolano le quantità di segnale e il tipo di effetto che esso provoca sul neurone "ricevente". Per maggior precisione, una sinapsi è il punto di contatto fra il terminale assonico di un neurone (anche detto neurone *presinaptico*) e il ramo dendritico di un altro neurone (neurone *postsinaptico*).

18.2 Differenze tra computer e sistema nervoso centrale

Si è già accennato nel capitolo precedente alle differenze fondamentali tra computer e cervello umano; ora in modo semplificato riassumiamo i concetti principali relativi a questo confronto:

- *parallelismo*: nel SNC più dati vengono esaminati in parallelo: questo permette funzioni complesse come il riconoscimento di un volto. Nei computer, invece, ogni singolo dato viene esaminato in successione;
- *ridondanza*: nel SNC, l'elaborazione è distribuita su molti elementi, ovvero vi sono molti neuroni che si occupano della stessa operazione;
- *associatività*: il SNC è in grado di riutilizzare informazioni acquisite in base al contenuto; dunque basta anche un indizio parziale per permettere all'essere umano di recuperare un ricordo ed utilizzarlo. Nei computer, invece, il recupero è legato a parole identificative che devono essere richiamate dal processore all'occorrenza;

- *esperienza* e *adattatività*: mentre il SNC è in grado di imparare autonomamente dalle esperienze fatte, il computer deve essere programmato e non riesce a compiere nessun compito a cui non sia stato predisposto.

Ma dove e come cervello e computer si sovrappongono? per averne una idea approfondiamo il tema delle reti neurali.

18.3 Le reti neurali: generalità

Le *reti neurali* rappresentano un approccio significativamente diverso da quello emulazionistico analizzato precedentemente, e rientrano nel filone dell'IA che abbiamo citato come "strutturale" o "connessionistico" (vedi Capitolo 16). L'idea di base è di riprodurre l'intelligenza e, in particolare, l'apprendimento, simulando con un programma e/o un elaboratore la struttura neurale del cervello umano. I calcolatori possono memorizzare con facilità grandi quantità di informazioni, operano in nanosecondi e possono svolgere enormi mole di calcoli aritmetici senza errore, mentre gli uomini non sono in grado di avvicinarsi a tali prestazioni. È indubbio, però che gli uomini, normalmente, svolgono "semplici" compiti come camminare, parlare, interpretare una scena visiva o comprendere una frase, ragionare su eventi di senso comune, trattare situazioni incerte, in modo molto più brillante ed efficiente dei più raffinati e costosi programmi di IA risultanti dall'approccio simbolico e funzionale: è intuibile che la ricerca teorica e tecnologica si sia impegnata e si impegni tuttora per combinare in qualche misura le diverse capacità di uomo e macchina.

Inoltre altri fattori hanno acceso l'interesse per i modelli neurali dagli anni '80 del secolo scorso:
- i progressi compiuti nella comprensione di alcuni fenomeni computazionali biologici, la disponibilità di potenti computer in grado di simulare i nuovi modelli neurali;
- lo sviluppo di tecnologie VLSI e ottiche che si prestano alla costruzione di circuiti di tipo neuronico;
- la determinazione dei limiti dell'IA, i quali sono strettamente legati ai limiti dei computer seriali di von Neumann.

Introduciamo il concetto di rete neurale definendone le potenzialità. Ne illustriamo il modello matematico per comprendere i meccanismi di base comuni a tutti gli algoritmi neurali e indichiamo le scoperte più rilevanti che dal 1943 (ricordate il modello di McCulloch e Pitts) hanno portato all'ideazione delle moderne reti neurali.

18.4 Modello di rete neurale

Si tratta di sistemi di elaborazione dell'informazione, il cui funzionamento trae ispirazione dai sistemi nervosi biologici. Analogamente al SNC, una rete neurale artificiale (RNA) si compone di un numero elevato di *semplici unità che ricordano i neuroni*. Per questa analogia sono comunemente chiamate *neuroni o anche nodi o processori*.

Si dividono in *tre gruppi*:
- *unità di ingresso (input)*;
- *unità di uscita (output)*;
- *unità nascoste (hidden)*.

Le unità *input* ricevono informazioni dall'ambiente esterno, le unità *output* emettono risposte all'ambiente esterno mentre le unità *hidden* si occupano di comunicare con le unità all'interno della rete. Ogni unità diventa attiva quando la quantità totale di segnale ricevuto supera la propria *soglia* di attivazione. Una volta attiva, l'unità emette un segnale che viene trasmesso alle altre unità a cui è connesso tramite canali di comunicazione che simulano le *sinapsi* biologiche. Ciascun punto di connessione agisce come un filtro che trasforma il messaggio ricevuto in un segnale inibitorio o eccitatorio. Dunque ne aumenta o diminuisce l'intensità in base alle caratteristiche individuali. Il ruolo delle "sinapsi artificiali" è quello di pesare l'intensità dei segnali trasmessi perciò si parla anche di *pesi sinaptici* o semplicemente *pesi*.

Un *nodo*, ovvero un *neurone artificiale*, è caratterizzato da un insieme di *sinapsi* che corrispondono ai terminali di altri nodi, da una *soglia* e da una *funzione di attivazione*.

Detto x un segnale esterno su un nodo ω e il valore del peso della sinapsi relativa allo stesso nodo, l'effetto di x sarà dato dal prodotto $x\ \omega$

L'input netto o potenziale di attivazione A_i di un neurone i-esimo è la somma algebrica dei prodotti fra tutti i j segnali d'ingresso x_j e i valori delle sinapsi corrispondenti ω_{ij}

$$A_i = \Sigma\, \omega_{ij} x_j \qquad \text{con } j = 1,N$$

A questo si sottrae il valore di una soglia ϑ_i del neurone:

$$A_i = \Sigma\, \omega_{ij} x_j - \vartheta_i \qquad \text{con } j = 1,N$$

La risposta del neurone (o nodo) y_i viene calcolata sottoponendo il potenziale di attivazione così ottenuto all'azione di una funzione di attivazione Φ (A) (nel seguito del capitolo se ne vedranno alcune forme)

$$y_i = \Phi(A_i) = \Phi(\Sigma\, \omega_{ij} x_j - \vartheta_i) \qquad \text{con } j = 1,N$$

Una rete neurale *artificiale*, per poter fornire una risposta, deve essere "addestrata" mediante l'utilizzo di "*regole di apprendimento*". La risposta fornita dalla rete neurale è determinata dalla sua architettura, ovvero dalla *configurazione delle connessioni* e dal *valore delle sinapsi* artificiali. Nella maggior parte dei modelli, il peso di ciascuna sinapsi può assumere valori positivi o negativi continui ed è *modificabile durante la fase di apprendimento*. Le sinapsi rappresentano le "memorie a lungo termine" o "conoscenze" della rete neurale artificiale. Lo stato di attivazione temporaneo dei nodi rappresenta la "memoria a breve termine". Contrariamente ai sistemi seriali, la memoria è una proprietà intrinseca delle reti neurali artificiali e non richiede l'utilizzo di componenti aggiuntive. La fase di addestramento richiede, in genere, molto tempo e consiste nel sottoporre la rete neurale alla presentazione di uno stesso esempio per ripetute volte. Dunque, anche un semplice nodo è in grado di esibire comportamenti complessi. L'elaborazione avviene in modo locale poiché il nodo si attiva solo in funzione delle informazioni ricevute dalle proprie connessioni d'ingresso, ignorando quali siano le operazioni svolte da nodi con cui non è in connessione e lo scopo globale dell'elaborazione.

Tuttavia, esistono anche reti neurali artificiali in grado di imparare in base ad una singola presentazione di uno stimolo d'ingresso. Ciò avviene per il *modello di Hopfield*. (vedi ulteriori approfondimenti nei paragrafi successivi).

Per approfondimenti sulle reti neurali è preferibile rivolgersi ad una trattazione specifica (vedi letture consigliate alla fine di questo capitolo), poiché in questa sede l'argomento è esposto in maniera sintetica con lo scopo di fornire una panoramica delle principali caratteristiche, della storia, delle architetture e delle applicazioni.

18.5 Caratteristiche delle reti neurali

Esistono svariati modelli di reti neurali artificiali, ognuno rappresentato da differenti caratteristiche. Tuttavia, alcune di queste possono essere considerate sufficientemente comuni ai vari tipi: *robustezza*, *flessibilità*, *generalizzazione*, *recupero in base al contenuto*. Analizziamo separatamente dette caratteristiche, per comprendere le analogie con i sistemi nervosi biologici e le differenze con i computer seriali.

- *Robustezza*: si intende la resistenza che una rete neurale artificiale pone al "rumore". La rete neurale artificiale è in grado di fornire una risposta anche nel caso in cui una o più connessioni vengano eliminate o nel caso in cui si presenti del rumore nel segnale d'ingresso. Questo crea un'analogia con il sistema nervoso biologico la cui capacità di apprendere e ricordare non viene alterata in modo sostanziale dalla continua perdita di neuroni. Man mano che il rumore aumenta si verifica un decadimento graduale delle prestazioni della rete neurale artificiale. Questo può causare un aumento della percentuale di errore in tutto il campo di applicazione oppure la perdita della capacità di rispondere solo ad alcuni stimoli d'ingresso, mantenendo inalterata quella di rispondere a tutti gli altri.
- *Flessibilità*: si intende la possibilità di impiegare lo stesso modello di rete neurale per la risoluzione di un gran numero di compiti diversi. Questo non implica che un qualsiasi modello neurale possa essere utilizzato per tutti i tipi di compiti poiché bisogna comunque individuare le finalità del progetto e il tipo di compito per poter scegliere il modello più appropriato. Non è necessario però conoscere le soluzioni dettagliate e analitiche che caratterizzano il problema in quanto l'applicazione apprende in base all'esperienza.
- *Generalizzazione*: si intende la capacità di una rete neurale artificiale di produrre una risposta adeguata anche a pattern d'ingresso mai visti in precedenza a patto che vi siano delle somiglianze con gli esempi, materiale di addestramento della rete neurale artificiale. La rete neurale artificiale estrae le caratteristiche invarianti dei pattern d'ingresso piuttosto che memorizzare i singoli esempi.
- *Recupero in base al contenuto*: si intende la capacità delle reti neurali artificiali di recuperare i dati in base al contenuto, partendo da dati incompleti, simili o corrotti dal rumore.

18.6
Storia delle reti neurali

La invenzione delle reti neurali risale al 1943, quando Warren McCulloch e Walter Pitts proposero reti basate su elementi binari. Il modello non era molto diverso da quello presentato nei paragrafi precedenti; gli stati per ogni neurone erano solo due (acceso o spento) e la funzione di attivazione era una semplice funzione gradino (Fig. 18.3). Il funzionamento era semplice: ogni neurone sommava i contributi dei neuroni collegati accesi e "sparava" (stato = acceso) se la somma era superiore alla propria soglia di attivazione. Il problema irrisolto era come scegliere i pesi sinaptici adatti per risolvere un determinato compito. Una risposta a questo problema fu individuata da *Caianiello*[1] alcuni anni più tardi (1961). L'idea era di utilizzare un algoritmo di apprendimento basato sulla regola di *Hebb*, cioè *sul principio che una sinapsi aumenta la propria forza se ripetutamente il neurone presinaptico i si trova nello stesso stato del neurone postsinaptico j*.

Nel 1958, Frank Rosenblatt[2] introdusse il primo schema di rete neurale, detto *Perceptron* (Percettrone), antesignano delle attuali reti neurali, per il riconoscimento e la

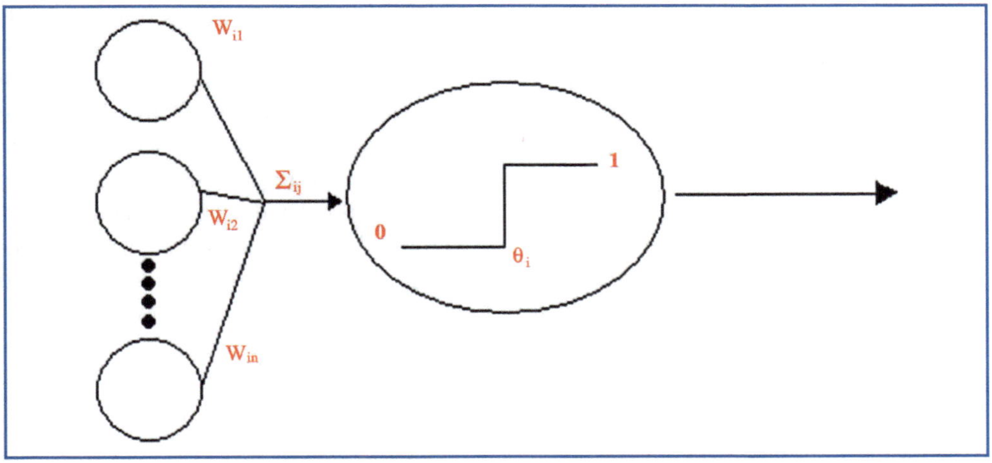

Fig. 18.3 Schema del neurone proposto da McCulloch e Pitts. Gli stimoli pesati che raggiungono il neurone vengono confrontati con la soglia di attivazione, se la differenza è positiva il neurone spara (output = 1). Immagine realizzata da Daniele Pinto

[1] Eduardo Caianiello, fisico italiano (1921-1993). Si è laureato in Fisica a Napoli nel 1944 e dopo aver insegnato in varie università italiane, dal 1956 è stato professore di Fisica teorica, prima all'Università di Napoli e poi, dal 1973, in quella di Salerno. Ha affiancato alla ricerca scientifica un'intensa attività organizzativa e direttiva, tra queste ricordiamo: la fondazione e la direzione dell'Istituto di Fisica teorica dell'Università di Napoli, il Laboratorio di Cibernetica del CNR ad Arco Felice (Napoli), la Facoltà di Scienze Matematiche, Fisiche e Naturali dell'Università di Salerno. I suoi principali contributi hanno riguardato la teoria quantistica dei campi e la cibernetica. In particolare è stato un pioniere nello studio delle reti neurali.

[2] Frank Rosenblatt (1928-1971) informatico nacque a New York e si dedicò alla costruzione del Perceptron, alla Cornell University. Nel 1962 Frank Rosenblatt pubblicò gran parte di questi contenuti nel suo libro: Frank Rosenblatt "Principi di neurodynamics: Perceptrons e la teoria dei meccanismi del cervello" Spartan Books, 1962.

classificazione di forme allo scopo di fornire un'interpretazione dell'organizzazione generale dei sistemi biologici. Il modello di Rosenblatt si basava su un algoritmo di apprendimento basato su un procedimento iterativo di correzione dell'errore. Esso costituiva un progresso decisivo rispetto al modello binario di McCulloch e Pitts, perché i suoi pesi sinaptici erano variabili e quindi il percettrone era in grado di apprendere. L'opera di Rosenblatt stimolò una quantità di studi e ricerche, e suscitò un vivo interesse e notevoli aspettative nella comunità scientifica, destinate tuttavia ad essere notevolmente ridimensionate allorché nel 1969 Marvin Minsky e Seymour A. Papert mostrarono i limiti operativi delle semplici reti a due strati basate sui percettroni, e dimostrarono l'impossibilità di risolvere per questa via molte classi di problemi. Di conseguenza, a causa di queste limitazioni, ad un periodo di euforia per i primi risultati della cibernetica (come veniva chiamata negli anni '60), seguì un periodo di diffidenza durante il quale tutte le ricerche in questo campo non ebbero più alcun finanziamento dal governo degli Stati Uniti d'America fino all'inizio degli anni Ottanta. In questo periodo diversi gruppi di ricerca (*Parker*, 1985; *Cun*, 1986) scoprirono una regola di apprendimento, denominata "*error back-propagation*", capace di aggiornare i valori delle sinapsi presenti negli strati intermedi (nascosti). Questo meccanismo prevedeva la presentazione di un "pattern" di allenamento in input, la propagazione del segnale in avanti ottenendo un output, il confronto dell'output ottenuto con quello desiderato ed infine una retro-propagazione dell'errore capace di modificare i valori delle sinapsi.

Una formulazione diversa da quella fondamentale di McCulloch e Pitts fu proposta da *Little* nel 1974. Questo lavoro si basava sulla somiglianza formale tra le reti neurali e i sistemi di momenti magnetici elementari (*spin*). In questi sistemi, denominati modelli di *Ising*, i singoli nodi erano pensati come *spin* con due possibili orientazioni (*su e giù*) e l'analogia con i neuroni veniva realizzata associando l'orientazione "su" con l'accensione del neurone e l'orientazione "giù" con lo stato a riposo. L'importanza di questo schema risiedeva nell'introduzione di grandezze (energia) che regolavano il funzionamento della rete memorizzando i pattern di allenamento in minimi locali. Ulteriori approfondimenti a questa teoria furono studiati anche da *Shaw* e *Hopfield*. Quest'ultimo, nel 1982, realizzò una rete neurale (o sistema di spin) capace di memorizzare e ritrovare informazioni.

18.7 Esempi di applicazione

Le reti neurali artificiali vengono impiegate in moltissimi settori, diamone qualche esempio. Sono impiegate in informatica per:

- sviluppare *codici compatti e robusti* che possono essere utilizzati sia per la *compressione* che per la *decompressione* di immagini;
- riconoscere ed *eliminare il rumore* dai segnali d'ingresso;
- gestire la *guida automatica* di un'automobile sia su strada che su percorsi sterrati. La rete neurale osserva la strada attraverso una telecamera e impara ad associare le immagini con le azioni corrette su sterzo, acceleratore, freni, al pari di un guidatore umano.

Nella analisi finanziaria sono usate principalmente per:

- la *valutazione dei rischi* in investimenti e prestiti e le analisi del mercato di Borsa; in questo campo i risultati sono ancora poco soddisfacenti in quanto è necessario disporre di un elevato numero di dati che si presentano spesso incompleti e poco indicativi.

In medicina trovano applicazione per:
- *diagnostica medica*: una rete neurale artificiale può operare su una serie di immagini per suggerire la presenza di elementi patogeni;
- *formulazione di terapie*: introdotti i sintomi di un paziente, una rete neurale, opportunamente addestrata, può essere in grado di suggerire la patologia ed indicarne un'adeguata terapia.

Per ridurre al minimo la percentuale di errore, è necessario addestrare la rete neurale artificiale con il numero di esempi più elevato possibile. Possiamo paragonare una rete neurale artificiale ad un essere umano che, nel corso della vita, acquisisce sempre maggiori nozioni in base alle esperienze fatte. Dalla singola esperienza, trarrà un sunto che porterà dentro di sé, al pari del proprio patrimonio immunologico. Nel trovarsi di fronte ad una situazione nuova, utilizzerà ciò che ha acquisito nel corso della vita, senza nemmeno rammentare da dove gli sia giunta l'informazione.

18.8 Struttura e architettura di una rete neurale artificiale

In questo paragrafo ci occuperemo in maggior dettaglio della *funzione di attivazione* e delle *architetture*, per passare nei successivi paragrafi all'*apprendimento* e alla rassegna dei principali *modelli di reti neurali*.

18.8.1 Funzione di attivazione

La funzione di attivazione determina il tipo di risposta che un neurone è in grado di emettere. Le più comuni sono:

a. Funzione a *gradino* (Fig. 18.4) dove θ è la soglia del neurone:

$$\Phi(x) = \begin{cases} 1 \text{ se } x > 0 \\ 0 \text{ altrimenti} \end{cases}$$

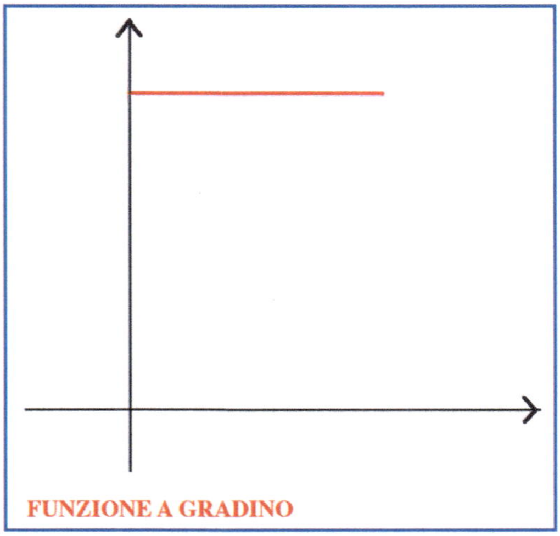

Fig. 18.4 Funzione a gradino. Immagine realizzata da Daniele Pinto

In questo caso, il neurone può essere di soli due stati, attivo o inattivo, e può trasmettere solo un bit di informazione.

b. Una *funzione lineare continua* del tipo (Fig. 18.5):

$$\Phi(x) = kx$$

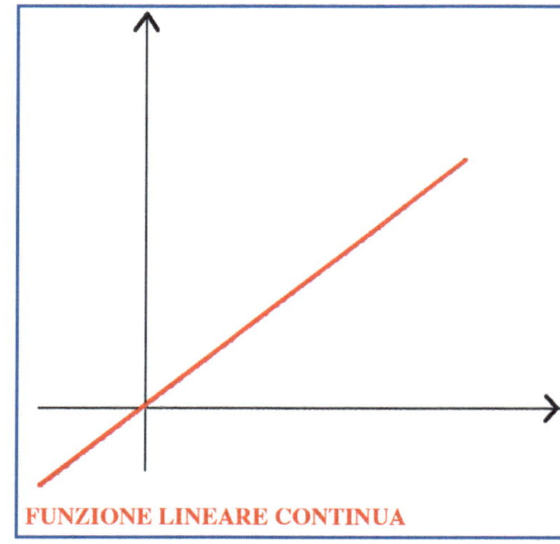

Fig. 18.5 Funzione lineare continua. Immagine realizzata da Daniele Pinto

Con k costante. Permette al neurone di trasmettere una gradazione di segnali di diversa intensità in base al valore di k.

c. Una funzione *sigmoide* (Fig.18.6) è una funzione continua non lineare del tipo:

$$\Phi(x) = \frac{1}{1 + e^{-kx}}$$

Nella maggior parte dei modelli, tutti i neuroni di rete, eccetto quelli d'ingresso, utilizzano la stessa funzione di attivazione per calcolare il proprio segnale di uscita.

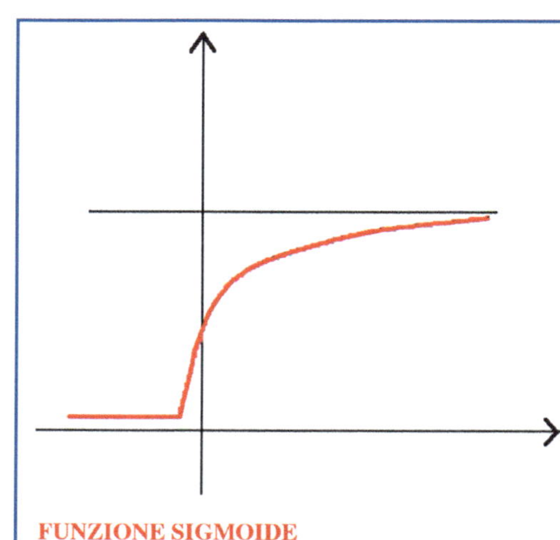

Fig. 18.6 Funzione sigmoide. Immagine realizzata da Daniele Pinto

18.8.2 Architetture

La struttura di una rete neurale artificiale è costituita da *neuroni d'ingresso* e *neuroni di uscita*, dal *numero di strati presenti* e da *connessioni ricorrenti*. Ricordiamo che i neuroni d'ingresso sono deputati a ricevere informazioni dall'esterno, i neuroni d'uscita a fornire risposta all'esterno. Per strati neurali si intendono livelli comuni a più neuroni. Dunque, possiamo avere, ad esempio, uno strato di neuroni input, uno di neuroni output, uno strato di neuroni nascosti. Per connessioni *ricorrenti* o feedback, si intende la possibilità di ricevere un segnale da neuroni dello stesso strato o da strati superiori. Esistono due tipi di architetture che qualificano la struttura: *etero-associativa, auto-associativa*. Vediamone le caratteristiche.

La **architettura etero-associativa** è caratterizzata dalla presenza di due strati distinti di neuroni input e output (Fig. 18.7). A questi, possono essere interconnessi strati di neuroni nascosti. In genere, si tratta di *vettori* input e output con un numero di nodi differenti. Un' architettura di questo tipo può presentare un solo strato di sinapsi (Fig. 18.7 a) e sarà una rete con un solo strato di sinapsi, oppure presentare più strati di sinapsi (Fig. 18.7 b) e sarà una *rete multistrato*. Spesso, una rete ad un solo strato di sinapsi non è sufficiente per apprendere un'associazione desiderata tra pattern d'ingresso e pattern d'uscita e bisogna ricorrere a reti multistrato. Queste ultime forniscono una risposta, calcolando l'attivazione di uno strato di neuroni alla volta, procedendo gradualmente in un'unica direzione, dai neuroni input ai neuroni output. Queste reti emettono una risposta per ogni pattern d'ingresso ma non sono in grado di cogliere l'eventuale struttura temporale dell'informazione. Per ovviare a questa mancanza è possibile inserire connessioni ricorrenti (Fig. 18.8).

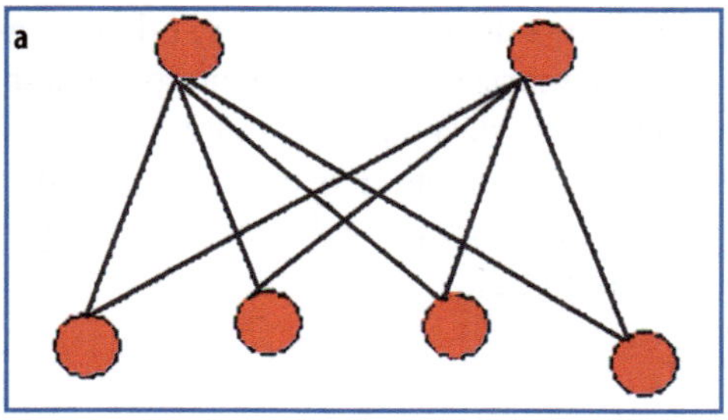

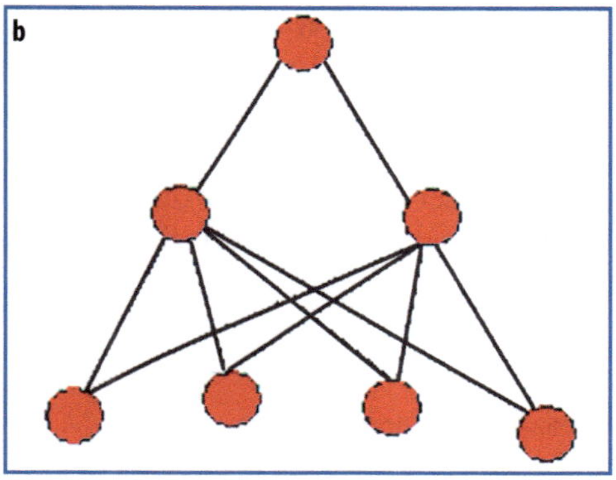

Fig. 18.7 **a** Rete etero-associativa con uno strato di sinapsi. **b** Rete etero-associativa multistrato. Immagine realizzata da Daniele Pinto

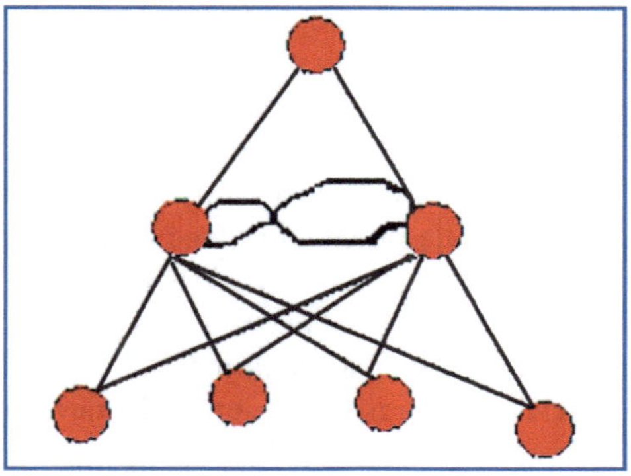

Fig. 18.8 RNA con connessioni ricorrenti. Immagine realizzata da Daniele Pinto

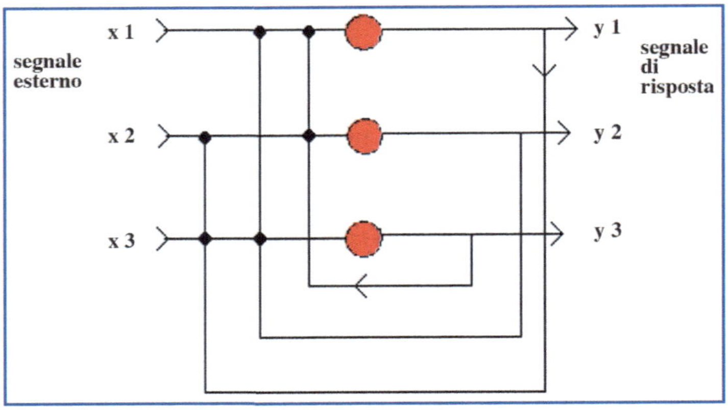

Fig. 18.9 Architettura auto-associativa. Immagine realizzata da Daniele Pinto

La **architettura auto-associativa** è caratterizzata da un unico strato di neuroni interamente connessi tra loro. Dunque ciascun neurone si comporta sia da input che da output. Questo tipo di architettura fornisce una risposta variabile nel tempo poiché ogni neurone riceve segnali sia dall'esterno che da altri neuroni (Fig. 18.9). Viene utilizzata prevalentemente per la memorizzazione dei pattern d'ingresso. Notiamo che, per lo stesso scopo, può essere impiegata anche un'architettura etero-associativa a patto che i vettori input e output contengano lo stesso numero di elementi (vedi Capitolo 8 – Algebra lineare: matrici e vettori).

L'apprendimento di una rete auto-associativa avviene presentando il singolo pattern d'ingresso ad ogni neurone della rete e modificando i valori di tutte le connessioni sinaptiche. Quando un nodo riceve informazioni da tutti i neuroni della rete si dice *interamente connesso*. Una volta che il pattern è stato memorizzato è sufficiente presentarne solo una parte e calcolare in modo ciclico l'output di ciascun nodo. Saranno necessarie alcune iterazioni del calcolo dell'attivazione affinché la rete ricostruisca la versione originale del pattern memorizzato. Tale ricostruzione corrisponde ad uno stato di equilibrio in cui cessano le variazioni delle attivazioni dei nodi.

18.9 Modalità di apprendimento

Abbiamo già introdotto i concetti generali dell'apprendimento di una rete neurale artificiale indicando, come finalità del processo di apprendimento, la modifica delle sinapsi artificiali. In questo paragrafo, ci occuperemo nello specifico delle modalità di apprendimento ***supervisionato*** e ***per auto-organizzazione***.

Nella modalità di ***apprendimento supervisionato***, si considera una misura di errore tra la risposta fornita dalla rete neurale e la risposta desiderata in relazione ad ogni vettore di input. Tale procedura viene definita talvolta "apprendimento con insegnante" poiché si ipotizza che la risposta desiderata provenga da un insegnante esterno. La modalità di addestramento presuppone l'utilizzo di un gruppo di coppie di pattern. Ogni coppia sarà costituita da un pattern di input "x" e uno di risposta desiderata "t". L'apprendimento supervisionato presuppone una misura di errore della risposta della RNA, dunque non richiede la specificità della risposta esatta.

Nella modalità di ***apprendimento per auto-organizzazione***, non vi è una risposta desiderata introdotta dall'esterno. Si utilizzano solo pattern di input. Nella fase di addestramento, vengono definite delle semplici regole di plasticità sinaptica mediante cui si giunge ad una graduale auto-organizzazione della rete. La rete è in grado di estrarre informazioni dall'ambiente, di classificare autonomamente una serie di pattern e sviluppare configurazioni interne simili a quelle dei circuiti nervosi biologici.

Indipendentemente dalla modalità, gli algoritmi di apprendimento presentano comunque degli aspetti generali comuni:

- i valori iniziali dei pesi sinaptici della rete vengono assegnati in modo casuale entro un piccolo campo di variazione oppure vengono messi a zero;
- l'apprendimento consiste nella presentazione ripetuta di una serie di vettori, detti pattern d'addestramento. Si tratta di coppie per il caso supervisionato e di soli vettori input per il caso auto-organizzativo.

La modifica dei valori sinaptici $\Delta\,\omega_{ij}$ viene calcolata secondo un apprendimento per cicli o per epoche. Nel primo caso, si farà un calcolo dopo ogni presentazione di un singolo pattern. Nel secondo caso, si farà un calcolo solo alla fine della presentazione di tutti i pattern di addestramento. Dopo il ciclo di addestramento viene calcolato un nuovo valore dei pesi sinaptici nella forma:

$$\omega_{ij}^{t} = \omega_{ij}^{t-1} + \Delta\,\omega_{ij}^{t}$$

Si ha una sovrapposizione tra le conoscenze precedenti ω_{ij}^{t-1} e le nuove conoscenze $\Delta\,\omega_{ij}^{t}$. È possibile che le nuove conoscenze stravolgano le vecchie. Per limitare questo pericolo si procede in modo ricorsivo (ciascun pattern viene presentato più volte) e graduale (viene considerata solo una frazione della modifica sinaptica). La nuova conoscenza viene moltiplicata per un valore costante η denominato "tasso di apprendimento".

$$\omega_{ij}^{t} = \omega_{ij}^{t-1} + \eta\,\omega_{ij}^{t} \qquad 0 < \eta \leq 1$$

Tale valore regola la velocità di apprendimento, si considera tra 0 e 1 poiché valori superiori determinerebbero instabilità. Completata la fase di apprendimento si procede con la registrazione dei valori sinaptici. Dopo ciò è possibile studiare la risposta della rete su vettori di test: vengono presentati nuovi pattern d'ingresso e calcolata l'attivazione dei nodi della rete senza però modificare i pesi sinaptici.

18.10 Apprendimento hebbiano (la regola di Hebb)

L'apprendimento hebbiano (così chiamato perché formulato nel 1949 dallo psicologo danese *Donald Hebb*) è un tipo di *apprendimento supervisionato* nel quale la modifica dei valori sinaptici avviene associando una serie di pattern d'ingresso con una serie di pattern di uscita indicando esplicitamente alla rete quali tipi di associazioni debbano essere apprese. Le regole di apprendimento hebbiano sono fra i pochi meccanismi che godono di evidenza neurologica e definiscono una cornice e un punto di partenza su cui sviluppare modelli più complessi (• Nota 18.2).

Nota 18.2 – Informazione

Il contenuto è destinato a lettori già familiari con l'argomento.

Ricordando che la regola di Hebb prevede soltanto un incremento delle sinapsi, non è in grado di apprendere associazioni che presentano elementi in comune, ma richiedono risposte diverse. Per questo motivo, se vengono presentati due pattern con elementi in comune, la rete fornirà contemporaneamente due risposte, ovvero una "risposta mista". Tale fenomeno viene definito *interferenza*. Alcune limitazioni della regola di Hebb possono essere superate se si introduce la possibilità di ridurre il valore delle sinapsi. È possibile utilizzare tre diverse regole che ancora si occupano di incrementi sinaptici: *regola postsinaptica, regola presinaptica, regola della covarianza*:

- la *regola postsinaptica* prevede che il valore della connessione sinaptica venga **incrementato** quando sia l'unità presinaptica che quella postsinaptica sono attive e venga **diminuito** quando l'unità postsinaptica è attiva ma quella presinaptica è inattiva; questo meccanismo permette la riduzione del fenomeno di interferenza. Tuttavia, quando si vogliono associare molti pattern in input, parzialmente sovrapposti con un unico pattern output, questa regola non è in grado di apprendere correttamente poiché tende a creare troppe sinapsi inibitorie;
- la *regola presinaptica* prevede, invece, che il valore della connessione sinaptica venga **incrementato** quando entrambe le unità, presinaptiche e postsinaptiche, sono attive e venga **diminuito** quando l'unità presinaptica è attiva e la postsinaptica è inattiva; questo meccanismo funziona meglio in caso di molti pattern input diversi e parzialmente sovrapposti;
- la *regola della covarianza* rappresenta una **combinazione** delle precedenti, spesso è anche definita *regola di Hopfield*. Prende un incremento quando le due unità, post e presinaptica, sono nello stesso stato (entrambe attive o entrambe inattive) quando, invece, sono in due stati diversi si ha una diminuzione del valore sinaptico. Tale regola riesce a svolgere compiti di associazione e classificazione abbastanza complessi. Nel caso in cui i nodi della rete utilizzino un'attivazione bipolare, la regola della covarianza assume la stessa forma della regola di Hebb e prende il nome di "regola di Hebb estesa". Quest'ultima è in grado di svolgere compiti di associazione e classificazione abbastanza complessi.

La Figura 18.10 riassume il funzionamento delle regole hebbiane:

Stato Unità presinaptica	+	+	-	-
Stato Unità postsinaptica	+	-	+	-

Regola di Hebb	+			
Regola Postsinaptica	+		-	
Regola Presinaptica	+	-		
Regola Covarianza	+	-	-	+

Fig. 18.10 Stato delle unità pre e postsinaptiche e risultato secondo le varie regole. Immagine realizzata da Daniele Pinto

18.11 Modello di Hopfield

Visto che il percettrone aveva degli evidenti limiti e la sua monodirezionalità non corrispondeva ad una struttura normale biologica, nel 1982, il fisico *John Hopfield* riprese come esempio il cervello in quanto sistema associativo, in cui cioè tutti i neuroni sono in comunicazione fra loro, quindi ognuno poteva comunicare con tutti o almeno con una grande maggioranza e non solo con uno strato successivo. Le reti di Hopfield sono probabilmente la classe meglio compresa di reti ricorrenti (una rete ricorrente è un modello neurale in cui è presente un flusso bidirezionale d'informazioni). Tutte le unità sono sia di ingresso che di uscita (non c'è un input particolare, ma l'input e l'output sono dati dallo stato globale dei neuroni della rete). Una rete di Hopfield funziona come una memoria associativa; ovvero dopo l'addestramento su un insieme di esempi, un nuovo stimolo porterà la rete a stabilizzarsi su una configurazione di attivazioni corrispondenti all'esempio contenuto nell'insieme di addestramento che assomiglia di più al nuovo stimolo. Per esempio, se l'insieme di addestramento consiste in un insieme di fotografie e il nuovo stimolo è una parte di una delle fotografie, allora i livelli di attivazione della rete riprodurranno le fotografie da cui il pezzetto è stato preso (è importante osservare che le fotografie originarie non sono immagazzinate separatamente nella rete: ciascun peso è una codifica parziale di tutte le fotografie).

Le reti di Hopfield vengono utilizzate soprattutto per compiti di memorizzazione e riconoscimento. Analogamente ai sistemi nervosi biologici, memorizzano e recuperano i pattern in base al loro contenuto e non in base ad un indirizzo di memoria specifico come avviene per i computer seriali tradizionali. Se alla rete viene presentata una versione incompleta di pattern già memorizzato, essa procede attraverso una sequenza di stati fino alla ricostruzione del pattern originale. Classica applicazione del modello di Hopfield è la ricostruzione delle immagini trasmesse da un canale rumoroso: per esempio (Fig. 18.11), un modello a 16 nodi rappresentato da una matrice bidimensionale 4×4, ricevendo un pattern d'ingresso corrotto è in grado di ricondurlo ad un pattern memorizzato che rappresenta il numero 0.

Ancora, con riferimento alla Figura 18.12, se viene usata una rete di Hopfield come retina e viene memorizzata l'immagine a sinistra, ripresentando ripetutamente alla rete l'immagine centrale quasi irriconoscibile, la rete evolve verso l'ultima immagine ripulita dal "rumore".

Le sue applicazioni spaziano dalla grafica al riconoscimento di forme, all'acustica, all'archiviazione dati. Questo funzionamento è simile a quello della memoria umana;

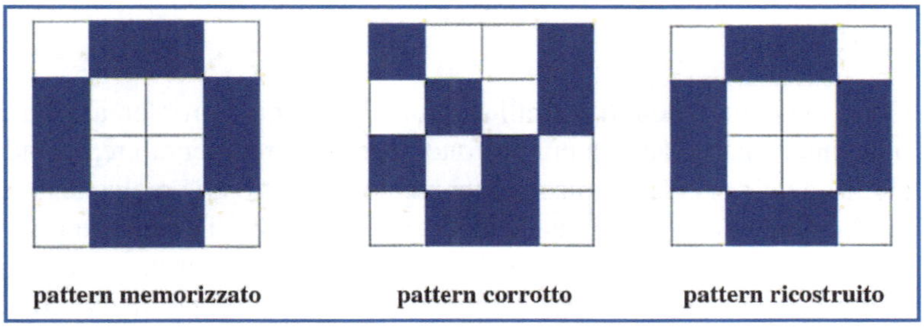

Fig. 18.11 Esempio di applicazione della regola di Hopfield

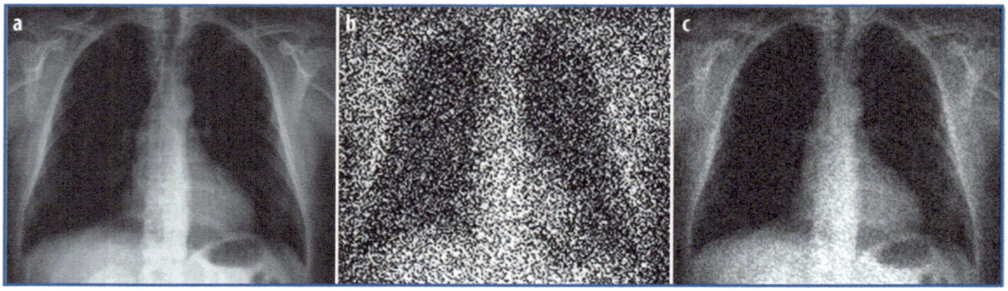

Fig. 18.12 Esempio di funzionamento di rete di Hopfield. **a** Pattern memorizzato **b** Pattern corrotto **c** Pattern ricostruito

una rete siffatta risulta resistere anche a una parziale distruzione dei suoi neuroni, nel senso che l'informazione memorizzata è distribuita in tutte le sinapsi, e quindi la perdita di un neurone e delle sue informazioni non è catastrofica, mentre al contrario la perdita di un bit in un computer può spesso determinarne il blocco.

18.12
La macchina di Boltzmann

Per migliorare le prestazioni del *modello di Hopfield* è stata formulata a partire dal 1983 una nuova regola di apprendimento chiamata *macchina di Boltzmann*. La macchina di Boltzmann può essere vista come una memoria autoassociativa: si fissano dall'esterno i valori delle attivazioni di alcune entità, e si lascia che la rete completi il pattern di attivazioni in base ai pesi tra le unità. In una rete basata sulle macchine di Boltzmann non esiste quindi una distinzione tra unità di input ed output: ogni unità può essere di input o output se la sua attivazione è fissata dall'esterno o deve essere individuata dalla rete. Nelle macchine di Boltzmann esistono quindi le unità visibili (*visible*) e le unità nascoste (*hidden*). Le unità visibili forniscono una interfaccia tra la rete ed il mondo esterno, mentre le unità nascoste sono utilizzate dalla rete per creare una rappresentazione interna del mondo esterno. Questo presuppone, da quanto visto sopra, un algoritmo di apprendimento più complesso rispetto a quello richiesto dal modello di Hopfield.

18.13
Una riflessione

Con l'avvento delle reti neurali abbiamo visto che il problema della coscienza artificiale pone interrogativi ancora più profondi, perché le reti neurali replicando il comportamento elettrico del cervello forniscono un supporto adatto alla realizzazione di un meccanismo di elaborazione simile a quello del cervello umano. Dunque se è vero che un computer che si basa su paradigmi di elaborazione classica, pur essendo enormemente potente, non ha le caratteristiche per diventare autocosciente, possiamo affermare la stessa cosa per una rete neurale artificiale? Se abbattiamo anche la barriera della diversità strutturale tra cervello biologico e artificiale, la questione sulla coscienza non può che diventare religiosa. Ossia, se si crede che la coscienza umana sia determinata da un intervento divino, allora è chiaro che un sistema artificiale creato dall'uomo non potrà mai diventare cosciente. Se invece si crede che la coscienza sia uno stato elettrico neuronale sviluppato spontaneamente dai cervelli complessi (come quello dell'uomo), allora la possibilità di realizzare una coscienza artificiale rimane aperta.

Letture consigliate

Floreano D (1996) Manuale sulle reti neurali. Il Mulino, Bologna
Floreano D, Mattiusi C (2002) Manuale sulle reti neurali. Il Mulino, Bologna

Parte IV

PRATICA E APPLICAZIONI

Cenni sul sistema MS-DOS

19

G. Saguatti, P. Torricelli

Indice dei contenuti

19.1 Introduzione

Il DOS (*Disk Operating System*) è il sistema operativo usato da almeno 70 milioni di utilizzatori di personal computer IBM ed IBM compatibili. Il DOS nella sua versione più conosciuta e diffusa è stato messo a punto dalla Microsoft Corporation (con il brand MS-DOS).

Ormai il DOS è prevalentemente un ricordo (si veda per curiosità la • Nota 19.1 per ripercorrere gli eventi che ne hanno segnato la storia): riteniamo peraltro importante a fini educativi proporre qui un rapido percorso storico e pratico per gli studenti ed i lettori appassionati. Infatti, per la sua essenzialità, il DOS consente di comprendere i fondamenti della interazione con il computer meglio di quanto accada con sistemi avanzati come MS Windows, in cui icone, finestre, colori, menu di guida, automatismi, mouse nascondono all'utente la complessità dei meccanismi interni. Ma siamo convinti che l'uso appropriato dell'informazione richieda in certa misura la conoscenza dei meccanismi che l'hanno prodotta: non si può capire un dipinto e ignorare la tecnica con la quale è stato realizzato. Quindi vedremo nel seguito, oltre ad un flash storico, anche una sintesi della *struttura del DOS*, utile per capire, per confronto, cosa sia davvero un sistema operativo moderno, e poi finalmente inizieremo a fare *pratica*. Il lettore neofita dovrebbe avere davanti un personal computer per seguire con profitto questa parte.

Nota 19.1 – Curiosità

Il DOS nasce con il primo personal computer prodotto dalla IBM, nel 1981, il PC con Intel 8088. Sviluppato dalla Microsoft appositamente per la IBM, la versione si chiamava PC-DOS 1.0. Ereditava dal CP/M (sistema operativo per micro computer della fine degli anni '70 dello scorso secolo) la struttura dei comandi e da Unix il sistema gerarchico dei file. Il PC-DOS 1.0 utilizzava solo floppy da 5,25 pollici con capacità da 160 Kb e poteva usare dischi rigidi fino a 32Mb. Il limite massimo di memoria RAM era fissata in 640Kb. Dopo pochi mesi la stessa Microsoft rilasciava anche per i primi IBM compatibili la versione MS-DOS 1.0. Nel maggio del 1982 uscivano sul mercato le due versioni con alcuni errori corretti: rispettivamente la PC-DOS 1.1 e la MS-DOS 1.25. Si potevano quindi registrare 360Kb sui floppy da 5,25. L'annuncio di un nuovo modello, il PC/XT con Intel 8086, vide la contemporanea nascita del PC-DOS 2.0. Venne introdotto il concetto di subdirectory (vedi nel seguito del capitolo). Nell'ottobre dello stesso anno la IBM lanciava il PCjunior, modello di computer adatto all'uso in casa, che verrà messo in breve tempo fuori produzione per la scarsità di vendite, e la Microsoft il PC-DOS 2.1.

Nel 1983 i computer compatibili ottenevano MS-DOS 2.11, che finalmente consentiva l'uso di tastiere differenziate per i diversi paesi e lettere speciali o accentate per ogni alfabeto. Nel marzo del 1985 fu disponibile il PC-DOS 3.0, otto mesi dopo essere stato annunciato per il nuovo IBM PC/AT con Intel 80286, che supportava la registrazione di 1200Kb sui floppy da 5,25. Con l'uscita di MS-DOS 3.0, le versioni PC e MS seguirono la stessa numerazione. Dopo poco tempo sul mercato uscì il DOS 3.1, che correggeva alcuni errori e rendeva possibile la creazione di programmi per computer in rete. Nel dicembre 1985 la IBM entrava nel mercato dei portatili con il Convertible, modello abbandonato dopo poco, come già era successo al PCjunior. In coincidenza arrivò il DOS 3.2, che consentiva l'uso dei dischetti da 3,5 che registravano 720 Kb.

Con i nuovi modelli IBM PS/2, nel 1987, la Microsoft lanciava il DOS 3.3. Pur figurando come un semplice miglioramento del 3.2, questa nuova versione segnava importanti passi avanti, come la registrazione di 1440 Kb sui dischetti da 3,5, l'uso di dischi rigidi maggiori di 32 Mb grazie all'artificio di suddividerli in partizioni più piccole, l'uso dei file batch.

La nascita del DOS 4.0 fu un fallimento e fu subito sostituito dal DOS 4.01 nel novembre del 1988. Venivano infranti due limiti: si potevano utilizzare dischi rigidi più grandi di 32 Mb e si poteva sfruttare più di 640 Kb di RAM. In quel periodo venne presentato il DOS-Shell, un programma che facilitava la vita all'utilizzatore permettendogli di impartire i comandi DOS tramite il mouse.

Infine, nel 1991, uscì il DOS 5.0. Il DOS-Shell fu migliorato permettendo una gestione veramente efficace. Venne introdotto il *Task Swapper*, che consentiva la coesistenza di diversi programmi e il rapido passaggio dall'uno all'altro. Vennero introdotti comandi per il recupero di file cancellati o di dischetti riformattati. Ed infine venne introdotto il concetto di aiuto: bastava digitare "*help*" seguito da un comando per avere una spiegazione esauriente di quel comando e la sua sintassi. La scelta della versione di DOS dipendeva dal microprocessore, dalla memoria, dalla grandezza del disco rigido e dal tipo di dischetti usati.

In quel periodo esistevano anche casi particolari: alcuni costruttori di pc, come Compaq, NEC e Zenith, avevano messo a punto versioni speciali del DOS, adattate agli hardware da loro prodotti. Quei DOS potevano funzionare solo con specifiche macchine, e quelle macchine potevano funzionare solo con quel DOS. Quando si voleva aggiornare il DOS, era sempre necessario consultare bene il manuale fornito con il computer: se si trattava di una versione speciale era necessario interpellare la ditta costruttrice, oppure il distributore, per sapere se l'aggiornamento che si voleva effettuare era consentito. Il DOS era sempre correlato alla configurazione hardware. Tutte le volte che si aggiungeva o si toglieva una periferica o una scheda, era bene accertarsi che il CONFIG.SYS (vedere dopo) non richiedesse modifiche; per cui computer che potevano sembrare simili, potevano invece nascondere differenze di funzionamento dei processori, e questo si ripercuoteva in un DOS leggermente diverso. Questo doveva mettere in guardia contro gli aggiornamenti effettuati senza i dischetti originali e la documentazione ufficiale. Copiare il DOS da un computer ed installarlo in un altro era impossibile; affidarsi inoltre a dischetti prestati da amici, nella maggior parte dei casi, si tramutava in un vero disastro. Era quindi indispensabile conservare i dischetti del DOS durante la vita del computer perché poteva rendersi necessario reinstallarlo più di una volta e senza i dischetti originali l'operazione sarebbe divenuta impossibile.

Per cominciare, dobbiamo cercare di ricordare cosa sia il *file system* e a cosa serve: come abbiamo visto nel Capitolo 10, il file system è il meccanismo con il quale i file sono immagazzinati e organizzati su un dispositivo di archiviazione, come un hard disk o un CD-ROM. In modo formale si definisce file system l'insieme dei tipi di dati astratti necessari per la memorizzazione, l'organizzazione gerarchica, la manipolazione, la navigazione, l'accesso e la lettura dei dati. La caratteristica più importante di un file è indubbiamente il *nome*. Mediante il nome è possibile identificare un file e compiere su di esso tutte le operazioni possibili. In quasi tutti i sistemi operativi i nomi di file consentiti sono stringhe di caratteri. Tuttavia in dipendenza del sistema operativo vi possono essere limiti sulla lunghezza della stringa e sul formato. Un famigerato esempio è proprio il S.O. MS-DOS che obbliga i nomi dei file a rientrare nello schema *detto 8.3* in cui il nome è una stringa di 8 caratteri al massimo seguita da un'altra stringa di massimo 3 caratteri che ne esplicita il tipo (la estensione).

19.2 La struttura del DOS

Il sistema è composto da quattro librerie contenenti file eseguibili (programmi) o parametri, e da tanti programmi minori, ognuno dei quali sovrintende ad una specifica funzione richiamabile da un apposito comando digitato dall'utente.

Vediamo qui di seguito i quattro file principali del DOS.

1. **BIOS** (*Basic Input/Output System*): questa parte contiene tutte le funzioni necessarie a comunicare con le periferiche: tastiera, monitor, drive, dischi rigidi. Tutte le richieste di lavoro effettuate verso queste periferiche, avvengono tramite il BIOS. Altre eventuali periferiche, come stampanti, mouse o lettori di CD, non sono previste dal BIOS e hanno bisogno di un file di supporto, chiamato *driver*. Nell'aggiungere una periferica di questi tipi è necessario verificare che sia installato (o installare) il giusto driver. Il BIOS è suddiviso in due parti. Una prima, ridotta all'essenziale, è presente in una ROM sulla scheda madre del computer, la seconda in un file invisibile chiamato IBMBIO.COM oppure IO.SYS e registrato su disco.

2. **Kernel** (nucleo): sovrintende al funzionamento del computer, ricevendo dai programmi le richieste di lavoro e di accesso ai dati e convogliandole al BIOS. Il kernel è registrato su disco in un file invisibile chiamato IBMDOS.COM oppure MSDOS.COM.

3. **Interprete dei comandi:** rappresentato da un file chiamato COMMAND.COM (è l'unica parte che comunica con il display mostrando lo schermo del DOS). L'interprete si incarica di ricevere i comandi digitati dall'utilizzatore sulla tastiera e di inoltrarli al kernel, mostrare i messaggi di errore in caso di inesattezze nella sintassi del comando o di difficoltà incontrata nell'eseguirlo, notificare l'andamento e le conseguenze di un comando (ad esempio il risultato positivo), gestire il dialogo eventualmente richiesto per la esecuzione dei comandi. Nel file COMMAND.COM sono compresi tutti i comandi più usati del DOS e per questo viene caricato in memoria all'avvio.

4. **Configurazione del sistema:** nel file CONFIG.SYS, sono registrati dati come la nazionalizzazione, il tipo e la quantità di drive, il numero di buffer e di file, gli estremi degli altri file del DOS. In pratica il DOS può funzionare anche senza CONFIG.SYS, ma in questo caso assume parametri di partenza standard (come ad esempio la nazionalizzazione USA).

Esiste poi un certo numero di piccoli file di tipo .EXE o .COM (si veda dopo), contenuti in una subdirectory chiamata \DOS. Ognuno di questi programmi costituisce un ulteriore comando del DOS che, essendo poco usato o particolarmente complesso, non è inserito nel COMMAND.COM per risparmiare memoria centrale.

I comandi contenuti nel COMMAND.COM si chiamano comandi interni, mentre quelli costituiti da file autonomi si chiamano *comandi esterni*. I comandi esterni, eventualmente ritenuti inutili dall'utente, possono essere eliminati cancellando il relativo file: in pratica ciò non è consigliabile, poiché non è mai possibile sapere se, a nostra insaputa, un qualsiasi programma ad esempio di scrittura o di contabilità utilizza quel comando. MS-DOS, secondo una definizione formale, è un sistema operativo:

testuale
monoutente
monotask

In altre parole non gestisce interfaccia grafica, solo *comandi di testo*, digitati da tastiera (quindi si devono conoscere e ricordare tutti i comandi); un *solo utente* può lavorare con un solo programma alla volta.

Il DOS non è scomparso: all'interno di Windows si trova ancora una parte del DOS, o qualcosa di simile, per assicurare la compatibilità dei programmi del passato (• Nota 19.2). Inoltre, per risolvere alcuni problemi più complessi, si devono tuttora conoscere i principali comandi di questo sistema.

Nota 19.2 – Approfondimento

Windows ormai è un sistema operativo che lavora a 32 bit, mentre il DOS, e tutti i programmi creati per esso, lavorano a 16 bit. Per poter utilizzare i vecchi programmi, si deve lavorare a 16 bit, simulando sotto Windows quello che si faceva con il DOS. Ogni qualvolta si esegue un programma DOS sotto Windows si apre la simulazione: una finestra DOS. Tutti i vecchi programmi, per poter essere eseguiti devono essere aperti all'interno della finestra DOS, questa operazione avviene automaticamente. In realtà la questione non riguarda solamente i 16 bit, ma anche molti altri fattori, tra i quali la gestione della memoria, ma queste caratteristiche esulano dallo scopo in questo paragrafo. Ci sono due modi per poter lavorare in Windows con i comandi del DOS: aprire una **finestra DOS** o **riavviare** il computer in **modalità DOS**. Il primo sistema è più veloce e conveniente nella maggior parte delle situazioni, ma la memoria non viene gestita come nel vecchio sistema. Pertanto può succedere che un programma o un comando non funzionino, in questo caso si può provare il secondo sistema che, praticamente, è molto simile al DOS; *quest'ultima modalità non è più presente a partire dalla versione successiva a Windows '98.*

19.3 Inizia la fase pratica: l'avvio del DOS

Prima di partire: usare il DOS oggi richiede un po' di attenzione e qualche precauzione. Poiché si salta la Guida di Windows è possibile commettere qualche errore a cui non sempre è facile porre riparo: si consiglia pertanto o di tornare alla lettura di questo paragrafo dopo aver acquisito una qualche esperienza di uso di Windows, o di usare un personal computer "da addestramento", o ancora di lavorare sotto la guida di qualcuno più esperto.

Dopo questa avvertenza possiamo iniziare, pensando di avere un PC con Windows già avviato (qui usiamo il maiuscolo per distinguere i comandi Windows, anche se nei menu potrete trovare il minuscolo) e un carattere diverso dal testo per i comandi DOS.

Aprire una finestra DOS:

- cliccare sul menu START, portare il puntatore del mouse sopra PROGRAMMI, poi sopra ACCESSORI e clic su PROMPT DI MS-DOS (in Windows XP PROMPT DEI COMANDI): si apre la finestra visualizzata nella Figura 19.1.

Si ricorda (vedi • Nota 19.2) che fino alla versione Windows 98 esisteva anche una seconda modalità di apertura di una finestra DOS, che però tralasciamo in quanto non più disponibile nelle versioni correnti.

Prompt:

- il *prompt* è la scritta che si vede sullo schermo quando si avvia il DOS, si può dire che il "prompt di Windows è il desktop". Quando appare il prompt significa che il sistema è pronto per ricevere il comando digitato dall'utente. Il *prompt* della finestra MS-DOS è il seguente:

```
C:\WINDOWS>
```

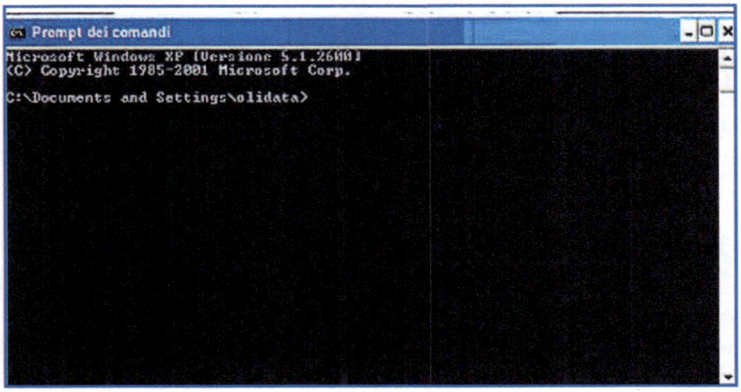

Fig. 19.1 Avvio del DOS

C:\WINDOWS indica la *directory corrente*, quella cioè in cui si sta lavorando, il segno > separa il prompt dal comando che scriverà l'utente. Il significato è: ti trovi nella directory WINDOWS, sottodirectory della radice del disco C: (primo hard disk). Tale scritta è seguita da un cursore lampeggiante (una barra che appare e scompare continuamente), che indica la posizione in cui verrà digitato il comando. In ogni situazione il prompt indica all'utente il nome della cartella corrente e il percorso per arrivare a quella cartella, partendo dalla radice del disco. È necessario abituarsi a leggere e capire il prompt, per non fare confusione con i comandi.

Sintassi generale dei comandi:

- in generale per eseguire un comando si deve digitare il nome del comando seguito da un INVIO (ENTER in alcune tastiere). La pressione del tasto INVIO indica che si vuole eseguire il comando. Proviamo:
- aprire la finestra DOS e digitare il comando `ver`: non succede niente, si vede il comando digitato affianco al prompt, ma il computer non esegue nessuna operazione, sta aspettando che si completi il comando. Finché non si preme il tasto INVIO, il DOS aspetta il completamento del comando. Provare a premere INVIO, subito sotto il comando appare la sua "esecuzione", in figura `ver` sta per versione, quindi la risposta è la versione di DOS installata. Nel nostro caso non è segnalata una versione di DOS (l'ultima è la 6.22), ma una versione di Windows, infatti, come detto prima, la finestra DOS è solo una simulazione del sistema (Fig. 19.2).

Alcuni comandi prevedono anche dei parametri e/o delle opzioni, cioè non è sufficiente digitare il nome del comando. Le opzioni sono indicate dalla barra "/", seguita da un carattere. Per esempio:

```
dir/?
```

I parametri sono di solito nomi di file o di directory, per esempio:

```
dir c:\windows
```

È molto importante l'utilizzo degli spazi. Gli spazi non possono essere omessi (nella maggior parte dei casi), altrimenti il comando potrebbe essere interpretato male, o anche potrebbe non essere riconosciuto. Normalmente il DOS non avvisa se il comando viene eseguito correttamente, mentre segnala l'errore in caso contrario. Pertanto quando si digita un comando si vede solamente la riga successiva al comando, se invece ci sono degli errori si riceve un messaggio con il motivo per cui il comando è fallito. Si possono usare maiuscole e minuscole, senza problemi. Ogni comando si intende eseguito nella *cartella corrente*, la directory corrente è quella in cui si lavora. Per sapere qual è la cartella corrente si deve semplicemente leggere il nome nel prompt. Dopo aver eseguito un comando, il sistema ritorna al prompt per eseguire il comando successivo.

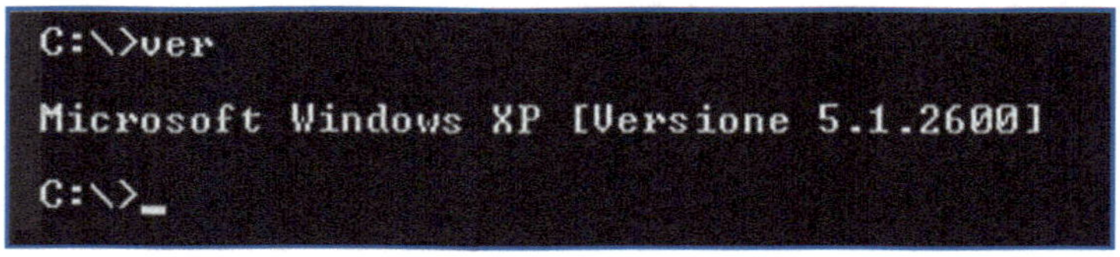

Fig. 19.2 Comando

19.4
Comandi di struttura dei file

Dir – elenco di directory e file

– visualizza il contenuto della directory corrente (quella indicata dal prompt). Scrive i nomi di tutte le cartelle e di tutti i file contenuti in quella corrente, per i file aggiunge anche la dimensione in byte e l'estensione (nel DOS i file hanno un nome di 8 caratteri, i nomi più lunghi sono troncati).

Questo comando, nell'utilizzo normale, non ha bisogno di parametri, è sufficiente digitare dir e premere INVIO, per esempio:

– digitare il comando `dir` e premere INVIO, verrà visualizzata la lista di tutte le cartelle e di tutti i file contenuti nella cartella windows (quella indicata nel prompt) come in Figura 19.3.

Le directory si riconoscono dalla scritta <DIR>. In questo caso la lista è troppo lunga, quindi non si riescono a vedere tutti i nomi (sono più di 90). Se l'elenco visualizzato è troppo lungo, si può utilizzare l'opzione `/p`, che divide in schermate la lista. Quindi se si digita il comando:

```
dir/p
```

seguito da INVIO, il DOS visualizza la prima parte della lista, poi si ferma in attesa. L'utente, dopo aver letto i dati, può passare alla visualizzazione della parte successiva premendo un qualsiasi carattere nella tastiera (fino al termine delle pagine). Per interrompere la consultazione si deve premere contemporaneamente CTRL e C, sulla tastiera.

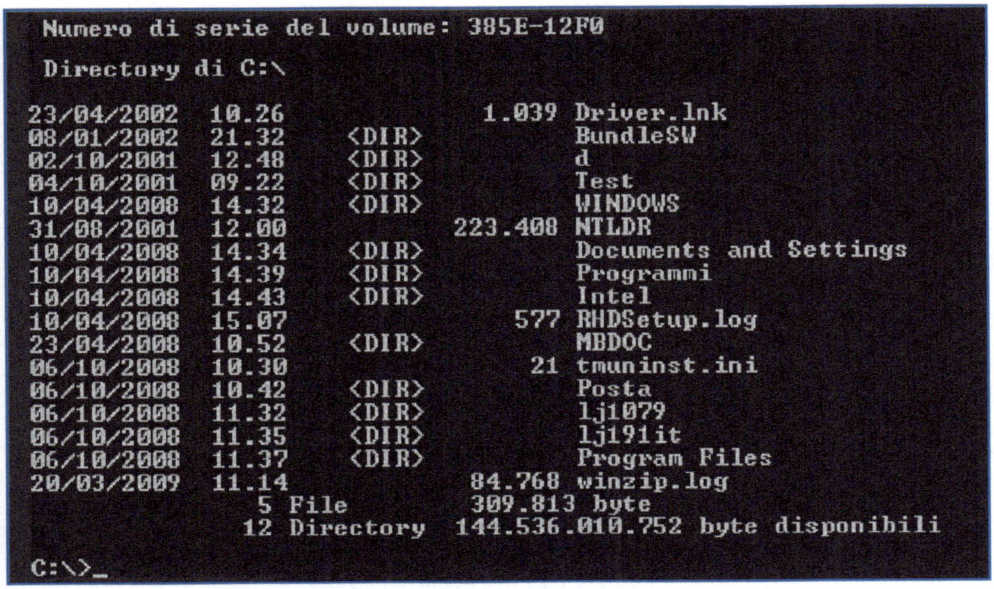

Fig. 19.3 Risultato del comando dir

Cd – modificare la directory corrente:

- `cd` (abbreviazione di Change Directory, cambia cartella) serve appunto per cambiare la directory corrente, ossia per lavorare in un'altra cartella. Questo comando da solo non ha effetto, prevede un parametro che è il nome della directory in cui ci si vuole spostare, per esempio:

```
cd magazzino
```

serve per entrare nella cartella magazzino (aprire la cartella). Le uniche cartelle in cui si può entrare sono quelle visualizzate con il comando dir (in altre parole solo nelle sottocartelle della directory corrente). Ad esempio:

- digitare il comando `cd magazzino` (Fig. 19.4) e premere INVIO, viene segnalato il seguente messaggio di errore:

```
C:\WINDOWS>cd magazzino
Directory non valida
C:\WINDOWS>_
```

Fig. 19.4 Un errore

Il messaggio indica che la cartella `magazzino` non esiste nella directory Windows; vediamo un caso corretto:

- digitare il comando `dir/p` e leggere il nome delle directory, tra le quali si trova COMMAND. Quindi command è una sottodirectory della cartella windows e, siccome è visibile con il comando `dir`, si può entrare all'interno di command digitando il comando:

```
cd command
```

seguito da un INVIO. Provare a digitare `cd command` (Fig. 19.5). Sembra che non sia successo niente, ma, controllando meglio, si nota che il prompt è cambiato: indica che la cartella attiva è COMMAND, che si trova dentro la cartella WINDOWS:

```
C:\WINDOWS>cd command
C:\WINDOWS\COMMAND>_
```

Fig. 19.5 Cambio del prompt

Il comando dir non visualizza le cartelle precedenti (nella struttura ad albero), quindi il comando `cd windows` (Fig 19.6) segnala un errore: provare a digitare `cd windows`

```
C:\WINDOWS>cd command

C:\WINDOWS\COMMAND>cd windows
Directory non valida

C:\WINDOWS\COMMAND>cd ..
C:\WINDOWS>_
```

Fig. 19.6 Un errore

seguito da un INVIO. Per tornare alla cartella precedente, ovvero WINDOWS, si deve digitare (con la coppia dei due punti separata da uno spazio, esattamente come nel testo qui):

```
cd ..
```

seguito da un INVIO. Anche questa volta sembra che non sia successo niente, in realtà è cambiato il prompt (ancora Fig. 19.6).

Esiste un'unica "scorciatoia" per tornare alla base, cioè alla cartella principale della struttura: la *radice*. In DOS la cartella radice è indicata con il **simbolo ** (*back slash*, barra rovescia, non quella sopra il 7). Da qualsiasi directory si può arrivare alla cartella radice digitando il comando

```
cd \
```

seguito da un INVIO. Provare: cambia il prompt, che diventa C:\\>.

Md – creare una nuova cartella

Il comando `md` è l'abbreviazione di Make Directory, crea directory, e serve per creare una nuova cartella vuota. Si deve indicare il nome della cartella che si vuole costruire (parametro). Per esempio il comando `md prova` crea la directory prova, dentro la cartella corrente. È importantissimo, prima di utilizzare questo comando, spostarsi nella cartella all'interno della quale si vuole lavorare (utilizzando il comando `cd`), altrimenti si rischia di creare la cartella in una posizione diversa da quella voluta. Per esempio:

- **creare una struttura di cartelle**, come quella visualizzata nella Figura 19.7 (si è usata, a scopo illustrativo, una raffigurazione ottenuta con Windows 98, non con il DOS!), a partire dalla cartella ETTORE, all'interno di C:\\. Si dovranno, quindi, costruire 7 cartelle e per ognuna il comando sarà sempre `md nomecartella`, ma si dovrà fare attenzione alla cartella attiva.

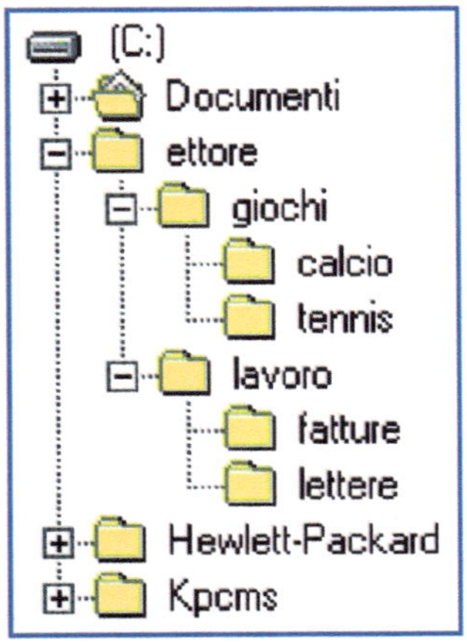

Fig. 19.7 Una struttura di cartelle

Vediamo i passi necessari:

1. la cartella ETTORE si trova all'interno della radice del disco C:, quindi per prima cosa si deve entrare nella cartella radice, utilizzando il comando

   ```
   cd \
   ```

   seguito da un INVIO.
2. Ora il prompt è diventato `C:\>`, quindi si può creare la cartella ETTORE, con il comando:

   ```
   md ettore
   ```

   seguito da un INVIO.
3. Ancora una volta sembra che non sia successo niente perché non c'è stata alcuna risposta, salvo il ritorno alla radice (Fig. 19.8).

```
C:\WINDOWS>cd\
 C:\>md ettore
 C:\>_
```

Fig. 19.8 Il risultato

4. Il comando che faremo ora non è necessario, ma è utile per capire md e per controllare di aver eseguito tutto correttamente, digitare DIR seguito da INVIO, verrà visualizzata la lista dei file e cartelle contenute nella radice. Tra le cartelle deve risultare anche il nome ETTORE, Figura 19.9.

```
AUTOEXEC BAT 188 03/01/02
 CONFIG SYS 100 13/11/03
 SDD <DIR>
 ETTORE <DIR> 20/02/08
 12 file 107.694 byte
 11 dir 346.844.972 byte disponibili
C:\>_
```

Fig. 19.9 Verifica del risultato

5. Adesso si deve creare la cartella GIOCHI. Il comando è sicuramente `md giochi`, ma non è il momento di digitarlo. Si deve osservare che GIOCHI è una sottocartella di ETTORE e che il prompt indica che la cartella attiva è la radice, quindi digitando ora il comando `md giochi` si creerebbe la directory nella posizione sbagliata, cioè come sottocartella della radice. Prima di creare giochi si deve entrare in ETTORE, con il comando

   ```
   cd ettore
   ```

   Il prompt ora segnala che ETTORE è la cartella attiva, quindi si può digitare `md giochi`
   In questo modo si è creata la cartella GIOCHI, dentro ETTORE (Fig. 19.10)

```
C:\>cd ettore
C:\ettore> md giochi
C:\ettore>
```

Fig. 19.10 Creazione di una cartella in un'altra

Anche LAVORO è una sottocartella di ETTORE, quindi:

```
md lavoro
```

senza cambiare directory.

6. Per verificare se le due directory sono state create correttamente si utilizza il comando (Fig. 19.11).

```
dir

C:\>cd ettore
C:\ettore>md giochi
C:\ettore>md lavoro
C:\ettore>dir
11 volume nell'unità C non ha etichetta
 numero di serie del volume: 3D2C-1900
 Directory di C:\ettore
. <DIR> 20/01/01 10.12
 .. <DIR> 20/01/01 10.12
 GIOCHI <DIR> 20/01/01 10.25 giochi
 LAVORO <DIR> 20/01/01 10.28 lavoro
 0 file 0 byte
 4 dir 792.657.928 byte disponibili
 C:\ettore>
```

Fig. 19.11 Sequenza comandi e verifica creazione cartelle

7. TENNIS e CALCIO sono sottodirectory di GIOCHI, quindi per crearle si dovrà prima entrare nella cartella GIOCHI, con il comando (Fig. 19.12)

```
cd giochi
```

Poi si possono digitare, di seguito, i comandi

```
md tennis
md calcio
```

ognuno seguito da INVIO.

```
C:\ettore>cd giochi
C:\ettore\giochi>md tennis
C:\ettore\giochi>md calcio
C:\ettore\giochi>
```

Fig. 19.12 Sequenza comandi e verifica creazione cartelle

8. FATTURE e LETTERE sono sottodirectory di LAVORO, per crearle è necessario entrare in LAVORO. Non è possibile digitare `cd lavoro`, in quanto dalla cartella GIOCHI (in cui ci troviamo) non si vede la cartella LAVORO. Si deve prima tornare indietro e poi creare LAVORO, con i comandi `CD ...` e `CD LAVORO ...` (Fig. 19.13):

```
C:\ettore\giochi>cd..
C:\ettore>cd lavoro
C:\ettore\lavoro>
```

Fig. 19.13 Sequenza comandi e verifica creazione cartelle

9. Per creare le ultime due cartelle si utilizzano quindi i comandi `md fatture` e `md lettere` (Fig. 19.14)

```
C:\ettore\lavoro>md fatture
   C:\ettore\lavoro>md lettere
C:\ettore\lavoro>
```

Fig. 19.14 Sequenza comandi e verifica creazione cartelle

Notate bene: non si può dare lo stesso nome a due sottodirectory. Prima di scegliere il nome di una cartella si può utilizzare il comando DIR e controllare i nomi già esistenti.

Rd – cancella una directory

- `rd` è l'abbreviazione di Remove Directory, cancella directory. Per poter utilizzare questo comando, la cartella *deve essere vuota*, non deve cioè contenere né file né sottocartelle. Si deve indicare il nome della cartella da eliminare, per esempio `rd prova`. Per cancellare una cartella si deve entrare nella cartella precedente della struttura, perché altrimenti il nome della directory da eliminare non viene trovato (quando si digita il nome di un file o una cartella, il DOS cerca il nome utilizzando la logica del comando `dir`, quindi vede solo ciò che è contenuto nella cartella corrente). Se la cartella da cancellare non è vuota, si devono prima eliminare tutti i file e tutte le sottocartelle prima di cancellarla. Ad esempio
- eliminare la cartelle TENNIS dell'esempio precedente. Se non sono stati digitati nuovi comandi, dopo l'esempio precedente, la cartella attiva è LAVORO. Il comando per eliminare la directory TENNIS è RD TENNIS, ma non funziona (Fig. 19.15):

```
C:\ettore\lavoro>md fatture
 C:\ettore\lavoro>md lettere
C:\ettore\lavoro>rd tennis
Percorso di ricerca non valido, non è una directory
 oppure la directory non è vuota
C:\ettore\lavoro>
```

Fig. 19.15 Un errore

Questo succede perché il DOS non è in grado di trovare la cartella TENNIS, partendo da LAVORO. Si deve rendere attiva la cartella GIOCHI (dove è visibile TENNIS) utilizzando i seguenti comandi
`cd ..` (torna indietro di una cartella)
`cd giochi` (vai alla cartella GIOCHI)
`rd tennis` (rimuovi la cartella TENNIS)
Anche in questa occasione non viene visualizzato nessun messaggio, per controllare si utilizza il comando DIR e si vede che la cartella TENNIS non esiste più, Figura 19.16:

```
C:\ettore\lavoro>cd..

C:\ettore>cd giochi

C:\ettore\giochi>rd tennis

C:\ettore\giochi>dir

Il volume nell'unità C non ha etichetta
Numero di serie del volume: 3D2C-1900
Directory di C:\ettore\giochi

. <DIR> 20/01/01 10.25
.. <DIR>
CALCIO <DIR> 20/01/01 18.33 calcio
0 file 0 byte
3 dir 796.950.528 byte disponibili

C:\ettore\giochi>
```

Fig. 19.16 Rimozione di una cartella

19.4.1 Deltree

Il comando `rd` è scomodo, perché la directory da eliminare deve essere vuota, esiste quindi un altro comando che elimina un intero albero, una intera struttura a partire da una cartella: `deltree`, che significa appunto elimina albero. Questo comando è molto pericoloso perché elimina la cartella indicata, tutte le sue sottodirectory e anche tutti i file contenuti nella cartella e nelle sottodirectory. La sintassi del comando è `deltree` NOME, dove nome indica la cartella a partire dalla quale si vuole eliminare. Ad esempio:
- eliminare tutta la struttura creata con gli esempi di questo capitolo. Si deve eliminare l'intera struttura, quindi tutte le cartelle e sottocartelle a partire da ETTORE.

```
cd\
deltree ETTORE
```

Dato che si tratta di un comando pericoloso, il DOS chiede una conferma prima di cancellare tutto. Si deve digitare S e premere INVIO, tutta la struttura è eliminata (Fig. 19.17).

```
C:\ettore\giochi>cd\

C:\>deltree ettore
Eliminare la directory "ettore" e tutte le directory contenute? [SN] S
Rimozione di ettore in corso...

C:\>
```

Fig. 19.17 Comando di eliminazione intero albero (o struttura)

19.4.2 Percorsi

In parole semplici, il percorso è la "strada" che si deve fare per trovare il file, cioè tutte le cartelle che si percorrono a partire dalla cartella radice, che è la madre di tutte le directory. Quando si dice che non ci possono essere due file con lo stesso nome si intende che *non devono avere lo stesso nome e lo stesso percorso*. I percorsi possono (in alcuni casi *devono*) essere utilizzati insieme ai comandi per velocizzare alcune operazioni. Un esempio:

– nel paragrafo precedente è stata costruita la struttura di cartelle visualizzata nella (Fig. 19.18). Ora si costruirà la stessa struttura utilizzando i percorsi.

Aprire la finestra MS-DOS, la cartella attiva è C:\WINDOWS, come indica il prompt. Verrà costruita l'intera struttura a partire da questa cartella, senza spostamenti. Per creare le cartelle si utilizza il comando md, seguito dal nome della cartella. Si deve utilizzare il nome intero, pertanto ETTORE diventa \ETTORE, GIOCHI diventa \ETTORE\GIOCHI, TENNIS diventa \ETTORE\GIOCHI\TENNIS, e così per tutte le altre.

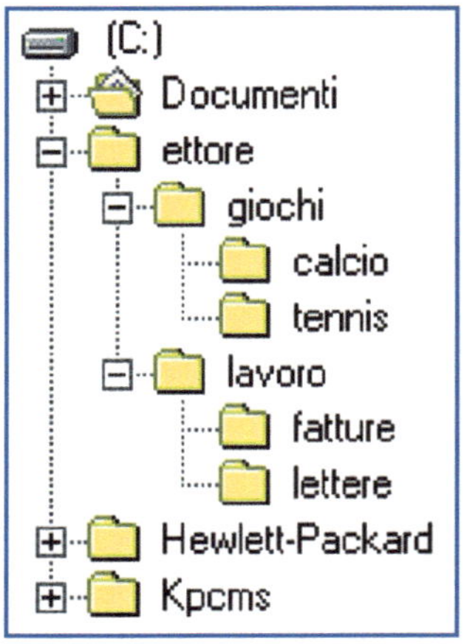

Fig. 19.18 Percorso

I comandi sono i seguenti (Fig. 19.19):

```
md\ettore
md\ettore\giochi
md\ettore\giochi\tennis
md\ettore\giochi\calcio
md\ettore\lavoro
md\ettore\lavoro\lettere
md\ettore\lavoro\fatture
```

come si vede nella Fig. 19.19:

```
C:\WINDOWS>md\ettore\giochi

C:\WINDOWS>md\ettore\giochi\tennis

C:\WINDOWS>md\ettore\giochi\calcio

C:\WINDOWS>md\ettore\lavoro

C:\WINDOWS>md\ettore\lavoro\lettere

C:\WINDOWS>md\ettore\lavoro\fatture

C:\WINDOWS>
```

Fig. 19.19 Creazione di percorso

Per vedere se la cartella GIOCHI contiene effettivamente TENNIS e CALCIO si deve utilizzare il comando `dir`:

```
dir\ettore\giochi
```

Seguito da INVIO, vedi (Fig. 19.20).

```
C:\WINDOWS>dir\ettore\giochi

Il volume nell'unità C non ha etichetta
Numero di serie del volume: 3D2C-1900
Directory di c:\ettore\giochi

. <DIR> 20/01/01 19.30 .
.. <DIR> 20/01/01 19.30 ..
TENNIS <DIR> 20/01/01 19.30 tennis
CALCIO <DIR> 20/01/01 19.30 calcio
0 file 0 byte
4 dir 792.383.488 byte disponibili

C:\WINDOWS>
```

Fig. 19.20 La verifica del contenuto

Anche con il comando CD i percorsi sono utili. Volendo entrare nella cartella TENNIS, senza i percorsi si dovrebbero digitare i seguenti comandi:

```
cd\
cd ettore
cd giochi
cd tennis
```

Utilizzando i percorsi questi 4 comandi si riducono a 1 solo (Fig. 19.21):

```
cd\ettore\giochi\tennis
```

```
C:\WINDOWS>cd\ettore\giochi\tennis
C:\ettore\giochi\tennis>
```

Fig. 19.21 Riduzione comandi

19.5
Comandi per lavorare con i file e la memoria

In questo paragrafo si vedranno i comandi per lavorare con i file, ma prima introduciamo un comando che sarà molto utile per capire se si commettono errori oppure per ripetere comandi molto lunghi, il DOSKEY.

19.5.1 Doskey

Questo comando memorizza la storia, cioè tutti i comandi digitati e permette di risalire ai comandi precedenti. Dopo l'INVIO viene visualizzato DOSKEY INSTALLATO. Esempio

- aprire la finestra MS-DOS e digitare `doskey`, seguito da INVIO. Non succede niente. Digitare i seguenti comandi (sono tutti sbagliati, a scopo di prova) (Fig. 19.22):

```
prova
prova1
prova2
prova3
```

```
C:\WINDOWS>doskey
 DOSKey installato

C:\WINDOWS>prova 1
Comando o nome file non valido

C:\WINDOWS>prova 2
Comando o nome file non valido

C:\WINDOWS>prova 3
Comando o nome file non valido

C:\WINDOWS>
```

Fig. 19.22 Prova del DOSKEY

Provare ora a premere le frecce direzione (verso l'alto e verso il basso) sulla tastiera. La freccia verso l'alto richiama, uno alla volta, i comandi precedenti; mentre la freccia verso il basso quelli successivi. Un altro concetto utile è cambiare unità. Il prompt che è stato utilizzato fino ad ora indicava che si stava lavorando sul disco C:. Per lavorare in qualsiasi altro disco è sufficiente digitare il nome dell'unità seguito da INVIO. Per esempio per lavorare con il floppy disk si deve digitare A:, il prompt diventa A:\>. Per tornare a lavorare con l'hard disk si deve digitare C:.

19.5.2 Copy

Serve per copiare i file da una cartella in un'altra. Con questo comando si devono utilizzare i percorsi (non è facoltativo, è obbligatorio), prevede infatti due parametri: il nome dei file da copiare e la directory nella quale saranno copiati (due percorsi).

La sintassi è la seguente:

```
COPY PERCORSO INIZIALE\NOME FILE PERCORSO FINALE
```

PERCORSO INIZIALE sta per nome della cartella in cui si trovano i file, PERCORSO FINALE sta per nome della cartella nella quale si vogliono copiare i file. Ci sono due spazi, (esattamente 2), uno dopo il comando, l'altro dopo il nome del file. Qualsiasi altro spazio genera un errore.

Generalmente non si vuole copiare un singolo file, ma molti file contemporaneamente. Per indicare più nomi di file si devono utilizzare dei caratteri speciali, chiamati caratteri *jolly*, che sono l'asterisco * e il punto di domanda ?. Il primo sostituisce qualsiasi insieme di caratteri e qualsiasi numero, mentre il secondo, che è meno utilizzato, sostituisce qualsiasi carattere, però un solo carattere alla volta (si veda la Tabella 19.1).

Tabella 19.1 Simboli speciali per qualificare classi di nomi di file

.	significa tutti i file
*.txt	significa tutti i file con estensione txt
*.bmp	significa tutti i file con estensione bmp
pluto.*	significa tutti i file di nome pluto, con qualunque estensione
paperino.*	significa tutti i file di nome paperino, con qualunque estensione
p*.*	significa tutti i file che iniziano per p e con qualsiasi estensione
ago?	Sostituisce ago1, ago2, agoe, agot, ecc.

19.5.3 Copiare file

Aprire la finestra MS-DOS e creare la struttura di cartelle del paragrafo precedente. Si vogliono copiare i file con estensione TXT della directory WINDOWS nella directory LETTERE. Prima entriamo nella radice, con il comando `cd`. Il percorso iniziale è \WINDOWS, quello finale \ETTORE\LAVORO\LETTERE e il nome dei file è *.TXT. Componendo i vari elementi il comando da utilizzare diventa (Fig. 19.23)

```
copy \windows\*.txt \ettore\lavoro\lettere
```

```
C:\WINDOWS>
C:\>copy\windows\*.txt\lettere\lavoro\lettere
```

Fig. 19.23 Composizione elementi di un comando

Dopo il comando, come sempre, si deve premere INVIO e, uno alla volta, verranno visualizzati tutti i nomi dei file copiati (Fig. 19.24). Alla fine, prima del prompt verrà scritto il numero totale di file copiati (il numero è diverso per ogni computer).

Per essere sicuri di aver copiato i file correttamente digitare

```
dir\ettore\lavoro\lettere
```

e si vedranno tutti i nomi dei file copiati. Con questo sistema si possono copiare file da una qualsiasi cartella ad un'altra, dello stesso disco. Se si intende copiare file tra dischi diversi si deve aggiungere *il nome del disco in uno dei due percorsi*. Segue un esempio (attenzione, è necessario disporre di una unità floppy disk installata, altrimenti saltate l'esempio!).

```
C:\windows\brndlog.txt
C:\windows\RunOnceExlog.txt
C:\windows\Schedlog.Txt
C:\windows\ActiveSetupLog.txt
C:\windows\DEWABLog.txt
C:\windows\Bind List Log.txt
C:\windows\Reg Save Log.txt
C:\windows\Reg Restore Log.txt
24 file copiato/i

 C:\>
```

Fig. 19.24 Messaggi di copia file

19.5.4 Copiare i file nel floppy disk

Si vogliono copiare gli stessi file dell'esempio precedente nel floppy disk (se lo avete nel vostro PC). Il comando è molto simile, cambia solamente il percorso finale. Fino ad ora abbiamo sempre fatto iniziare i percorsi dalla radice; quando però si lavora con due unità differenti non basta. Infatti scrivendo \ è sottointeso che si tratta della radice del disco C:, perché il prompt indica che si sta lavorando in questa unità. Si deve aggiungere al percorso il nome dell'unità che non fa parte del prompt. Nel nostro caso il comando diventa:

```
copy \windows\*.txt a:\
```

`a:` indica il floppy disk, l'hard disk è invece sottointeso; se digitate il comando, verranno visualizzati gli stessi nomi dell'esempio precedente (abbiamo infatti preso gli stessi file) e lo stesso numero totale. L'unica differenza è che il lavoro è molto più lento, perché il floppy disk è molto meno veloce dell'hard disk.

19.5.5 Xcopy, Xcopy32

Sono le nuove versioni del comando precedente, un po' più complete ed efficienti. Oltre a copiare i file copiano anche cartelle e sottocartelle (copy non lo può fare). La sintassi è identica a quella di copy. XCOPY32 non esisteva nel DOS, è stato aggiunto in Windows.

19.5.6 Move

Questo comando ha la stessa sintassi di COPY, ma invece di copiare i file, li sposta. In pratica questo comando cancella i file dalla cartella iniziale e li sposta in quella finale. Con il comando COPY si ottiene una copia dei file, cioè gli stessi file compaiono in due cartelle: quella iniziale e quella finale. Essendo questo comando pericoloso, si consiglia di utilizzarlo con cautela.

19.5.7 Del

`del` è l'abbreviazione di DELETE, cioè elimina, cancella. Serve per cancellare i file, la sua sintassi è DEL NOME FILE, dove per nome file si intende il nome del file, o dei file (caratteri jolly), da eliminare. C'è un solo spazio dopo il nome del comando. Ad esempio, per eliminare un file:

– entrare nella cartella LETTERE, con il comando (Fig. 19.25)

```
cd \ettore\lavoro\lettere
```

Questa cartella contiene tutti i file di testo copiati in precedenza, tra i quali ci dovrebbe essere FAQ.TXT (per vedere i file contenuti si utilizza DIR). Si vuole eliminare questo file (se non lo avete sceglietene uno qualsiasi dalla lista). Si deve digitare (Fig. 19.25):

```
del faq.txt
```

e premere INVIO.

```
C:\>cd\ettore\lavoro\lettere

C:\ettore\lavoro\lettere>del faq.txt

C:\ettore\lavoro\lettere>
```

Fig. 19.25 Comando di eliminazione file

Anche in questo caso il DOS non risponde, per verificare se veramente il file è stato eliminato, utilizzare il comando `dir`.

19.5.8 Ren

`ren` è l'abbreviazione di RENAME, che serve per cambiare nome ad un file. La sintassi è REN NOMEVECCHIO NOMENUOVO, dove nome vecchio e nome nuovo comprendono l'estensione. Ci sono due spazi, uno dopo il comando e uno dopo il nome vecchio del file, prima del nuovo. Ad esempio per cambiare il nome ad un file:
- nella cartella LETTERE ci dovrebbe essere il file RETE.TXT (altrimenti sceglietene un altro qualsiasi), lo vogliamo chiamare ETTORE.TXT. il comando è (Fig. 19.26):

```
ren rete.txt ettore.txt
```

Come al solito il DOS non visualizza nessun messaggio, per controllare utilizzare `dir`.

```
C:\ettore\lavoro\lettere>ren rete.txt ettore.txt
C:\ettore\lavoro\lettere>
```

Fig. 19.26 Cambio nome file

19.5.9 Format

Il comando FORMAT serve per preparare un dispositivo per l'uso. Formattare un disco significa creare il file system sull'unità. Ogni disco deve necessariamente essere formattato prima di poterlo utilizzare, sia gli hard disk che i floppy disk. I floppy venduti nei negozi attualmente sono già formattati, subiscono cioè una formattazione di fabbrica per essere subito pronti all'uso.

Attenzione: tenete presente che la formattazione applicata ad un disco cancella l'eventuale contenuto, lo rende indisponibile; quindi usate il Format a ragion veduta (vedi Capitolo 2).

Conviene comunque formattare un disco vuoto prima di utilizzarlo, perché è un sistema per controllare il funzionamento del dispositivo. Un disco rovinato in modo grave, infatti, non può essere formattato, mentre un disco rovinato in modo lieve viene formattato, ma sarà segnalato il fatto che ci sono alcuni byte in settori danneggiati (vedi Capitolo 2). La sintassi del comando FORMAT prevede un parametro: l'unità da formattare. Per formattare i floppy disk si deve digitare:

```
format a:
```

mentre per formattare l'hard disk si utilizza:

```
format c:
```

Dopo l'INVIO il DOS avverte che con questa procedura *tutti i dati verranno persi*, cioè la formattazione elimina tutti i file e le directory contenute nel disco. Alla fine della formattazione è visualizzato il rapporto che in pratica dimostra se la procedura è terminata correttamente e viene chiesto di digitare l'etichetta di volume. L'etichetta di volume è un "secondo nome" che si può dare al disco, al massimo 11 caratteri. Questo secondo nome non viene considerato dal sistema operativo, ma solo dall'utente, è infatti più semplice ricordare il nome APPLICATIVI che non il nome dell'unità D:

Il comando `format` prevede due opzioni utili: /Q e /S.

```
format a: /q
```

Effettua la formattazione veloce di un floppy. La formattazione rapida è un sistema per pulire (cancellare tutti i dati) un dispositivo.

```
format a: /s
```

Copia i file di sistema all'interno dell'unità. I file di sistema sono i file minimi e indispensabili per far partire il computer. Creare un floppy di sistema può essere utile per ripristinare il sistema operativo in situazioni di emergenza.

19.5.10 Diskcopy

Questo comando serve per copiare il contenuto di un disco in un secondo disco. Il secondo dispositivo deve essere uguale al primo: stessa capacità di memoria. È utilizzato di solito per copiare i floppy disk, ma può essere utilizzato anche per altri dispositivi. Per copiare un floppy in un altro si deve digitare:

```
diskcopy a: a:
```

Uno spazio dopo il commando e un secondo spazio dopo il nome della prima unità. Si deve copiare da A: a A: perché attualmente i PC vengono forniti di un solo drive (lettore) per i dischetti. Il DOS chiederà di inserire il disco originale e premere INVIO.

```
C:\Windows>diskcopy a: a:
Inserire il disco di ORIGINE nel-
l'unità a:
Premere un tasto per continuare…
```

Verrà letto completamente il disco, alla fine della lettura un messaggio indicherà di sostituire il disco e inserire quello di destinazione (dove si vogliono copiare i dati) (Fig. 19.27).

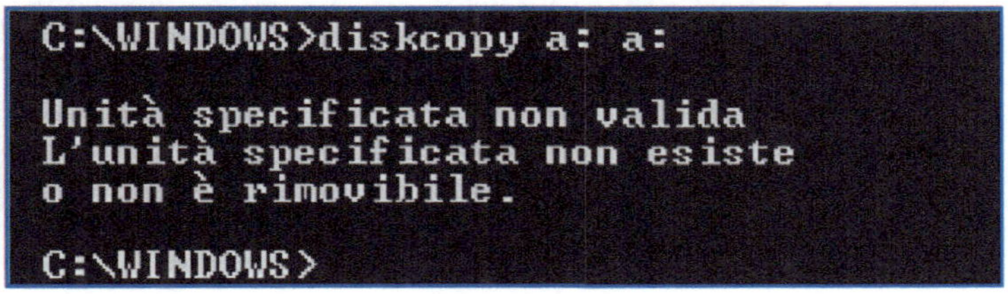

Fig. 19.27 In alto è la risposta quando era presente l'unità floppy, in basso è l'attuale risposta dove non è più presente l'unità

19.5.11 Sys

Copia i file di sistema del DOS e l'interprete dei comandi sul disco indicato. Praticamente copia i file indispensabili per avviare un computer "senza" sistema operativo. Di solito è usato per creare quello che viene chiamato un dischetto di boot, digitando:

```
sys  a:
```

Il floppy disk in questione può essere utilizzato per avviare il computer e per fare, per esempio, dei comandi di ripristino del sistema. Può comunque essere utilizzato per copiare i file di sistema in qualsiasi disco, sostituendo A: con il nome dell'unità.

19.5.12 Chkdsk

`chkdsk` è l'abbreviazione di check disk, controlla disco. Utilizzando questo comando è possibile visualizzare alcune informazioni relative all'hard disk, come per esempio la capacità totale, la memoria occupata e quella libera. Si deve semplicemente digitare il comando seguito da INVIO (Fig. 19.28):

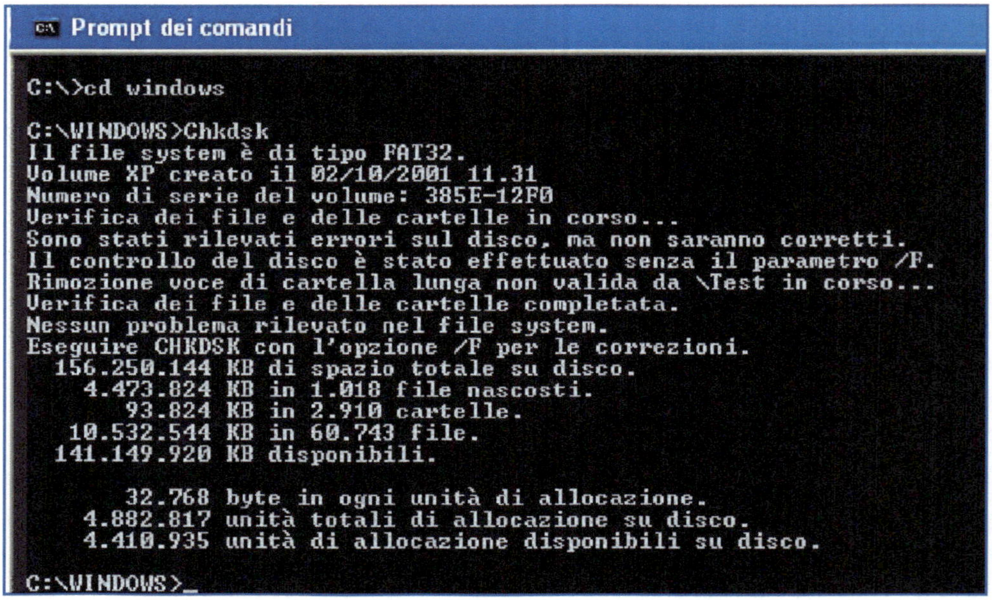

Fig. 19.28 Esempio di chkdsk

19.5.13 Keyb

È l'abbreviazione di tastiera, keyboard, e serve per cambiare il tipo di tastiera. Per esempio si può passare dalla tastiera italiana a quella francese, americana o di qualsiasi altra nazione. La sintassi è `keyb nazione`, dove al posto di nazione si deve indicare la sigla della nazione. Per esempio, per Italia, Stati Uniti, Francia e Spagna si utilizza rispettivamente:

```
keyb it
keyb us
keyb fr
keyb sp
```

19.5.14 Attrib

Ogni file system prevede degli attributi per i file, quelli della FAT, file system del DOS, sono: *sola lettura*, di *sistema*, *nascosto* e di *archivio*. *Sola lettura* significa che si può vedere il file ma non modificarlo. I file con attributo di *sistema* sono quelli che servono al sistema operativo. L'attributo *nascosto* impedisce di vedere il file, a meno di utilizzo di comandi particolari. Per vedere i file nascosti si deve utilizzare il comando `dir/a`. I file con l'attributo di *archivio* sono automaticamente inclusi nel back-up del sistema. Per modificare gli attributi di un file si deve utilizzare il comando `attrib`, seguito dal segno + o dal segno -. Il + aggiunge l'attributo al file, mentre il – toglie l'attributo. La sintassi è `attrib segno attributo nomefile`, dove segno va sostituito con + o -, attributo con una sigla e nomefile con il nome del file o dei file cui si vogliono modificare gli attributi. Sola lettura è abbreviato con R (*read*), nascosto con H (*hide*), archivio con A e sistema con S. Per esempio per aggiungere gli attributi nascosto, sola lettura, sistema e archivio al file pippo.txt si devono utilizzare i comandi, rispettivamente:

```
attrib +h  pippo.txt
attrib +r  pippo.txt
attrib +s  pippo.txt
attrib +a  pippo.txt
```

Per togliere gli attributi si utilizzano gli stessi comandi sostituendo + con -.

19.5.15 Mem

Questo comando si utilizza per analizzare la situazione della memoria RAM. Si deve semplicemente digitare il comando seguito da INVIO (Fig. 19.29).

```
C:\WINDOWS>mem

   655360 byte di memoria convenzionale complessiva
   655360 byte disponibili per MS-DOS
   627648 dim. massima di un programma eseguibile

  1048576 byte contigui di memoria estesa
        0 byte di memoria estesa contigua disponibili
   941056 byte di memoria estesa disponibili
          MS-DOS è residente nell'area di memoria alta.

C:\WINDOWS>
```

Fig. 19.29 Stato della memoria

19.5.16 Fdisk

Fdisk è un comando MS-Dos "esterno". Questo significa che, a differenza dei comandi interni (accessibili in qualunque momento perché contenuti nel file COMMAND.COM), Fdisk per essere utilizzato deve essere copiato sul disco fisso, poiché il solo sistema operativo non riesce ad assolvere le funzioni di partizione. Chiaramente, il programma per l'installazione di MS-DOS o di Winx provvede a collocare fdisk, in modo da poterlo utilizzare subito e senza intervento alcuno. Questo comando serve a partizionare l'hard disk. Normalmente, un hard disk è provvisto di una sola partizione (la partizione DOS Primaria, che corrisponde alla lettera C); questo significa che l'unico luogo fisico del disco fisso dove salvare dati è solo e soltanto C, e che viene identificato con il nome di hard disk. In questo caso diciamo che il nostro hard disk ha una partizione unica. L'inconveniente della partizione unica (presente nella stragrande maggioranza dei pc per uso domestico) è che, per un problema qualsiasi sull'hard disk, saremo costretti, nella migliore delle ipotesi, a salvare tutti i nostri dati su un altro supporto (floppy, pen drive, ecc.) prima di formattare il tutto e reinstallare il sistema operativo. Certamente l'applicazione del comando comprende molti altri concetti che riguardano informazioni di hardware: questo va oltre gli obiettivi del volume e lo lasciamo ai lettori più curiosi.

19.6 Le operazioni automatiche alla accensione

Anche se in parte se ne è già parlato, torniamo ad esaminare cosa accade alla accensione. Il primo impulso elettrico arriva alla porzione di ROM chiamata BIOS. Qui è registrata permanentemente una porzione di software che ha il compito di controllare lo stato di tutto l'hardware presente, di verificare che esista un software di sistema registrato su un qualche disco, di caricarlo in memoria e di cedergli il controllo. Nei primi PC IBM il BIOS supportava tutte le periferiche e il DOS faceva completo affidamento su di esso per le operazioni a basso livello, ma con l'evoluzione tecnologica successiva le capacità offerte dalle routine di gestione del BIOS (all'epoca non aggiornabili, perché scritte in ROM) divennero rapidamente insufficienti. Attualmente i moderni sistemi operativi (Microsoft Windows e Linux) non usano più il BIOS per le loro operazioni di I/O ma accedono direttamente all'hardware (• Nota 19.3, la funzione del BIOS).

Nota 19.3 – Approfondimento

Il primo lavoro che viene effettuato è un test completo, incluso un controllo della memoria e dell'hardware. Si controlla l'integrità della ROM, dei processori presenti, delle porte seriali e parallele, del mouse, della RAM, dei disk drive, del disco rigido, della tastiera. La seconda operazione della ROM BIOS è l'inizializzazione dei vari componenti il sistema, sia hardware che software, e la loro "registrazione" in RAM. Si resettano i processori, si leggono le configurazioni delle schede, si prepara la RAM per il prossimo caricamento del DOS, si verifica la comunicazione con il disco, si controlla la tastiera, la scheda grafica, la ROM e la RAM dedicata al video. Qualsiasi errore venga incontrato, il procedimento di test o di inizializzazione viene arrestato. Se l'errore non coinvolge il monitor, la scheda o la memoria video, un messaggio viene visualizzato sullo schermo. Purtroppo si tratta di un codice che può dire qualcosa solo ad un utente molto esperto o ad un tecnico. Si consiglia di spegnere il computer e di controllare che tutti i cavi siano saldamente attaccati al loro giusto posto e che tutte le schede interne siano ben ferme nei loro connettori. Se l'errore continua a verificarsi alla nuova accensione, non resta altro che portare il computer al laboratorio di assistenza. Infine, se il test è andato bene, la ROM BIOS prova a leggere i dischetti presenti nei disk drive. Nel caso non sia presente nessun dischetto, legge il disco rigido. Se nel drive è presente un floppy sul quale non sia registrato nessun file di sistema, l'operazione si blocca ed appare sul video la richiesta di un disco di sistema. Da un dischetto di sistema, o dal disco rigido, viene letto un particolare settore del disco chiamato boot sector. Fatto questo, il controllo delle operazioni passa al software di sistema. Viene controllata la presenza sul disco delle prime due parti del DOS: il file IBMBIO.COM oppure IO.SYS con il BIOS ed il file IBMDOS.COM oppure MSDOS.COM con il kernel. Se non ci sono, se sono danneggiati o se sono versioni diverse da quelle necessarie, appare sul monitor la scritta "*Wrong operating system*". Non è possibile far funzionare il computer, se non inserendo nel drive un altro dischetto di sistema, oppure reinstallando il DOS sul disco rigido. BIOS e kernel sono caricati in memoria e vanno rapidamente in esecuzione l'uno dopo l'altro. In particolare il BIOS, utilizzando il CONFIG.SYS, verifica la corrispondenza della configurazione con l'hardware trovato. Viene poi caricato il COMMAND.COM nella porzione di memoria a lui riservata. Il sistema operativo DOS è ora completamente caricato ed ha preso pieno possesso del computer. Infine viene cercato nel disco un file chiamato AUTOEXEC.BAT e, se presente, viene eseguito.

19.7 La programmazione batch

Il file AUTOEXEC (• Nota 19.3 e • 19.4), pur essendo piccolo, è un tipo di file molto importante: sfrutta una proprietà essenziale del DOS, quella di poter mandare in esecuzione un semplice **file di testo** come se le linee di testo fossero comandi che si stanno digitando dalla tastiera. Questo tipo di file si chiama batch, con estensione .BAT (ancora • Nota 19.4).

Nota 19.4 – Informazione

In pratica si tratta di una serie di comandi DOS registrati, ognuno in una linea, in un ordinario file di solo testo. Se si devono effettuare ripetutamente delle lunghe operazioni, invece di digitare tutte le volte gli stessi comandi DOS, si scrivono in un singolo file. Basterà mandare in esecuzione questo file, ed i comandi DOS saranno eseguito l'uno dietro l'altro. Il file **AUTOEXEC.BAT** viene eseguito automaticamente ad ogni accensione del computer. Questo vuol dire avere a disposizione un mezzo per poter dare dei comandi DOS ogni volta che si inizia a lavorare. Ma quali comandi? Innanzi tutto abbiamo visto come il DOS sia intimamente legato all'hardware ed al software presente, e la parte più importante dell'AUTOEXEC.BAT è dedicato alla messa appunto dell'esatta configurazione del computer, alla ripartizione di memoria e all'inizializzazione di eventuali dispositivi come il mouse. Troviamo, ad esempio la determinazione del numero di file che un programma può aprire contemporaneamente. Non l'utente, si badi, ma un programma, e questo perché la gran parte dei programmi in ambiente DOS è diviso in parti diverse ed il sistema operativo carica in memoria quelle che servono di volta in volta, e spesso ne servono più di una contemporaneamente.

Lettura consigliata

Wolverton Van (2002) Guida all'uso dell'MS-DOS 20 anni dopo. Mondadori Informatica

Guida pratica al sistema operativo Windows

20

S. Deseri, G. Garlaschi

Indice dei contenuti

20.1 Usare il sistema operativo

Questo capitolo appare come una sorta di manuale per facilitare lo studente nell'apprendimento di alcune operazioni che possono sembrare banali, ma che molto spesso non si conoscono. Inoltre, l'esposizione dettagliata dei passi da compiere intende presentare la corretta terminologia delle operazioni che vengono eseguite praticamente nell'uso del computer. Le istruzioni operative sono state derivate dalla versione XP di Windows; per le versioni precedenti le modalità in generale sono simili.

20.1.1 Desktop

La schermata che appare sul monitor, appena dopo aver acceso il pc (e dopo il caricamento del sistema operativo) è il desktop. Questo rappresenta il punto di inizio per accedere a tutte le risorse del pc.

Elementi di informatica in diagnostica per immagini. Roberto Grassi et al. (a cura di)

Le icone

Le piccole immagini che si trovano sul desktop sono chiamate icone e servono per aprire i programmi (o applicazioni).

La barra delle applicazioni

Nella parte bassa del desktop è presente una "striscia" chiamata barra delle applicazioni.

Essa contiene i collegamenti di alcune applicazioni (o programmi) e visualizza le applicazioni che si stanno usando.

Il pulsante start

Sulla sinistra della barra delle applicazioni è presente il pulsante start che rappresenta il punto di partenza per accedere a tutte le risorse del computer.

Il puntatore

La freccia che appare sul desktop indica il puntatore del mouse.

20.1.2 Input e output: il mouse

Muovendo il mouse a destra e a sinistra, in alto ed in basso, si vede che il puntatore si muove: questo rappresenta il primo comando. In questo modo abbiamo informato il computer che si voleva spostare il puntatore tramite il mouse, e il computer attraverso il monitor ha eseguito il comando (ricorda anche Capitolo 2).

Cliccare

Oltre a muovere il mouse, possiamo impartire comandi con i tasti del mouse (Capitolo 2). Ricordiamo che il tasto principale (salvo diverse impostazioni) è il tasto sinistro, mentre il tasto destro è il tasto secondario. "Cliccare" significa che si deve pigiare il tasto sinistro del mouse e rilasciarlo subito, mentre "doppio clic" significa cliccare due volte in rapida successione (mantenendo il mouse fermo). Per convenzione, quando si vede scritto: "fai clic", "clicca", "fai doppio clic", è sottinteso che deve essere premuto il tasto sinistro del mouse. Nel caso dovesse essere usato il tasto destro, allora verrà specificatamente scritto "clicca con il tasto destro del mouse".

Per aprire una applicazione con il mouse bisogna eseguire i seguenti passi

- spostare il puntatore sopra il pulsante start;
- cliccare sul pulsante start;
- spostare il puntatore sulla voce "programmi";
- spostare il puntatore sul nuovo menu apparso;
- spostare il puntatore sulla voce "accessori";
- spostare il puntatore sul nuovo menu apparso;
- cliccare sulla voce "blocco note".

In questo modo si è aperto il primo programma. Quel rettangolo che si è sovrapposto al desktop viene chiamato FINESTRA (*window*). Quando si apre un programma (o applicazione) si aprono una o più finestre.

Chiudere una applicazione (primo modo)

Bisogna spostare il puntatore in alto a destra della finestra aperta (sopra la crocetta) e cliccare.

Chiudere una applicazione (secondo modo)

C'è un altro modo per chiudere l'applicazione:

- dalla barra dei menu (vedi più avanti) della finestra aperta, bisogna cliccare su *File*;
- quindi, dal sottomenu che si apre, cliccare su *E*sci (oppure se manca il comando esci, cliccare su *Chiudi*).

20.1.3 Input e output: la tastiera

Oltre al mouse, la *tastiera* (vedi Capitolo 2) rappresenta l'oggetto che viene usato per comunicare con il PC. Oltre ad avere tasti come una macchina da scrivere, è dotata di altri tasti speciali usati opportunamente per dare comandi al computer.

Il logo di Windows

Sulla tastiera a sinistra è presente il tasto con impresso il logo di windows situato tra il tasto CTRL e il tasto ALT.

Invio

Il tasto invio è invece situato a destra della tastiera ed è rappresentato da una freccia che punta a sinistra con una piccola gambetta rivolta verso l'alto (normalmente c'è la scritta *Invio* o *Enter*).

Tasti cursori

I tasti cursori si trovano sulla tastiera in basso a destra ed è un gruppo di quattro tasti rappresentati da frecce rivolte nelle quattro direzioni.

Aprire o chiudere una applicazione con la tastiera

Ricordiamo che per aprire un programma si può usare la tastiera, agendo nel seguente modo:

- premere sulla tastiera il tasto *logo di windows*;
- premere i tasti cursori per spostarsi sul menu;
- quando viene evidenziata la voce del menu desiderata, premere il tasto invio.

20.1.4 Aprire una applicazione dal desktop

Sul desktop potrebbero trovarsi delle icone, quindi, anche da quelle icone si possono aprire i programmi ad esse associate: eseguire doppio clic (cliccare due volte in rapida successione) sull'icona.

20.1.5 La barra dei menu

Su quasi tutte le finestre aperte dai programmi troviamo in alto una barra orizzontale contenente delle scritte (o voci) del tipo "*File*", "*Modifica*", "*Visualizza*", ecc. Questa barra viene chiamata barra dei menu e contiene tutti i comandi che servono per usare quel programma.

20.1.6 Modalità per spegnere il computer con il mouse

WINDOWS XP:	WINDOWS 98:
– cliccare sul pulsante start **– cliccare su spegni computer** **– cliccare su spegni**	**– cliccare sul pulsante start** **– cliccare su chiudi sessione** **– (se l'opzione non è attiva: cliccare sul pallino bianco a destra della scritta "arresta sistema")** **– cliccare su ok**

20.1.7 Modalità per spegnere il computer con la tastiera

WINDOWS XP:	WINDOWS 98:
– premere il tasto logo di windows **– premere il tasto cursore (freccia in alto)** **– premere il tasto invio** **– premere il tasto cursore per attivare l'opzione spegni (il pulsante si illumina)** **– premere il tasto invio**	**– premere il tasto logo di windows** **– premere il tasto cursore (freccia in alto)** **– premere il tasto invio** **– (se necessario) premere il tasto cursore per attivare l' opzione "arresta sistema"** **– premere il tasto invio**

20.1.8 Pulsanti di opzione

Quando si usano i programmi, si trovano spesso delle finestre che contengono i pulsanti di opzione.

Questi vengono rappresentati da pallini bianchi, e solo uno di questi potrà essere attivo (ovvero potrà avere il pallino nero nel suo interno). Quindi, se clicchiamo sul pulsante "ok" di quella finestra significa che si vuole che venga eseguito il comando associato al pallino attivo (pulsante di opzione attivo).

20.1.9 La icona Risorse del computer

Consente di ottenere informazioni sulle componenti hardware del computer ed anche accedere alle operazioni di controllo.

Attivazione

Bisogna eseguire doppio clic sull'icona "Risorse del computer". Se non si trova, allora cliccare su start e dal menu cliccare su "Risorse del computer". La finestra che si apre offre una rappresentazione grafica di quello che si trova all'interno del computer.

Unità A:, C:, D:

- Generalmente il floppy è identificato dalla lettera "**A:**" (oramai in disuso);
- il disco rigido (o fisso) dalla lettera "**C:**";
- il lettore cd-rom dalla lettera "**D:**".

Vedere le caratteristiche del disco fisso

Eseguire un clic sull'icona disco fisso (o *hard disk*) (questo comando, "seleziona" l'icona, ovvero informa il computer che si vuole agire su quella icona). Dalla barra dei menu cliccare su *File*, quindi cliccare su *Proprietà* oppure eseguire un clic con il tasto destro e dal *menu contestuale* (l'attributo "contestuale" fa riferimento al fatto che le voci del menu dipendono dal tipo di oggetto (o oggetti) con cui si vuole interagire e dall'applicazione che gestisce l'oggetto) cliccare su *Proprietà*. Dalla finestra che si apre possiamo vedere le caratteristiche del disco fisso: la sua capacita, lo spazio utilizzato e lo spazio disponibile, espresso in byte e Gb.

Per visualizzare il contenuto del disco fisso

Bisogna cliccare due volte (in rapida successione) sull'icona C:. In questo modo la finestra cambia aspetto e ci mostra il contenuto del disco fisso.

Ritornare alla visualizzazione precedente

Per tornare alla visualizzazione precedente cliccare sul pulsante indietro, si trova sotto la barra dei menu.

20.1.10 Avere il controllo delle finestre

Si possono aprire più finestre sul desktop, e queste possono essere spostate, rimpicciolite, ingrandite, parcheggiate, fatte scorrere, oppure essere sovrapposte.

La *barra del titolo* di un finestra è quella fascia orizzontale (che quando è attiva prende il colore blu) e si trova nell'estremità più alta.

Ridurre a icona

Precedentemente si è visto che le finestre si possono chiudere. Esiste un modo per far scomparire la finestra dal desktop senza chiuderla. Cliccare sul pulsante riduci ad icona in alto a destra (il terzultimo rappresentato da un trattino). La finestra scompare, ma non è stata chiusa, infatti nella barra delle applicazioni si vede la sua icona.

Messaggi sui comandi

Quando si posiziona il puntatore sopra un comando (ad esempio "riduci a icona"), e si attende qualche secondo prima di cliccare su di esso, si vedrà comparire un messaggio che informa sul tipo di comando rappresentato.

Rivisualizzare

Per poter rivedere la finestra ridotta icona, bisogna eseguire un semplice clic sulla relativa icona dalla *barra delle applicazioni* del desktop.

Ingrandire

La finestra aperta può essere grande a tutto schermo, oppure più piccola dello schermo. Se è più piccola dello schermo, il penultimo comando in alto a destra è il comando ingrandisci, che permette di ingrandire a tutto schermo la finestra.

Ripristinare

Se viceversa la finestra è già a tutto schermo, il penultimo comando in alto a destra, è il comando ripristina, che permette di rendere la finestra più piccola.

Trascinare con il mouse per muovere le finestre

Oltre a eseguire clic e doppio clic, con il mouse si può eseguire un'altra operazione: il trascinamento (in questo caso, delle finestre). Per effettuare questa operazione:
- posizionare il puntatore sulla barra del titolo (il puntatore deve mantenere le sembianze della freccia obliqua);
- premere e mantenere premuto il tasto sinistro del mouse;
- spostare lo stesso mouse;
- rilasciare il tasto sinistro del mouse.

Dimensionare le finestre

Le dimensioni delle finestre possono essere personalizzate:
- posizionare il puntatore sul bordo estremo della finestra;
- quando il puntatore si trasforma in una doppia freccia divergente (orizzontale oppure verticale), trascinare con il mouse (ovvero premere e mantenere premuto il tasto sinistro del mouse), spostare il mouse e rilasciando il tasto, la finestra cambierà le dimensioni. Per poter controllare contemporaneamente le due dimensioni della finestra, posizionare il puntatore su uno dei quattro angoli.

20.1.11 Scorrere la finestra

Il contenuto della finestra aperta (anche se è a tutto schermo) potrebbe non essere del tutto visibile.

Per vedere il contenuto nascosto, si deve far scorrere la finestra.

Le barre di scorrimento

Se il contenuto non è tutto visibile, possono apparire a destra ed in basso della finestra, le barre di scorrimento rispettivamente verticale e orizzontale rappresentate da una fascia dalle estremità a forma di triangolini neri.

Usare le barre di scorrimento

Le barre di scorrimento (Fig. 20.1) si possono usare in vari modi:
- cliccare sui triangolini neri;
- cliccare sul grigio chiaro della barra;
- trascinare posizionandosi sul grigio scuro della barra.

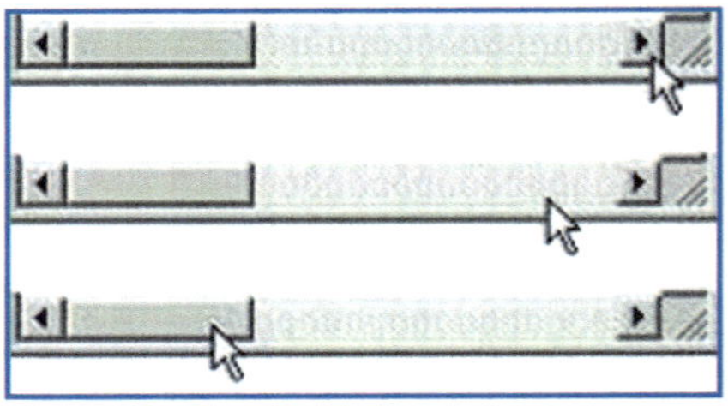

Fig. 20.1 Barre di scorrimento

20.1.12 La cartella documenti

La cartella documenti che si trova sul desktop è un esempio di cartella. Le cartelle rappresentano dei semplici contenitori (inizialmente vuoti) che possono contenere file e altre cartelle.

Come creare una cartella

Per creare una nuova cartella all'interno della cartella documenti:
- accedere alla cartella "Documenti" con un doppio clic; sull'icona "Documenti del Desktop", oppure cliccare sul pulsante "start" e cliccare sulla voce "Documenti";
- cliccare con il tasto destro su un punto vuoto della finestra;
- dal menu contestuale portare il puntatore su "Nuovo";
- cliccare su "Cartella";
- apparirà una nuova icona con il nome "Nuova cartella" evidenziato;
- digitare sulla tastiera il nome che si desidera dare alla cartella, per esempio "Raccolta immagini";
- premere invio (da tastiera) oppure eseguire un clic su un punto vuoto della finestra.

20.1.13 Creare un file

Tutti i documenti, disegni, calcoli, archivi che noi creiamo con il computer possono essere salvati (memorizzati) sulle unità disco sotto forma di file (Capitolo 10 e Capitolo 19). Per creare un file possiamo: crearlo dopo aver aperto un programma applicativo (vedere ad esempio il Capitolo 21), oppure possiamo crearne uno vuoto direttamente all'interno di una cartella, nel modo seguente: abbiamo già creato una cartella personale "Raccolta immagini", quindi entriamo nella cartella "I miei esercizi" con un doppio clic e poi:
- cliccare con il tasto destro su un punto vuoto della finestra per far comparire il menu contestuale;
- dal menu contestuale portare il puntatore su "Nuovo".
- si apre un sottomenu nel quale sono elencati i tipi di file che si possono creare;
- cliccare su "documento di testo" per creare un semplice documento di testo vuoto (ovvero quello che si crea è un foglio bianco nel quale si potrà in seguito scrivere del testo);
- apparirà una nuova icona con il nome "Nuovo documento di testo".

20.1.14 Rinominare file e cartelle

Per rinominare file o cartelle, come per quasi tutti i comandi, si possono usare diversi metodi.

Primo metodo:
- cliccare con il tasto destro del mouse sul file o cartella che si vuole rinominare;
- dal menu contestuale cliccare su Rinomina;
- digitare sulla tastiera il nuovo nome del file;
- cliccare su un punto vuoto della finestra o premere il tasto invio.

Secondo metodo (ancora più semplice):
- eseguire un clic sul file o cartella che si vuole rinominare;
- attendere un secondo (se non si attende il file o cartella non si apre);

- eseguire un clic sul nome del file o cartella;
- digitare sulla tastiera il nuovo nome del file;
- cliccare su un punto vuoto della finestra o premere il tasto invio.

20.1.15 Visualizzare i file in modi diversi

Si possono visualizzare file e cartelle in modi differenti.

- dalla barra degli strumenti (la *barra degli strumenti* di modifica contiene un insieme di pulsanti che ripetono i comandi più comuni del linguaggio di formattazione) cliccare sull'icona "visualizza" (ad esempio a partire dalla cartella Documenti);
- dal menu a tendina scegliere il tipo di visualizzazione desiderato (per esempio: "dettagli"). Si potranno così ottenere diversi modi di vedere gli stessi file.

20.1.16 Visualizzare i dettagli

Una modalità di visualizzazione molto utile è quella in "dettagli". Cliccare sulla voce "nome".

In questo modo si ottiene l'elenco dei file in ordine alfabetico dalla "A" alla "Z". Cliccando una seconda volta si ottiene invece un ordine dalla "Z" alla "A". Cliccando sulla voce "dimensione". Si ottiene un ordine dei file dal più piccolo al più grande. Cliccando invece sulla voce "data ultima modifica" si ottiene l'elenco dei file in ordine cronologico. Si potrà così vedere subito qual'è stato l'ultimo file che è stato creato o modificato. Eseguendo un clic sul "Tipo di file", come dice il nome, si mettono in ordine i file per tipologia (immagini, testi, fogli di calcoli, eccetera).

20.1.17 Livello superiore

Cliccare sull'icona rappresentata da una freccia verde per tornare a visualizzare il contenuto della cartella Documenti.

Osservare sempre la "barra degli indirizzi" per capire dove ci si trova.

20.1.18 La barra degli indirizzi

Si può usare anche la barra degli indirizzi per navigare tra le cartelle. Cliccare sul triangolino nero a destra della barra degli indirizzi.

Si apre un menu dal quale si può cliccare direttamente sulla cartella o unità disco desiderata.

20.1.19 Comando indietro

Se si clicca sul comando indietro si ritornerà all'ultima cartella o unità disco che era stata precedentemente visualizzata.

20.1.20 Spostare un file usando il mouse

Dopo aver creato una cartella può nascere l'esigenza di spostare un file all'interno della nuova cartella creata:
- posizionare il puntatore sopra il file da spostare;
- trascinare il file (cliccare sopra il file e tenere premuto il pulsante del mouse);
- posizionare il file trascinato sopra la cartella di destinazione (se visibile);
- rilasciare il pulsante del mouse.

20.1.21 Spostare un file usando i comandi taglia ed incolla

Spesso la cartella non è nella stessa cartella dove si trova il file, è pertanto utile conoscere il sistema "taglia ed incolla" per spostare un file:
- posizionare il puntatore sopra il file da spostare;
- cliccare il pulsante destro del mouse;
- dal menu contestuale cliccare sulla voce "taglia";
- navigare tra le cartelle fino a raggiungere la cartella desiderata;
- "entrare" nella cartella prescelta;
- cliccare con il pulsante destro su un punto vuoto della finestra;
- dal menu contestuale cliccare sulla voce "incolla".

20.1.22 Copiare un file usando i comandi copia ed incolla

Se si ha bisogno di creare una copia di un file nella stessa cartella, procedere in questo modo:
- posizionare il puntatore sopra il file da copiare;
- cliccare il pulsante destro del mouse;
- dal menu contestuale cliccare sulla voce "copia";
- cliccare con il pulsante destro su un punto vuoto della finestra;
- dal menu contestuale cliccare sulla voce "incolla".

Se invece si vuole copiare un file in un'altra cartella bisogna procedere nel seguente modo:
- posizionare il puntatore sopra il file da copiare;
- cliccare il pulsante destro del mouse;
- dal menu contestuale cliccare sulla voce "copia";
- navigare tra le cartelle fino a raggiungere la cartella desiderata;
- "entrare" nella cartella prescelta;
- cliccare con il pulsante destro su un punto vuoto della finestra;
- dal menu contestuale cliccare sulla voce "incolla".

20.1.23 Copiare un file usando il mouse ed il tasto CTRL

Un metodo veloce per copiare un file è il seguente:
1. Posizionare il puntatore sopra il file da copiare;

2. trascinare il file (cliccare sopra il file e tenere premuto il pulsante del mouse);
3. posizionare il file trascinato, in una posizione diversa (ad esempio appena a destra);
4. premere e mantenere premuto il pulsante "CTRL" sulla tastiera;
5. rilasciare il pulsante del mouse;
6. rilasciare il pulsante "CTRL".

20.1.24 Eliminare un file

Per eliminare un file ci sono svariati metodi.
Primo metodo:
- cliccare con il pulsante destro sopra il file da eliminare;
- dal menu contestuale cliccare sulla voce "elimina";
- cliccare sul pulsante "si" per confermare l'eliminazione.

Secondo metodo:
- selezionare con un clic il file da eliminare;
- premere il tasto "CANC" da tastiera;
- premere il tasto "INVIO" per confermare.

Terzo metodo:
- selezionare con un clic il file da eliminare;
- cliccare sul pulsante "elimina" sulla barra degli strumenti;
- cliccare sul pulsante "sì" per confermare l'eliminazione.

20.1.25 Selezionare più file con il mouse

Per eliminare, copiare o spostare più file contemporaneamente, si deve prima di tutto sapere come selezionare più file. Vediamo come selezionare più file usando solamente il mouse:
- posizionare il puntatore a fianco del primo file da selezionare;
- cliccare e tenere premuto il pulsante del mouse;
- mantenere premuto il pulsante del mouse, descrivere un rettangolo che includa le icone;
- rilasciare.

20.1.26 Selezionare più file con la tastiera

- Selezionare il primo file con un clic;
- premere e mantenere premuto il tasto delle maiuscole (sulla tastiera);
- premere i tasti cursore in modo da selezionare due o più file.

20.1.27 Selezionare tutti i file

Questo metodo selezionerà tutti i file e le cartelle che si trovano all'interno della cartella che si sta visualizzando.
- dalla barra dei menu cliccare su "Modifica";
- cliccare sulla voce "Seleziona tutto".

20.1.28 Selezionare più file non adiacenti

- Selezionare il primo file con un clic;
- premere e mantenere premuto (da tastiera) il tasto "CTRL";
- selezionare il secondo file con un clic;
- premere e mantenere premuto (da tastiera) il tasto "CTRL";
- selezionare il terzo file con un clic;
- e così via.

Questo metodo serve anche per deselezionare un file, mantenendo selezionati gli altri. Ad esempio se si deve selezionare tutti i file eccetto uno, procediamo nel seguente modo:

- selezionare tutti i file (menu file - seleziona tutto);
- premere e mantenere premuto (da tastiera) il tasto "CTRL";
- cliccare sul file da deselezionare.

20.1.29 Eliminare, copiare o spostare un insieme di file contemporaneamente

Una volta selezionati i file si potrà copiare, tagliare o eliminare gli stessi, cliccando sopra un file selezionato con il tasto destro e scegliendo dal menu contestuale, rispettivamente, copia, taglia o elimina.

20.1.30 Recuperare un file dal cestino

Quando si eliminano file o cartelle dal disco fisso, queste non vengono eliminate definitivamente, ma vengono depositate nella cartella "cestino". Se si desidera recuperare un file dal cestino bisogna procedere nel seguente modo:

- dal desktop aprire il cestino (cliccare due volte in rapida successione);
- cliccare con il tasto destro sopra il file da recuperare;
- dal menu contestuale cliccare su ripristina.

Il file verrà riposizionato nella cartella dalla quale è stato eliminato.

20.1.31 Svuotare il cestino

Per svuotare il cestino, eliminando definitivamente (o quasi), il suo contenuto:

- dal desktop, cliccare con il pulsante destro sull'icona cestino;
- dal menu contestuale cliccare su "Svuota cestino";
- cliccare su "sì" per confermare.

Se abbiamo scritto "... o quasi" è perché esistono dei programmi che possono recuperare i file cancellati anche dal cestino. Un buon metodo per eliminare i file in modo definitivo è quello di deframmentare il disco fisso o l'unità disco interessata: vedremo dopo come si opera.

20.1.32 Copiare un file sul floppy disk

Per copiare un file o cartella dal disco fisso su un'altra unità, ad esempio un floppy, bisogna procedere nel modo seguente:
- cliccare con il tasto destro sopra il file da copiare;
- dal menu contestuale posizionare il puntatore sulla voce "Invia a";
- cliccare su "Floppy".

20.1.33 Impostare lo sfondo del desktop

- cliccare con il tasto destro su un punto vuoto del desktop;
- dal menu contestuale cliccare sul comando "proprietà";
- cliccare sulla scheda "desktop";
- dalla casella di riepilogo sfondo cliccare sull'immagine desiderata. Si vedrà apparire l'anteprima dell'immagine in alto al centro;
- per vedere le altre immagini più comodamente, usare i tasti cursore su e giù della tastiera;
- cliccare sulla casella combinata "posizione";
- cliccare su *Estesa* per estendere l'immagine a tutto schermo oppure cliccare su *Affiancata* per riempire tutto lo schermo con più immagini uguali oppure cliccare su *Centrata* per visualizzare sullo schermo l'immagine con risoluzione originale; si potrà vedere bene la differenza dei tre effetti solo se si sceglie un'immagine che ha una risoluzione più piccola di quella dello schermo;
- cliccare su "*Applica*" per confermare la scelta e mantenere la finestra di dialogo aperta oppure cliccare su "*OK*" per confermare la scelta e chiudere la finestra di dialogo.

20.1.34 Inserire una foto come sfondo

Per inserire una foto come sfondo del desktop:
- cliccare con il tasto destro su un punto vuoto del desktop;
- dal menu contestuale cliccare sul comando "proprietà";
- cliccare sulla scheda "desktop";
- cliccare sul comando "sfoglia";
- dalla finestra di dialogo "sfoglia", navigare nella cartella dove è contenuta la foto;
- eseguire doppio clic sulla foto;
- cliccare su "OK".

20.1.35 Inserire una immagine da una pagina web come sfondo del desktop

Se navigando in internet, si vede un'immagine che si desidera avere come sfondo sul desktop, e sia liberamente scaricabile, si procede nel seguente modo (per chi sa come gestire un *browser*):
- cliccare con il tasto destro sopra l'immagine;
- dal menu contestuale cliccare sul comando "imposta come sfondo".

20.1.36 Lo screensaver o salvaschermo: cos'è, e a cosa serve

Lo screensaver (o "screen saver") o salvaschermo è nato per preservare lo schermo del monitor (Capitolo 2). Qualche puntino luminoso può rimanere danneggiato da un prolungato uso. Quando viene attivato, lo screensaver invierà un ciclo nel quale ogni puntino luminoso non rimarrà sempre "acceso" e "fisso" su uno stesso colore. Lo screensaver si attiva dopo una certo tempo (stabilito dall'utente) di inattività del computer. Verrà poi disattivato anche solo muovendo il mouse o digitando su tastiera. Sembra, però, che per i monitor di ultima generazione, il salvaschermo non sia più necessario. Quindi l'utilità dello screensaver si è col tempo trasformata in una operazione puramente ludica.

Per attivare lo screensaver:

- cliccare con il tasto destro su un punto vuoto del desktop;
- dal menu contestuale cliccare sul comando "Proprietà";
- cliccare sulla scheda "screen saver";
- dalla casella combinata scegli lo screensaver desiderato (nell'esempio "Testo 3D");
- cliccare sul comando "impostazioni";
- dalla finestra di dialogo "impostazioni 3d" attivare il pulsante di opzione "ora" per vedere l'orario corrente sul salvaschermo, oppure attivare il pulsante di opzione "testo personalizzato" ed in seguito scrivere una parola e frase sulla casella adiacente per vedere la stessa sul salvaschermo;
- cliccare sulla casella combinata e scegliere il tipo di rotazione;
- spostare la manopola relativa, a destra per aumentare la velocità, a sinistra per diminuirla (portare il puntatore sopra la manopola, premere e tenere premuto il tasto del mouse spostandolo);
- spostare la manopola relativa, a destra per aumentare le dimensione del testo a sinistra per diminuirlo;
- cliccare su "OK" in alto a destra;
- cliccare su "prova" per vedere subito attivo lo screensaver;
- muovere il mouse per disattivarlo;
- cliccare sui pulsanti di incremento o decremento per stabilire dopo quanti minuti di inattività, lo screensaver dovrà attivarsi;
- cliccare su "OK" per confermare.

20.2 Versione di Windows e compatibilità dei programmi

I programmi già installati sul computer possono essere identificati rapidamente facendo clic sul pulsante Start e selezionando la voce "Programmi" o "Tutti i programmi".

Prima di installare un nuovo programma, occorre assicurarsi che questo sia compatibile con il proprio sistema operativo (per sapere quale sistema operativo è richiesto dal programma, consultare le relative istruzioni presenti sul sito da cui si intende "scaricarlo" o sulla confezione in caso di acquisto). Per verificare la versione del proprio sistema operativo procedere nel modo seguente:

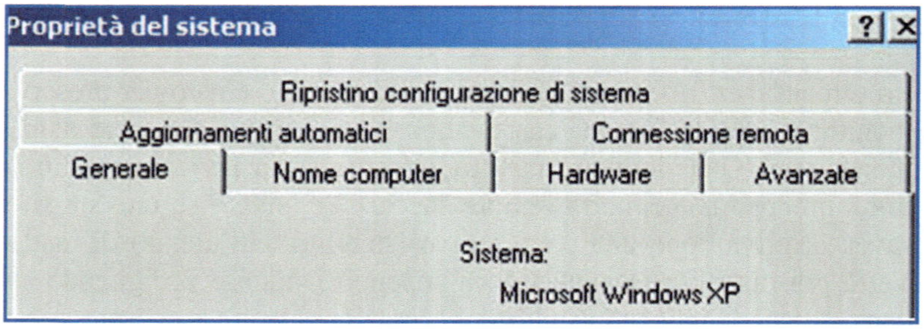

Fig. 20.2 Scheda generale

- cliccare con il pulsante destro sull'icona risorse del computer (che si trova sul desktop o sul menu che appare dopo aver cliccato sul pulsante start);
- dal menu contestuale cliccare su proprietà;
- dalla scheda "generale" si vedranno le caratteristiche del pc e tra questi anche il sistema operativo (Fig. 20.2).

20.3 Scaricare un programma da internet

Scaricare significa eseguire la copia di un file (sito su un server o su un altro pc) sul disco fisso del proprio computer. In seguito si deciderà quando installarlo (avvertenza: prima di scaricare programmi o altro dalla rete seguire le procedere di sicurezza e passarlo ad un antivirus).

Nel seguito si presuppone che il lettore abbia già acquisito la capacità di collegarsi ad internet: altrimenti la lettura potrà essere rinviata.

Facciamo un esempio pratico (si tenga conto che internet è un ambiente dinamico in cui siti e pagine possono anche modificarsi o scomparire nel tempo; quindi il lettore prenda questo come un esempio, in vita alla data di preparazione di questo volume) e quindi visitiamo il sito www.XnView.com e troviamo che XnView è un programma freeware, in versione compatibile con i sistemi operativi [Win 98/Me/2000/XP], che permette di:
- visualizzare molti formati di immagine;
- creare e vedere in modo automatico una sequenza di immagini a tutto schermo;
- modificare immagini e foto con effetti speciali;
- fotografare o catturare l'immagine dello schermo dal proprio PC;
- creare in modo automatico pagine web con le immagini preferite;
- ed altro ancora.

Seguendo le istruzioni del sito per eseguire il "download" (scaricare il programma), si arriverà ad una finestra di avvio del download (la cosiddetta procedura per "scaricare file da internet"):
- nella finestra di dialogo del download cliccare sul pulsante salva;
- scegliere la cartella dove copiare il file;
- cliccare su salva.

Si aprirà una finestra dove si potrà controllare lo stato di avanzamento del download che potrà durare da qualche minuto oppure addirittura ore, se il file è di grandi dimensioni e si dispone di un collegamento internet lento:
– al termine del download cliccare su "apri cartella" (solo da siti sicuri).

Si vedrà in questo modo il file che si è appena scaricato da internet (sempre e solo da siti sicuri).

20.4
Installare un programma

Scaricare un programma non è quasi mai sufficiente per poterlo usare; infatti a seconda del tipo di programma possiamo avere:

1 – se il file è compresso, si dovrà decomprimere il file (cioè estrarre il contenuto) e quindi procedere come al punto **1a** o **1b**;

1a – se il programma non necessita di installazione, aprire semplicemente il programma facendo doppio clic sul file scaricato o decompresso e in questo modo potrà subito essere usato;

1b – se il programma necessita di installazione, eseguire doppio clic sul file scaricato e seguire *l'installazione guidata che solitamente appare*.

Proseguendo con l'esempio pratico del precedente paragrafo, il file XnView-win.exe che si è scaricato necessita di installazione, quindi si procederà nel seguente modo:
– eseguire doppio clic sul file "XnView-win.exe";
– cliccare su Next (per procedere);
– leggere le clausole del contratto;
– se si è concordi, cliccare su pulsante di opzione "*I accept the agreement*" ovvero "accetto i termini di contratto";
– ad ogni finestra proposta cliccare su Next (o "Sì" o "*Yes*") più volte;
cliccare sul pulsante "*Finish*" per terminare l'installazione.

Per poter aprire e usare il programma
– eseguire doppio clic sull'icona che è stata creata sul desktop;
oppure
– cliccare sul pulsante Start > Programmi > XnView > XnView.

20.5
Rimuovere un programma

A seconda delle caratteristiche del programma la procedura di rimozione può essere differente:

1a – per un programma che non aveva bisogno di installazione è sufficiente rimuovere la cartella nella quale risiede (se è il solo file presente).

1b – per un programma installato (come il programma da esempio "XnView"):
– cliccare su Start > Programmi > XnView > XnView Unistall;

oppure se non esiste questa procedura di disinstallazione:
– cliccare su Start > Pannello di controllo;
– eseguire doppio clic sulla voce "Installazione applicazioni".

In questo caso bisogna fare particolare attenzione a quello che si sta facendo per non correre il rischio di rimuovere programmi importanti

– Selezionare il programma da rimuovere;
– cliccare sul pulsante "cambia/rimuovi".

20.6
Mantenere in ordine il desktop

Il desktop dovrebbe essere usato come una scrivania. È buona consuetudine mettere nel desktop i programmi che vengono più usati e le pratiche (o compiti) che sono in corso o in sospeso. Vediamo nel seguito alcuni metodi.

20.6.1 I collegamenti

Se si usa spesso un programma, si può evitare di cliccare ogni volta sul pulsante start per aprirlo: basta creare sul desktop un *collegamento* in modo da aprire quel programma con un semplice doppio clic. Un collegamento viene rappresentato da una icona. Caratteristica di ogni collegamento è una freccetta curva posta in basso a sinistra dell'icona che lo rappresenta.

Quindi un collegamento può essere paragonato ad un "filo". Eseguire doppio clic sul collegamento è come tirare un filo. All'apice del filo c'è il programma o risorsa che verrà automaticamente aperta. Quindi, eliminando un collegamento, si elimina solamente un filo. Il programma o la risorsa collegata non viene eliminata.

Ricordiamo che per effettuare lo spostamento di un file si hanno **tre possibilità** (si veda anche la • Nota 20.1):

– Possiamo "spostare" letteralmente il file dalla cartella in cui esso è contenuto nel desktop (che in pratica è una cartella vera e propria chiamata appunto Desktop). In tal caso basterà rilasciare il tasto mouse e vedremo che il file sarà scomparso dalla cartella documenti apparirà sul desktop.
– Possiamo fare una copia del file in questione: esso sarà quindi presente sia nella cartella Documenti che, come copia a sé stante, sul desktop. Per far ciò, prima di rilasciare il tasto del mouse bisogna tenere premuto il tasto "Ctrl". Accanto al file comparirà il simbolo "+" per indicare che si sta facendo una copia. Rilasciare il tasto del mouse e poi anche "Ctrl". Adesso sia sul desktop, sia nella cartella "Documenti" avremo due file indipendenti con il nome assegnato di "testo di prova".
– Possiamo effettuare un collegamento sul desktop al file originale. Per farlo stavolta dovremo tenere premuti contemporaneamente i tasti "Maiuscolo" e "Ctrl". Facendo così accanto al file comparirà la freccetta già nota: rilasciamo il tasto del mouse e gli altri tasti e il collegamento sarà creato.

Nota 20.1 – Approfondimento

Le differenze tra le tre operazioni sono fondamentali e capirle ci potrà evitare in futuro brutte sorprese.

- Se spostiamo del tutto il file sul desktop, esso non sarà più contenuto nella cartella Documenti e questo, poco a poco, aumenterà la confusione poiché se ripetiamo ciò anche con altri dati, tutti i nostri file finiranno sul desktop alla rinfusa. Uno spostamento definitivo sul desktop, quindi, non andrebbe mai fatto.
- Se facciamo una copia sul desktop, ci esponiamo a pericoli seri. Con la copia avremo cioè creato un file identico a quello originario ma da questo momento in poi assolutamente indipendente da esso. Correremo cioè il rischio di lavorare con due copie diverse dal testo che all'inizio era unico. Nell'esempio fatto con il file che contiene una semplice frase, ciò può essere irrilevante, se però il nostro testo è, ad esempio, una tesi di Laurea, può succedere di lavorare per errore una volta con un testo e una volta con l'altro (essi portano lo stesso nome, anche se giacciono in posti diversi, non dimentichiamolo!). Questa confusione potrebbe farci sovrascrivere per errore uno dei due file con l'altro omonimo ma meno aggiornato perdendo così qualche ora di lavoro o peggio. Fare delle copie di documenti originali sul desktop, quindi, è un errore da evitare.
- La cosa migliore, in tal caso, è quella di creare un collegamento. Non avremo cioè creato un file a sé stante, ma un semplice riferimento al file originario. Quando sul desktop faremo un doppio clic sul collegamento, Windows avvierà il Blocco note e vi caricherà sempre il file originale "testo di prova".

20.6.2 Creare un collegamento sul desktop

Per eseguire la creazione di un collegamento bisogna procedere nel seguente modo:
- cliccare sul pulsante Start;
- posizionare il puntatore su Tutti i programmi;
- posizionare il puntatore sul programma prescelto (Word nell'esempio);
- cliccare con il pulsante destro;
- dal menu contestuale posizionare il puntatore su Invia a;
- cliccare su desktop (crea collegamento) apparirà icona con freccia ricurva sul desktop.

Può essere molto utile, inoltre, creare il collegamento ad un documento o ad una cartella con la quale stiamo lavorando:
- entrare nella cartella documenti;
- posizionare il puntatore sopra il documento o cartella scelta;
- cliccare con il pulsante destro;
- dal menu contestuale posizionare il puntatore su Invia a;
- cliccare su desktop (crea collegamento).

20.6.3 Spostare le icone

Per spostare a piacimento le icone sul desktop, possiamo procedere in questo modo:
- portare il puntatore sopra l'icona da spostare;
- cliccare e tenere premuto con il mouse;
- trascinare l'icona nel punto desiderato.

Se non si riescono a spostare le icone nel punto desiderato molto probabilmente bisogna disabilitare l'opzione "disposizione automatica", procedendo nel seguente modo:
- posizionare il puntatore su un punto vuoto del desktop;
- cliccare con il pulsante destro;
- dal menu contestuale posizionarsi su "disponi icone per";
- quindi osservare il sottomenu con attenzione;
- se si vede un segno di spunta a fianco di "disposizione automatica" cliccare su disposizione automatica (si disattiva).
  In questo modo si potranno spostare le icone del desktop dove si vuole:
- se invece non si vede il segno di spunta a fianco di "disposizione automatica" non si deve cliccarci sopra, perché altrimenti la opzione sarebbe attivata e tutte le icone verrebbero disposte sulla parte sinistra del desktop e lì bloccate.

20.6.4 Ordinare le icone

Per ordinare le icone sul desktop:
- posizionare il puntatore su un punto vuoto del desktop;
- cliccare con il pulsante destro;
- dal menu contestuale posizionarsi su "disponi per icone";
- osservare il sottomenu: se manca il segno di spunta a fianco di "allinea alla griglia"; cliccare su allinea alla griglia.
  Togliendo invece questa opzione, le icone potranno essere spostate anche di pochi millimetri!

20.7 Trovare un documento o un generico file

Se si vuole trovare velocemente un documento, una immagine, o un generico file, esiste una apposita funzione di utilità. Vediamo come si usa.

20.7.1 Se si conosce il nome del file o parte di esso

Si deve cliccare sul pulsante *Start* e dal menu si clicca su *Cerca* e poi si clicca sulla voce *Documenti*. Nel caso invece, si voglia sapere dove si trova esattamente il documento trovato bisogna procedere nel seguente modo: si clicca sul pulsante Visualizza e si attiva la funzione Dettagli. Una volta aperta la finestra se non si leggono per intero le righe è necessario, espandere la colonna "nella cartella" con un doppio clic nell'intersezione delle colonne.

20.7.2 Se si conosce una parola scritta all'interno del documento

Se non si conosce il titolo del documento, ma si ricorda che all'interno è scritto una particolare frase o parola, si possono utilizzare le seguenti opzioni avanzate: si clicca sul pulsante Start e dal menu si clicca su *Cerca* e dalla finestra che si apre si attiva la funzione *Documenti* e successivamente si utilizza "Opzioni di ricerca avanzate".

20.7.3 Se si conosce il periodo (o la data) del documento (o file)

Si clicca sul pulsante *Cerca* e dalla finestra che si apre si clicca sulla voce "Tutti i file e cartelle". A questo punto si può scegliere un'opzione tra quelle proposte cliccando sul relativo pulsante, oppure, se si conosce il periodo in cui si è creato o modificato il file cercato, si procede cliccando sul pulsante di opzione "Specificare le date".

20.7.4 Se si conoscono le dimensioni dei file

Una opzione utile della ricerca è la possibilità di visualizzare tutti i file di grosse dimensioni, così da poter visualizzare i maggiori file che occupano molto spazio nel disco fisso del proprio pc ed eventualmente cancellare quelli inutili. Si clicca su *Cerca*, dopo di che si clicca sulla voce "Tutti i file e cartelle" e poi si clicca la voce *Dimensioni* e si specifica ciò che si desidera o con il clic oppure specificando le dimensioni in modo esplicito da tastiera.

20.8 La manutenzione del disco fisso – pulitura e scandisk

Con il continuo uso, si nota spesso che il pc inizia a rallentare e la capacità del disco fisso si riduce sempre di più. Per ovviare a questo, si deve eseguire periodicamente la manutenzione del disco fisso. La manutenzione del disco fisso consiste principalmente nell'eseguire tre operazioni: *pulitura, scandisk, deframmentazione*.

20.8.1 Pulire il disco fisso

Pulire il disco fisso significa semplicemente cancellare dei file inutili. Per eseguire la pulitura del disco fisso, bisogna procedere nel seguente modo:
- cliccare sul pulsante Start e poi Risorse del computer;
- cliccare con il tasto destro sopra l'icona che rappresenta il proprio disco fisso;
- dal menu contestuale cliccare su Proprietà.

Dalla finestra apertasi, si potrà rilevare la capacità del disco fisso, nonché lo spazio utilizzato e lo spazio disponibile (**espressa in byte, Gb e graficamente**):
- cliccare sul pulsante "pulitura disco".

Verrà aperta la finestra di dialogo "pulitura disco ...".

Da questo punto si può ottenere spazio libero eliminando i file proposti. Se le caselle di controllo non sono già selezionate, bisogna cliccare in modo da selezionarle:
- selezionare la voce "File temporanei internet";
- selezionare la voce "Cestino";
- selezionare la voce "File temporanei".

Per vedere invece, la descrizione dei file da eliminare bisogna cliccare sopra le "scritte" e osservare la parte bassa della finestra. Si dovrà cliccare sul pulsante OK per eliminare i file viceversa cliccare sul pulsante "Sì" per confermare.

20.8.2 Effettuare lo scandisk del disco fisso

"Scandisk" è un programma che permette di controllare ed eventualmente riparare la presenza di errori contenuti nel disco fisso. Questi errori possono far funzionare male il sistema operativo e tutti i programmi installati. Forse sarà capitato a volte di vederlo avviato, dopo che il proprio pc si è spento per mancanza improvvisa di corrente elettrica.

Per avviare il programma di Scandisk bisogna procedere nel seguente modo:
- se ci sono programmi aperti, chiuderli tutti;
- cliccare sul pulsante Start e successivamente Risorse del computer;
- cliccare con il tasto destro sopra l'icona che rappresenta il proprio disco fisso;
- dal menu contestuale cliccare su Proprietà;

dalla finestra di dialogo "Proprietà":
- cliccare sulla scheda "Strumenti" (in alto a destra);
- cliccare sul pulsante "Esegui scandisk" dalla finestra di dialogo "Controllo del disco";
- selezionare la casella di controllo "Correggi automaticamente gli errori del file system";
- cliccare sul pulsante "Avvia".

Se si apre una finestra di avvertimento, nella qual è scritto"Impossibile ottenere accesso esclusivo ad alcuni file di Windows ...", cliccare sul pulsante "Sì".

In questo modo, la prossima volta che si accenderà il computer, lo scandisk verrà avviato automaticamente. Se invece si vuole effettuarlo subito: bisogna chiudere tutti i programmi aperti, cliccare sul pulsante *Start* e cliccare su "Spegni computer" ed infine cliccare sul pulsante "Riavvia".

20.9 Cosa vuol dire deframmentare

Con l'uso continuo del pc (l'installazione e la disinstallazione di programmi, la creazione e cancellazione di file e cartelle), le cartelle e file si frammentano. Cosa significa? Un file è frammentato, quando viene memorizzato in più punti del disco fisso. L'apertura di un file frammentato risulta lenta, perché il lettore del disco fisso deve saltare "qua e là" per leggere ed aprire il file. Per eliminare questo rallentamento, dovuto alla frammentazione dei file, si dovrà periodicamente deframmentare il disco fisso, ovvero, eliminare (o almeno diminuire) la frammentazione dei file.

20.9.1 Operazioni preliminari

Prima di passare alla deframmentazione del disco fisso, bisogna procedere nel seguente modo:
1. chiudere tutte le finestre ed i programmi eventualmente aperti;
2. disattivare lo screensaver (tasto destro sul desktop – cliccare su Proprietà – cliccare su scheda screensaver – dal menu a discesa selezionare "Nessuno" – cliccare su ok;

3. disattivare tutti i programmi che potrebbero avviarsi automaticamente (programmi in background) ovvero, si dovrà disattivare i programmi che si vedono rappresentati da una icona sulla barra delle applicazioni (generalmente in basso a destra) ed eventuali operazioni pianificate.

   Per disattivare i programmi situati nella barra delle applicazioni:

   3a. cliccare con il tasto destro su ogni icona ... e dal menu contestuale, a seconda del programma;
   3b. cliccare su "Esci" o "Chiudi" o "Shutdown" o "Interrompi" o "Close" o "Exit" o voci simili.
   3c. se necessario, confermare la scelta.

   Per disattivare le operazioni pianificate:

   4a. cliccare sul pulsante start > "Pannello di controllo" > "Operazioni pianificate" dalla finestra che si è aperta;
   4b. aprire una ad una le operazioni (se esistono), e
   4c. dalla finestra di dialogo togliere il segno di spunta dalla casella di controllo "Attiva" (in basso a sinistra);
   4d. cliccare su ok per confermare.

Perché disattivare le operazioni pianificate

La disattivazione è necessaria perché, in caso contrario, l'eventuale avvio automatico degli stessi farebbe riavviare in modo continuo il programma di deframmentazione del disco fisso, con il rischio che tale deframmentazione non giunga mai a termine.

20.9.2 Deframmentare il disco fisso

Ora si può procedere a deframmentare il disco fisso, nel seguente modo:

- controllare ancora che non vi siano programmi aperti;
- cliccare sul pulsante Start > Risorse del computer;
- cliccare con il tasto destro sopra l'icona che rappresenta il proprio disco fisso;
- dal menu contestuale cliccare su Proprietà; quindi
- cliccare sulla scheda "Strumenti";
- cliccare sul pulsante "Esegui defrag".

  Viene aperta la finestra di dialogo "Utilità di deframmentazione dischi":

- selezionare con un clic il disco fisso C:;
- cliccare sul pulsante Deframmenta.

A questo punto non si deve usare il proprio pc, perché altrimenti la deframmentazione non giungerebbe mai a termine. La deframmentazione, può durare dai 5 minuti alle 2, 3 ore o più, a seconda delle dimensioni del disco, della velocità del processore e della frammentazione del disco fisso. Quindi essa deve essere pianificata con cura in modo da non interferire con le esigenze di uso del PC.

Lettura consigliata

Vaccaro S (2006) Windows XP. Mondatori informatica

Cenni sul programma di video-scrittura Word

21

V. David

Indice dei contenuti

21.1 Introduzione

Nel mondo delle applicazioni per l'ufficio si è progressivamente diffuso, fino a diventare quasi uno standard nel corso dell'ultimo decennio, un unico pacchetto di programmi denominato **Microsoft** (MS) **Office**. È un software integrato (nel gergo una suite) per svolgere, in un ambiente unico e coerente, tutte le principali attività di un'organizzazione: scrivere documenti, eseguire elaborazioni numeriche in una tabella elettronica, gestire un database, preparare delle presentazioni con diapositive da proiettare in convegni e riunioni. Come molti sapranno, i programmi, impacchettati in Office, si chiamano **Word**, **Excel**, **Access**, **PowerPoint**. La forza di Office è stata la sua grande diffusione, per cui la maggior parte degli utenti ha continuato e continua ad usarlo per avere un'immediata compatibilità nello scambio di documenti e file. In questo Capitolo e nei successivi anche noi useremo quindi MS Office come pacchetto guida per

Elementi di informatica in diagnostica per immagini. Roberto Grassi et al. (a cura di)

apprendere le funzionalità di base delle applicazioni per ufficio, anche se il mercato del software offre oggi altre opportunità, in particolare nel settore dell'*open source*, come abbiamo già accennato in precedenza (vedi anche • Nota 21.1).

Nota 21.1 – Informazione

La prima "incursione" in casa MS-Office è stata quella di un'altra suite da ufficio, chiamata **OpenOffice** (open source, Capitoli 11 e 13). Inizialmente si trattava di una versione assai rudimentale, lenta e meno efficiente, ma nel tempo le cose sono migliorate, anche grazie all'appoggio ricevuto da una casa concorrente di Microsoft, la **Sun Microsystems**. Attualmente **OpenOffice.org** rappresenta la più importante alternativa all'applicazione per ufficio Microsoft Office, tuttora dominante. La possibilità di leggere e scrivere file anche nei formati Microsoft Office permette a molti utenti di migrare verso questa piattaforma. OpenOffice è in grado di leggere e scrivere i documenti .doc, .xls e .ppt di tutte le versioni di Microsoft Office precedenti al 2007. Essendo la suite OpenOffice completamente gratuita, essa si è diffusa non solo tra gli utenti domestici, ma anche in ambito scolastico e in molte amministrazioni pubbliche. In questi ultimi anni la presenza in rete (internet) di software analoghi è aumentata. Attenzione: non pacchetti da scaricare, ma siti in cui entrare e scrivere, per esempio, direttamente un proprio documento. In questo caso non c'è bisogno di avere Word sul proprio pc, ma semplicemente si accede al sito di uno dei questi "provider" che offrono questi servizi web e usando un programma che risiede lontano, magari in un server svedese o californiano, si opera direttamente. I siti che offrono tali servizi sono ormai parecchi: **Writely** (di Google), **ThinkFree**, **Zoho Writer**, **Writeboard**, **Rallypoint**, **JotSpot Live**. Lo stesso avviene per i fogli elettronici: anziché installare Excel di Microsoft, si ricorre a **JotSpot Tracker**, **Numsum**, **iRows**, **Zoho Street**.

21.2 L'interfaccia di Word

Per ragioni di semplicità didattica faremo riferimento alla versione di Word di Office 2000: la versione attuale è MS Office 2007 (si veda la appendice), ma l'aspetto delle schermate di dialogo è per i nostri scopi simile e compatibile.

Per avviare il programma, dopo la accensione del PC e la presentazione della schermata iniziale di Windows, eseguire clic su *Start (o Avvio)/Programmi/Microsoft Word*. Quando il programma avrà terminato di avviarsi, si potrà osservare l'interfaccia di Word.

Si osservi la struttura generale della finestra principale (questa struttura è generale e comune alle applicazioni Office) per identificare le parti di controllo e le aree di lavoro (Fig. 21.1).

21.2.1 Barra del titolo

È la parte più alta del campo di visione di Word ed indica il nome del programma ed il nome del documento che state realizzando, in questo caso Documento 1 (Fig. 21.2).

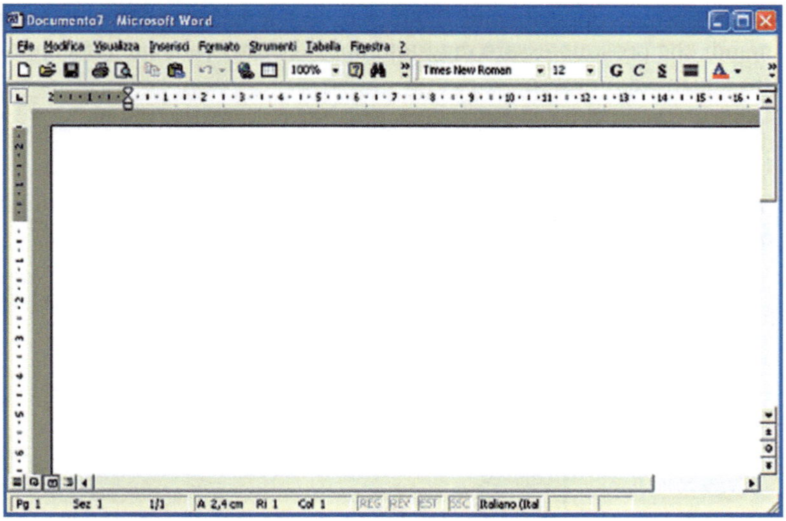

Fig. 21.1 Interfaccia di Microsoft Word

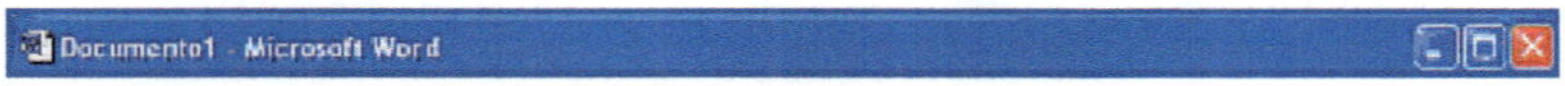

Fig. 21.2 Barra del titolo

21.2.2 Barra dei menu

Si trova sotto la Barra del titolo. Eseguendo clic con il tasto sinistro del mouse sulle voci presenti su questa barra, si provoca l'apertura di menu i quali presentano tutti i comandi e le funzioni di Word (Fig. 21.3).

21.2.3 Barra degli strumenti

Si trova sotto la Barra dei menu e contiene molte icone o strumenti ognuno dei quali svolge una particolare funzione (Figg. 21.4, 21.5) attivabile con il tasto sinistro del mouse.

Ad esempio, il comando stampa 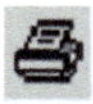 è contenuto sia nella Barra degli strumenti che nella Barra dei menu, precisamente in File/Stampa.

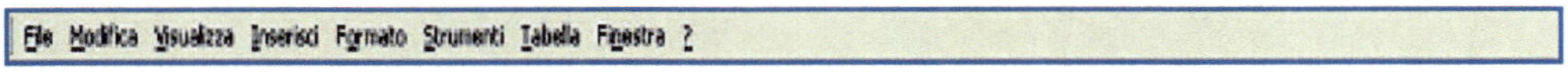

Fig. 21.3 Barra dei menu

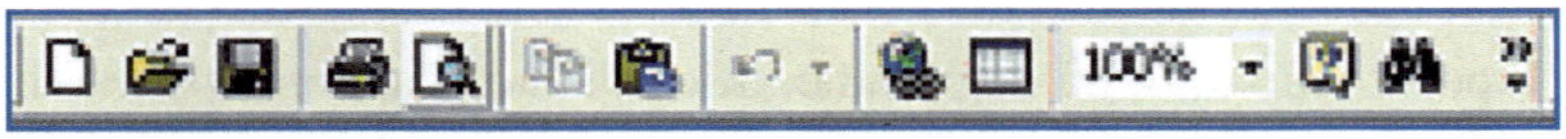

Fig. 21.4 Barra degli strumenti: esempi di icone

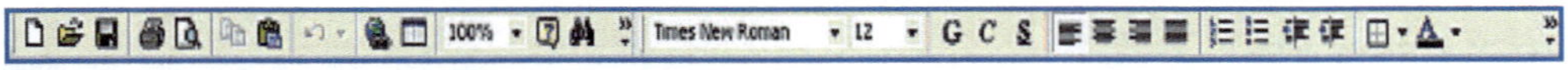

Fig. 21.5 Barra degli strumenti

La Barra degli strumenti è molto utile perché permette di **velocizzare** l'uso dei comandi che possono essere raggiunti quasi istantaneamente cliccando su di essi con il tasto sinistro del mouse.

21.2.4 Foglio di Lavoro Word

Si trova sotto la Barra degli strumenti ed è l'area in cui si deve digitare il testo del proprio documento (Fig. 21.6).

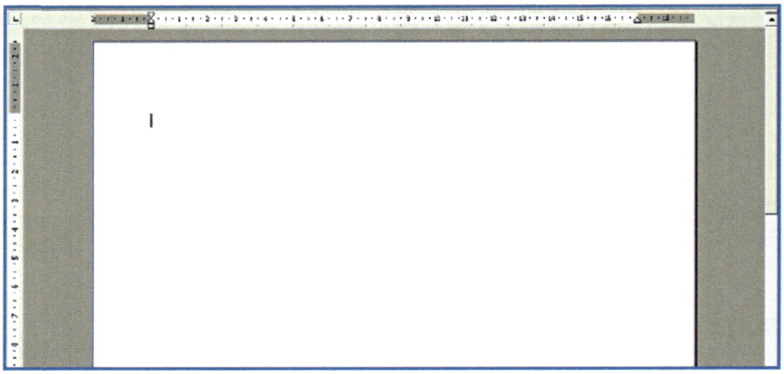

Fig. 21.6 Foglio di lavoro

21.2.5 Barra dei disegni

È posizionata sotto il Foglio di lavoro di Word; sono presenti in essa diversi comandi che permettono di creare figure geometriche e disegni (Fig. 21.7).

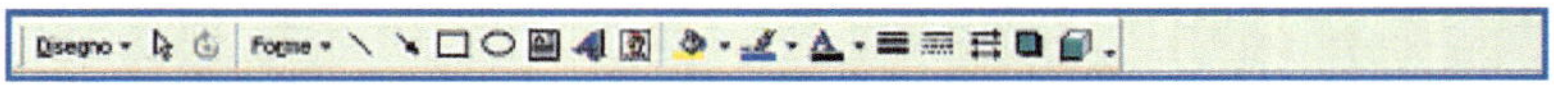

Fig. 21.7 Barra dei disegni

Nel caso in cui non sia presente bisogna cliccare nella Barra dei menu alla voce Strumenti, successivamente Personalizza, dopo di che si sceglie la Barra degli strumenti da attivare e la si inserisce.

21.2.6 Barra degli indici

Si trova sotto la Barra dei disegni. In essa si possono trovare delle indicazioni molto importanti riguardanti il foglio di lavoro Word, come per esempio il numero di pagina, la sezione ed i margini (Fig. 21.8).

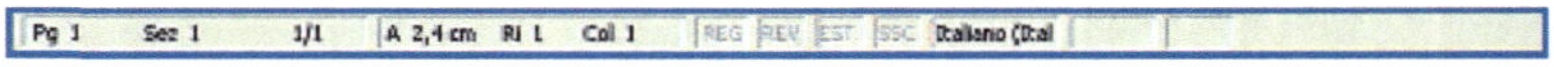

Fig. 21.8 Barra degli indici

21.2.7 Barra di avvio o delle applicazioni

È posta sotto la Barra degli indici. Ricordiamo (Capitolo 20) che in questa barra è presente il bottone di Start attraverso il quale è possibile accedere alla maggior parte dei programmi e delle utilità di sistema presenti sul computer (Fig. 21.9).

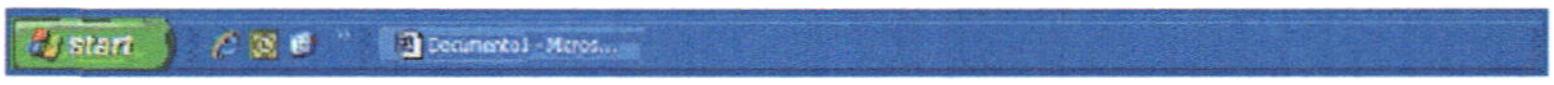

Fig. 21.9 Barra delle applicazioni

21.3
I rientri

La **funzione** dei rientri (Fig. 21.10) consiste nello spostare parole o frasi in un punto a scelta lungo una riga del foglio di lavoro Word. Questo comando funziona soltanto dopo aver **selezionato la parola o la frase** da spostare. I rientri sono caratterizzati da tre parti, indicate nel cursore del "righello".

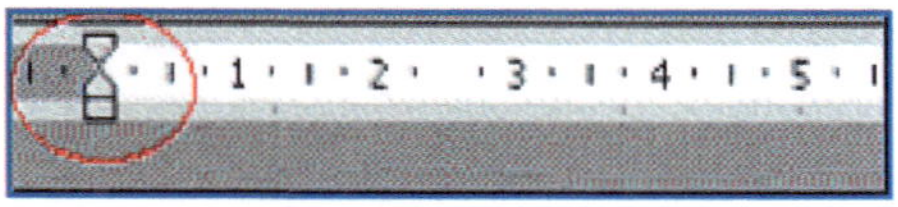

Fig. 21.10 Cursore del righello

21.3.1 Differenze nei vari tipi di rientri

1. **Rientro di prima riga**: nell'ambito di un testo di due o più righe, cliccando con il tasto sinistro del mouse sul triangolino superiore della schermata (Fig. 21.11) consente di spostare a piacere solo e soltanto la prima riga del testo.
2. **Rientro sporgente**: nell'ambito dello stesso testo sopra citato procedendo allo stesso modo del punto 1 però cliccando sul triangolino inferiore (Fig. 21.12) consente di spostare la parte rimanente del testo, senza modificare il rientro di prima riga.
3. **Rientro sinistro**: nell'ambito dello stesso testo cliccando il quadratino (Fig. 21.13) consente di spostare completamente tutto il suo corpo. Il comando, per funzionare, vuole che il testo sia allineato.

Fig. 21.11 Rientro **di prima riga** (triangolino superiore del cursore)

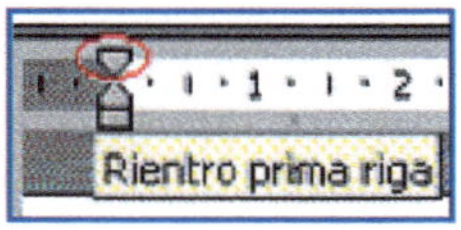

Fig. 21.12 Rientro **sporgente** (triangolino inferiore e base sottostante)

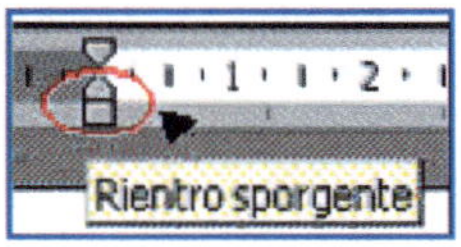

Fig. 21.13 Rientro **sinistro** (base sottostante, triangolino superiore e triangolino inferiore)

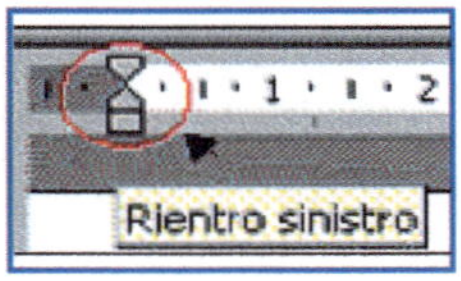

21.4
Le tabulazioni

L'utilità delle tabulazioni si trova nell'ottenere il perfetto incolonnamento di più parole che sono decentrate rispetto al foglio. Ci sono 4 tipi di **tabulazioni**: per comodità del lettore sono mostrate nelle Figg. 21.14-21.17; il tasto di tabulazione in Fig. 21.18.

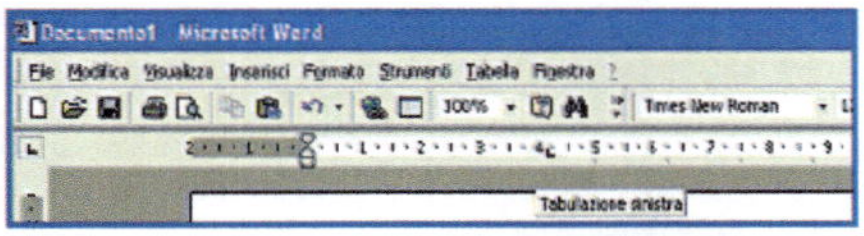

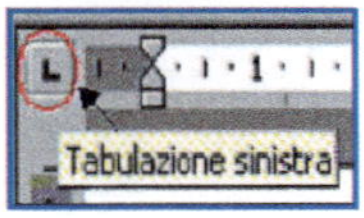

Fig. 21.14 Tabulazione sinistra

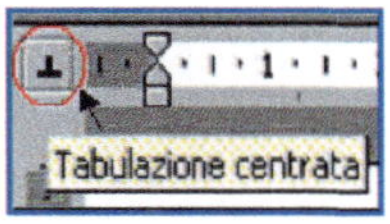

Fig. 21.15 Tabulazione centrata

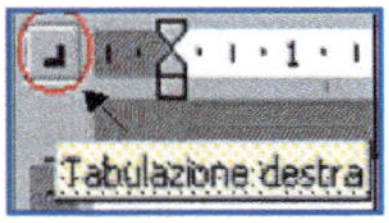

Fig. 21.16 Tabulazione destra

Fig. 21.17 Tabulazione decimale

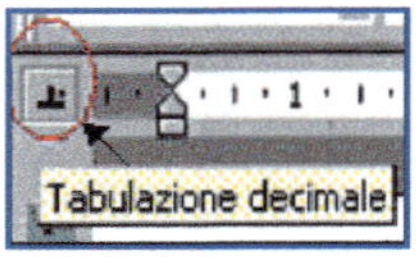

Fig. 21.18 Tasto di Tabulazione

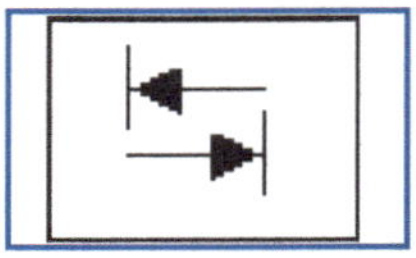

21.4.1 Differenze nei vari tipi di tabulazioni

1. **Tabulazione sinistra**: per consentire di posizionare una qualsiasi parola in qualunque parte del foglio rispettando la regola di incolonnamento sinistro, bisogna cliccare con il tasto sinistro del mouse sul selettore di tabulazioni presente all'estremità sinistra del righello e si sceglie il simbolo L (Fig. 21.14). Se si desidera inserire le tabulazioni in posizioni precise che non possono essere impostate, si esegue clic sul righello nella posizione scelta (si vede il segno di tabulazione L) e poi si preme il tasto Tab (tasto di tabulazione), dopo di che si scrivono le parole che si vogliono allineare e poi si preme Invio (alla fine di ogni riga) e Tab (all'inizio della riga) dalla tastiera; oppure se si desidera inserire un carattere specifico (carattere di riempimento) prima della tabulazione, è possibile utilizzare la finestra di dialogo tabulazioni. Per visualizzare la finestra di dialogo, fare doppio clic sulla tabulazione inserita sul righello (Fig. 21.14).
2. **Tabulazione centrata**: consente di posizionare una qualsiasi parola in qualunque parte del foglio rispettando la regola di incolonnamento centrale (Fig. 21.15).
3. **Tabulazione destra**: consente di posizionare una qualsiasi parola in qualunque parte del foglio rispettando la regola di incolonnamento destro (Fig. 21.16).
4. **Tabulazione decimale**: consente di posizionare qualsiasi cifra rispettando la regola di incolonnamento decimale. (Tutti i procedimenti: tabulazione centrata – tabulazione destra-tabulazione decimale sono analoghi al punto 1, cambiando il simbolo) (Fig. 21.17).

Esempi delle quattro tabulazioni

Applicare una tabulazione sinistra e scrivere a piacere cinque nomi di persona (Fig. 21.19).
Applicare una tabulazione destra e scrivere i cinque nomi sopra riportati (Fig. 21.20).

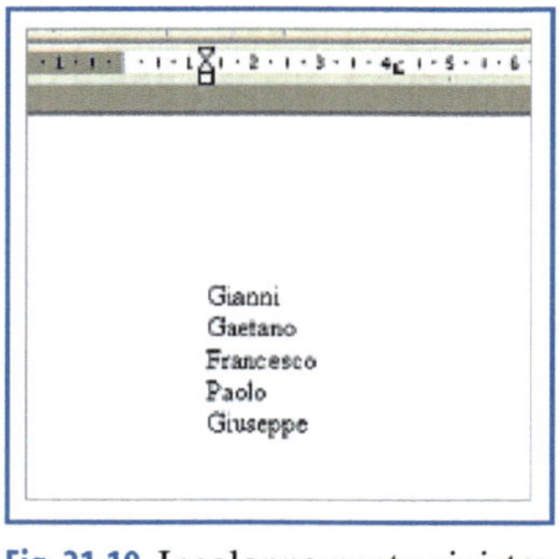

Fig. 21.19 Incolonnamento sinistro

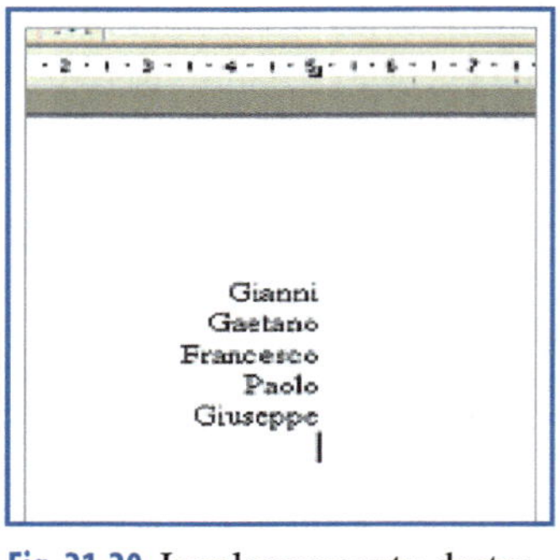

Fig. 21.20 Incolonnamento destro

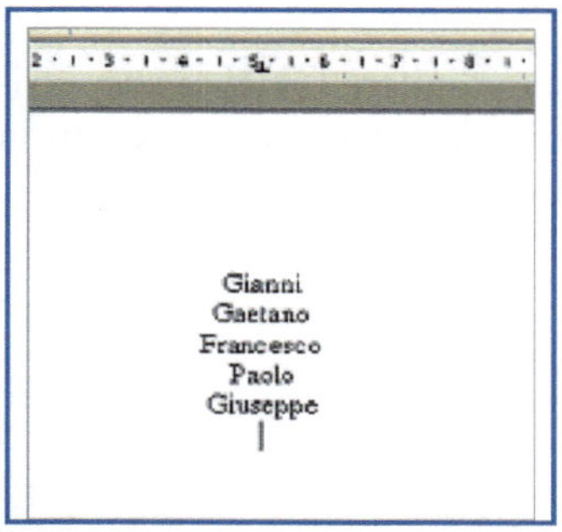

Fig. 21.21 Incolonnamento centrale

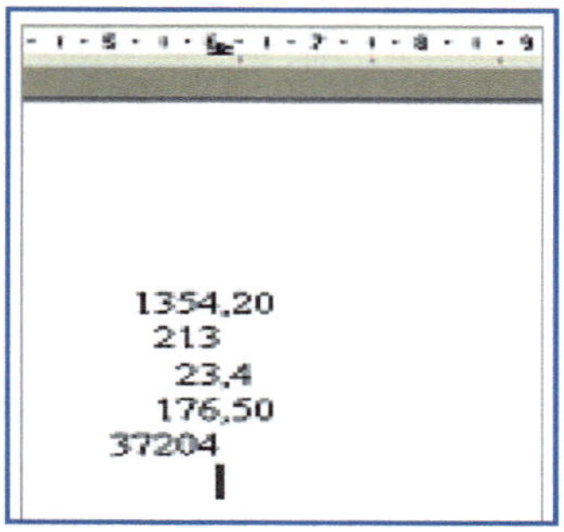

Fig. 21.22 Incolonnamento decimale

Applicare una tabulazione centrata e scrivere i cinque nomi sopra indicati (Fig. 21.21).

Applicare una tabulazione decimale e scrivere i seguenti numeri: (1354,20 – 213 – 23,4 – 176,50 – 37204) (Fig. 21.22).

21.5 Tipo di carattere – Grassetto – Corsivo

21.5.1 Tipo di carattere

Utilizzando questo comando si può cambiare il carattere di una parola o di una frase (Fig. 21.23). Infatti, cliccando sulla piccola freccia rivolta verso il basso accanto al carattere predefinito, generalmente Times New Roman, si potranno scegliere i diversi tipi di caratteri disponibili.

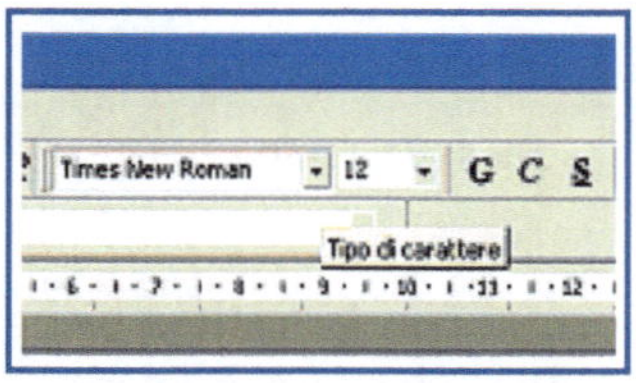

Fig. 21.23 Scelta del tipo di carattere

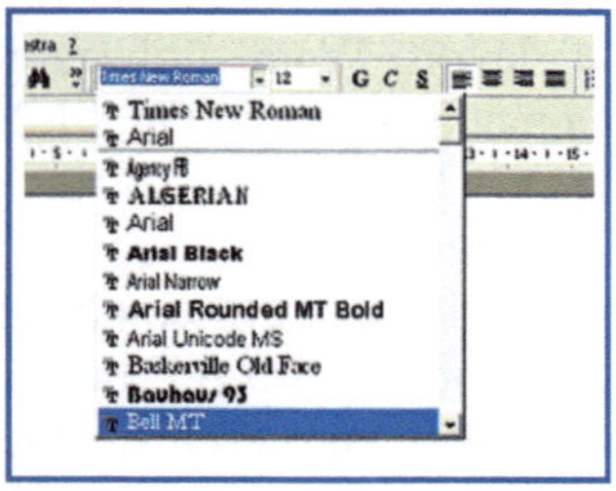

21.5.2 Grassetto

Il comando Grassetto è utile per mettere in evidenza parole o frasi chiave all'interno di un periodo diversificandole dalle altre parole del testo. In questo modo esse cattureranno meglio l'attenzione e l'occhio del lettore (Fig. 21.24).

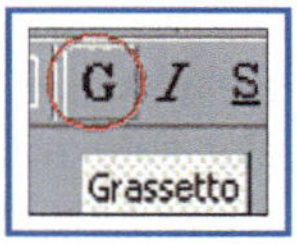

Fig. 21.24 Grassetto

Per velocizzare
Per selezionare il comando grassetto con la tastiera bisognerà digitare CTRL e successivamente il tasto G. Tutti i caratteri che saranno scritti sul foglio word saranno scritti in grassetto. Per deselezionare grassetto fare nello stesso modo. Ricordiamo **CTRL + G**.

21.5.3 Corsivo

Utilizzare il comando corsivo per mettere in evidenza parole o frasi chiave all'interno di un periodo. Essendo diverse dalle altre parole del testo, esse cattureranno meglio l'attenzione del lettore (Fig. 21.25).

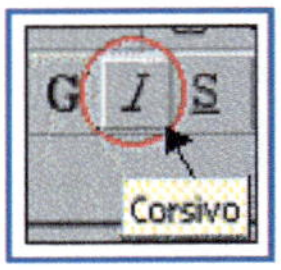

Fig. 21.25 Corsivo

Per velocizzare
Per selezionare il comando corsivo con la tastiera bisognerà digitare CTRL e successivamente il tasto I. Tutti i caratteri che saranno scritti sul foglio word saranno scritti in corsivo. Per deselezionare corsivo fare nello stesso modo. Ricordiamo **CTRL + I**.

21.6 Centra – Allinea a destra – Allinea a sinistra

21.6.1 Centra

Per centrare perfettamente una parola, una frase o un testo all'interno di una riga del foglio di lavoro Word, utilizzare il comando **Centra** (Fig. 21.26).

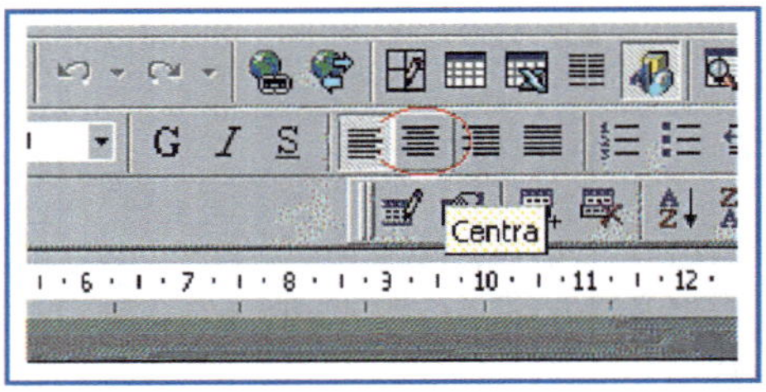

Fig. 21.26 Centra

Per velocizzare
Per selezionare il comando centra con la tastiera bisognerà digitare CTRL e successivamente il tasto A. Tutti i caratteri che saranno scritti sul foglio word saranno centrati nel testo. Per deselezionare fare nello stesso modo. Ricordiamo **CTRL + A**.

21.6.2 Allinea a destra

Utilizzare questo comando per posizionare una parola o un testo nella parte destra del foglio di lavoro Word (Fig. 21.27).

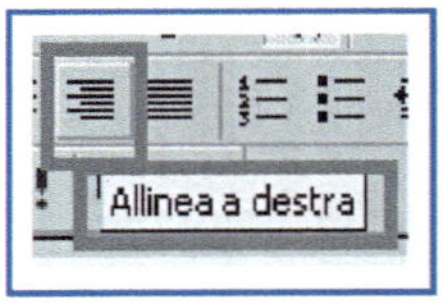

Fig. 21.27 Allinea a destra

Per velocizzare
Per selezionare il comando allinea a destra con la tastiera bisognerà digitare CTRL e successivamente il tasto R. Tutti i caratteri che saranno scritti sul foglio word saranno centrati nel testo. Per deselezionare fare nello stesso modo. Ricordiamo **CTRL + R**.

21.6.3 Allinea a sinistra

Il comando Allinea a sinistra è utile per posizionare una parola o una frase nella parte sinistra del foglio di lavoro Word. L'allineamento a sinistra è predefinito in Word: se digitiamo una parola, essa verrà automaticamente allineata a sinistra (Fig. 21.28).

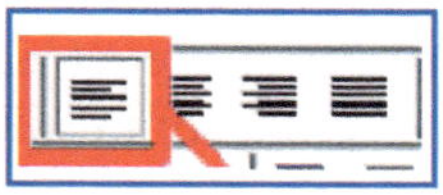

Fig. 21.28 Allinea a sinistra

Per velocizzare

Per selezionare il comando allinea a sinistra con la tastiera bisognerà digitare CTRL e successivamente il tasto T. Tutti i caratteri che saranno scritti sul foglio word saranno centrati nel testo. Per deselezionare fare nello stesso modo. Ricordiamo **CTRL + T**.

21.7 Annulla – Elenco numerato – Elenco puntato

21.7.1 Annulla

L'utilità di questo comando consiste nella possibilità di **annullare un'operazione sbagliata**, e quindi di ritornare a quella precedente (Fig. 21.29).

Ad esempio, se per errore si è cancellato un testo che non si doveva cancellare, premere il tasto Annulla e le parole cancellate riappariranno; oppure si potranno digitare sulla tastiera i tasti CTRL e Z (**CTRL + Z**).

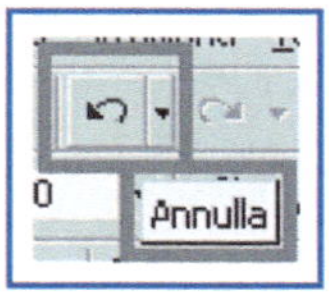

Fig. 21.29 Annulla

21.7.2 Elenco numerato

Utilizzando questo comando si può **numerare** automaticamente una **lista** (Fig. 21.30).

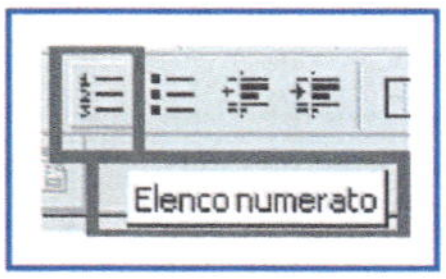

Fig. 21.30 Elenco numerato

Come cambiare lo stile dell'elenco numerato

1. Eseguire clic sull'icona elenco numerato.
2. Eseguire clic sulla barra dei menu sulla voce Formato (Fig. 21.31), poi eseguire clic su Elenchi puntati e numerati.

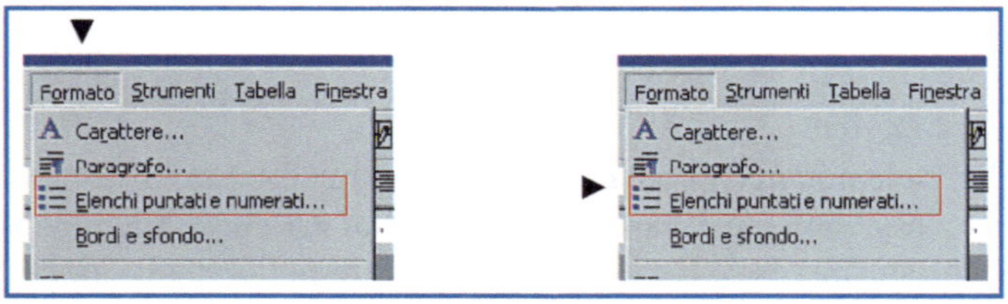

Fig. 21.31 Elenco puntato e numerato

3. Nella finestra che appare, selezionare con un clic il tipo di elenco numerato che si vuole utilizzare. Eseguire successivamente clic su OK.

Per creare un elenco ordinato con le lettere dell'alfabeto, al posto dei numeri, si deve cambiare lo stile dell'elenco numerato.

21.7.3 Elenco puntato

Per focalizzare una lista di voci tramite l'impiego di punti, utilizzare il comando elenco puntato (Fig. 21.32).

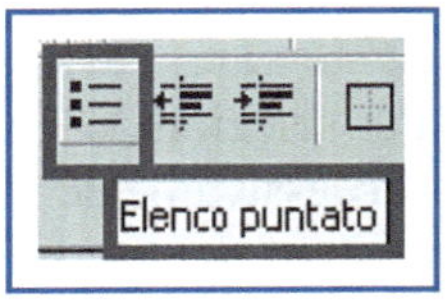

Fig. 21.32 Elenco puntato

Esempio:
1. scrivere la lista di nomi come in Fig. 21.33;
2. selezionare la lista di nomi;
3. eseguendo clic sul comando Elenco puntato automaticamente la lista di nomi verrà affiancata da punti (Fig. 21.34);
4. eseguendo clic su qualunque parte del foglio si "deseleziona" la lista di nomi.

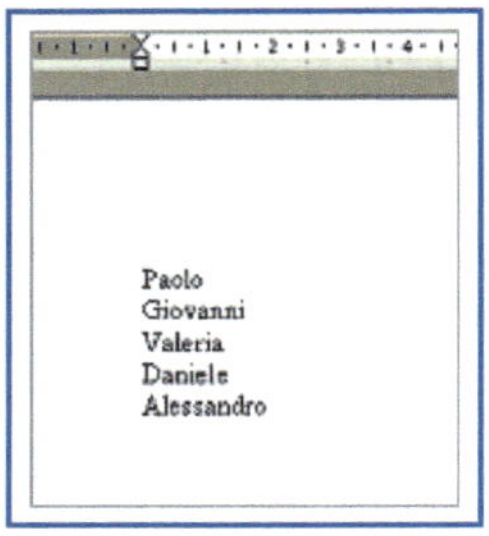

Fig. 21.33 Lista nomi

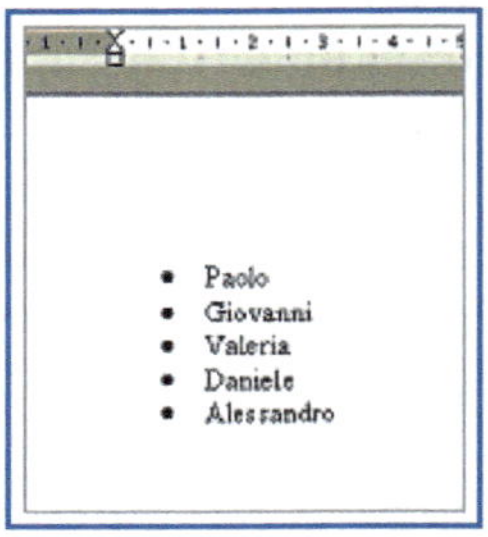

Fig. 21.34 Lista nomi puntati

21.8 Giustifica – Stile – Tabelle

21.8.1 Giustifica

Utilizzare questo comando per dare ad un testo un'ottima impostazione. In parole semplici il comando Giustifica rende tutte le righe di un periodo della stessa lunghezza (Fig. 21.35).

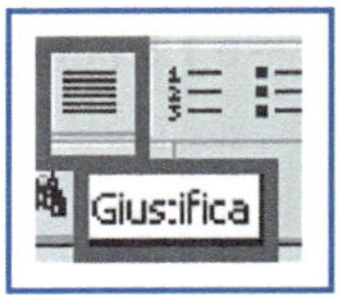

Fig. 21.35 Giustifica

Per velocizzare

Per selezionare il comando allinea a sinistra con la tastiera bisognerà digitare CTRL e successivamente il tasto F. Tutti i caratteri che saranno scritti sul foglio word saranno centrati nel testo. Per deselezionare fare nello stesso modo. Ricordiamo **CTRL + F**.

21.8.2 Stile

Si impiega il comando **Stile** per impostare differenti stili nel testo.

Cliccando con il tasto sinistro sulla voce Formato esce una tendina, dove compare la voce Stile (Fig. 21.36).

Si può selezionare il testo (o la parola) in due modi: eseguendo doppio clic con il tasto sinistro del mouse; oppure, mantenendo premuto il tasto sinistro del mouse e trascinando il cursore sulla (parola o testo) da sinistra verso destra. Eseguendo successivamente clic (Fig. 21.36) sulla piccola freccia rivolta verso il basso accanto allo stile predefinito di Word (Times New Roman) verrà visualizzato un menu che presenta un elenco di stili. Infine, eseguendo clic su qualunque parte del foglio si deselezionerà il comando.

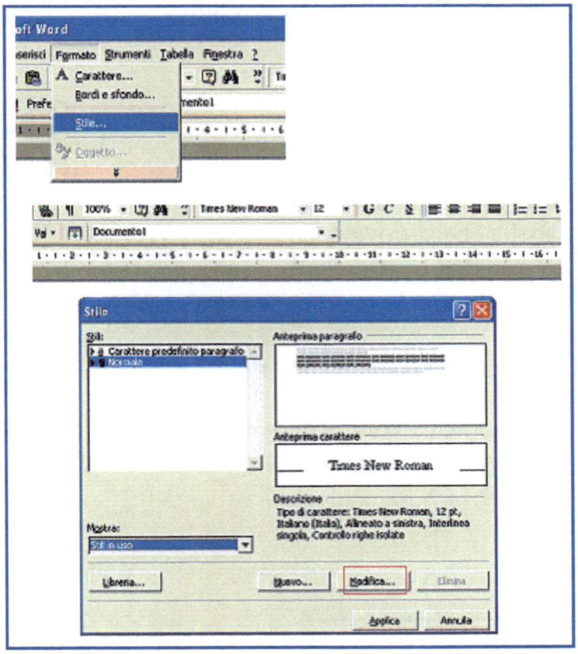

Fig. 21.36 Stile

21.8.3 Tabelle

Esistono vari modi per creare delle tabelle: due verranno descritti di seguito.

Primo modo

1. Per inserire una tabella, eseguire clic sulla barra dei menu sulla voce Tabella e scorrere con il puntatore del mouse il menu a discesa fino a raggiungere il comando Inserisci tabella (Fig. 21.37).
2. Eseguire clic su Inserisci tabella e digitare nella finestra di dialogo che appare le ca-

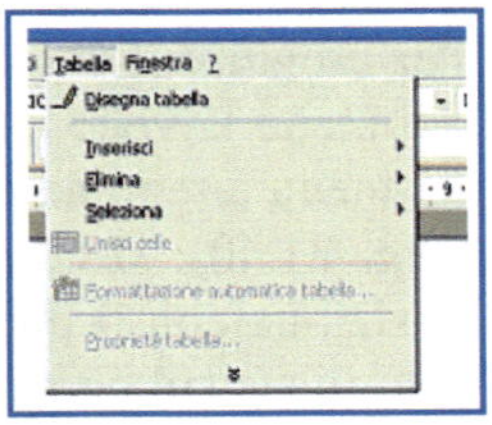

Fig. 21.37 Modalità per creare tabelle (primo modo)

ratteristiche della propria tabella (Fig. 21.38), il numero di righe e il numero di colonne.
Il numero delle righe e colonne, si può impostare facendo clic

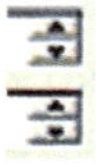

sulle quattro piccole frecce o lasciando l'opzione auto. Questa opzione creerà una tabella che occupa l'intero foglio ed è caratterizzata da colonne della stessa larghezza.

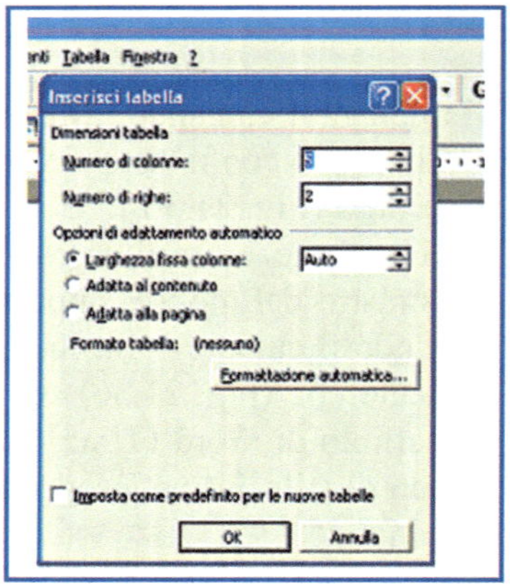

Fig. 21.38 Modalità per creare tabelle (primo modo)

3. Eseguendo clic su OK si vedrà comparire la tabella richiesta nel foglio word.

Secondo modo

In alternativa a questi comandi, si può usare il tasto specifico Inserisci tabella che si trova nella Barra degli strumenti (Fig. 21.39).

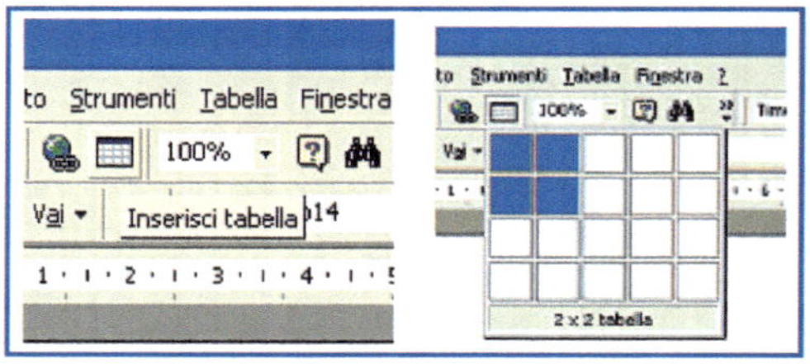

Fig. 21.39 Modalità per creare tabelle (secondo modo)

Eseguendo clic su questo comando e trascinando il puntatore del mouse sopra i quadratini che appaiono, si decide il numero di righe e il numero di colonne che si desidera. Una volta scelto, eseguendo clic la tabella verrà visualizzata nel foglio word. Nell'esempio sopra riportato si è scelto di fare una tabella composta da due righe e due colonne (2 × 2).

21.9 Taglia e Incolla – Copia e Incolla

21.9.1 Taglia e Incolla

I comandi Taglia e Incolla permettono di **spostare** una parola, una frase o interi periodi da una parte all'altra di un documento o da un documento ad un altro. Per eseguire il comando bisogna cliccare dalla barra del menu la voce modifica e successivamente appare un menu a tendina dove sono presenti i due comandi (Fig. 21.40); si clicca sul comando Taglia, poi ci si posiziona con il puntatore dove si desidera incollare e si clicca sul comando Incolla.

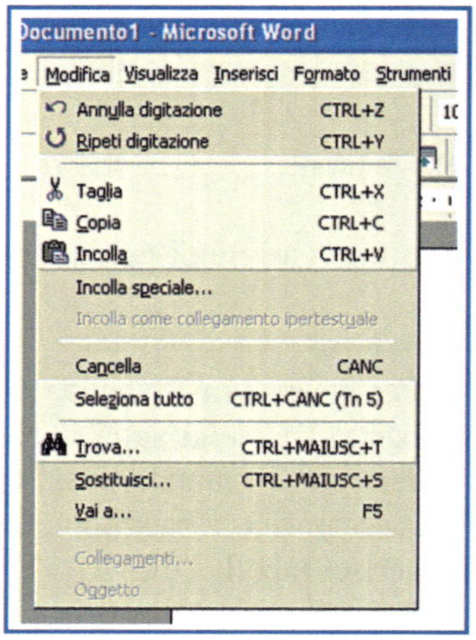

Fig. 21.40 Taglia-Copia-Incolla

Per velocizzare
Per eseguire il comando **Taglia** con la tastiera bisogna prima selezionare il testo e poi tenere premuto il tasto CTRL più premere il tasto X. Ricordiamo **CTRL + X**.

Per eseguire il comando **Incolla** con la tastiera bisogna aprire il documento dove si vuole incollarlo e poi tenere premuto il tasto CTRL più il tasto V. Ricordiamo **CTRL + V**.

21.9.2 Copia e Incolla

I comandi copia e incolla permettono di **copiare** una parola, una frase o interi periodi da una parte all'altra di un documento o da un documento ad un altro (Fig. 21.40). Si procede analogamente al caso Taglia-Incolla.

Con il comando Copia "l'oggetto" è stato copiato, **duplicato** dalla posizione A e **posizionato**, incollato nella posizione B. L'oggetto quindi si trova sia nella posizione A che nella posizione B. Con lo stesso procedimento, si può copiare ed incollare un testo da un documento ad un altro. Inoltre si può copiare un'immagine da Word ed incollarla ad esempio su un nuovo file di Paint (Start/Programmi/Accessori/Paint).

Per velocizzare
Per eseguire il comando **Copia** con la tastiera bisogna prima selezionare il testo e poi tenere premuto il tasto CTRL più premere il tasto C. Ricordiamo **CTRL + C**.

Per eseguire il comando **Incolla** con la tastiera bisogna aprire il documento dove si vuole incollarlo e poi tenere premuto il tasto CTRL più il tasto V. Ricordiamo **CTRL + V**.

21.10 Mostra/Nascondi – Intestazione e pie' di pagina

21.10.1 Mostra/Nascondi

Se si vuole che un proprio documento abbia una buona impostazione, non si può fare a meno del comando Mostra/Nascondi. Questo comando si trova nella barra degli strumenti (Fig. 21.41).

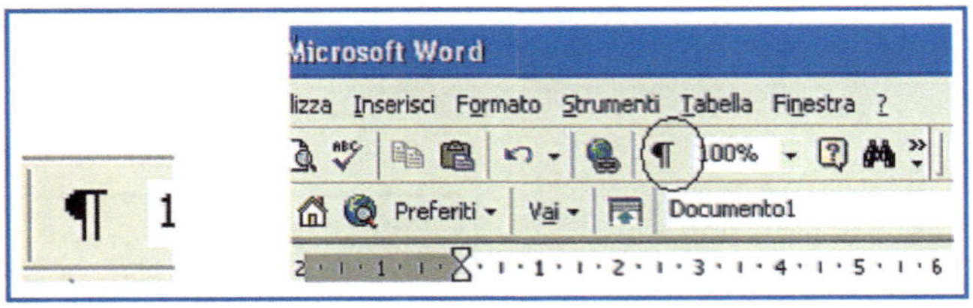

Fig. 21.41 Comando Mostra/Nascondi presente nella barra degli strumenti (simbolo di pi-greco). Alla sinistra il simbolo ingrandito

Esempio:
- digitando questa frase di Dante, tratta dalla "La Divina Commedia": "Nel mezzo del cammin di nostra vita mi ritrovai per una selva oscura ché la diritta via era smarrita. Ahi quanto a dir qual era è cosa dura esta selva selvaggia e aspra e forte che nel pensier rinova la paura!"

Eseguire clic sul comando Mostra/Nascondi.

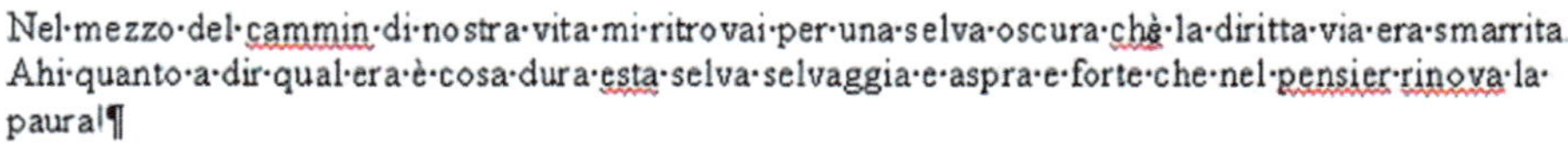
Nel·mezzo·del·cammin·di·nostra·vita·mi·ritrovai·per·una·selva·oscura·chè·la·diritta·via·era·smarrita.·Ahi·quanto·a·dir·qual·era·è·cosa·dura·esta·selva·selvaggia·e·aspra·e·forte·che·nel·pensier·rinova·la·paura!¶

Come si nota, sono comparsi dei **simboli** nella frase che si è digitato. Essi aiutano ad analizzarla, e permettono di tenere continuamente sotto controllo l'intero documento, di attuare cioè una **revisione istantanea**. I **puntini** rappresentano gli spazi presenti tra una parola e l'altra. Corrispondono agli spazi realizzati con la barra spaziatrice. Il simbolo **pi-greco** rappresenta il paragrafo che di norma termina quando si preme il tasto invio.

Inoltre il simbolo ↵ rappresenta a capo senza iniziare un nuovo paragrafo (quando cioè si tiene premuto il tasto Maiuscolo e si preme Invio). Sarà molto utile analizzare i paragrafi che si scrivono con il comando Mostra/Nascondi, soprattutto se il documento che si ha intenzione di digitare è molto lungo. Si potrà istantaneamente tenere sotto controllo l'impostazione di ciò che si sta scrivendo.

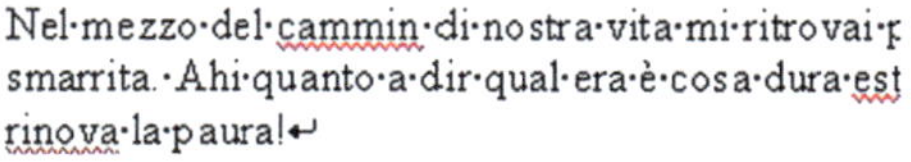
Nel·mezzo·del·cammin·di·nostra·vita·mi·ritrovai·p
smarrita.·Ahi·quanto·a·dir·qual·era·è·cosa·dura·est
rinova·la·paura!↵

Le sottolineature in rosso saranno spiegate nel seguito, nel contesto del controllo ortografico.

21.10.2 Intestazione e pie' di pagina

Questo comando è molto utile per chi possiede un'impresa perché i documenti che circolano all'interno o all'esterno di essa devono disporre di un'intestazione. È importante infatti che tutti i documenti di un'azienda (fax, ordini) abbiano **una loro identità** cioè diano delle informazioni precise riguardanti l'azienda. Esso si trova eseguendo clic su Visualizza/Intestazione e pie' di pagina nella barra dei menu (Fig. 21.42).

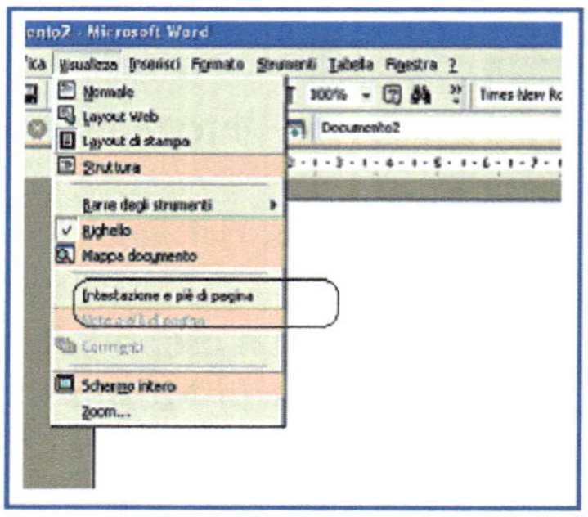

Fig. 21.42 Intestazione e pie' di pagina

Appariranno due riquadri (Fig. 21.43), uno in alto e uno in basso; nel primo riquadro digitare l'intestazione dell'azienda (es. nome, logo), nel riquadro in bas-

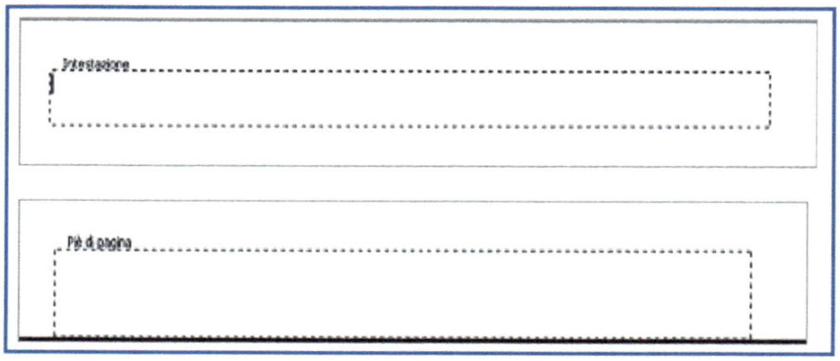

Fig. 21.43 Note a Intestazione e piè di pagina

so digitare il pie' di pagina (es. l'indirizzo, il numero di telefono, il fax e qualunque altra informazione riguardante l'azienda che si desidera far conoscere al destinatario del documento). Eseguendo doppio clic con il tasto sinistro del mouse sulla parte bianca della pagina si disattivano i due riquadri di intestazione.

21.11 Controllo ortografia e grammatica

Il comando controllo ortografia e grammatica aiuta a trovare gli errori di ortografia e di grammatica che si sono commessi digitando un testo.

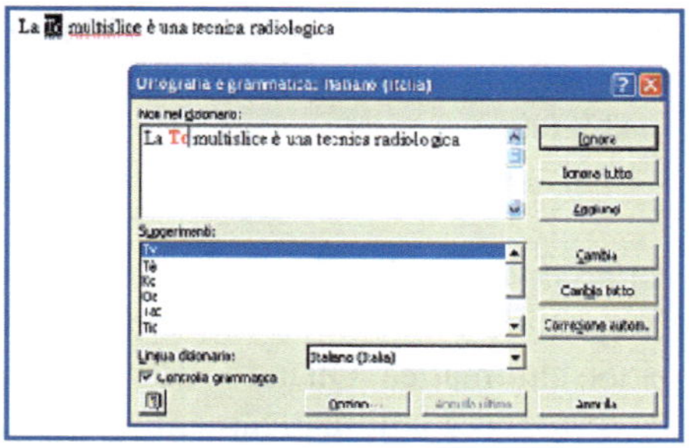

Fig. 21.44 Controllo ortografico

Come si utilizza

Per controllare la correttezza grammaticale o ortografica di un testo, bisogna seguire i seguenti passi:

– Selezionare l'intero testo.

Eseguendo clic su Strumenti/Controllo ortografia e grammatica nella barra dei menu, verrà visualizzata la finestra di dialogo Ortografia e grammatica che presenta varie aree da analizzare (Fig. 21.44).

21.11.1 Sezione della finestra di dialogo Ortografia e grammatica

Non nel dizionario

In questa area viene evidenziata in rosso la parola che non è contenuta nel dizionario di Word e che quindi il programma **considera** errata. Per esempio, digitando il seguente testo la sigla Tc viene evidenziata, infatti Word considera errate delle parole che in realtà sono corrette proprio perché non sono contenute nel suo dizionario.

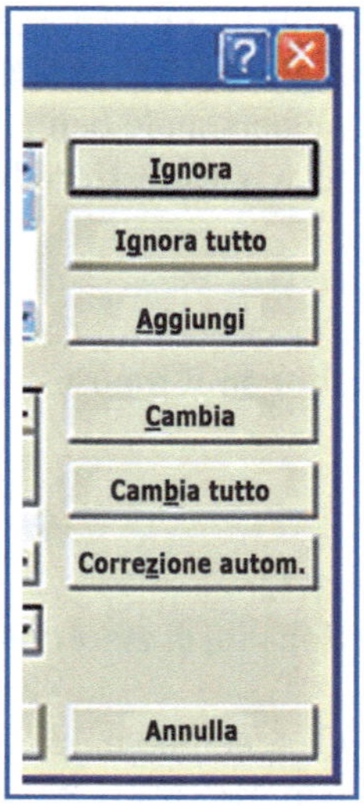

Fig. 21.45 Opzioni del controllo ortografico

Suggerimenti

Nell'area Suggerimenti, Word propone una serie di parole che potrebbero sostituire la forma errata oppure suggerisce come correggere gli errori. In questo caso propone per primo la parola Tv. Non sempre, però, il suggerimento risulta esatto.

Opzioni

La parte destra della finestra di dialogo Controllo ortografia e grammatica presenta una serie di tasti (Fig. 21.45).

Ignora

Eseguendo clic su questo tasto, la parola che Word considera errata viene ignorata. Word quindi continua nella segnalazione di altre parole che ritiene errate.

Ignora tutto

Eseguendo clic su questo tasto, vengono ignorate tutte le parole che Word considera errate.

Aggiungi

Questa voce permette di aggiungere la parola evidenziata in rosso al dizionario di Word che quindi non la riterrà più errata.

Cambia

Eseguendo clic su questo tasto, la parola errata viene sostituita con il suggerimento selezionato dall'utente nell'area Suggerimenti.

Cambia tutto

La parola viene modificata in tutto il testo corrente.

Correzione automatica

Eseguendo clic su questo tasto, la parola verrà inserita nell'elenco di parole di correzione automatica. Quando successivamente la parola verrà digitata in modo errato, Word la correggerà automaticamente.

21.11.2 Il valore del controllo ortografico e grammaticale automatico

Secondo l'opinione di molti questo comando non sostituisce assolutamente il valore e l'efficacia della revisione personale. Deve essere utilizzato solamente come aiuto, contributo alla revisione perché comunque può aiutare a ritrovare errori che, a causa dell'effetto memoria, non si riescono a vedere. Spesso accade infatti che il controllo ortografico e grammaticale di Word consideri errate delle parole che non lo sono o non metta in evidenza altre forme che invece sono errate. Nulla può sostituire una revisione personale ben fatta. Per sapere come eseguire una buona revisione si consiglia il sito **www.mestierediscrivere.com**

Per velocizzare

Per eseguire il comando **Controllo ortografia e grammatica** bisogna selezionare il testo con il mouse e poi digitare dalla tastiera il tasto funzione **F7**.

21.12 Modalità di esecuzione di un *curriculum vitae*

Ci sono due modi[1], entrambi molto semplici e veloci, per realizzare un *curriculum vitae* con Microsoft Word.

[1] In versioni di Word diverse il formato delle finestre di dialogo e dei documenti potrebbe essere diverso; la logica è comunque simile.

Il primo modo

Eseguire clic su File/Nuovo nella barra dei menu, verrà visualizzata la finestra di dialogo Nuovo (Fig. 21.46) che presenta una serie di schede; selezionare con un clic la scheda "Altri documenti".

Questa scheda (Fig. 21.46) presenta delle icone ed in particolare l'icona **Curriculum contemporaneo**, **Curriculum elegante**, **Curriculum professionale**. Con Word è semplice realizzare un curriculum di diversi stili. Eseguendo doppio clic sul tipo di curriculum che si vuole realizzare, ad esempio su Curriculum professionale, si può visualizzare un modello di curriculum in stile professionale. Si può selezionare il testo sostituendo e digitando i dati personalizzati ed eseguendo clic su File/Salva con nome nella barra dei menu. A questo punto il proprio curriculum è pronto.

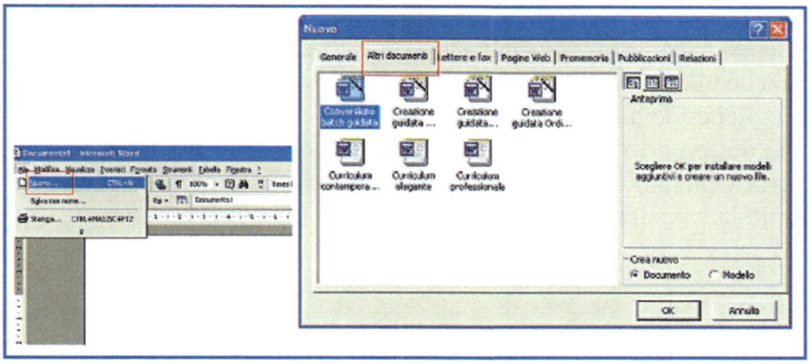

Fig. 21.46 Scrivere un *curriculum*

Il secondo modo

Eseguendo clic su File/Nuovo alla barra dei menu verrà visualizzata la finestra di dialogo Nuovo. Si seleziona con un clic la scheda "Altri documenti" e successivamente si esegue doppio clic sull'icona Creazione guidata curriculum. Verrà visualizzata la finestra di dialogo **Curriculum.** Da questo punto inizia la creazione guidata di un curriculum (Fig. 21.47).

Si esegue clic sul pulsante Avanti che si trova in basso a destra della finestra di dialogo Curriculum.

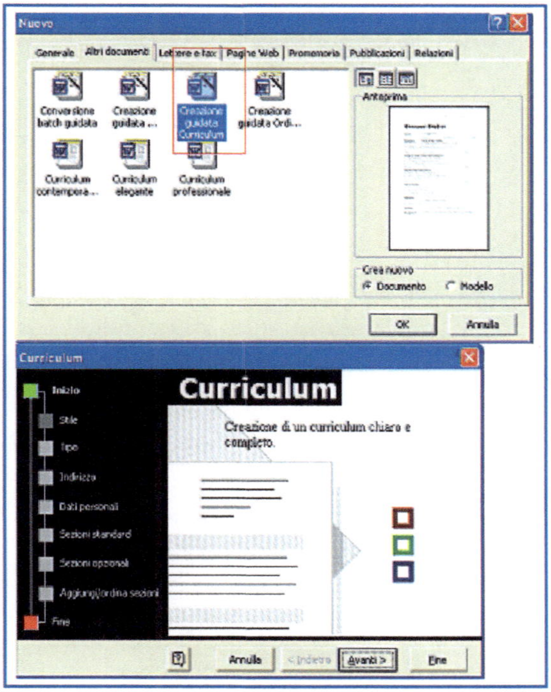

Fig. 21.47 Creazione di un *curriculum*

Nella finestra seguente (Fig. 21.48) spuntare con il checkbox lo stile di curriculum che si preferisce, quindi si esegue clic sul tasto avanti; nella finestra che appare, spuntare con un clic il tipo di curriculum che si desidera tra curriculum *professionale*, *contemporaneo*, *elegante*.

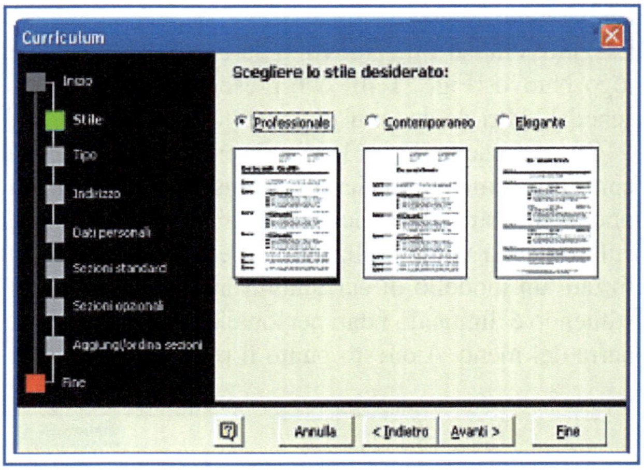

Fig. 21.48 Scelta del curriculum

Si preme il tasto avanti e nella finestra seguente si digitano i propri dati personali; eseguendo ancora clic su avanti, si accede alle finestre successive scegliendo le altre caratteristiche del proprio curriculum fino ad arrivare all'ultima finestra. Eseguendo clic su **fine** verrà generato il proprio curriculum in base alle caratteristiche che si sono scelte durante la creazione guidata.

Cenni sul programma PowerPoint e tecniche di presentazione

22

G. Pinto

Indice dei contenuti

22.1 Significato di PowerPoint

È il programma di grafica di MS-Office (vedere Introduzione al Capitolo 21) dedicato all'ambito della "comunicazione". Consente di assemblare in modo rapido e intuitivo testi, colori, immagini, disegni, forme per presentazioni/messaggi efficaci. PowerPoint è uno strumento moderno, che permette di creare senza difficoltà presentazioni elettroniche per qualsiasi argomento o situazione.

Una presentazione elettronica è la versione moderna delle "vecchie" presentazioni che utilizzavano lucidi su lavagne luminose oppure diapositive. Il vantaggio di questo programma è che permette di realizzare, in un tempo minore, presentazioni più interessanti, movimentate e meno noiose per chi le segue. Una presentazione può essere visualizzata direttamente sul monitor del computer oppure proiettata attraverso l'uscita video del computer, su un grande schermo attraverso videoproiettori oppure stampata su trasparenti (per lavagna luminosa) o infine stampata su diapositive vere.

Per priorità didattiche, nel seguito daremo solo una breve panoramica delle funzioni di PowerPoint e alcuni consigli per l'uso rimandando ai manuali e testi citati nella letture consigliate al termine del capitolo.

22.2
Funzioni di PowerPoint

Le principali funzioni del programma consentono all'utente di:
- digitare il testo direttamente all'interno di una presentazione oppure scrivere il testo utilizzando un altro programma e poi importarlo;
- definire un particolare layout per tutte le diapositive;
- organizzare la sequenza delle diapositive e controllare le transazioni da una all'altra presentazione digitando un semplice tasto;
- inserire oggetti grafici, effetti sonori e filmati;
- stampare su carta o salvare in formato HTML per presentazioni sul web.

Quindi anche PowerPoint, come le altre applicazioni di MS Office, è completamente integrato con il web e, oltre a consentire all'utente di realizzare presentazioni professionali, prevede anche la possibilità di trasformare le diapositive create in vere e proprie pagine web da distribuire e trasmettere in internet. Solitamente le pagine HTML e i siti web sono realizzati utilizzando appositi programmi di sviluppo, che trasformano automaticamente le operazioni eseguite dall'utente tramite interfaccia grafica in codice HTML; anche se non si conosce il linguaggio di internet, è possibile ottenere con questi strumenti ottimi risultati, inserendo immagini e applicando formattazione al testo in maniera non dissimile da quanto avviene in PowerPoint quando si realizzano le presentazioni.

Ma chi utilizza PowerPoint in ambito lavorativo per esporre con maggiore efficacia le proprie idee, progetti e risultati di un'analisi, potrà invece agevolmente pubblicare il proprio lavoro sul web in pochi passaggi, per renderlo fruibile a una platea molto più ampia, usando le funzioni apposite di PowerPoint.

La quasi totalità dei pacchetti software oggi in commercio hanno abituato l'utente a *template*, ossia a quei modelli che aiutano l'utente a essere operativo fin da subito, e a *wizard*, ossia alle procedure che guidano all'esecuzione di molte operazioni anche quando non si conoscono tutte le funzionalità disponibili nel Programma, o semplicemente quando si desidera realizzare qualcosa di immediato, da personalizzare in un secondo momento. Senza entrare nei dettagli si noti che:
- la struttura dei menu e delle barre dei bottoni (pulsanti) è simile a quella di Word;
- è dotato di "autocomposizioni" che guidano l'utente nel costruire rapidissimamente l'intelaiatura di tutta la presentazione, dando un aspetto uniforme e professionale alle slide (diapositive);
- è dotato di strumenti potenti, ma al contempo semplici da usare, per disporre testi, e animazioni e suoni nelle slide.

La maggior parte degli strumenti e dei comandi sono facilmente individuabili nel menu che compare in alto all'apertura della finestra di PowerPoint; inoltre è possibile ottenere informazioni su un argomento specifico "cliccando" sull'Assistente di Office (dalla Barra dei Menu cliccare sul punto interrogativo e poi selezionare Mostra Assistente di Office). Con le varie versioni di PowerPoint sono state incluse molte nuove caratteristiche che facilitano l'utilizzo del programma.

22.3
Le regole per realizzare un'efficace presentazione video

Per creare una presentazione gradevole, è necessario prendere in considerazione i seguenti punti:

1. il testo deve essere stringato in modo da evidenziare i punti salienti di un argomento. Pertanto dovrà essere l'oratore ad ampliare ogni argomento prendendo spunto dalle slide presentate;
2. è necessario che tutti gli spettatori riescano a vedere agevolmente il testo;
3. dare un aspetto ordinato alla presentazione;
4. scegliere lo sfondo più opportuno per ogni tipo di presentazione, tenendo conto che caratteri di colore *chiaro su sfondo* scuro sono molto più efficaci in una proiezione su schermo;
5. utilizzare immagini, che sono più accattivanti delle parole;
6. possibilmente cercare di parlare con un tono di voce variato e mai monotono. Con l'aiuto delle immagini e dei suoni introdotti nella video presentazione si darà un minimo di animazione per destare meglio l'interesse di chi ascolta.

Per impostare una presentazione efficace è opportuno seguire il percorso seguente:

1. definire gli obiettivi della presentazione;
2. stabilire l'impostazione estetica;
3. creare le slide;
4. realizzare il controllo della loro sequenza;
5. provare la video-presentazione calcolando il tempo impiegato.

Infine è importante ricordare che l'aspetto grafico complessivo della presentazione deve essere uniforme.

Letture consigliate

Perry G (2007) Office 2007. McGraw-Hill, Milano
Valli A (2007) Office 2007 NO PROBLEM. McGraw-Hill, Milano

Introduzione ad Excel e ai fogli di calcolo

23

G. Guglielmi, F. Ascolese, R. Grassi

Indice dei contenuti

23.1 Generalità e avvio di Excel

Excel è il programma della suite MS-Office dedicato alle applicazioni basate sui cosiddetti "*spreadsheet*" (fogli di calcolo o fogli di lavoro). Numerosi altri software sono disponibili oggi per questi tipi di applicazioni, sia come freeware (abbiamo già citato la suite OpenOffice) sia come programmi a pagamento, e una quantità di programmi fanno parte della storia delle applicazioni per i primi personal computer (Multiplan, Visicalc solo per esempio); per le ragioni di diffusione di cui abbiamo già parlato, useremo Excel di Microsoft per i nostri fini didattici.

Entriamo nella pratica utilizzando la versione Excel 2000: la schermata con cui si presenta Excel è troppo ricca di elementi, per cui la prima volta può mettere in difficoltà l'utente. In questa situazione, la cosa giusta da fare è concentrarsi sugli aspetti essenziali e più immediatamente intuitivi, rimandando ad un secondo tempo l'esplorazione del resto. È quello che faremo in questa introduzione, con una panoramica delle **funzioni principali**.

La base di tutto è il "foglio di lavoro" (Fig. 23.1). Lavorare con Excel significa essenzialmente immettere numeri in un foglio di lavoro ed eseguire calcoli sui numeri immessi.

Elementi di informatica in diagnostica per immagini. Roberto Grassi et al. (a cura di)

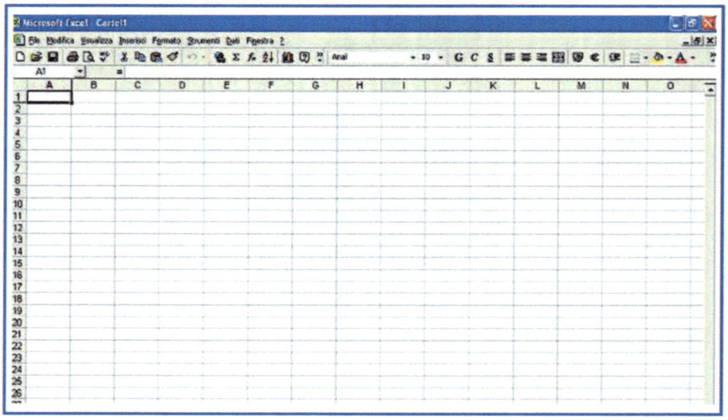

Fig. 23.1 Il foglio di lavoro di Excel

Il "foglio di lavoro" occupa la parte centrale della schermata di apertura di Excel, ed è formato da una serie di caselle, che si chiamano *celle*, definite dall'incrocio di righe e colonne: le *righe* sono identificate da una numerazione progressiva sul lato sinistro dello schermo e le *colonne* si distinguono l'una dall'altra in base ad una lettera dell'alfabeto, che fa da intestazione per ciascuna colonna (Fig. 23.2).

Per usare il foglio di lavoro si scrivono nelle celle i dati da elaborare, operazione che viene eseguita molto facilmente con il mouse: si porta il puntatore del mouse sulla cella dove si intende scrivere qualcosa e si esegue "clic". Intorno alla cella appare un bordo nero, per indicare che è stata selezionata e il puntatore del mouse assume la forma di una croce quadrata, segno che la cella è pronta a ricevere dati. I dati (numeri o lettere) si scrivono, ovviamente, con la tastiera. Per iniziare a vedere come funziona il tutto, portare il puntatore del mouse sulla prima cella in alto a sinistra del foglio di lavoro, quella individuata dall'incrocio della colonna A con la riga 1 e sulla tastiera premiamo il tasto con numero sette. Questa operazione crea tre effetti:

1. nella cella selezionata compare il carattere **7**;
2. nella parte alta dello schermo, sopra la griglia del foglio di lavoro compare il numero **7**;
3. il **puntatore del mouse** si trova nella cella selezionata e ha cambiato forma un'altra volta, diventando una **sottile riga verticale**.

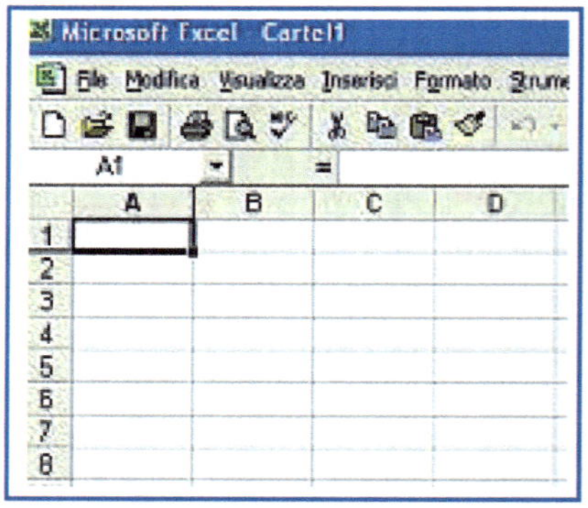

Fig. 23.2 Righe e colonne

Adesso premiamo il tasto INVIO per confermare che vogliamo immettere il numero 7 nella cella A1. Questa operazione fa scomparire il richiamo del numero 7 che era presente nella barra orizzontale, immette materialmente il carattere 7 nella cella A1 e provoca la selezione della cella immediatamente sotto, quella individuata dalla riga 2 e dalla colonna A. Eseguita la prima e più elementare delle operazioni che si può eseguire su un foglio elettronico, immettere un dato, e ripetere l'operazione sulla cella A2, che è già selezionata, immettendovi il numero 4 e premendo subito dopo il tasto INVIO, cosa che provoca la *selezione automatica* della cella A3 (Fig. 23.3).

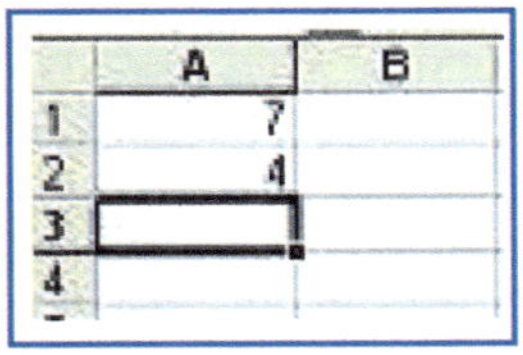

Fig. 23.3 Selezione automatica

In questa cella scriviamo la seguente serie di caratteri (possiamo scrivere sia in maiuscolo che minuscolo): **=A1+A2.** Dopo l'immissione dei caratteri premiamo INVIO e nella cella A3 possiamo vedere che al posto dei caratteri che abbiamo appena scritto ora si trova il numero 11, che è appunto, il risultato della somma del contenuto della cella A1 con quello della cella A2 (vedi Fig. 23.4). Portiamo il puntatore del mouse sulla cella A1, eseguiamo clic col pulsante sinistro e scriviamo in questa cella il numero 10, premendo poi INVIO. La cella A1 prima conteneva il numero 7 e ora contiene il numero 10. Il contenuto della cella A2 è rimasto uguale (4), mentre nella cella A3 che presentava il numero 11, adesso c'è il numero 14.

Con queste semplici e intuitive operazioni abbiamo colto l'essenza del foglio di lavoro automatizzato: nelle celle A1 e A2 abbiamo immesso due valori (7 e 4 per cominciare, e 10 e 4 dopo); nella cella A3 abbiamo scritto la formula che calcola la somma dei contenuti delle celle A1 e A2.

Quando si cambia il contenuto di una delle celle A1 o A2, il risultato della formula contenuto in A3 viene modificato automaticamente, in modo da corrispondere alla nuova situazione; prima la somma dei contenuti di A1 e A2 (7 e 4) generava 11, poi la stessa operazione, riferita alle stesse celle, ha generato 14, perché in A1 non c'era più un 7 ma un 10.

Nelle celle del foglio di lavoro si possono scrivere dati o formule. Per "dati" si intende qualunque sequenza o stringa di caratteri; un numero intero o decimale, una frase, una sequenza di lettere, numeri e segni di interpunzione, fino a un massimo di 255 caratteri per cella. Quando si immettono dati nelle celle occorre rispettare un solo vincolo: il primo carattere non può essere il segno di uguale, perché nella convenzione di Excel serve a distinguere i dati dalle formule. Nell'esempio che abbiamo appena visto, la presenza di un segno di uguale davanti ai caratteri A1+A2 dice a Excel che si tratta di una formula, cioè di un comando da eseguire sui contenuti delle celle A1 e A2. Proviamo a scrivere in A3 semplicemente A1+A2 senza il segno di uguale: nella cella compare quello che abbiamo scritto, non il risultato di un calcolo.

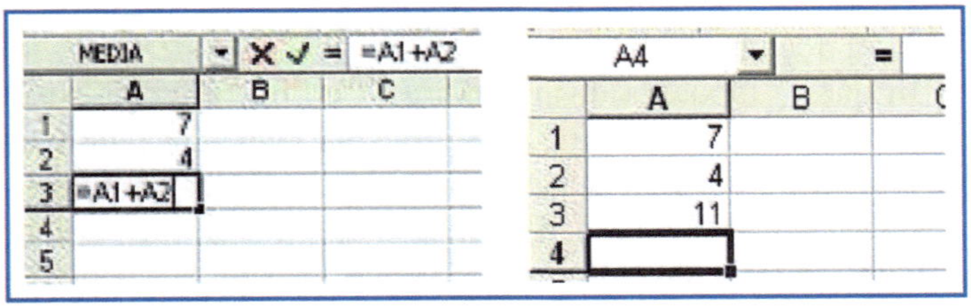

Fig. 23.4 Somma automatica

Non essendoci il segno di uguale all'inizio della stringa di caratteri, Excel la interpreta come un dato e la inserisce tale e quale nella cella (vedi Fig. 23.5).

Dopo aver constatato che è molto semplice e intuitivo ottenere da un foglio di lavoro Excel qualche risultato utile, possiamo dedicare un po' di tempo ad esplorare l'ambiente in cui ci troviamo, identificando i vari elementi che lo compongono.

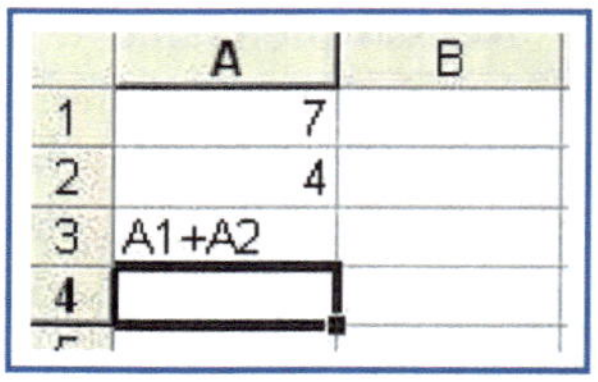

Fig. 23.5 La mancanza del segno =

23.2
Finestra di Excel

Quando si avvia Excel lo schermo del computer si riempie completamente di una finestra articolata in vari elementi e si chiama ***finestra dell'applicazione*** (Fig. 23.6). Si tratta di una finestra strutturata come la gran parte delle finestre di Windows (nelle sue varie versioni): in alto compare la ***barra del titolo***, ha un colore blu scuro, con una scritta in bianco. All'estrema destra della barra del titolo si trovano i tre pulsanti per il ridimensionamento della finestra. In fondo alla finestra sul lato destro troviamo le barre di scorrimento orizzontale e verticale.

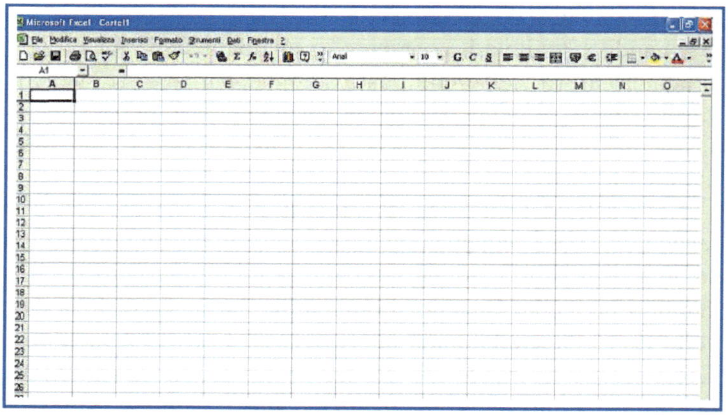

Fig. 23.6 Finestra della applicazione

La finestra dell'applicazione ne contiene una seconda, detta ***finestra del documento***, nella quale si immettono i dati e formule. Siamo quindi in presenza di due finestre, una dentro l'altra. La finestra dell'applicazione è il contenitore ed è ingrandita al massimo, in modo da poter accogliere una finestra del documento (Fig. 23.7).

In questa modalità di ingrandimento, l'unica indicazione che **le finestre sono due e non una sola** viene dal fatto che ci sono **due gruppi di pulsanti** per il ridimensionamento delle finestre, sovrapposti nell'angolo in alto a destra. I pulsanti superiori pilotano le dimensioni della finestra dell'applica-

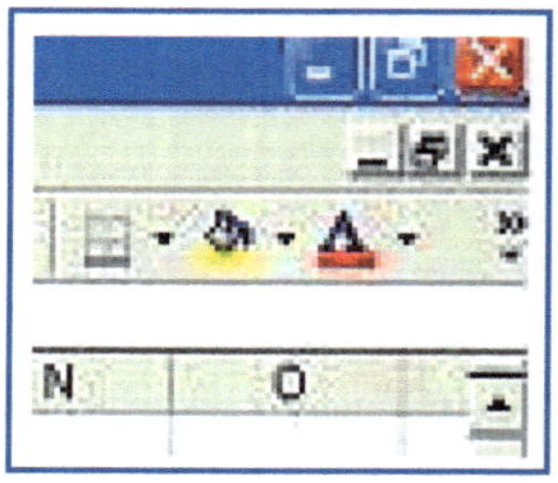

Fig. 23.7 Particolare della finestra della applicazione e del documento

zione (cioè la finestra di Excel), mentre quelli che stanno sotto servono per ingrandire, rimpicciolire o ridurre a icona la finestra del documento sul quale si lavora. La barra del titolo contiene i titoli delle due finestre, separati da un trattino.

Il documento vuoto che si predispone all'avvio di Excel prende il nome di ***Cartel1***, abbreviazione convenzionale del suo nome completo, che è "cartella di lavoro 1". Se si vuole distinguere la finestra del documento da quella dell'applicazione, basta fare clic sul pulsante di ridimensionamento del secondo gruppo di pulsanti.

Sotto la *barra del titolo*, nella *finestra dell'applicazione*, si trovano normalmente quattro barre (descrizione nelle Figg. 23.8-23.11).

Se non si danno indicazioni diverse, Excel, all'atto dell'avviamento, presenta una *cartella di lavoro* nella quale sono contenuti 16 fogli di lavoro vuoti (Fig. 23.12).

Questi fogli sono indipendenti l'uno dall'altro, possono essere rimossi o spostati ed è possibile attribuire loro nomi personalizzati, in sostituzione di quelli convenzionali, attribuiti in fase di apertura. Per non creare un effettivo affastellamento delle immagini, nella finestra del documento viene visualizzato un foglio di lavoro per volta.

Quello visualizzato si chiama *Foglio attivo* e lo si riconosce perché il suo nome (scritto nella "linguetta" in basso) appare in chiaro, rispetto alle restanti che sono in grigio. Si passa da un foglio di lavoro all'altro in due modi:
- eseguendo un clic sulla "linguetta";
- agendo su una particolare pulsantiera, che sta a sinistra della barra di scorrimento orizzontale.

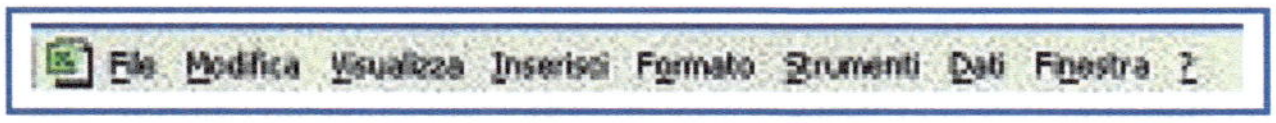

Fig. 23.8 Barra del menu: raccoglie i menu dei comandi attivabili in Excel, raggruppati per famiglie

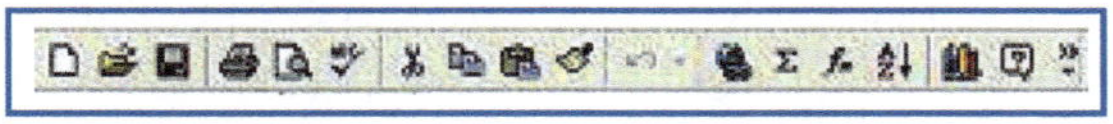

Fig. 23.9 Barra strumenti standard: raccoglie una serie di pulsanti, identificati da una icona che rappresenta un comando. Facendo clic su un pulsante in questa barra si attiva direttamente il comando al quale il pulsante è associato. I pulsanti delle barre degli strumenti servono per attivare i comandi di uso più frequente, direttamente, senza passare per i menu

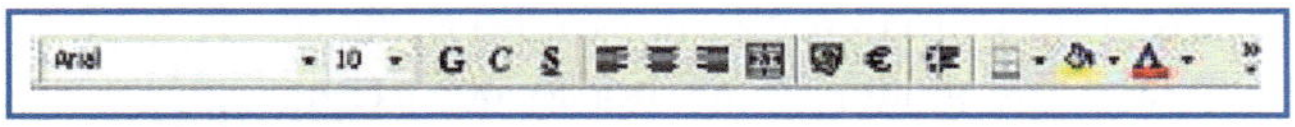

Fig. 23.10 Barra degli strumenti formattazione: funzionalmente analoga alla barra strumenti standard, raggruppa i pulsanti con i quali si attivano i comandi per dare un formato al documento o a sue parti: stile dei caratteri, dimensioni, posizione delle scritte nelle celle, ecc.

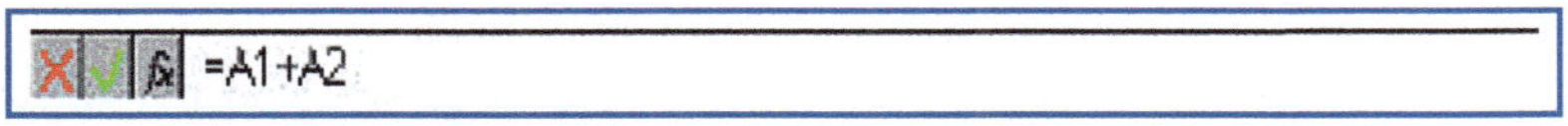

Fig. 23.11 Barra della formula; quando una cella del foglio di lavoro è stata selezionata con un clic del mouse, in questa barra viene evidenziato il contenuto della cella, in modo che sia più agevole modificarla. Se la cella contiene una formula (vedi esempio par 15.1), nella cella compare il risultato della formula, mentre nella barra della formula si vede la formula che produce quel risultato

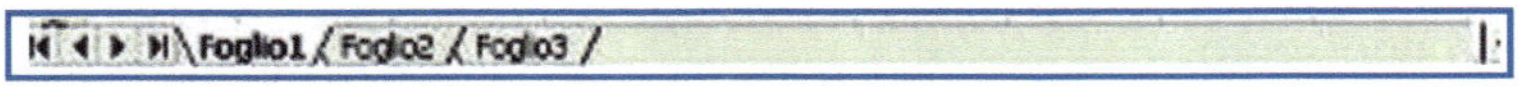

Fig. 23.12 Fogli iniziali

Nello spazio in fondo alla finestra del documento coesistono le schede dei fogli di lavoro e la barra di scorrimento orizzontale. È possibile dare più spazio alle schede dei fogli restringendo la barra di scorrimento. Per ottenere questo risultato si porta il puntatore del mouse nel punto di intersezione fra l'estremità sinistra della barra di scorrimento e l'ultima scheda visibile. Il puntatore assume l'aspetto di una doppia barretta verticale, con due frecce che puntano a destra e a sinistra. Tenendo premuto il pulsante sinistro del mouse si trascina il puntatore verso destra per restringere la barra di scorrimento.

In fondo alla *finestra dell'applicazione*, sotto la barra dei fogli iniziali si trova la ***barra di stato*** (Fig. 23.13), che fornisce informazioni sui comandi selezionati con il mouse o con la tastiera. Contiene anche, nella parte a destra, una funzione automatica che esamineremo più avanti.

Fig. 23.13 Barra di stato

Il foglio di lavoro è articolato in celle che si trovano all'intersezione delle righe (numerate a sinistra) e delle colonne (codificate in alto). Ogni foglio di lavoro è composto da 65.536 righe e da 256 colonne che intersecandosi formano 16.777.216 celle.

23.3 L'uso del mouse

In Excel si lavora col mouse, uno strumento molto potente e flessibile: praticamente indispensabile. Come dice il suo nome, il *puntatore* serve per puntare ad elementi costitutivi della finestra di Excel ed eseguire su e con questi elementi vari tipi di operazioni, che illustriamo per sommi capi nell'elenco che segue.

23.3.1 Selezione di celle

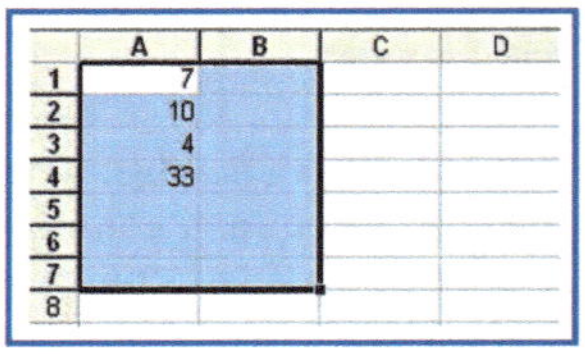

Fig. 23.14 Selezione di celle

Quando si attiva Excel, la prima casella nel foglio di lavoro, la cella A1, appare circondata da un bordo nero (Fig. 23.14), più spesso dei bordi che definiscono le altre celle.

Questa caratteristica indica che la cella è "selezionata", cioè pronta a ricevere input. Il puntatore del mouse assume la forma di una croce quadrata per indicare che c'è una selezione attiva. Per selezionare una cella diversa, basta portarvi sopra il puntatore a croce del mouse e fare clic. Se si porta il puntatore del mouse all'interno di una cella selezionata e si fa doppio clic, il puntatore cambia forma e diventa una sottile barra verticale, trasformandosi così in un segnale di inserimento. Trascinando il mouse su più celle mentre si tiene premuto il tasto sinistro si genera una selezione multipla, riconoscibile per il fatto che tutte le celle interessate dal trascinamento, sono circondate da un bordo più spesso e assumono un colore di sfondo scuro.

23.3.2 Copia e spostamento

Una cella selezionata può essere spostata o copiata con il mouse. Nel caso del trascinamento: selezionare la cella o l'intervallo che si vuole copiare e spostare il puntatore del mouse su uno dei suoi quattro bordi. Quando il puntatore del mouse si trasforma in una freccia, premere Ctrl e trascinare la selezione nella nuova posizione, mantenendo premuto il tasto Ctrl. La selezione originale rimane al suo posto ed Excel effettua una nuova copia quando si rilascia il pulsante del mouse (Fig. 23.15).

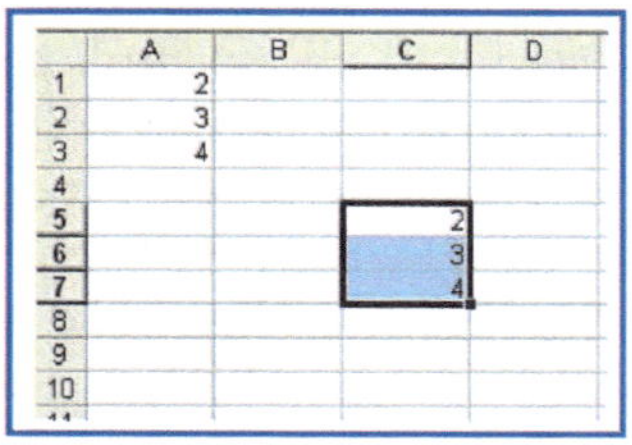

Fig. 23.15 Copia e spostamento celle

Per fare invece una copia con il mouse di una o più celle selezionate, occorre appoggiare il puntatore del mouse nel quadratino che si trova nell'angolo in basso a destra del bordo scuro che delimita la selezione: il puntatore prende la forma di una piccola croce nera e trascinandolo verso destra o verso sinistra o in un'altra direzione, si crea una copia della cella o delle celle selezionate.

23.3.3 Selezione dei comandi

Nella finestra dell'applicazione Excel si danno i comandi selezionandoli dalla *barra dei menu* o agendo sui pulsanti della *barra degli strumenti*. Eseguendo clic su una delle nove voci che compongono la barra dei menu si fa scendere una finestrella che contiene un elenco di comandi. Un ulteriore clic su una di queste voci dell'elenco attiva il comando corrispondente. Nel menu sono elencati tutti i comandi che si potrebbero dare a Excel. Alcuni di questi, però, non sono sempre disponibili, ma lo diventeranno in certe circostanze particolari. Le opzioni assoggettate a questo vincolo sono scritte in un carattere grigio e non sono sensibili al clic del mouse. Le barre degli Strumenti, visualizzate sotto la barra dei menu, sono formate da pulsanti la cui finalità è richiamata da un piccolo disegno che lo copre, chiamato icona. Appoggiando il puntatore del mouse sull'icona e attendendo un breve istante compare la descrizione della finalità del pulsante, all'interno di una casellina gialla. Una scritta più esplicativa la si trova sulla barra di stato. Eseguendo clic sul pulsante attiva il comando corrispondente.

23.3.4 Menu di scelta rapida

Eseguendo clic a destra su una *cella selezionata* si provoca l'uscita di una finestrella rettangolare più o meno lunga (Fig. 23.16), che contiene un certo numero di scritte, del tutto simile ad un menu. È infatti il menu di scelta rapida o anche *menu contestuale*.

Questo tipo di menu è una versione sintetica di uno dei menu principali, ed elenca soltanto alcune voci che sono coerenti con la situazione in cui è stato fatto clic e servono per selezionare rapidamente un comando. Per chiudere questo menu senza eseguire scelte basta premere il tasto ESC.

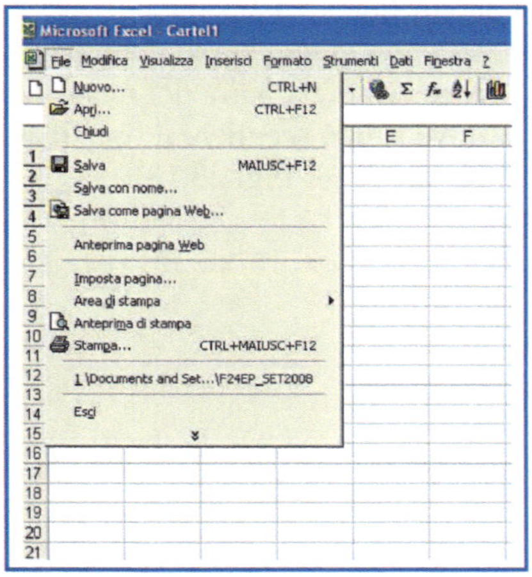

Fig. 23.16 Menu contestuale

23.3.5 Dimensioni di righe e colonne

Quasi tutti gli aspetti di un foglio di lavoro che si presentano in modo predefinito all'avvio di Excel possono essere modificati e adattati alle esigenze particolari dell'utente. Gran parte di queste modifiche si attivano con il mouse. Il caso più frequente è la modifica o l'adattamento della larghezza delle colonne o dell'altezza delle righe. Nel foglio di lavoro le colonne sono predisposte per ricevere circa 8 caratteri nel formato standard usati da Excel. La larghezza può essere portata fino ad una capacità di 255 caratteri. L'altezza standard delle righe è definita in 12,75 punti tipografici e può essere incrementata fino a 409,5 punti. Per modificare col mouse la larghezza delle colonne si fa clic sull'intestazione della colonna, provocando una selezione dell'intera colonna. che viene evidenziata con un colore scuro. Quindi si porta il cursore sulla linea di separazione fra la colonna selezionata e quella alla sua destra e si fa clic. Il puntatore assume la forma di una doppia barretta verticale con due frecce: trascinando il mouse verso destra o verso sinistra si allarga o si restringe la colonna. Per le righe, l'operazione da farsi è concettualmente identica, l'unica differenza è che la selezione della riga si fa con un clic sulla casella di intestazione a sinistra, che porta il numero d'ordine della colonna. Se in una colonna si trovano già dei dati, si può adattare la larghezza della colonna in modo che corrisponda a quella del dato più lungo facendo semplicemente doppio clic sulla linea di separazione fra l'intestazione della colonna e quella alla sua destra.

23.4 L'aiuto di Excel

Oltre alle barre degli Strumenti standard e Formattazione che vengono presentate automaticamente dall'applicazione all'avvio di Excel, è possibile ottenere aiuto da Excel attraverso i seguenti modi:

- *primo modo*: portando il cursore del mouse sui pulsanti degli strumenti si ottiene l'indicazione delle loro funzioni (vedi Fig. 23.17);
- *secondo modo*: selezionando con il mouse il punto interrogativo della barra dei menu si apre il menu contestuale dove si può scegliere il tipo di assistenza che si vuole utilizzare (vedi Fig. 23.18).

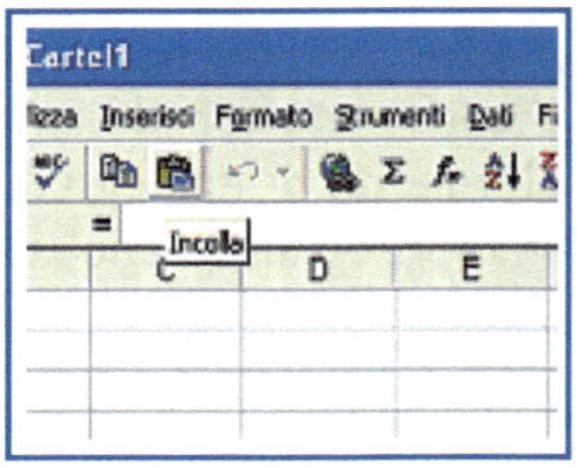

Fig. 23.17 Cliccando con il mouse sull'icona si ottiene il suo significato

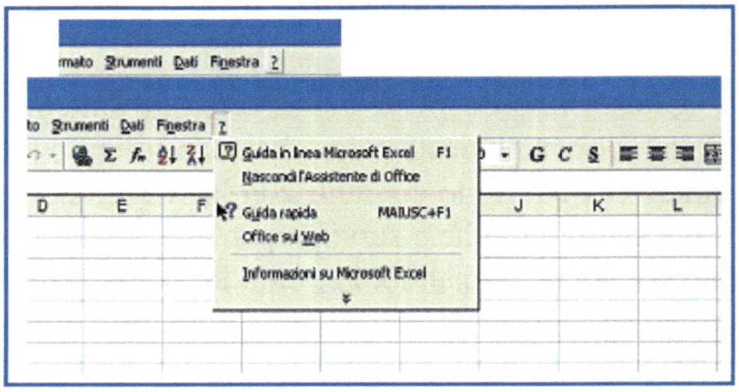

Fig. 23.18 Menu contestuale Aiuto

Guida in linea attiva una finestra dove è possibile chiedere una determinata informazione (vedi Fig. 23.19).

Guida rapida se si clicca su questa opzione con il pulsante sinistro del mouse il puntatore assume l'aspetto di un grosso punto interrogativo. Appoggiando il puntatore così trasformato su una delle caselle di selezione presenti nella finestra dialogo e facendo clic, si provoca l'uscita di un testo esplicativo che descrive la finalità dell'operazione (vedi Fig. 23.20).

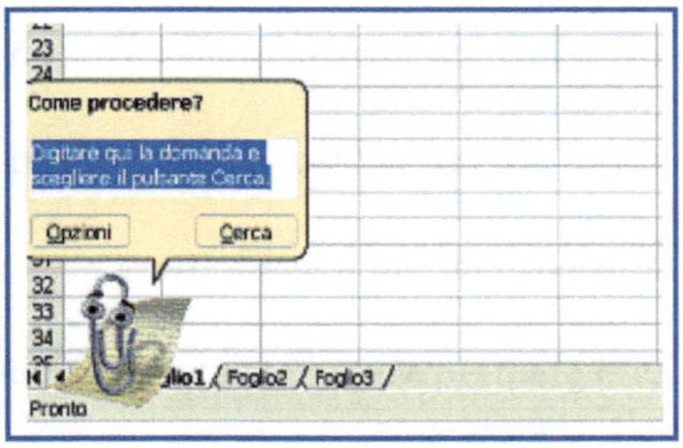

Fig. 23.19 Oggetto della richiesta di aiuto

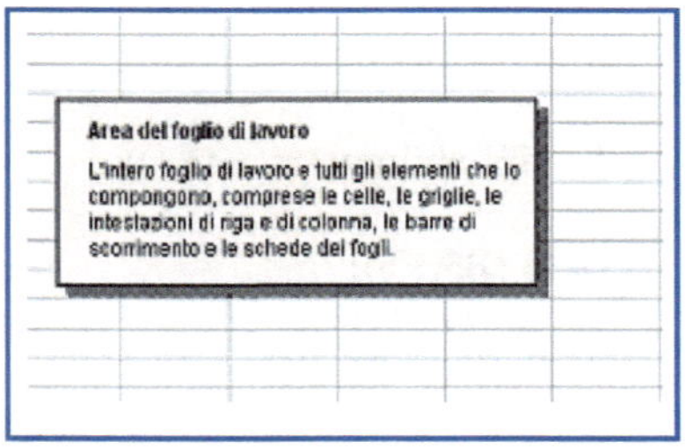

Fig. 23.20 Esempio di spiegazione ottenuta con il clic di Guida rapida

23.5 Modalità di preparazione di un foglio di lavoro

In questo paragrafo presentiamo, sotto forma di • Nota 23.1, un esempio di preparazione di un foglio di lavoro tratto dalle applicazioni di reparto in ambito sanità (secondo lo schema che si può vedere nella Figura 23.21, che è quello di un modulo per raccogliere i dati). Si tratta di una utile esercitazione che raccomandiamo a tutti i lettori di seguire. Ci serviremo di questa cartella di lavoro per esaminare quali servizi e funzionalità di Excel si possono utilizzare per migliorare l'efficacia e l'efficienza di un tipico modulo per acquisire dati.

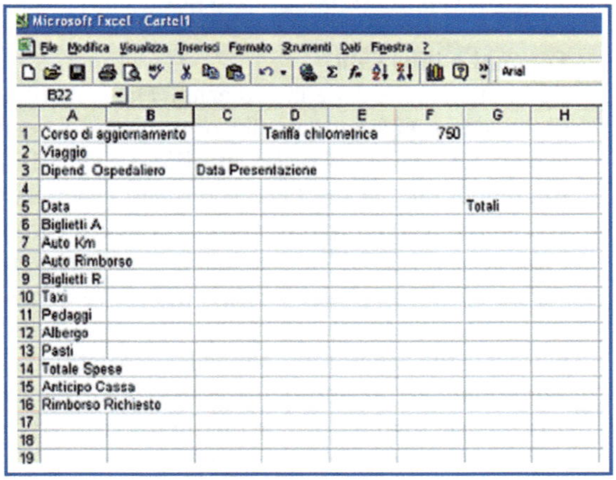

Fig. 23.21 Il foglio di raccolta dati per spese viaggio

Nota 23.1 – Approfondimento

Supponiamo che la cartella di lavoro sia già stata registrata in un file col nome "Rimborsi Corsi di aggiornamento Azienda Ospedaliera. xls": la richiamiamo con un clic. Questo foglio presenta uno schema presente in molte aziende ospedaliere dove i dipendenti viaggiano spesso per effettuare corsi di aggiornamento. È un esempio, l'impostazione varia, ovviamente, da caso a caso, ma le informazioni che servono sono come minimo le seguenti:

Corso di Aggiornamento (B1):	Codice che identifica il corso di aggiornamento
Viaggio (B2):	Itinerario della trasferta
Dipend. Ospedaliero (B3);	Nome del dipendente che chiede il rimborso
Data Presentazione (E3):	Data in cui è stata presentata la richiesta di rimborso
Tariffa chilometrica (F1):	Tariffa per il calcolo della liquidazione del rimborso per viaggi
Data (B5:F5):	Date in cui sono state effettuate le spese
Totali (G5:G17):	Totali per riga
Biglietti A (B6:F6):	Importi dei biglietti di viaggio pagati anticipatamente dall'azienda
Auto/Km (B7:F7):	Km percorsi dal dipendente
Auto/Rimborso (B8:F8):	Valorizzazione, in base alla tariffa chilometrica, dei Km percorsi
Biglietti R (B9:F9):	Importi dei biglietti di viaggio acquistati dal dipendente
Taxi (B10:F10):	Spese per Taxi
Pedaggi (B11:F11):	Pedaggi autostradali
Albergo (B12:F12):	Spese per pernottamento
Pasti (B13:F13):	Spese per pasti
Varie (B14:F14):	Spese di varia natura
Totale Spese (B15:F15):	Totale delle spese sostenute
Anticipo cassa (B16:F16):	Anticipi ricevuti dal dipendente
Rimborso Richiesto Differenza Tra spese e anticipi (B17:F17):	Autoesplicativo

Le informazioni che si raccolgono in questo modulo servono per:

- Conteggiare correttamente quanto è dovuto al dipendente ospedaliero e per quali ragioni
- Ripianare gli scoperti di cassa di contabilità generati dagli anticipi
- Aggiornare il costo del corso di aggiornamento deliberato dall'Azienda Ospedaliera

Formati e intervalli

Le caratteristiche delle informazioni che si raccolgono con questo foglio di lavoro sono di per sé evidenti e possiamo predisporre subito i formati. Definiremo quindi un formato *Data* per la cella E3 e per l'intervallo (**B5:F5**). Le celle B1, B2 e B3 dovranno ricevere caratteri di *testo*, quindi può andare bene il formato generale. L'intero intervallo di celle che va da B6 a G17 è destinato a ricevere *numeri*, non tutti però del formato *valuta,* visto che ci sono anche i *Km percorsi* (**B7:F7**). Scegliamo quindi per questo intervallo il *formato numerico con separatore delle migliaia*. Per attivarlo, dopo aver selezionato l'intervallo (**B6:G17**), possiamo far scendere la finestra di dialogo *Formato Celle* dal *menu Formato* o possiamo scegliere il *pulsante Stile Separatore* contraddistinto dall'icona con tre zeri nella barra degli strumenti *Formattazione*. Per quanto riguarda lo stile dei caratteri attribuiamo a tutti lo stile Grassetto. Le formule che sono presenti in questo foglio di lavoro non sono molto complesse e vedremo nel paragrafo successivo un altro metodo per inserirle.

Altre formule

Nella cella B15 andremo a inserire la formula:

=SOMMA(**B8:B14**)

e poi dopo averla selezionata, eseguiremo un'azione di Riempimento (menu Modifica – Riempimento – A destra), per copiarla nell'intervallo (C15:F15). In questo caso i riferimenti relativi ci fanno gioco, perché in ciascuna cella la formula farà riferimento alla colonna sovrastante, che è esattamente quello che vogliamo ottenere. Per conteggiare quanto è dovuto al dipendente si dovrà eseguire una sottrazione nell'ipotesi che il dipendente abbia sostenuto spese superiori all'anticipo ricevuto. La formula da immettere in B17 sarà:

=(**B15-B16**)

che verrà poi copiata nelle celle adiacenti della stessa riga, sempre con la tecnica del riempimento Automatico, fino alla cella F17. Che cosa succede se il dipendente spende meno dell'anticipo ricevuto? Il risultato della sottrazione sarà un valore negativo e il valore assoluto della cella B17 sarà la cifra che il dipendente dovrà restituire all'Ufficio cassa. nella colonna G, dalla riga 7 alla riga 17 ripetiamo la stessa formula che nella cella G7 sarà:

=SOMMA(**B7:F7**)

e nelle celle sottostanti sarà ripetuta con la modifica automatica dei riferimenti.

23.6 Come eseguire la stampa di un foglio di lavoro

Per stampare un foglio di lavoro si possono seguire diverse strade. Quando il foglio è piccolo e semplice si può fare clic sul pulsante *Stampa* della barra degli strumenti Standard. Il foglio sarà stampato con una struttura predefinita. Le cose si fanno più difficili quando il foglio di lavoro è abbastanza complesso e molto grande. Per fortuna Excel mette a disposizione degli utenti una funzionalità della **Anteprima di stampa** (Fig. 23.22), richiamabile direttamente con un clic sul pulsante omonimo, che sta subito a destra del pulsante di stampa. Come dice il suo nome, Anteprima di stampa, permette di vedere il foglio di lavoro come verrà stampato, senza farlo materialmente. Per eseguire subito una

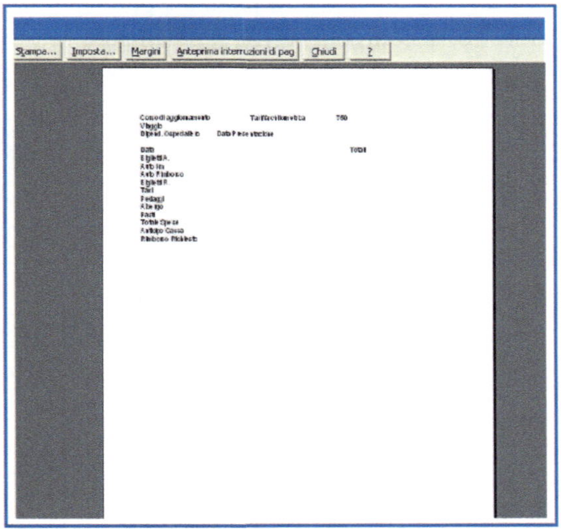

Fig. 23.22 Anteprima di stampa

prova attiveremo l'Anteprima di stampa per il foglio Rimborso Spese. Una prima sorpresa: la barra di stato in fondo a questa schermata informa che il foglio produrrà a stampa due pagine e non una sola. Per vedere la seconda pagina in Anteprima di stampa faremo avanzare la barra di scorrimento e potremo constatare che è rimasta fuori dalla prima pagina, una sola colonna.

Eseguiremo clic sul pulsante *Imposta* per attivare una finestra di dialogo con diverse schede tra le quali sceglieremo *Orientamento del Foglio*. Eseguendo un clic sul pulsante di opzione *Orientamento Orizzontale* e un secondo clic di conferma su *OK* ci riporteremo alla finestra Anteprima di stampa, dove vedremo il nostro modulo entrare in un'unica pagina. Dalla finestra di anteprima si possono attivare due funzioni importanti come *Margini* e *Imposta*. Quando si esegue clic su Margini compaiono sui bordi del documento una serie di tacche che evidenziano le attuali impostazione dei margini del foglio e le larghezze delle colonne. È possibile regolare a vista i margini e le distanze fra le colonne agendo sulle tacche con il mouse finestra di dialogo e spostandole. Lo stesso risultato lo si può ottenere digitando opportuni valori numerici nelle caselle che contengono le dimensioni dei margini e che vengono visualizzate della scheda Margini della Imposta pagina.

23.6.1 Le intestazioni in Excel

Se non si forniscono indicazioni diverse, Excel stampa il foglio di lavoro inserendo una intestazione che porta il nome del foglio di lavoro e un pie' di pagina con la parola "Pagina seguita dal numero della pagina stessa". Naturalmente è possibile modificare questo comportamento. Per farlo si seleziona la scheda *Intestazione e pie' di pagina* presente nel menu contestuale della voce Visualizza (vedi Fig. 23.23).

Sono già disponibili una serie di testi predefiniti per l'Intestazione e il pie' di pagina, costruiti con termini ricorrenti nella burocrazia aziendale. Questi testi standard si possono reperire nella casella a discesa che compare sotto i due riquadri a sinistra. Se le diciture predefinite non sono adeguate, se ne possono creare di nuove, agendo sui rispettivi pulsanti Personalizza. La finestra di dialogo che si presenta è uguale per l'intestazione sia per il pie' di pagina e permette di comporre uno di questi testi articolandolo in tre sezioni, che verranno stampate in tre bande di uguali dimensioni. Il testo da

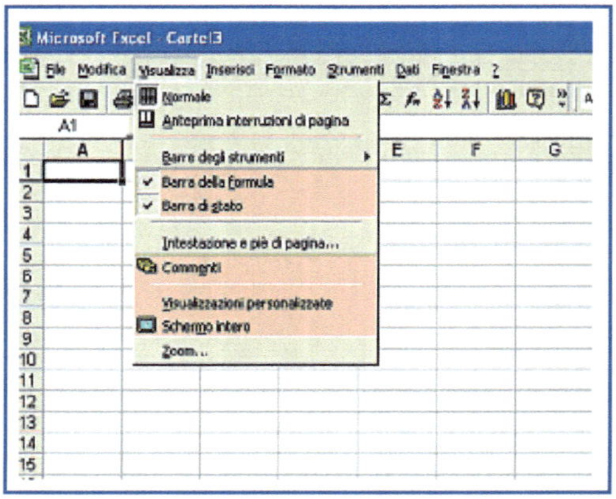

Fig. 23.23 Visualizza Intestazione e pie' di pagina

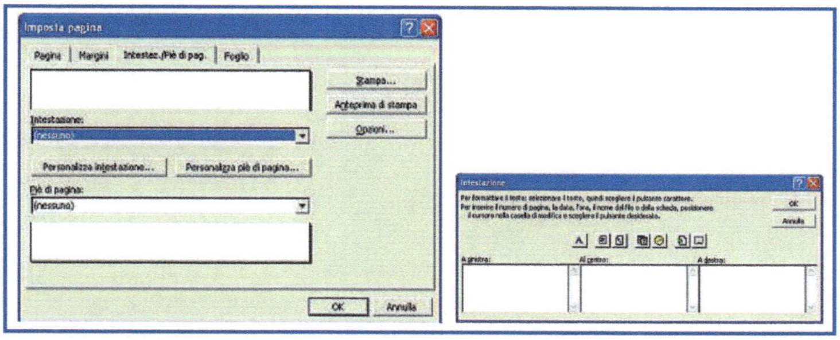

Fig. 23.24 Impostazioni di intestazione

stampare può essere immesso direttamente in una delle caselle disponibili, intitolate A sinistra, Al centro e A destra. Non è obbligatorio utilizzarle tutte e tre (vedi Fig. 23.24).

Quindi, si possono immettere nelle tre caselle codici automatici che richiamano:

- il numero della pagina
- il numero delle pagine in cui si sviluppa l'intero documento stampato
- la data
- l'ora
- il nome del file della cartella di lavoro
- il nome della scheda (del foglio di lavoro).

23.7 Conclusioni

Come il lettore avrà visto in questo capitolo introduttivo e nel piccolo esercizio pratico, le funzionalità di calcolo intrinseche di un "foglio di lavoro" ne fanno uno strumento eccellente per registrare un insieme di dati, in forma essenziale, elaborarli poi con formule di vario tipo e ricavarne molte informazioni; il caso più tipico delle applicazioni dei "fogli di lavoro", che è anche l'area in cui sono nati, è quello delle analisi contabili (come l'esempio che abbiamo visto), ma ormai i campi di applicazione sono universalmente distribuiti in tutti gli ambiti, da quello familiare a quello del lavoro, ed in tutti i settori di industria. Per questo nel prossimo capitolo continueremo ad esporre funzionalità ed applicazioni di Excel.

Progredire nell'uso di Excel

24

E. De Luzio, A. Siani

Indice dei contenuti

24.1 Excel per la gestione dei dati: opportunità e limiti

La struttura del foglio di lavoro ha molti punti in comune con la struttura di una "base di dati" (database), di un archivio organizzato: vediamo quali sono, facendo qualche riflessione sul concetto di database. Con questo nome si caratterizza una qualsiasi raccolta di dati omogenei, conservati su un supporto di registrazione in una *forma strutturata*. Tutti noi viviamo in mezzo ai database e ce ne serviamo quotidianamente, anche se non sappiamo che si chiamano così. Sono infatti da considerarsi database le guide del telefono, le rubriche di indirizzi che teniamo in tasca o sul tavolo di lavoro, le matrici degli assegni bancari e altri semplici oggetti di uso quotidiano. *Ciò che caratterizza un database è il fatto che contiene dati omogenei, registrati in forma strutturata*. Un bilancio non è un database, perché i dati sono sì, strutturati, ma si riferiscono a realtà diverse (attività e passività, per esempio), mentre può essere considerato un database un libro giornale di contabilità, perché tutte le righe contengono informazioni omogenee, disposte sempre nello stesso modo (strutturate, quindi): numero di registrazione, data, documento, conto di addebito, conto di accredito, importo. In un database i dati sono organizzati secondo una gerarchia di contenitori che si chiamano *campi, record e tabelle*.

Questi termini tecnici si possono ricondurre a semplici realtà della vita di tutti i giorni. In un tipico database, come la guida telefonica, i campi contengono i dati elementari che caratterizzano l'abbonato: cognome, nome, indirizzo, numero di telefono. Mettendo insieme i campi di un singolo abbonato si ottiene un record, che corrisponde alla riga stampata. L'insieme delle righe o record forma la tabella. La *struttura* è data dall'ordine con cui sono disposti i campi nei record: nel caso della guida telefonica, viene sempre prima il cognome, seguito dal nome, dall'indirizzo e dal numero di telefono. Un altro elemento qualificante è l'omogeneità dei contenuti: nel campo del numero di telefono non compare mai un nome o un indirizzo. Se mettiamo uno sotto l'altro i record di una guida del telefono e diamo la stessa larghezza ai campi, la tabella che ne risulta assume un aspetto molto familiare: i record potrebbero essere righe e i campi colonne di un foglio di lavoro Excel. L'identità strutturale fra un foglio di lavoro e una tabella di database è la base logica che consente di usare Excel anche per creare e gestire database e non soltanto per analizzare dati numerici disposti su un foglio di lavoro.

Ben consapevoli di questa possibilità, i creatori di Excel hanno messo a punto una serie di strumenti specializzati per agevolare l'uso di questo programma come gestore di database. Vedremo nel paragrafo successivo quali sono questi strumenti e come si possono utilizzare in concreto.

In merito alla logica interna dei database, alle correlazioni fra tabelle, campi e record, si è sviluppata negli anni una solida dottrina, che attinge alla logica matematica e alla teoria degli insiemi. Non è il caso qui di farvi riferimento, perché questo insieme di concetti è di estremo interesse per l'impostazione e la gestione di database estremamente grandi, quali potrebbero essere l'archivio anagrafico dell'INPS o il database per le prenotazioni dei posti di una linea aerea internazionale, ma ha scarso rilievo per i database che si possono costruire con Excel, le cui dimensioni sono decisamente più contenute.

Perché mai, verrebbe fatto di chiedersi? Non è vero, forse, che una cartella di lavoro Excel può contenere fino a *256 fogli* e che in ciascun foglio si possono utilizzare *16.384 righe*, ognuna composta da *256 colonne*? Non sarebbe possibile, quindi, creare una cartella di lavoro che ospiti un database formato da *4.194.304 record* (cioè 16.384 righe per 256 fogli di lavoro)? In teoria sì, ma in pratica esiste un limite, imposto dalla dimensione della memoria RAM del computer col quale si lavora. Per lavorare su una cartella di lavoro, Excel deve richiamarla dal disco rigido in cui è stata salvata e travasarla per intero nella RAM del computer, cioè nell'area di lavoro delle istruzioni che formano il programma, in modo che il contenuto della cartella sia permanentemente accessibile senza che sia necessario accedere al disco per richiamarne dei pezzi.

Nel Capitolo 25 daremo alcuni elementi specifici, teorici e pratici, sulla gestione dei veri e propri database relazionali.

24.2 Campi e record

Per utilizzare le funzionalità di database presenti in Excel occorre attrezzare, per così dire, il foglio di lavoro, cioè preparare uno schema vuoto che definisca i campi in cui si articolano i record che formeranno la tabella, vale a dire il database vero e proprio.

Per Excel un database è un intervallo di righe, composte da un numero uguale di colonne. Le colonne formano i campi, mentre le righe sono considerate record, eccetto la prima, che fa da intestazione e contiene i nomi dei campi. È necessario riflettere, prima di inserire dati e formule in un foglio di lavoro, per non trovarsi in seguito "bloccati" in spazi troppo esigui ed essere costretti a spostare tutti gli intervalli per lavorare meglio.

Una riflessione preliminare si impone ancora di più quando si decide di creare un database per utilizzare le relative funzioni di Excel.

È opportuno anzitutto analizzare preliminarmente i dati che si hanno a disposizione (o che si vogliono generare) per stabilire che uso se ne vuol fare e come dovranno essere organizzati. In un database ogni campo deve contenere un dato univoco, diverso da quello che può essere registrato in altri campi: se è previsto che ci sia un cognome, deve contenere un cognome e non un nome e cognome insieme; i campi che ospiteranno date dovranno contenere date e non descrizioni e importi in denaro e così via. Vanno inoltre eliminate le ridondanze, ogni informazione deve essere presente una sola volta in un record. *L'univocità dei singoli campi determina l'univocità dei record, ognuno dei quali deve necessariamente essere diverso dagli altri.* Anche se abbiamo due amici che si chiamano Mario Rossi e per combinazione abitano entrambi a Napoli in via Raffaello, 11, i loro numeri di telefono, almeno, saranno diversi e questo renderà univoci i loro record in un ipotetico database di indirizzi. *Se per una qualunque ragione si ha motivo di pensare che i record potrebbero non essere univoci, si aggiunga ai record un campo separato, che faccia da numeratore, in modo* ***che si possano comunque distinguere i singoli record in base a una numerazione progressiva***. Inoltre, quando è possibile, è bene suddividere su più campi informazioni che all'origine possono presentarsi aggregate in uno solo: per esempio, se si intende gestire un database di fatture, sarà bene prevedere un campo separato per l'imponibile e un altro per l'aliquota IVA, così da poter creare automaticamente il contenuto dei campi destinati a contenere l'importo dell'IVA e del totale della fattura. In generale, più sono numerosi i campi elementari, più il database è flessibile e si presta a fornire informazioni combinate del tipo più diverso. Naturalmente, siccome ogni cosa ha un prezzo, la flessibilità ottenuta in questo modo si paga con maggior impegno nell'acquisizione dei dati.

24.3
Posizioni e nomi dei campi

Scelti i campi, occorre disporli in successione, uno a fianco all'altro per formare il record. È bene selezionarli in modo che la loro successione rispecchi una certa logica pratica, raggruppando i campi che contengono informazioni simili. Per esempio, se si crea un database di fatture, affiancare l'identificazione dei singoli record. Per definire i campi si deve dar loro un nome (selezionare cella, poi menu Inserisci – Nome e seguire il dialogo). La scelta del nome che si inserisce nella prima riga del campo deve rispettare i seguenti quattro vincoli:

- primo vincolo
  ogni nome deve essere diverso dagli altri
- secondo vincolo
  ciascun nome deve stare in una cella separata

- terzo vincolo
  i nomi non possono contenere spazi, numeri o formule
- quarto vincolo
  i nomi vanno disposti su una sola riga
  Oltre ai vincoli, vi sono altre considerazioni da tener presente:
- un nome può essere formato da un minimo di un carattere a un massimo di 255, ma è bene usare nomi compatti, di pochi caratteri, perché verranno richiamati nelle formule per gestire il database e più sono lunghi più è facile sbagliare a digitarli;
- non bisogna esagerare con la compattezza, però, perché nomi di due sole lettere, per esempio, rischiano di coincidere con i nomi delle colonne in Excel, creando ambiguità per il programma di gestione.

Dopo aver passato in rassegna i dati da gestire come database, scelti i nomi e stabilito l'ordine di successione, possiamo creare materialmente il database.

24.4 Interventi sui record

Una volta creata l'intestazione, si possono aggiungere ed eliminare record con le normali tecniche di intervento sulle righe di in foglio di lavoro. I nuovi record si possono semplicemente accodare a quelli esistenti. Se si preferisce per una qualsiasi ragione inserirli in una posizione intermedia, basta selezionare una riga con un clic sulla sua intestazione (l'intestazione di una riga, ricordiamolo, è la casella all'estrema sinistra che contiene il numero della riga), attivare il comando *Righe* dal menu *Inserisci* e immettere i dati nella nuova riga che è stata inserita. Quando si inseriscono nuovi record in fondo alla tabella o in un punto intermedio – bisogna immettere anche le formule per i campi calcolati, operazione che si fa con un semplice comando di *Riempimento* a partire dalla riga utile che precede immediatamente quella inserita *ex novo*. L'eliminazione di un record si può fare con lo stesso meccanismo, selezionando la riga che lo contiene e scegliendo il comando *Elimina* dal menu *Modifica*. Se si desidera modificare un campo che contiene un valore non calcolato, basta selezionarlo e riscriverne il contenuto in tutto o in parte. In altri termini, la tabella che costituisce un database è accessibile e modificabile come qualunque altra parte del foglio di lavoro. Ricordiamo inoltre, che i campi e i record possono essere migliorati e quindi meglio evidenziati attraverso strumenti di formattazione di cui daremo alcuni esempi:

24.4.1 Comandi di formattazione

Aggiungere bordi e ombreggiature

1. Selezionare la cella o le celle da formattare.
2. Scegliere il comando Celle dal menu Formato.
3. Selezionare la scheda Bordi.
4. Selezionare le opzioni desiderate
5. Scegliere OK.

Ombreggiare le celle con dei motivi

1. Selezionare la cella o le celle da formattare.
2. Scegliere il comando Celle dal menu Formato.
3. Selezionare la scheda Motivo.
4. Selezionare il motivo dell'ombreggiatura ed i colori di primo piano e di sfondo desiderati.
5. Scegliere OK.

Cambiare la formattazione del carattere

1. Selezionare la cella o le celle da formattare.
2. Scegliere il comando Celle dal menu Formato.
3. Selezionare la scheda Carattere.
4. Selezionare le opzioni desiderate.
5. Scegliere OK.

Applicare il formato numerico, data o ora

1. Selezionare la cella o le celle da formattare.
2. Scegliere il comando Celle dal menu Formato.
3. Selezionare la scheda Numero.
4. Selezionare le opzioni desiderate.
5. Scegliere OK.

Allineare il testo o numeri

1. Selezionare la cella o le celle da formattare.
2. Scegliere il comando Celle dal menu Formato.
3. Selezionare la scheda Allineamento.
4. Selezionare le opzioni desiderate.
5. Scegliere OK.

24.5 Autocomposizione Funzione

Le grandi prestazioni di Excel si manifestano in pieno nella ricca dotazione di *funzioni* predefinite: sono esattamente 274 suddivise in categorie. L'*Autocomposizione Funzione* si avvia automaticamente quando si sceglie il comando *Funzione* dal menu *Inserisci*. Può essere attivata anche dal pulsante *Fx* nella barra degli strumenti *Standard* oppure dallo stesso pulsante che si trova nella barra delle formule in forma ridotta.

L'autocomposizione si sviluppa in due soli passaggi. Il primo (Fig. 24.1) serve per selezionare la funzione che si vuole utilizzare mentre il secondo (Fig. 24.2) guida l'utente all'inserimento degli argomenti. Quando l'autocomposizione ha ricevuto le informazioni richieste dalle sue due finestre, inserisce automaticamente la formula nella cella selezionata. La prima finestra di dialogo a sinistra elenca le categorie in cui sono raggruppate le funzioni. Selezionando il nome della categoria, l'elenco delle funzioni che ne fanno parte compare nella selezione di destra. Per facilitare la ricerca, nella casella Categoria sono disponibili altri due raggruppamenti:

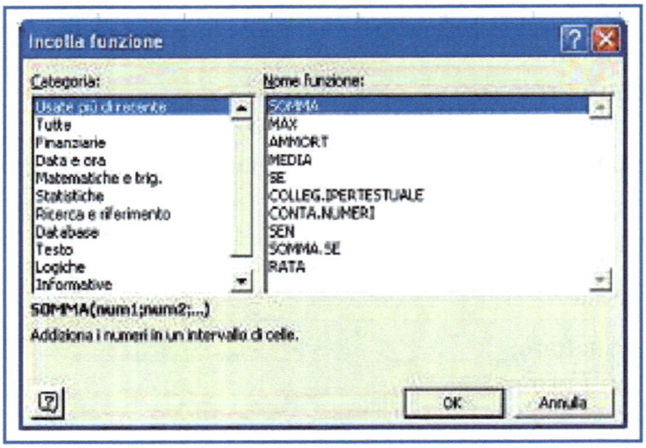

Fig. 24.1 Selezione di una funzione

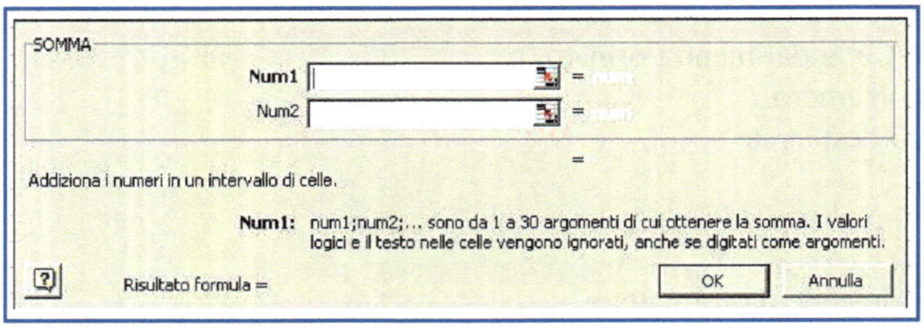

Fig. 24.2 Argomenti di una funzione

- *Tutte*, che sviluppa la lista completa di tutte e 274 le funzioni disponibili in ordine alfabetico;
- *Usate più di recente*, fa comparire nella casella *Nome Funzione* un elenco ridotto delle funzioni che sono state usate nell'ultima sessione di Excel e in quella in corso.

Scelta la funzione che interessa, ad esempio Somma, si fa clic su OK.

Si apre la seconda finestra. Una dicitura spiega che gli argomenti indicati come num1, num2.... possono essere da 1 a 30 e devono essere numerici. In alcuni casi esistono argomenti facoltativi e altri obbligatori. Quelli obbligatori sono visualizzati in grassetto, mentre gli altri sono da ritenersi opzionali. Per la funzione *Media* è richiesto come minimo un argomento che deve essere o un numero costante o un intervallo di celle che contengono numeri. Per indicare l'argomento l'utente può digitarlo direttamente nella casella oppure può puntare col mouse la cella che contiene il valore che intende immettere. Non tutti i calcoli sono semplici. Fortunatamente, Excel può eseguire calcoli anche molto complessi. Le funzioni sono formule predefinite che eseguono elaborazioni matematiche complesse. Inserendo il nome della funzione e tutti gli argomenti (le informazioni aggiuntive) necessari per la funzione, Excel esegue i calcoli. SOMMA e MEDIA sono esempi di funzioni semplici e immediate, mentre RATA e CERCA.VERT sono esempi di funzioni tipiche, ma più complesse.

Nota 24.1 – Approfondimento

Ogni formula è più semplice da leggere e da comprendere se usate nomi ed "etichette" di cella al posto dei riferimenti di cella (per esempio, la formula = tasse + subtotale è più facile da comprendere di =H32+H33). Dopo avere creato il nome o l'etichetta di una cella, questa viene automaticamente usata al posto del riferimento quando la cella è utilizzata in una formula. Un nome di cella può essere liberamente scelto, secondo le regole esposte; le etichette sono simili ai nomi di cella, ma si applicano alle righe o alle colonna e vengono usate automaticamente da Excel per identificare le celle della riga o colonna in una formula (per assegnare etichette: menu Inserisci - Etichette e seguire il dialogo).

Excel inoltre include numerose funzioni, alcune delle quali, come già detto, vengono usate continuamente, mentre altre possono interessare un ingegnere elettrotecnico o un fisico nucleare. Le funzioni hanno nomi specifici, come SOMMA, MEDIA o DISTRIB.BETA, che devono essere scritti correttamente, altrimenti Excel non riesce a riconoscerli. In Excel, comunque, sono incluse finestre di dialogo che aiutano a scrivere il nome giusto e a compilare gli argomenti necessari per ogni funzione.

Nella Tabella 24.1 sono indicate alcune funzioni tipiche con il loro significato che ritroviamo nel foglio di lavoro; nella • Nota 24.2 sono spiegate le più complesse.

Tabella 24.1 Significato di alcune funzioni matematiche in Excel

Funzione	Scopo
SOMMA	Sommare i valori dell'intervallo selezionato
MIN	Trovare il valore minimo dell'intervallo selezionato
MAX	Trovare il valore massimo dell'intervallo selezionato
MEDIA	Fare la media dei valori dell'intervallo selezionato
CERCA VERT	Trovare un valore in una tabella (Nota 24.2)
CERCA ORIZZ	Trovare un valore in una tabella (Nota 24.2)
RATA	Calcolare la rata per condizioni di finanziamento specifiche
ADESSO	Restituire la data e l'ora attuali (Nota 24.2)
OGGI	Restituire la data attuale (Nota 24.2)
CONCATENA	Unire in una sola cella i valori di più celle (Nota 24.2)
SINISTRA e DESTRA	Restituire un numero specifico di caratteri a sinistra (o a destra) del valore di una cella (Nota 24.2)

Nota 24.2 – Approfondimento

Una funzione utile per cercare valori in un'altra tabella è CERCA.VERT (o il suo equivalente trasposto, CERCA.ORIZZ). Queste due funzioni sono molto simili: l'unica differenza è che una opera verticalmente nella tabella (CERCA.VERT), mentre l'altra orizzontalmente (CERCA.ORIZZ).

La funzione ADESSO restituisce la data e l'ora attuali, mentre la funzione OGGI restituisce la data attuale. Può essere utile inserire queste funzioni in un angolo del foglio di lavoro, così da potere sempre dire quanto siano attuali le informazioni in una pagina stampata.

La funzione CONCATENA (&) unisce i valori visualizzati in due o più celle. Può anche unire una stringa di testo al valore visualizzato in una cella. Per congiungere le colonne del nome e del cognome in una singola colonna di nominativi, si può eseguire quest'operazione in modo lento e inefficiente, copiando e incollando faticosamente ogni nome, oppure si può scrivere una sola formula di concatenamento e copiarla con il riempimento per tutta la lunghezza della colonna Nome Completo.

> Le funzioni di testo come SINISTRA e DESTRA sembrano piuttosto inutili fino a quando non capita di doverle usare nella vita reale; in questi casi, sono sorprendentemente utili. Si supponga che la bibliotecaria di una scuola voglia usare Excel per mantenere un elenco dei libri della biblioteca con il nome dell'autore, un riferimento, il numero ISBN e cosi via. Dopo avere digitato un lungo elenco con i titoli dei libri e i nomi degli autori, la bibliotecaria si appresta a digitare i riferimenti per ciascun titolo. Questo, tuttavia, è composto dalle prime tre lettere del cognome dell'autore, che sono gia state digitate. A questo punto la funzione SINISTRA evita di dovere digitare nuovamente dati già immessi.

Quando vi sarete impratichiti con le formule, sarete in grado di scriverle più velocemente da soli, ma dovrete fare attenzione a scrivere correttamente il nome della funzione. Provate a mettere in pratica questo suggerimento: digitate il nome della funzione in lettere minuscole. Se è stato scritto correttamente, Excel lo converte in lettere maiuscole quando premete Invio (per esempio, sum viene convertito in SUM). Se è digitato in modo scorretto, Excel non lo converte in maiuscolo; questo è un indizio che è stato scritto erroneamente. Inoltre è bene ricordare che, quando scrivete per la prima volta una formula, dovreste collaudarla per essere sicuri che esegua il calcolo in modo appropriato (vale a dire per essere sicuri di avere inserito tutti gli argomenti correttamente e che i risultati siano esatti). Per collaudare una formula, inserite dati fittizi (numeri finti) nel foglio di lavoro. Usate dati fittizi semplici: stringhe brevi, che siano rapide da digitare, e numeri con cifre arrotondate in modo da poter fare i calcoli a mente e sapere subito se i risultati sono esatti.

24.6 La grafica in Excel

L'utilizzazione di tabelle è un modo molto efficiente per mostrare dati e calcoli. A volte però, quando il numero dei dati è elevato o quando si deve rappresentare un fenomeno, la rappresentazione numerica ha poco impatto. Per questo motivo con Excel è possibile costruire grafici di qualsiasi tipo, al fine di presentare le informazioni nel modo più efficace. Il programma prevede numerosi tipi di grafici predefiniti e consente di creare grafici personalizzati, attraverso l'aggiunta di testo, frecce, titoli e legenda, oltre a sfumature, sovrapposizioni, motivi e bordi, il tutto mantenendo la massima qualità di stampa.

I grafici di Excel possono essere incorporati in un foglio di lavoro, oppure possono trovarsi in un proprio foglio grafico. In entrambi i casi, il grafico rimane collegato ai dati su cui è basato, quindi se le informazioni cambiano, il grafico viene aggiornato automaticamente. Un grafico incorporato compare nel foglio di lavoro accanto alle informazioni contenute nelle celle. Per poter incorporare un grafico, occorre lasciare uno spazio vuoto sul foglio di lavoro. Un grafico inoltre può comparire in un proprio foglio, nella cartella di lavoro, quindi essere stampato separatamente dalle informazioni usate per crearlo. Quando si inserisce un grafico in un proprio foglio, lo si aggiunge alla cartella di lavoro attiva e si salva il grafico con essa. Ai fogli grafici vengono assegnati i nomi Grafico1, Grafico2 e così via ed è possibile rinominarli con il comando *Formato*, *Foglio*, *Rinomina* o facendo doppio clic sulla scheda del foglio grafico e digitando il nuovo nome.

Per creare un grafico è possibile procedere in vari modi:

- *Procedura guidata Autocomposizione Grafico* - (la quale visualizza istruzioni dettagliate sull'intera operazione)
- *Funzione automatica* - (si applica selezionando alcune celle contenenti dati numerici ed etichette, e digitando il tasto F11, Excel crea automaticamente un grafico in un foglio grafico, usando il tipo standard. È possibile modificare il grafico standard con qualsiasi comando disponibile da Excel)
- *Approccio manuale* - (in questo caso è possibile partire da un grafico vuoto ed incollare informazioni in esso. Si tratta di una tecnica utile per creare grafici XY complessi o grafici che utilizzano i dati di diversi fogli di lavoro)

Il modo più semplice quindi per creare un grafico è quello di utilizzare la caratteristica di *Autocomposizione Grafico* ed è quello che noi prenderemo in esame per i nostri scopi didattici. Questa applicazione consiste in una serie di finestre di dialogo interattive che guidano l'utente attraverso il procedimento di creazione del grafico desiderato. Vediamo quali sono i passi da eseguire:

a) si selezionano i dati che si devono rappresentare graficamente (Fig. 24.3);
b) si clicca la voce Inserisci presente nella barra menu. Si attiva il menu contestuale e si seleziona la voce *Grafico* (Fig. 24.4);
c) si effettuano le proprie selezioni nei primi (tre) passaggi del dialogo dell'Autocomposizione Grafico (Fig. 24.5) per scegliere il tipo di grafico;
d) nel passaggio successivo dell'Autocomposizione Grafico si seleziona l'opzione *Come oggetto incorporato* per creare un grafico incorporato o *Crea nuovo foglio* per creare un grafico su foglio grafico separato (Fig. 24.6).

L'Autocomposizione grafico è un ottimo strumento che dà la possibilità di creare un grafico in modo semplice. Spesso nella sua applicazione si è portati ad accettare le scelte predefinite, trascurando di modificare aspetti importanti come la legenda o l'assegnazione di un titolo grafico. In ogni caso è sempre possibile aggiungere e modificare successivamente qualsiasi elemento (Fig. 24.7).

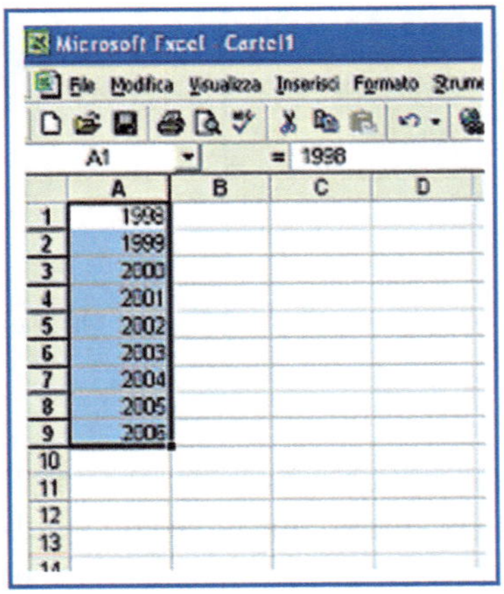

Fig. 24.3 Selezione dati per il grafico

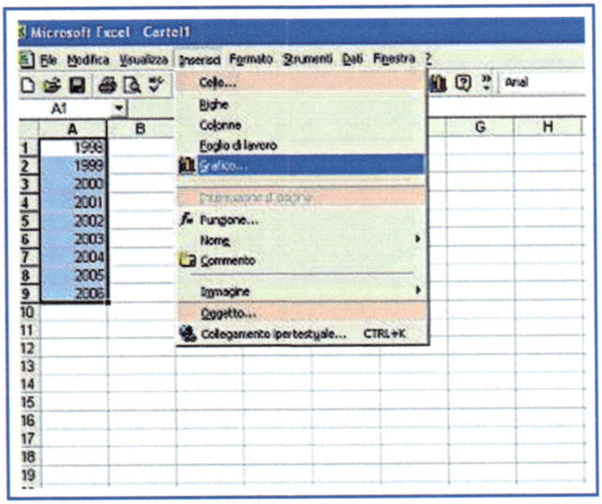

Fig. 24.4 Menu Inserisci-grafico

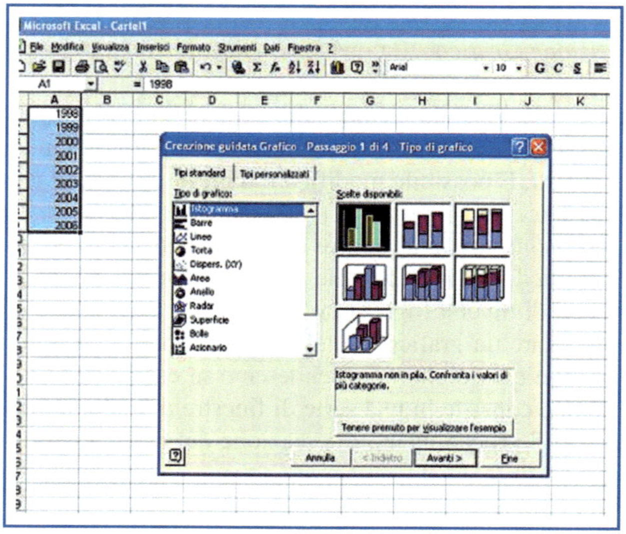

Fig. 24.5 Dialogo autocomposizione grafico: il tipo

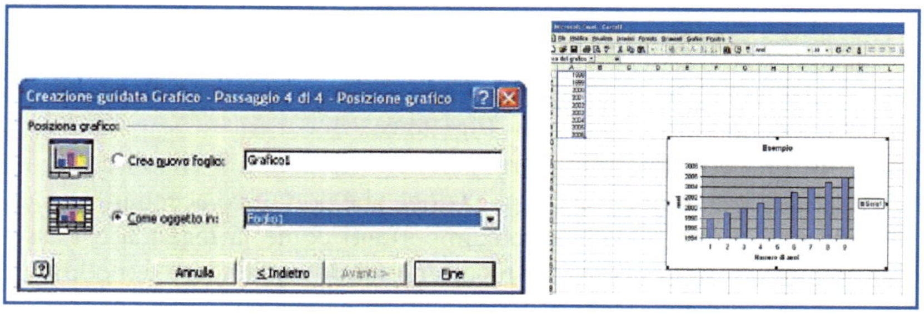

Fig. 24.6 Collocazione grafico

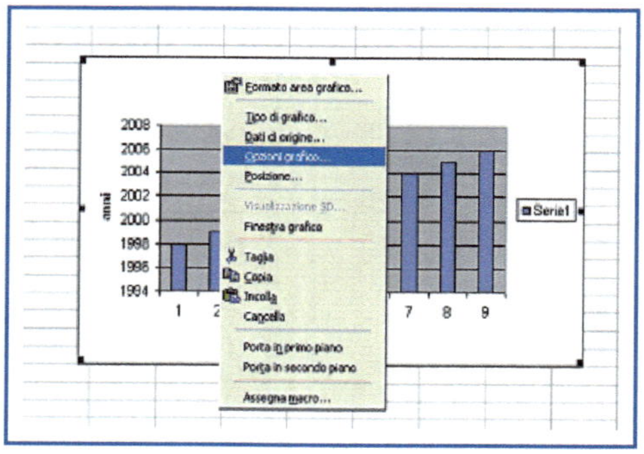

Fig. 24.7 Opzioni

Il metodo più semplice per aggiungere elementi o un grafico è usare la finestra di dialogo *Opzioni grafico*. Per visualizzare questa finestra bisogna eseguire clic con il pulsante destro del mouse su un'area vuota del grafico e selezionare Opzioni grafico. In questo modo sarà possibile aggiungere o rimuovere gli elementi indicati di seguito.

24.6.1 Dato numerico – Unità di informazione

Assi – Asse delle categorie **x**, o delle ascisse, disposto orizzontalmente lungo il lato inferiore nella maggior parte dei grafici, spesso indica serie temporali. Asse dei valori **y**, o delle ordinate, disposto verticalmente lungo il solo lato sinistro o su entrambi, contiene la scala di rappresentazione dei dati. Asse **z**, per i soli grafici tridimensionali (gli assi dei grafici a barre sono invertiti, mentre i grafici a torta non presentano assi).

Serie di dati – Gruppo di dati numerici.

Legenda – Guida che spiega i simboli, i motivi e i colori usati per differenziare le serie di dati. I nomi delle serie vengono usati come etichette per la legenda. È possibile spostare la legenda in qualsiasi punto del grafico.

Indicatore – Oggetto che rappresenta un dato numerico in un grafico. Esempio di indicatori sono barre, spicchi e simboli. Tutti gli indicatori che appartengono alla stessa serie di dati presentano la stessa forma, simbolo o colore. Nei grafici bidimensionali lineari, a barre, XY ed istogrammi, Excel può usare come indicatore qualsiasi immagine creata con un programma di grafica per Windows.

Area del tracciato – Area rettangolare, definita dagli assi, che esiste anche attorno al grafico a torta, il quale non esce mai da questa zona anche quando gli spicchi vengano esplosi.

Formula di serie – Formula di riferimento esterno che indica ad Excel quale intervallo di un foglio di lavoro consultare per localizzare i dati da rappresentare in un grafico. È possibile collegare un grafico a più fogli di lavoro.

Testo – Etichetta di testo visualizzata sul grafico, che è possibile modificare e spostare liberamente. Titolo del grafico, etichette dei valori e delle categorie, etichette dei dati numerici costituite da testo associato, testo fluttuante.

Segno di graduazione – Indicatore della graduazione sugli assi delle categorie (x), dei valori (y) e (z).

Barra degli strumenti – Barra contenente gli strumenti per la creazione o la modifica dei grafici.

Anche se il grafico è ora dotato di tutti gli elementi necessari, è ancora possibile aggiungere oggetti mediante la barra degli strumenti *Disegno*. Per poterla attivare bisogna eseguire clic alla voce Disegno presente nella Barra degli strumenti Standard. In questo modo viene visualizzata la barra specifica (Fig. 24.8).

In linea generale, è possibile disegnare un oggetto eseguendo clic sul relativo pulsante e poi trascinando il puntatore nella posizione voluta. Quando si rilascia il pulsante del mouse, l'oggetto viene visualizzato ed è quindi possibile spostarlo o ridimensionarlo.

A questo punto può sorgere un problema comune ai creatori di grafici principianti, ed è quello di determinare quale tipo di grafico più appropriato deve essere utilizzato

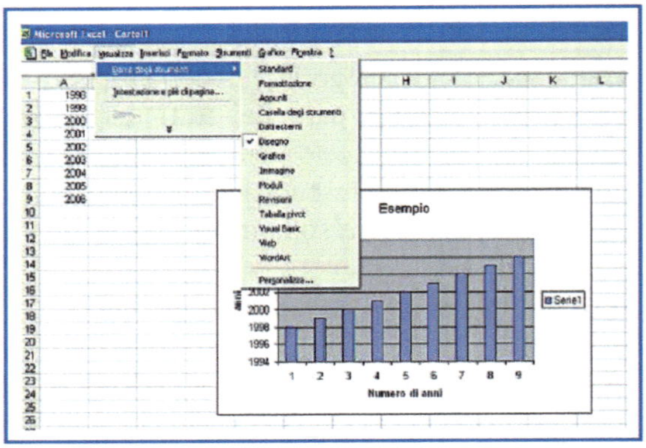

Fig. 24.8 Disegno-Barra Strumenti Standard

per rappresentare un tipo di dati. La risposta prevede che non sono disponibili regole pratiche per determinare quale tipo di grafico si adatti meglio ai dati da rappresentare.

Va comunque ricordato che scegliere la forma giusta per la rappresentazione grafica dei dati è altrettanto importante quanto scegliere i dati corretti. Ricordiamo che un modo per poter distinguere i grafici è basato sul numero di assi utilizzati. I grafici come gli *istogrammi*, i *grafici a linee e ad aree* hanno un asse delle categorie (in genere l'asse orizzontale) e un asse dei valori (in genere l'asse verticale). Questa impostazione si presenta invertita nei grafici a barre, nei quali le barre si estendono da sinistra del grafico anziché dal basso. I grafici a *torta* e ad *anello* non presentano assi. I grafici *radar* rappresentano una classe speciale di rappresentazione dei dati. Infine i grafici *3D* usano tre assi: categorie, valori e serie che si estendono nelle tre dimensioni. Ecco quindi un elenco (di quelli più comuni) dove è possibile avere delle indicazioni sull'utilizzo più appropriato di un grafico rispetto ad un altro.

Istogrammi

Sono i grafici più comuni e vengono utilizzati per la visualizzazione di dati discreti.

Grafici a barre

Sono istogrammi ruotati di 90° a sinistra. Il vantaggio dell'uso di un grafico a barre consiste nel poter leggere più facilmente le etichette delle categorie.

Grafici a torta

Sono utilizzati quando si vogliono mettere in evidenza le proporzioni relative oppure singoli contributi rispetto al totale. Possibilmente un grafico a torta non deve utilizzare più di cinque o sei punti, altrimenti la sua interpretazione diventa difficile. Si ricordi che un grafico a torta può utilizzare solo una serie di dati. Inoltre è possibile evidenziare una fetta di un grafico a torta, trascinandola in modo che essa appare staccata da essa.

Grafici a linee

Sono utilizzati frequentemente per rappresentare dati continui anziché discreti. La rappresentazione dei dati con un grafico a linee consente di individuare le linee di tendenza nel tempo.

Grafici a dispersione

Il grafico a dispersione (XY), è un grafico che differisce dagli altri grafici in quanto entrambi gli assi visualizzano valori (in questo caso non è presente l'asse delle categorie). Questo modello viene utilizzato per confrontare l'andamento di due variabili e mostrare le loro relazioni.

Grafici ad anello

Sono grafici simili ai grafici a torta con l'unica differenza di presentare un foro nel mezzo. La loro caratteristica è quella poter visualizzare più serie di dati. Le serie di dati sono rappresentati da anelli concentrici.

Grafici radar

Si presentano con un asse separato per ciascuna categoria e gli assi si estendono a partire dal centro. Il valore dei punti dati è tracciato sull'asse appropriato.

24.7 La stampa dei grafici

La procedura di stampa dei grafici è simile al quella del foglio di lavoro: è possibile stampare direttamente dallo schermo, oppure visualizzare preventivamente il grafico in anteprima. I grafici incorporati nei fogli di lavoro vengono stampati con i fogli stessi. Per stampare i grafici incorporati in un foglio di lavoro si usano le stesse tecniche di stampa proprie del foglio di lavoro; è possibile creare visualizzazioni e scenari contenenti i grafici incorporati e quindi usare il comando *Visualizza*, *Gestione rapporti*, *Stampa* per stampare le visualizzazioni con diversi scenari. Se si stampa in modalità bozza, i grafici incorporati non vengono stampati. Vediamo infine quali sono le principali opzioni di stampa:

- *A pagina intera*
  Il grafico viene stampato in modo da occupare completamente la pagina. Questa opzione normalmente non fornisce buoni risultati perché le proporzioni relative del grafico cambiano e si perde il vantaggio dell'impostazione WYSIWYG è l'acronimo in inglese (What You See Is What You Get che significa in italiano "quello che vedi è quello che ottieni").
- *Adattati alla pagina*
  Si espande il grafico in modo proporzionale in entrambe le dimensioni fino a che una dimensione occupa lo spazio tra i margini. Questa opzione consente di ottenere il miglior output stampato.
- *Personalizzato*
  Il grafico stampato appare come sullo schermo.

Le opzioni sulla qualità di stampa funzionano allo stesso modo di quelle relative alle pagine del foglio di lavoro. Ovviamente la qualità di stampa dipende sempre dalle caratteristiche della stampante utilizzata (vedi paragrafo Stampanti nel Capitolo 2).

Letture consigliate

Per approfondimenti pratici:
Excel XP – Corso Multimediale con DVD-ROM EXA Media
Per assistenza su l'uso di MS Excel consultare il sito Web:
http://www.microsoft.com/support/

Creare un nuovo database con Microsoft Access

25

G. Pinto

Indice dei contenuti

25.1 Introduzione

Access, della suite Office di Microsoft, è sinonimo di database per milioni di utenti in tutto il mondo. In effetti *Access* è unico nel suo genere e questo perché è un software che assomiglia più a un ambiente di sviluppo di applicazioni per la gestione dei dati che a un programma in senso stretto.

Access è progettato per un tipo speciale di database chiamato *relazionale*. Un database relazionale (chiamato anche DB relazionale) è una organizzazione dei dati basata sulla suddivisione delle informazioni in sottoinsiemi, denominati *Tabelle*, costituite da righe e colonne; la riga di ciascuna tabella è poi a sua volta suddivisa in *campi*, ognuno dei quali rappresenta una tipologia di dato. Ciascun sottoinsieme-tabella raggruppa le informazioni in base a un tema particolare, come per esempio informazioni di come viene gestito l'approvvigionamento dei farmaci in un reparto ospedaliero. Restando in questo ambiente, a titolo di esempio, con Access si potranno realizzare sottoinsiemi di dati mediante l'utilizzo di singole tabelle che comprendano dati del tipo *reparto*, *caposala*, *ordine farmaci*. Access permette di creare e gestire le relazioni fra tabelle: le relazioni costituiscono l'aspetto fondamentale della struttura complessiva del database,

Elementi di informatica in diagnostica per immagini. Roberto Grassi et al. (a cura di)

poiché consentono, come vedremo nel seguito, di avere viste multiple (associazione di più tabelle), in modo dinamico.

Per stabilire una relazione deve esistere almeno un campo comune a due o più tabelle; inoltre ciascuna tabella dovrà avere un campo, chiamato chiave primaria, che identifichi in modo univoco ciascun record contenuto nella tabella. Per esempio, una tabella *Caposala* potrebbe contenere un campo per identificare il caposala (mostrato con il nome *IDCaposala*) che identifica (ID) ciascun caposala in base a un numero univoco (come potrebbe essere il numero di matricola). Si potrebbe avere una tabella che raccoglie tutti gli ordini dei farmaci. Per collegare la tabella ordini farmaci con la tabella Caposala, si dovrà inserire il campo *IDCaposala* nella tabella *ordinefarmaci*. Questo identifica ciascun ordine in base al Caposala e collega i dati della tabella *ordinefarmaci* con quelli della tabella *Caposala*. Da queste prime iniziali considerazioni ci si accorge che anche un database molto semplice può consistere di più relazioni fra le varie tabelle.

Nel seguito daremo alcuni elementi sommari utili per una introduzione all'uso di Access, mentre per approfondimenti ed impiego professionale rimandiamo ai manuali d'uso ed alla letteratura didattica disponibile, di cui abbiamo indicato un esempio al termine del capitolo.

Quando si crea un nuovo database è fondamentale dedicare l'attenzione necessaria per realizzare un disegno adatto non solo alle proprie esigenze di immissione dati, ma anche alle proprie necessità di visualizzazione e analisi dei dati contenuti nelle diverse tabelle che costituiscono il database. Ovviamente questo presuppone che nella fase iniziale si spenda un po' di tempo nella pianificazione del database prima di crearlo, in modo da non rischiare successivamente di trovare limiti al suo utilizzo. Progettare buoni database è una competenza che si acquisisce col tempo. Più saranno i database su cui si lavorerà, più potrà aumentare la competenza in materia ed ogni nuovo progetto sarà migliore del precedente.

Tecnicamente potrebbe bastare una sola tabella per poter creare un database. Tuttavia, poiché Access è un programma per database relazionali, esso è realizzato per poter gestire molte tabelle e creare relazioni fra queste anche in modo dinamico.

L'impiego di *tabelle* diverse che contengano sottoinsiemi omogenei e coerenti delle informazioni raccolte nel database può aiutarvi a evitare di accumulare dati ridondanti. Quando si progettano le tabelle, bisogna fare in modo che ciascuna tabella utilizzi il primo campo (la prima colonna della tabella) per identificare in modo univoco ciascun record della tabella. Sarebbe opportuno munirsi di carta e penna e buttare giù un elenco delle tabelle che andranno a formare il database e dei campi che ciascuna di essa conterrà, perché modificare tabelle che sono state pianificate in modo non corretto non è una impresa impossibile, ma neanche semplice.

Le *maschere* si utilizzano per immettere dati, esse consentono di inserire i dati un record per volta. Si possono creare anche maschere composte, che permettono di immettere dati in più di una sola tabella per volta (questo è possibile perché si può predisporre in una sola maschera campi ricavati da diverse tabelle nello stesso database). Pensare di pianificare l'uso delle maschere non ha la stessa importanza determinante che avviene per la pianificazione delle tabelle.

Le *query* consentono di manipolare i dati che sono contenuti nelle tabelle del database. Le query, come del resto dice il loro nome in inglese, rappresentano in realtà domande: attraverso una query si definiscono i parametri di ricerca o i criteri di associazione delle informazioni per rispondere così a specifiche domande.

I *report* si utilizzano per stampare i dati che sono contenuti nel database. Access predispone i dati su una o più pagine in un formato di facile lettura. Si possono creare nuovi report in qualunque momento; non è quindi necessario pianificarli prima di creare il database.

Per avviare Access esistono metodi diversi, che dipendono dal modo in cui è stato installato. In genere si clicca su Microsoft Access nell'elenco dell'applicazioni. Nel caso che non si riesca a trovare Access, si può cliccare sul pulsante Start e poi selezionare Trova, poi File o Cartelle e quindi digitare **msaccess.exe**.

Access si presenta in modo analogo a qualunque altro programma di Windows. La sua schermata contiene: menu, barre degli strumenti, una barra di stato e così via. Si potrà facilmente verificare che quasi tutti i pulsanti nella barra degli strumenti non sono attivabili alla partenza. Questo perché non si è ancora creato alcun oggetto, per esempio maschere o tabelle nel nuovo database. La barra degli strumenti che viene visualizzata nella finestra principale di Access è la barra degli strumenti Database.

Le finestre di gestione di una specifica Tabella hanno invece due barre degli strumenti:

- la barra degli strumenti *Foglio dati tabella,* evidenziata nella *Visualizzazione Foglio dati,* mette a disposizione gli strumenti che possono aiutare a immettere e a manipolare i dati nella tabella;
- la barra degli strumenti *Struttura tabella*, nella *Visualizzazione della Struttura*, aiuta a mantenere le impostazioni della struttura (righe, colonne, campi ecc.) della tabella.

Poiché si lavorerà con tutti gli strumenti di Access, si avrà man mano la possibilità di conoscere la barra degli strumenti di ciascuno. Si ricordi che, come già avviene per gli altri pacchetti MS Office, per capire come lavorare con i vari pulsanti presenti nelle barre degli strumenti, basta avvicinare il puntatore del mouse su qualunque pulsante: comparirà una descrizione del comando. Un'altra cosa da ricordare è che nella finestra di Access si può aprire un solo database per volta.

Per uscire da Access si possono utilizzare diversi modi:

- clic su File e poi Esci;
- clic sul pulsante all'angolo superiore sinistro della finestra di Access e poi su X Chiudi, oppure digitare Alt+F4;
- clic sul pulsante X in alto a destra;
- ridurlo a icona (clic sul trattino in alto a destra, vedi Capitolo 20) e poi clic con il destro del mouse e X Chiudi.

25.2 Modalità per creare un database

Prima di poter utilizzare materialmente il database, bisognerà creare un "file" di tipo database (estensione .db1 in Access 2000). Si potrà scegliere fra due opzioni: crearlo da zero oppure basarsi su un modello già predisposto da Access. La scelta dipende da quanto il modello già esistente si avvicini alle vostre esigenze. Prima di esaminare i passi per la creazione di un nuovo database è necessario fare qualche considerazione sul formato del file database. Per i nostri scopi didattici prenderemo in considerazione Access 2000, avendo presente che i nuovi database creati con versioni successive sono compatibili con le versioni precedenti. Se i file del proprio database devono essere condivisi con altri colleghi che hanno versioni successive, la compatibilità è gestita. Se invece si desidera salvare un DB in versione compatibile con una precedente alla propria, occorre selezionare la scheda *Avanzate* nella finestra di dialogo *Strumenti-Opzioni*, eseguire clic sulla casella *riepilogo formato di file predefinito* e quindi selezionare la versione di Access opportuna e salvare.

Prima modalità di creazione di un database vuoto

Bisognerà accedere ed aprire la finestra di Access, clic su *File-Nuovo* (o pulsante *Nuovo*) e selezionare la voce *Database vuoto* nel riquadro attività nella parte destra della finestra. Si aprirà la finestra di dialogo *Salva nuovo Database*. A questo punto si potrà utilizzare la casella di riepilogo *Salva in* per localizzare la cartella nella quale si vuole salvare il nuovo database e si digiterà un nome per il nuovo file creato nella casella di testo *Nome file*, quando si è pronti si cliccherà il tasto *Crea* (Fig. 25.1).

La finestra del database che si aprirà metterà a disposizione tre tipi di icone:

1) *Crea una tabella in visualizzazione struttura* (consente di creare una tabella specificando i nomi dei campi, i tipi di dati e le proprietà dei campi).
2) *Crea una tabella mediante una creazione guidata* (consente di scegliere da un elenco di tabelle personali e di lavoro comuni e di specificare le informazioni da registrare).
3) *Crea una tabella mediante l'immissione dei dati* (consente di creare una tabella mediante l'immissione dei dati).

Quindi si potrà procedere, come indicato nel paragrafo successivo, alla preparazione della struttura del DB (tabelle, relazioni, dati).

Seconda modalità di creazione di un database vuoto

Un'altra opzione per creare un nuovo database consiste nell'utilizzare uno dei modelli di database Access. Dalla finestra di Access, fare clic su *File-Nuovo*: si apre una finestra con il nome "Nuovo" (Fig. 25.2). Sono disponibili svariati modelli, corrispondenti a specifiche applicazioni, che consentono di creare mediante la *Creazione guidata database* anche tabelle e altri oggetti, per esempio maschere e report, per il nuovo database. La creazione guidata imposta anche le relazioni fra le varie tabelle facendo in modo che il database diventi relazionale. Quando si parla di creazione guidata si dice di in gergo di accedere al wizard (vedi anche Glossario).

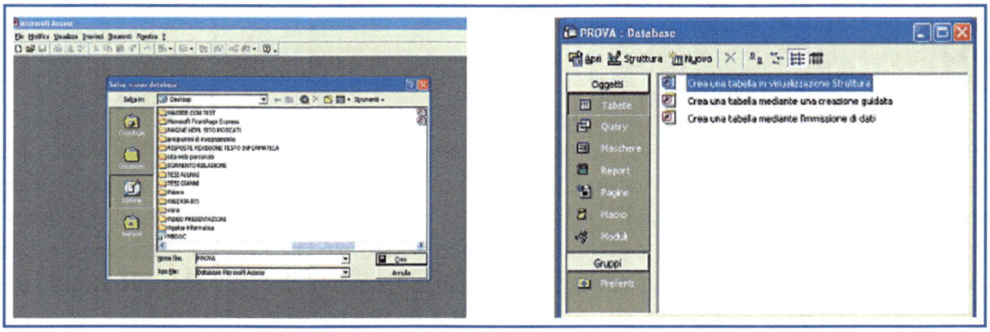

Fig. 25.1 Finestre per la creazione del database

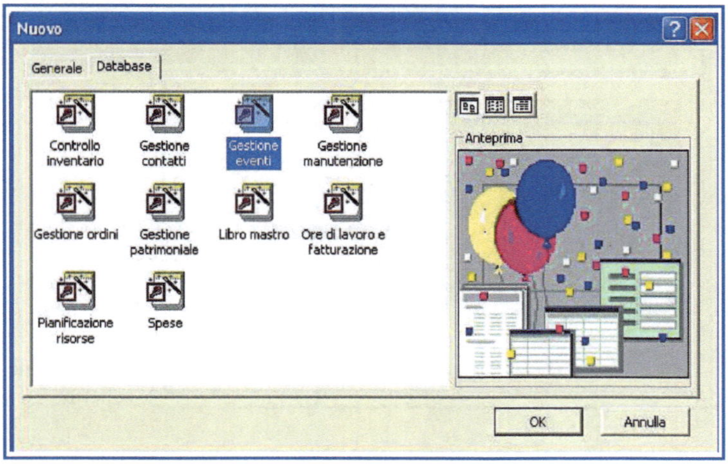

Fig. 25.2 Finestra di dialogo modelli

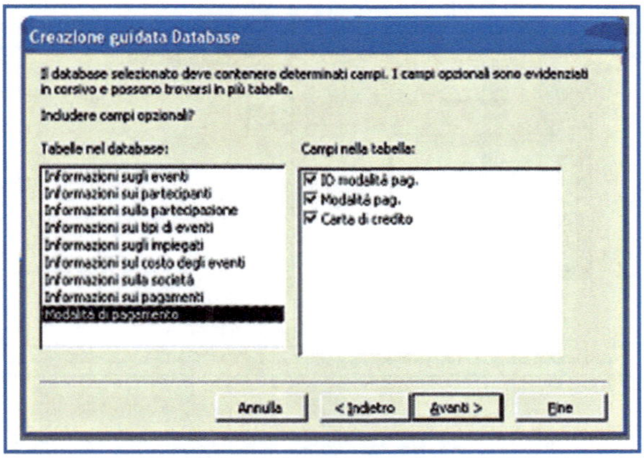

Fig. 25.3 Finestra per esaminare e deselezionare (oppure selezionare) i campi che formeranno ciascuna tabella

Certamente bisogna considerare che questo modo di procedere consente creazioni alquanto limitate e non si presta al progetto di database più personalizzati. Nel caso comunque che quelli proposti siano adatti al nostro scopo, si potrà procedere a selezionare il prescelto e attivarlo facendo clic su *crea* per continuare. Nella schermata successiva apparirà un elenco delle tabelle che verranno create (Fig. 25.3).

Le tabelle che andranno nel database sono elencate nel lato sinistro della schermata, mentre i campi della tabella selezionata compaiono nel lato destro. Nel nostro esempio abbiamo selezionato la creazione guidata di un database per la *Gestione eventi* (ancora Fig. 25.2).

È importante prestare attenzione nella eventuale deselezione dei campi, perché internamente alla procedura di creazione guidata già sono stati stabiliti dei criteri: è preferibile inizialmente lasciare tutti i campi così come stanno per evitare potenziali conflitti.

Procedendo apparirà la schermata che chiede di selezionare lo *stile* di visualizzazione che si desidera utilizzare sullo *schermo* (Fig. 25.4).

Nella schermata successiva la creazione guidata chiederà uno *stile* da utilizzare per il *report* di stampa (Fig. 25.5).

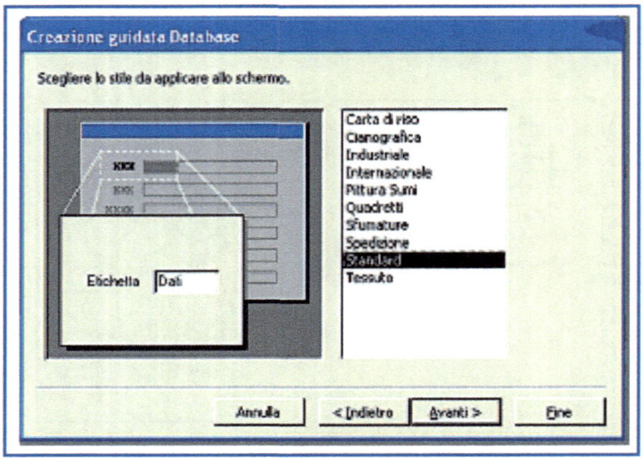

Fig. 25.4 Finestra stile di visualizzazione schermo

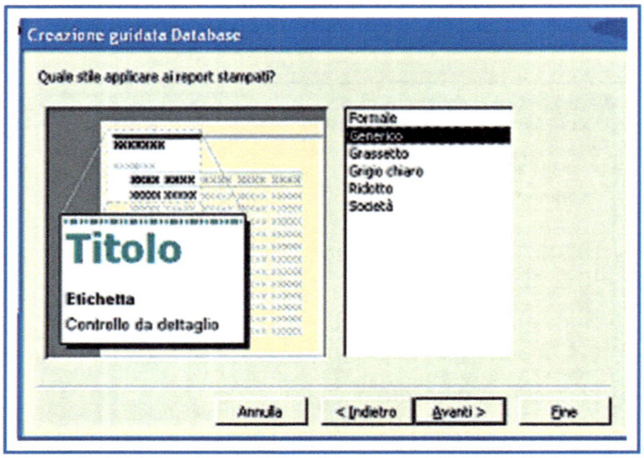

Fig. 25.5 Finestra stile di visualizzazione report

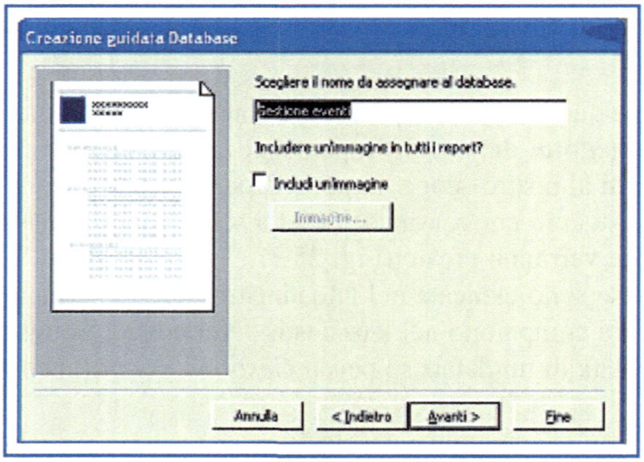

Fig. 25.6 Finestra per immettere titolo ed un logo nel database

Eseguendo ancora clic su avanti si arriva alla schermata che chiede di attribuire un *titolo* al database (Fig. 25.6).

Eseguendo ancora clic su avanti, si arriva all'ultima schermata della creazione guidata per cui eseguendo clic su *Fine* si aprirà il nuovo database. L'operazione di creazione guidata crea il database e i suoi oggetti. Alla fine apparirà la finestra del *Pannello comandi principale*, che si aprirà ogni qualvolta si aprirà il proprio database (Fig. 25.7).

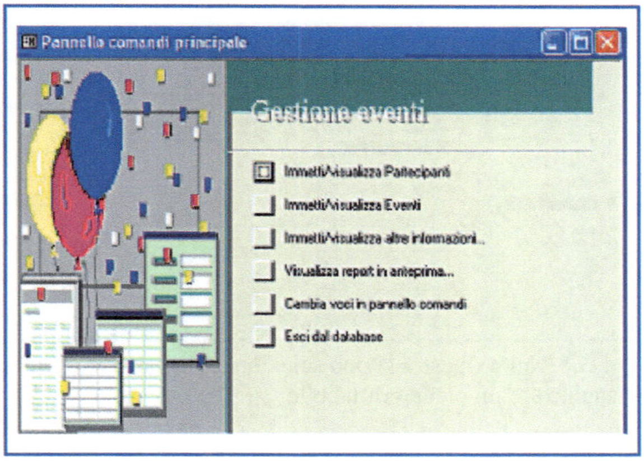

Fig. 25.7 Finestra pannello comandi principale

Ricordiamo che tutti i database che vengono creati mediante i modelli predisposti da Access (a differenza di quelli ottenuti con il modello database vuoto) comprendono un *Pannello comandi principale*. Tale pannello permette con un semplice clic di eseguire le operazioni più comuni per la gestione del database. Questo è molto utile quando si ha poca familiarità con le tecniche di manipolazione dei vari oggetti presenti nel database.

25.3 Modalità per creare una tabella

Le tabelle rappresentano la struttura essenziale di un database. Esse non contengono solo i dati da immettere nel database, ma anche le relazioni che consentono di collegare logicamente due o più tabelle tra loro, come abbiamo accennato nell'introduzione.

Distingueremo due modalità di creazione di tabelle; ambedue le modalità partono dalla finestra di gestione del Database specifico che supponiamo creato come visto precedentemente (sulla sinistra della finestra).

Prima modalità: creazione guidata tabella

Nella creazione guidata tabella si è facilitati perché sono forniti tutti i campi e i formati dei campi che occorrono per immettere informazioni nel database. Access permette così di disporre di un gran numero di modelli di tabelle. Allora, a partire dalla finestra del DB (Fig. 25.1, immagine destra), dopo aver selezionato Tabelle (a sinistra della finestra), e poi *Crea una tabella mediante una creazione guidata* si potrà scegliere tra due categorie: *Ambito professionale* o *Ambito privato* (Fig. 25.8).

Si seleziona una tabella nell'elenco *Tabella di esempio* e i suoi campi appariranno nell'elenco *Campi di esempio*. Per poter inserire nella tabella uno dei *campi* dall'elenco *Campi di esempio*, bisogna selezionare il campo e cliccare il pulsante Aggiungi (>) presente nella schermata. Si possono anche includere tutti i campi dell'elenco, in questo caso bisogna cliccare il pulsante Aggiungi tutti (>>) (Fig. 25.8). Viceversa, cliccando il pulsante (<) oppure (<<) si eliminano uno o tutti (Fig. 25.8). Ovviamente si potranno ripetere le stesse operazioni per selezionare altri campi in base alle nostre necessità. Dopo aver

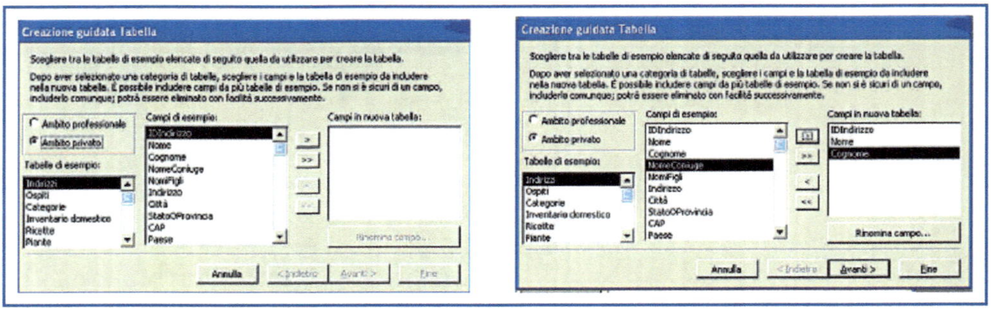

Fig. 25.8 Nella finestra si può selezionare la categoria Ambito privato oppure Ambito professionale per visualizzare un elenco di tabelle

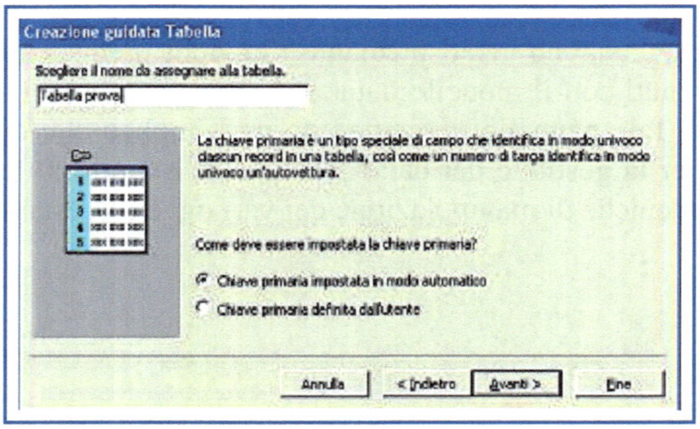

Fig. 25.9 Nella finestra viene indicato un nome per la tabella "Tabella prova" e consente alla creazione guidata di selezionare una chiave primaria per la tabella

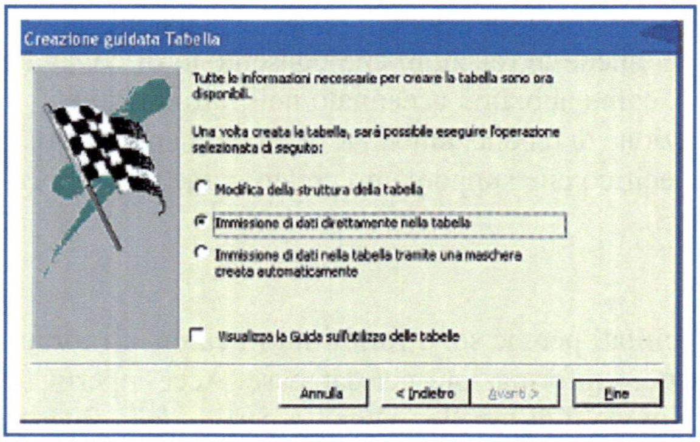

Fig. 25.10 Finestra per immissione dati nella tabella

aggiunto i campi che servono si clicca ancora il tasto *Avanti* e compare la schermata che chiede di fornire un nome per la Tabella che abbiamo creato (Fig. 25.9).

In questa finestra di dialogo viene chiesto anche se si desidera creare una *Chiave primaria* in modo automatico oppure crearla personalmente. *La chiave primaria identifica in modo univoco ciascun record nella tabella. Ogni tabella deve avere una chiave primaria di solito è un numero di identificazione, contraddistinto dal prefisso (ID).* Se si autorizza la creazione guidata a selezionare la chiave primaria si arriverà alla schermata finale che consente di immettere i dati (Fig. 25.10).

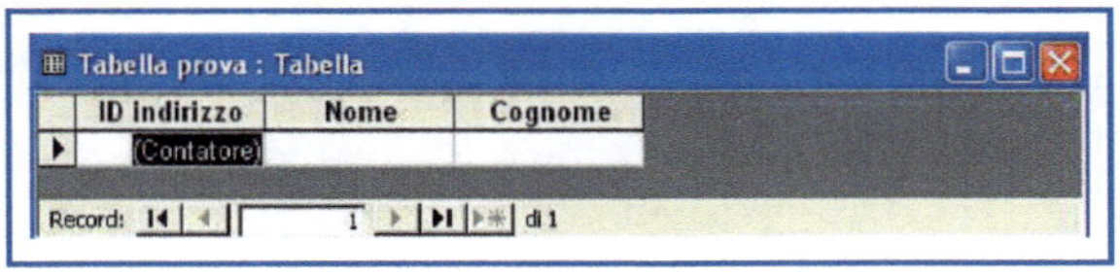

Fig. 25.11 Nuova tabella che compare nello spazio di lavoro di Access

Quindi cliccando *Fine* avremo la visualizzazione della nostra Tabella con gli spazi per l'immissione dei dati (Fig. 25.11).

Seconda modalità: costruire una tabella senza la creazione guidata

La creazione guidata della tabella, anche se ci facilita il compito, certamente non permette il controllo completo su tutti gli aspetti. Invece, creare una tabella in *Visualizzazione Struttura* oppure in *Visualizzazione foglio dati* consente all'utilizzatore di costruire la tabella gradualmente, iniziando dalla base consentendo pertanto il pieno controllo su di essa.

La *Visualizzazione struttura* permette di inserire nomi di campi, di selezionare il tipo di dati che sarà contenuto in un campo e di personalizzare le proprietà di ciascun campo. Questo tipo di struttura è disponibile per tutti gli oggetti di Access: tabelle, maschere, query e report.

La *Visualizzazione foglio dati* inserisce ciascun record in una riga separata e ciascun campo in una colonna separata (le intestazioni delle colonne sono date dai nomi dei campi). Questo tipo di struttura consente di immettere dati direttamente nella tabella. Si può utilizzare questa struttura ogni qualvolta si vogliano esaminare i record nella tabella o aggiungere o modificare record. Per quanto riguarda i nomi dei campi, questi possono essere lunghi fino a 64 caratteri e possono contenere caratteri alfanumerici e spazi. Bisogna evitare l'uso di caratteri del tipo .,!, #,%, ecc.

Per creare una tabella in *Visualizzazione Struttura* bisogna procedere con doppio clic sull'icona *Crea una tabella in visualizzazione struttura* (ancora dalla finestra del DB aperto, Fig. 25.1 destra), si aprirà la seguente finestra (Fig. 25.12).

A questo punto bisogna controllare che il punto di inserimento si trovi nella prima riga della colonna *Nome campo*. Si digiterà il nome del primo campo "Prova", e si potrà premere il tasto *tab* oppure *Invio* per spostarsi sulla colonna *Tipo dati*. Qui com-

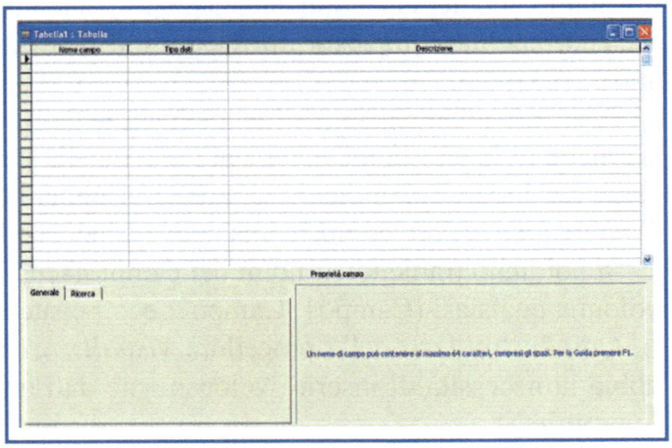

Fig. 25.12 Visualizzazione struttura tabella

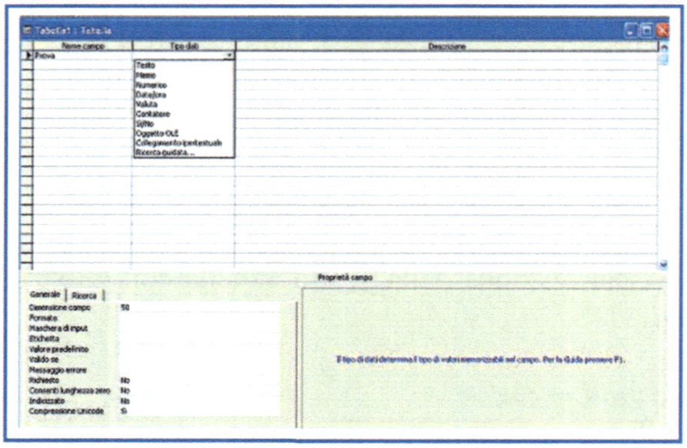

Fig. 25.13 Visualizzazione struttura tabella: tipi di dato

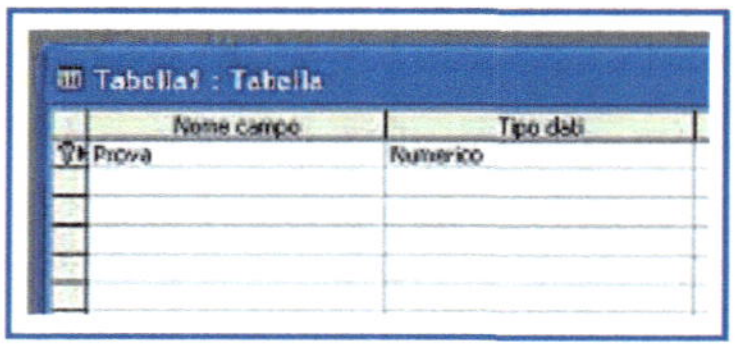

Fig. 25.14 Visualizzazione del simbolo chiave nella colonna Nome campo

pare la freccia per utilizzare un elenco a discesa dove sono disponibili svariati tipi (Fig. 25.13).

Premendo il tasto *Invio* si passerà alla colonna *Descrizione,* che consente di digitare facoltativamente una descrizione del campo. Questa rappresenta la procedura per l'inserimento dei campi e i loro tipi. Abbiamo già detto che è fondamentale creare una chiave primaria. Normalmente, il primo campo nella tabella funge da chiave primaria. Per impostare una chiave primaria in Visualizzazione Struttura tabella si seleziona il campo che si vuole diventi chiave primaria, successivamente si seleziona *Modifica*, *Chiave Primaria*, per cui alla sinistra del nome del campo apparirà il simbolo di una chiave (Fig. 25.14).

Dopo aver selezionato la chiave primaria e finito di immettere dati nella tabella, si passa alla fase del salvataggio cliccando sul pulsante *Salva con nome* alla voce *File* della barra degli strumenti. Immesso il nome per la tabella si cliccherà su *OK*. Ricordiamo che nel caso non sia stata specificata una chiave primaria, anche se si è salvata la tabella, comparirà un messaggio di Access che avverte che la chiave non è stata assegnata.

Passiamo alla creazione di una tabella nella modalità *Visualizzazione foglio dati,* che permette di creare immediatamente una tabella contenente 20 colonne per i campi e 30 righe per i record. Per creare la tabella bisognerà cliccare su *Crea una tabella mediante l'immissione di dati*; compare una nuova tabella nello spazio lavoro di Access (Fig. 25.15).

Si potranno immettere i nomi dei campi, facendo doppio clic sull'intestazione di una colonna qualsiasi (Campo1, Campo2, ecc.) e successivamente si potranno inserire i dati. Quindi l'utilizzo della procedura *Visualizzazione foglio* è utile solo nel caso che si abbia la necessità di inserire velocemente dati nella tabella prima che siano impostate le proprietà.

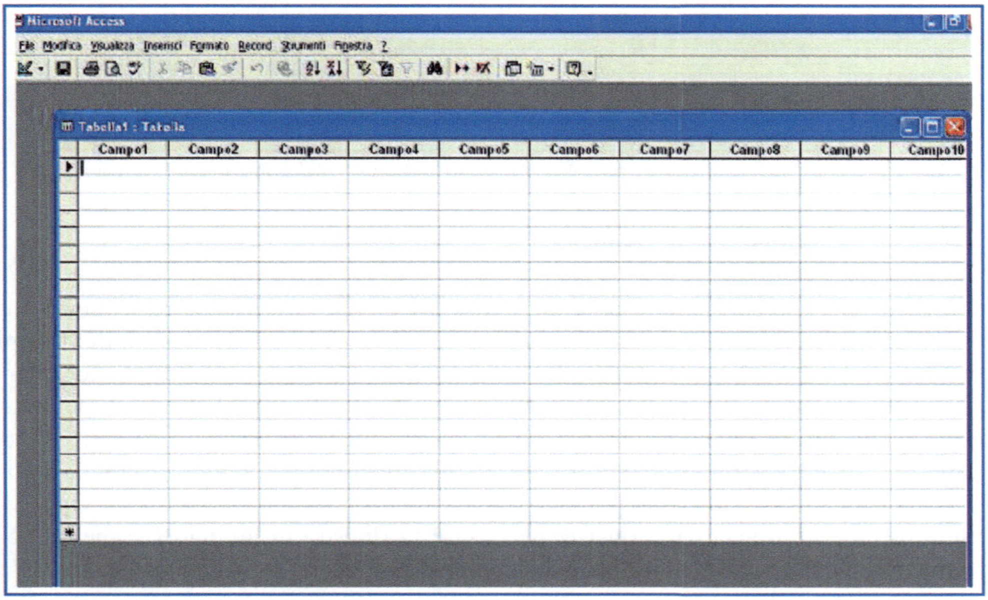

Fig. 25.15 Tabella che appare in Visualizzazione Foglio dati

In ogni caso questa procedura richiede il passaggio alla *Visualizzazione struttura tabella* per specificare il campo chiave, la descrizione e i tipi di dati dei campi.

Per assegnare *tipi di dati* appropriati è necessario conoscere i criteri di differenziazione. Quando si crea un campo il dato assegnato dovrà essere tale che Access sappia come gestirne il contenuto. Per questo motivo diamo una esemplificazione dei tipi di dati che si possono scegliere:

Tipi di dati	Significato
Testo	Fino a 255 caratteri alfanumerici
Memo	Lungo brano di testo
Numerico	Numeri utilizzati in calcoli matematici
Data/ora	Valori di data e ora
Valuta	Numeri formattati per rappresentare importi in denaro
Contatore	Numeri sequenziali diversi per ciascun nuovo record. In una tabella può esistere anche un solo campo del tipo Contatore. Questo tipo di dato può essere utilizzato per il campo della chiave primaria
Si/No	Imposta un campo in modo che possa accettare valori logici vero/falso

Si possono anche aggiungere ulteriori campi alla struttura della tabella, così come è possibile anche eliminare le tabelle eseguendo clic nella finestra del database e successivamente cliccando sull'icona elimina Tabelle. Ricordiamo che per ciascun campo, oltre al tipo di dato, possono essere specificate altre opzioni, tra cui l'opzione di formattazione. Le varie opzioni di formattazione che si possono selezionare per un campo spesso si utilizzano per assicurare che i dati vengano immessi in modo corretto. Dopo aver creato una tabella e controllato la sua struttura è possibile immettere dati nella tabella. Sulle tabelle possono essere compiute anche operazioni di

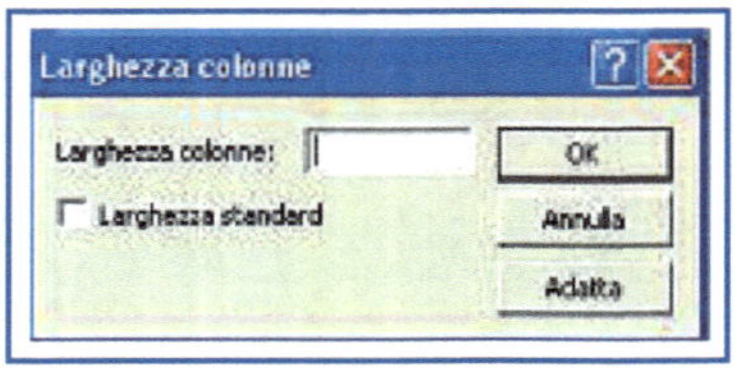

Fig. 25.16 Finestra dialogo larghezza colonne

formattazione che consentono di rendere una tabella più leggibile sullo schermo; infatti può capitare che in una tabella non sia possibile vedere il contenuto dei campi (molte volte i campi contengono più dati di quanti se ne possano vedere nella larghezza di una colonna e per questa ragione talvolta può sembrare che i dati della tabella siano stati ridotti). Per poter risolvere questo inconveniente si può agire allargando la colonna portandosi con il mouse sulla linea della colonna. Il mouse assumerà la forma di due freccette per poter consentire di effettuare la modifica. Oppure, un altro modo più accurato consiste nell'usare la finestra di dialogo Larghezza colonne. Si cliccherà dal menu Formato scegliendo il valore di larghezza da dare alle colonne (Fig. 25.16).

Ovviamente questa procedura può essere utilizzata anche per l'altezza delle righe (selezionando la voce Altezza righe). Certamente ci sono ancora altri tipi di formattazione come la modifica e la dimensione del carattere.

25.4 Modalità per creare una maschera

Inserire dati direttamente in una tabella può dare origine a delle difficoltà. Infatti, può risultare difficile concentrarsi su un solo record per volta, specie se si lavora con un numero enorme di campi. Per questo motivo Access viene incontro ai suoi utenti permettendo di utilizzare una maschera che rappresenta una alternativa all'immissione diretta dei dati. L'utilizzo di una maschera permette di assegnare tutto lo spazio che serve per un campo, di lavorare su un record singolo; è anche possibile creare maschere che possano inserire dati in modo simultaneo in più tabelle. Si possono utilizzare maschere standard (viene generata una maschera generica che contiene tutti i campi di una sola tabella), seguire la procedura di *Creazione guidata maschera* (permette di generare una maschera dove sono presenti una serie di schermate nella quale si può scegliere i campi e lo stile), o creare una maschera (si utilizza direttamente la visualizzazione struttura maschera selezionando i campi della tabella o tabelle). Quest'ultimo rappresenta il modo più difficile di procedere per la creazione di una maschera, ma certamente assicura un controllo massimo sui risultati.

Per iniziare a costruire una nuova maschera bisogna partire dalla finestra database e poi selezionare con il mouse l'icona Maschere e dopo, sempre nella stessa finestra, cliccare il pulsante *Nuovo* per cui si aprirà la finestra di dialogo *Nuova maschera* che permette di scegliere il tipo di maschera che si vuole realizzare (Fig. 25.17).

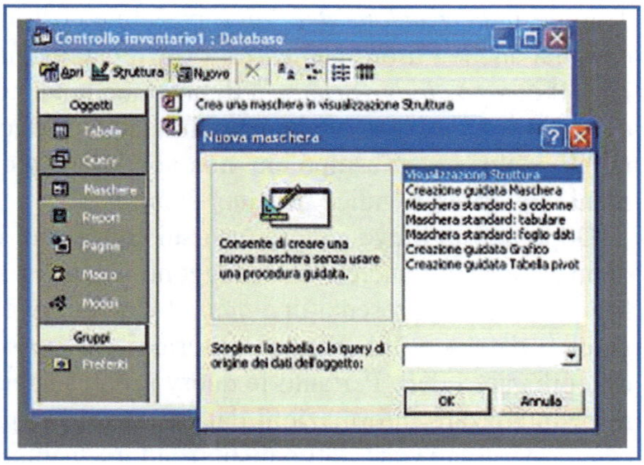

Fig. 25.17 Finestra creazione maschere

25.5 Modalità per creare una query

Access offre svariati modi per ricavare informazioni dal database costruito. Tra le più semplici vi è la funzionalità *Trova*. Essa è utile per localizzare un determinato record in una tabella. Certamente se si ha bisogno di cercare più record contemporaneamente, questo strumento non è adatto, perché trova un solo record per volta. Per accedere a questa funzione bisogna aprire la tabella interessata in *Visualizzazione foglio* oppure nella visualizzazione *Maschera*, si esegue il clic con il mouse nel campo che contiene i dati che si vogliono esplorare. Si seleziona Modifica, successivamente si apre la finestra *Trova e Sostituisci*. Questa finestra consente sia di trovare dati, sia di sostituire dati. Quest'ultima funzionalità è simile alla funzionalità Trova, salvo il fatto che si può convenire che un valore da noi specificato sostituisca il dato trovato durante l'esplorazione.

Da come abbiamo visto precedentemente, queste funzionalità *Trova* e *Sostituisci* sono ottime applicazioni quando si lavora su singole istanze di un determinato valore che si trova in un campo specifico. Se invece vogliamo che la nostra ricerca individui più record in un solo passo, allora è necessario introdurre un metodo diverso ed è quello di ordinare, filtrare e indicizzare i dati.

Tramite *l'Ordinamento* si possono riorganizzare i record nella tabella in base a uno qualunque dei suoi campi. Si possono ulteriormente creare ordinamenti più complessi, che consentono di ordinare più di un campo come ad esempio per Cognome e poi per Nome. Ed ancora si può ordinare sia in successione crescente (per esempio da 1 a 10, da A a Z) sia in successione decrescente (da 10 a 1, da Z a A).

Tramite *i filtri* si esamina un sottoinsieme dei record di una tabella ottenuto secondo un determinato criterio. La funzionalità del filtro è quella di nascondere temporaneamente nella tabella i record che non soddisfano i criteri di filtro. Infatti potrebbe essere interessante, per esempio, esaminando una tabella dei medici di un reparto, identificare quelli che hanno raggiunto il numero 50 dei crediti ECM (Educazione Continua in Medicina) previsti per l'anno in corso.

Tramite *Indicizzazione dei dati* è possibile costruire un metodo per accelerare le ricerche, ma anche gli ordinamenti e i filtri, catalogando il contenuto di un campo particolare. Il campo *chiave primaria* di una tabella viene indicizzato automaticamente. Se per esempio si è creata una tabella grande dove vengono effettuate spesso ricerche, ordinamenti o filtri su un campo che non appartiene a quello della chiave primaria, è conveniente definire un indice per quel campo.

Dopo questa breve panoramica sui concetti di ordinamento e filtraggio dei dati, vediamo come in concreto si estraggono i dati, in modo flessibile, utilizzando le *query*. Ma che cosa rappresenta una *query*? Una query è un metodo che permette di "interrogare" il database utilizzando vari criteri che possono essere quello di ordinare, filtrare e riepilogare i dati. Pertanto le query rappresentano un potente strumento per analizzare e sintetizzare informazioni dal database. Le query sono anche in grado di eseguire calcoli per totalizzare dati o disporre i loro risultati in un formato particolare (per esempio quello chiamato a "campi incrociati", per il quale si rimanda ai manuali). Perché si possano creare query più avanzate, le tabelle del database devono possedere le opportune relazioni, diversamente le query non potranno estrarre dati da più tabelle.

Il modo più semplice per creare una query è quella di realizzarla attraverso la *Creazione guidata Query semplice*. Essa viene utilizzata per estrarre determinati dati da una o più tabelle (query di selezione). Non soltanto seleziona i campi, ma può anche ordinarli. Si possono anche eseguire semplici calcoli sui risultati (ad esempio, media e conteggi). Per accedere alla creazione guidata bisogna entrare nella finestra di Access, aprire il database sul quale si lavora e selezionare la voce *Query* nella finestra del database. Si esegue un doppio clic sulla voce *Crea una query mediante una creazione guidata* compare la seguente finestra di dialogo (Fig. 25.18).

Visualizzata la finestra di dialogo si sceglie dall'elenco a discesa *Tabella/query* la tabella dalla quale si vogliono selezionare i campi. Si eseguirà clic sul nome di un campo dall'elenco *Campi disponibili*, quindi si eseguirà clic sul pulsante Aggiungi (>) per spostare il nome del campo nell'elenco *Campi selezionati*. Si potranno aggiungere i campi che ci servono, oppure spostarli tutti in una sola volta sempre con il pulsante Aggiungi (>>). Quando si è finito di aggiungere i campi si cliccherà sul pulsante *Avanti*. La schermata che apparirà (Fig. 25.19) servirà per digitare un titolo per la Query. Si concluderà l'operazione cliccando sul pulsante Fine. In questo modo saranno mostrati i risultati di una semplice query.

Certamente, come si vede da questi esempi, le query così ottenute presentano un problema di ambito ristretto di applicazione: infatti questo procedimento non consente di

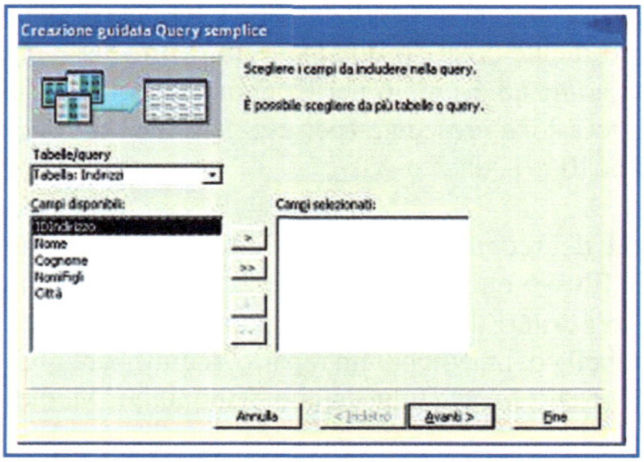

Fig. 25.18 Finestra di dialogo Creazione guidata Query semplice

aggiornare i record né di filtrarli sulla base di particolari criteri. Pertanto le query semplici consentono soltanto di selezionare i campi.

In Access si possono realizzare anche altri tipi di query con funzioni più estese, ed ora le scorriamo brevemente.

Le *query di creazione delle tabelle* permettono di creare nuove tabelle riempiendole con i dati provenienti da una query di selezione. Questa può operare su una singola tabella o su più tabelle.

Le *query di accodamento* permettono di inserire in una tabella già esistente ulteriori record prelevati da un'altra tabella o da un'operazione di più tabelle.

Le *query di eliminazione* permettono di impostare un criterio che identifichi i record di una tabella che devono essere eliminati.

Le *query di aggiornamento* permettono di specificare il valore da aggiornare in uno o più campi di un record identificato da un criterio impostato sulla tabella.

Si potrebbe pensare che questi tipi di query siano troppo numerose, ma in realtà il procedimento per generarle è simile in parte a quello di una query di semplice selezione. Materialmente si costruiranno i vari tipi di query come una query di selezione e poi si modificherà il tipo di query nella *Visualizzazione struttura query*, per ottenere le cosiddette Query strutturate: vediamo come si procede.

Per aprire una query esistente in *Visualizzazione struttura query*, bisogna aprire il database che contiene la query che vogliamo modificare, e nella finestra del database si farà clic sull'icona della *Query* prescelta, dopo di che si farà clic sul pulsante *Struttura* nella barra degli strumenti della finestra database (Fig. 25.20).

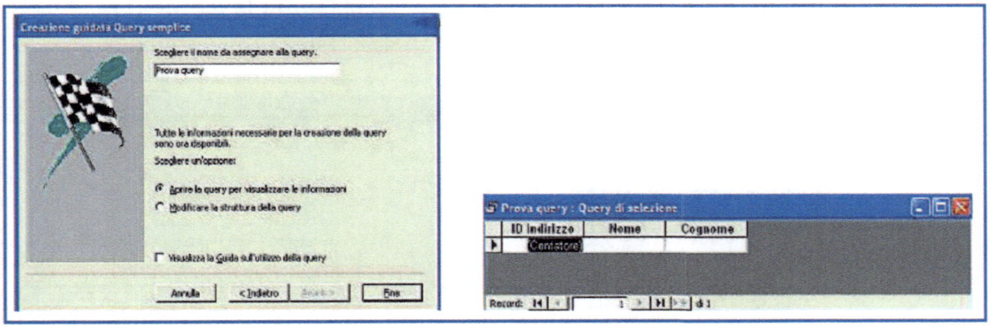

Fig. 25.19 A sinistra finestra di dialogo per assegnare il nome alla query, a destra query creata

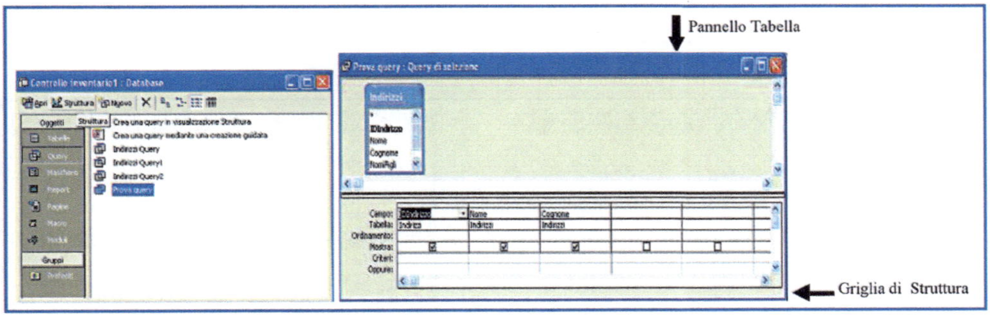

Fig. 25.20 A sinistra, finestra di dialogo per scegliere il tipo di query, a destra query creata in visualizzazione struttura

La schermata permette di visualizzare due aree distinte nelle quali lavorare:

- Pannello tabelle: mostra le tabelle che al momento sono utilizzate per la query.
- Griglia di struttura: permette di elencare i campi nella query e di selezionare il modo in cui tali campi verranno ordinati oppure di indicare inoltre come dovranno essere filtrate le informazioni quando si eseguiranno le query.

È possibile, sia in fase iniziale, sia quando partiamo da una query già esistente, aggiungere altre tabelle da interrogare. Per aggiungere altre tabelle bisogna eseguire clic sul pulsante *Mostra tabella*, oppure scegliere *Query, Mostra Tabella*. Dopo di che si selezionano le tabelle che si vogliono aggiungere eseguendo clic su *Aggiungi* e poi si esegue clic su *Chiudi*. In questo modo si ritorna alla struttura della query (Fig. 25.21).

Uno schema di database che contenga informazioni sempre più articolate, aumenta di complessità, rendendo insufficienti le query di selezione sulle singole tabelle. Diventa infatti necessario combinare tra loro le informazioni contenute in più tabelle ed aggregarle in modo da ottenere risultati in forma più concisa. Supponiamo di dover selezionare dati da due o più tabelle per avere dei risultati completi; il segreto sta nell'utilizzo delle chiavi primarie per creare le relazioni.

Ricordiamo che una chiave si dice ***primaria*** quando identifica in modo univoco il record e che lo scopo di una relazione è quello di legare i dati tra le tabelle senza dover ripetere i dati in tutte le tabelle. Una chiave si dice ***esterna*** se indica il riferimento alla chiave primaria di un'altra tabella.

Per creare una relazione bisogna andare nella finestra del database e selezionare *Strumenti*, dopo di che *Relazioni*, oppure eseguire clic sul pulsante *Relazioni* nella barra degli strumenti per aprire la finestra *Relazioni*. Una volta inserite tutte le tabelle che interessano nel pannello superiore, si possono creare le relazioni fra le tabelle (Fig. 25.22).

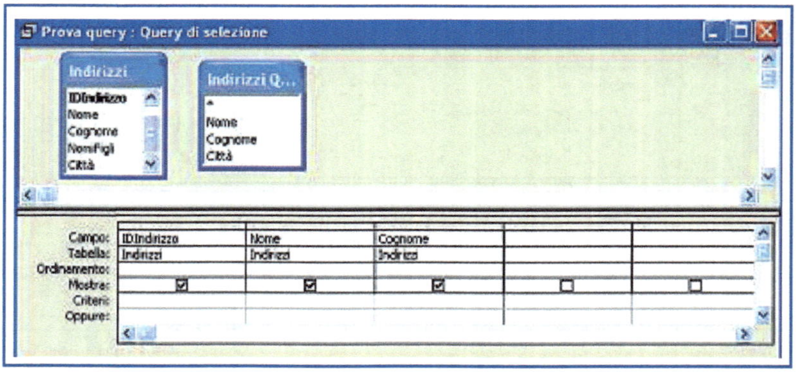

Fig. 25.21 Finestra con inserimento di altre tabelle nel pannello superiore

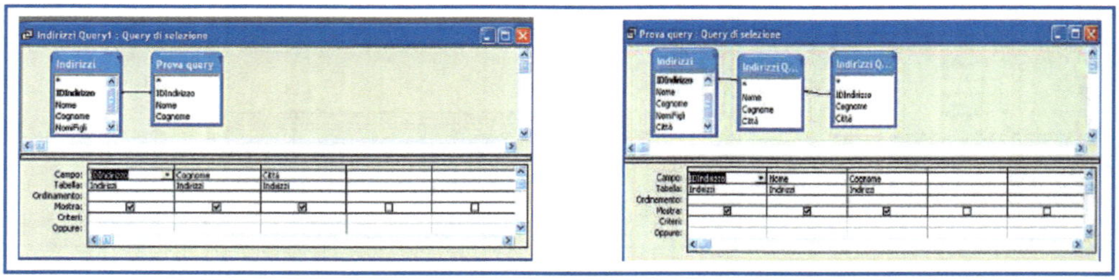

Fig. 25.22 Finestra che visualizza relazioni fra due o più tabelle

È importante ricordare che le tabelle devono essere collegate sulla base di un campo comune. Infatti i campi da collegare devono avere lo stesso tipo di dati (data, numero, testo e così via). Le linee di collegamento che si vedono in Figura 25.22 rappresentano una relazione o più relazioni fra i campi. Quindi viene chiamata *join* un'associazione (relazione) fra un campo in una tabella o query e un campo dello stesso tipo di dati in un'altra tabella o query. Nel momento in cui si aggiungono query o tabelle che presentano relazioni già definite, viene automaticamente creata da Access una join interna che seleziona record dalle tabelle, quando i valori dei campi collegati mediante la join sono uguali.

Si distinguono quattro tipi principali di join, che differiscono per la modalità con cui vengono unite le tabelle.

- *L'equi-join è un join nel quale la condizione imposta è l'uguaglianza tra i valori dei due campi coinvolti.*
- *Un self-join è un'operazione di join nella quale le due tabelle coinvolte nell'operazione coincidono, ossia una tabella è messa in relazione con se stessa.*
- *L'outer-join è un'operazione che estende il risultato di un'operazione di join. Un outer-join restituisce tutti i record che soddisfano la condizione di join più i record di una delle due tabelle per i quali non esistono, nell'altra tabella, record in grado di soddisfarla.*

I tre tipi di join presentati sopra si applicano all'utilizzo di due sole tabelle; laddove la relazione avviene tra più tabelle parleremo di join tra più di due tabelle.

Nel *join tra più di due tabelle la condizione di join diventa tipicamente più complessa essendo costituita dalla congiunzione di una serie di sottocondizioni che legano le tabelle a coppie.*

Chi ha già dimestichezza con il concetto relazionale può assegnare le relazioni nell'apposita finestra ed impostare *l'integrità referenziale*, conferendo così maggiore robustezza alla base dati. Ma cosa significa integrità referenziale? Per integrità referenziale si intende dire che i dati immessi in un campo utilizzato per collegare due tabelle devono corrispondere da una tabella all'altra. In effetti, i dati immessi nella tabella dove quel campo non opera come chiave primaria devono corrispondere con le voci che si trovano nella tabella dove il campo funge da chiave primaria.

25.6
Access e la pagina stampata (report)

È chiaro da quanto abbiamo sinora visto, che tabelle, maschere e query si utilizzano principalmente per visualizzare e manipolare informazioni del database sullo schermo del computer. Parleremo invece di *report* per indicare un foglio concepito per essere stampato. Questo però non significa che non si possa stampare una tabella o una maschera, ma soltanto che il report fornisce il massimo controllo nel dislocare informazioni sulla pagina stampata. Quando si utilizzano i report, si possono aggiungere controlli per la numerazione delle pagine e altre informazioni di *intestazione e piè di pagina* che vengono ripetute per ciascuna pagina del report. Il report può essere creato utilizzando il report standard (Inserisci-Report e poi scegliere dal menu a tendina della finestra che si apre) oppure attraverso la *Creazione guidata Report* (dalla finestra del database). In ogni caso il report si presenterà in *Anteprima di stampa*. A questo punto si potrà inviare immediatamente il report alla stampante predefinita eseguendo clic sul pulsante stampa nella barra degli strumenti, oppure se il report presenta qualche imperfezione si potrà agire sulla voce *Imposta* presente nella barra degli strumenti *dell'Anteprima di stampa*.

Visualizzata la finestra di dialogo *Imposta pagina* appariranno tre schede una chiamata *Margini* (serve per impostare i margini superiore, inferiore, destro e sinistro), *Pagina* (serve a stabilire il suo orientamento: orizzontale op. verticale) ed infine *Colonne* (permette di modificare nel report il numero delle colonne e la distanza fra di esse). Possiamo quindi dire che il report di Access rappresenta il formato ideale per presentare in forma stampata informazioni ricavate dal database.

25.7 Come costruire pagine web con Access

Una delle novità più interessanti introdotte a partire da *Access 2000* è stata la possibilità di creare pagine Web con cui modificare, visualizzare e analizzare i dati presenti all'interno del database. Tutto ciò può essere effettuato senza avere alcuna conoscenza dell'HTML. Infatti, è Access che si preoccupa della programmazione e della formattazione delle pagine Web. Le pagine così ottenute potranno quindi, ad esempio, essere messe a disposizione sulla rete *Intranet* aziendale e ogni utente della rete potrà accedervi per consultare i dati memorizzati nel database.

Nota 25.1 – Informazione

Diamo in questo caso solo un accenno su come può essere utilizzato il prodotto. Per la creazione automatica di pagine HTML, in Access 2000 è stato inserito all'interno dell'elenco *Oggetti* l'elemento *Pagine*. Eseguendo clic su questo elemento sarà possibile creare, modificare e visualizzare le pagine di accesso ai dati; infatti eseguendo clic sul pulsante Nuovo verrà aperta la finestra *Nuova pagina* di accesso ai dati (Fig. 25.23), all'interno della quale sono visualizzati i metodi mediante i quali è possibile creare una nuova pagina Web: creazione senza utilizzare una procedura guidata, creazione mediante una procedura guidata, modifica una pagina Web esistente o creazione di una pagina di accesso dati standard a colonne. Nel caso si decida di utilizzare una procedura guidata, attraverso la casella combinata scegliere la tabella o la query di origine dati dell'oggetto, sarà possibile specificare la query o la tabella che contiene i dati che dovranno essere gestiti all'interno della pagina. Quando viene creata una pagina utilizzando uno dei metodi appena descritti, la pagina stessa viene automaticamente salvata in un file HTML all'interno della cartella in cui si trova il database: nella finestra Pagine del database verrà aggiunto so-

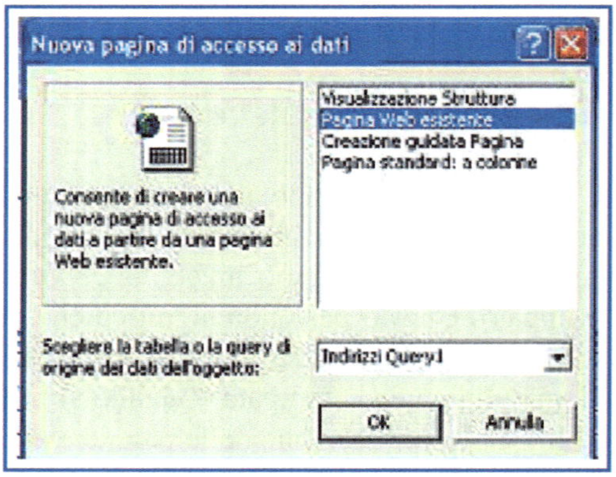

Fig. 25.23 Creazione di una pagina Web: selezionando Nuovo è possibile selezionare il metodo con cui creare una nuova pagina Web

lo un collegamento alla pagina. Posizionando il puntatore del mouse sulla pagina, verrà visualizzato il percorso della pagina HTML collegata. Dopo aver creato la pagina di accesso ai dati sarà possibile definire al suo interno le strutture di controllo e di raggruppamento tipiche di una pagina Web come caselle di riepilogo, pulsanti di opzioni, collegamenti ipertestuali, indicatori di espansione e riduzione e così via.

Lettura consigliata

Haase H (2005) Microsoft Access – Uso pratico dei database. Edizioni FAG

Appendici

Floppy disk e altri dispositivi di memorizzazione

A

G. Pinto

Indice dei contenuti

A.1 I floppy disk

I *floppy disk* nacquero nel 1967 quando la IBM studiò un sistema semplice e poco costoso per caricare microcodice (ovvero insieme di istruzioni non accessibili ai programmi, caricate in speciali memorie alla accensione della CPU allo scopo di configurare particolari funzioni hardware; il microcodice era diverso per ogni modello di CPU della famiglia e consentiva di ottenere prestazioni differenti assicurando la compatibilità dei programmi) sui suoi *mainframe System/370*. Il risultato fu un disco di sola lettura, di 8 pollici (circa 20 cm) di diametro, chiamato *memory disk*. Da quella data fino ad oggi il floppy disk ha subito un continuo sviluppo che lo ha portato a diventare sempre più piccolo e più capiente. Sono stati prodotti floppy disk delle dimensioni e capacità più svariate. Tuttavia i formati più conosciuti sono quello da 5¼ pollici, diffuso per essere stato scelto dalla maggior parte dei primi produttori di *personal computer,* ed in particolare da IBM, e quello da 3½ pollici, introdotto inizialmente dalla *Apple* sul proprio *Macintosh* ed in seguito adottato da tutti i produttori fino ad essere l'unico ancora occasionalmente disponibile.

Il *dischetto* è un supporto magnetico che ha il compito di memorizzare in modo permanente sulla sua superficie le informazioni prodotte dal computer ed ha costituito uno dei primi modi efficienti di memorizzare dati a lungo termine in una forma "trasportabile" ed adatta ad un PC. Il nome "floppy" dato ai primi dischetti (in inglese significa flessibile) è dovuto alla tecnica di costruzione, erano infatti di un *cartone* speciale e, appunto, *flessibili*. Avevano dimensioni "enormi" (i primissimi erano di 8", circa 20 cm di lato) e potevano contenere pochi dati (Fig. A.1).

Seguirono poi quelli da 5,25" (13 cm) che raggiunsero la capacità massima di 1,2 Mb. Ambedue i tipi sono ormai scomparsi.

I dischetti di oggi sono quelli da 3,5 pollici (Fig. A.2). Essi sono quasi quadrati, in plastica, spessi circa 3 mm, con il lato largo lungo circa nove centimetri. Il dischetto vero e proprio (il cui diametro è, appunto, di 3,5 pollici), sul quale vengono salvati i dati, si trova all'interno del sottile contenitore di plastica. La testina dell'unità di scrittura/lettura vi accede tramite una fessura che, quando il dischetto è fuori dall'unità, è protetta da un sottile lamierino. Quando si inserisce il dischetto nel *floppy-drive* (in inglese indica il dispositivo lettore), una meccanica sposta il lamierino di lato e permette alla testina di lettura/scrittura di raggiungere la superficie magnetica. È anche possibile spostare con le dita il lamierino e mettere a nudo, per curiosità, il dischetto. Il disco vero e proprio è costituito da un sottilissimo foglio di una plastica speciale (mylar) sulla quale si trova, uniformemente distribuita, una sostanza magnetica. Esso, per essere letto o scritto, ruota a velocità costante (300 giri al minuto). Nella fase di scrittura, la testina del floppy-drive si sposta avanti e indietro dal bordo al centro del dischetto e viceversa, magnetizzando così la superficie del disco in modo opportuno a seconda dei dati che riceve dal computer.

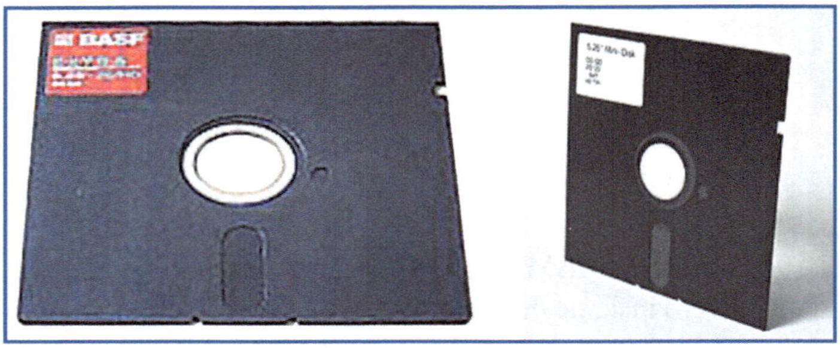

Fig. A.1 Floppy disk da 5¼ pollici. Il primo floppy disk fu inventato nel 1967 da Alan Shugart, un tecnico della IBM

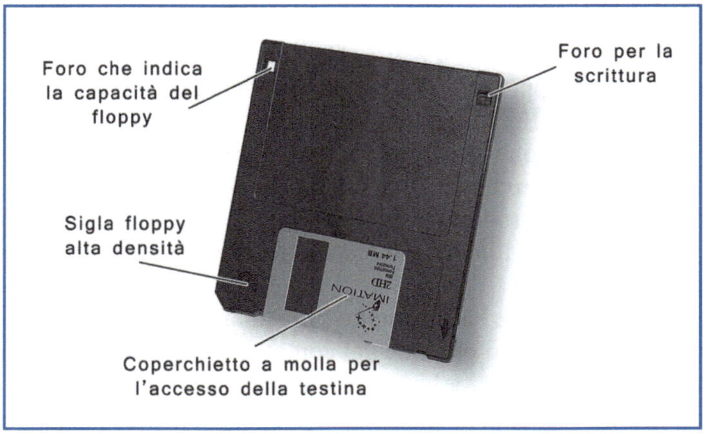

Fig. A.2 Floppy disk da 3,5 pollici

Per rileggere i dati si fa il percorso inverso: la magnetizzazione della superficie del dischetto manda dei segnali alla testina. Questi dati vengono poi inviati al computer che li interpreta. Il principio di funzionamento è quindi molto simile a quello per il registratore a cassette, con la differenza è che in questo caso non si registra musica, ma solo informazioni di tipo "0" oppure "1". Dal punto di vista pratico è importante riconoscere dove sia il "sopra" e dove il "sotto" dei dischetti, in modo da poterli inserire correttamente nell'unità di lettura. In realtà non è possibile inserire il dischetto da 3,5" al contrario (se però qualcuno insiste forzando può danneggiare il lettore). Inoltre è possibile proteggere i dischetti contro le scritture o le cancellazioni non volute: sono quindi presenti due fori all'estremità inferiore, il foro di sinistra è utilizzato per la protezione contro la scrittura ed è dotato di un meccanismo che permette di chiuderlo. Infatti sul bordo è presente una piccola chiusura di plastica "a serrandina". Se il foro di protezione è aperto, il computer non sarà più in grado di scrivere nulla sul dischetto poiché l'unità di lettura/scrittura si accorgerà della presenza della "sicura" e lo farà presente al computer stesso. Il disco può essere scritto solo con il foro chiuso. Il foro di destra è presente solo sui dischi a alta densità (capacità 2 Mb non formattati equivalenti a 1440 Kb sui sistemi MS-DOS) e serve a distinguerli da quelli a doppia densità. I floppy disk da 3½ sono stati prodotti principalmente in tre formati tutti a doppia faccia (le capacità sono riferite alla formattazione con MS-DOS file system FAT):

- **DD** - doppia densità, capacità formattata 720 Kb (non hanno il foro sul lato destro);
- **HD** - alta densità, capacità formattata 1440 Kb (gli unici ancora in uso);
- **ED** - densità estesa, capacità formattata 2880 Kb (utilizzati in pratica solo da IBM sui modelli PS/2, scarsissima diffusione).

Nota A.1 – Curiosità

I due fori di protezione su un disco ad alta densità da 3½ pollici distano tra loro 8 cm, come i fori di un foglio A4 perforato, fatto che permetteva ai floppy protetti da scrittura di essere infilati in un raccoglitore ad anelli di tipo europeo.

Uno dei principali problemi di utilizzo dei floppy disk risiede nella loro vulnerabilità. Sebbene sia protetto da una custodia in plastica, il disco rimane comunque altamente sensibile alla polvere, alla condensa ed alle alte temperature. Così come ogni altra unità di memorizzazione magnetica, è anche vulnerabile ai campi magnetici. I dischetti vuoti sono di solito distribuiti con un esteso assortimento di avvertenze, che avvisano l'utente di non esporre il floppy a condizioni che potrebbero rovinarlo.

Nota A.2 – Curiosità

Malgrado la delicatezza del supporto, il floppy da 3½ pollici venne lodato per il suo funzionamento meccanico da Donald A. Norman (professore di psicologia e scienze cognitive). Nella sua carriera Donald A. Norman ha pubblicato innumerevoli ricerche ed articoli tradotti in dodici lingue. Il suo campo di ricerca è lo studio dell'ergonomia, del design, e più in generale del processo cognitivo umano. Chi è interessato può leggere il Capitolo 1 del libro di Donald A. Norman, *The Design of Everyday Things*. Di seguito la citazione dalla versione in italiano (vedi letture consigliate):

"Il dischetto ha una forma quadrata: ci sono apparentemente otto possibili modi di inserirlo nella macchina, ma solo uno è quello corretto. Cosa succede se si fa qualcosa di sbagliato? Io provo ad inserire il dischetto di lato. Ah, il disegnatore ha pensato anche a questo.

Un piccolo studio mostra che la custodia non è veramente quadrata: è rettangolare, così che non sia possibile inserirlo dal lato più lungo. Io provo ad inserirlo al rovescio. Il dischetto entra solo in parte. Piccole sporgenze, rientri, e ritagli, prevengono la possibilità che il dischetto venga inserito al rovescio o capovolto: delle otto possibilità solo una permette di inserire il dischetto, solo una è quella corretta, e solo quella funzionerà. Un design eccellente."

A.2
I floppy drive

Il *floppy-drive* (l'apparecchio cioè che legge e scrive i dischetti) presenta esternamente una fessura nella quale vanno inseriti con attenzione i dischetti. I dischetti inseriti vengono poi automaticamente agganciati all'interno; per l'espulsione, è necessario azionare un pulsante come nelle normali cassette di un'autoradio. Tutti i drive hanno, chiaramente visibile, una spia (di solito verde) che segnala che l'unità è attiva e sta scrivendo o leggendo i dati dal dischetto. Questa spia è molto importante, poiché, quando è accesa, è assolutamente *vietato* estrarre il dischetto dall'unità. Prima di tutto, perché si correrebbe il rischio di perdere dati, ma anche perché si potrebbe danneggiare il drive stesso. Un'eccezione è costituita dai drive dell'*Apple Macintosh* nei quali l'espulsione del disco è comandata dal sistema operativo e ottenuta per mezzo di un motore. I drive non richiedono alcuna manutenzione (i kit di pulizia delle testine che esistono in commercio non sono affatto indispensabili).

A.3
Altri dispositivi del passato: Zip Drive - LS 120

Soluzioni alternative, alla ricerca di maggiori prestazioni, vennero sviluppate nel tempo per affiancare o sostituire i floppy. Una di queste, un nuovo "superfloppy", è stato il cosiddetto *Zip Drive*, prodotto dall'americana *IOMEGA*, un sistema che funzionava in maniera pressoché identica a un normale dischetto. La differenza sostanziale è che esso poteva accogliere sulla propria superficie ben *250 Mb* di informazioni (le prime versioni solo 100 Mb), pari a circa 170 volte la capacità del vecchio floppy. Esternamente si presentava con dimensioni simili a quelle del predecessore, a parte lo spessore che era circa il doppio. La velocità di accesso alle informazioni e la velocità con cui esse venivano trasmesse erano più elevate e si avvicinavano a quelle di un lentissimo disco fisso. Alcune ditte produttrici immettevano sul mercato i propri PC con tale dispositivo. Alcune versioni venivano collegate al PC esternamente tramite un cavo (esistono le versioni per la porta parallela, quella USB e quella SCSI), mentre altre venivano montate all'interno del PC.

Le versioni interne erano due:

- la prima da collegare come un normale disco fisso *IDE*;
- la seconda da collegare all'interfaccia *SCSI*.

Un'alternativa allo *Zip Drive* era costituita da un tipo di dischetto *LS 120*, esternamente quasi identico ai vecchi floppy, che poteva però immagazzinare circa *120 Mb* di dati. Il vantaggio del drive di tali dischetti era quello della *compatibilità* con i vecchi dischetti da 1,44 Mb. Il drive era in grado di usare anche i *normali* dischetti per scrivere e leggere i dati (è chiaro che i vecchi dischetti mantenevano però la loro normale capacità di 1,44 Mb). Tale sistema avrebbe avuto tutte le carte in regola per sostituire il vecchio floppy: capacità elevata, buona velocità, compatibilità con i vecchi dischetti e prezzo accettabile. Lo svantaggio di tali nuovi dischetti fu il prezzo: un dischetto normale costava meno di 30 centesimi di euro, un superdischetto costava circa 12 euro! È ovvio che il prezzo per Kbyte salvato era in realtà molto inferiore, e quindi gli LS 120, come anche gli IOMEGA Zip, furono molto usati per i salvataggi di massa. In realtà, ben presto questi nuovi supporti furono sostituiti da altri tipi di unità/supporti removibili di memorizzazione come le penne USB (vedere Capitolo 2).

A.4
Il floppy disk: simbolo di salvataggio dei dati

Per più di due decenni, il floppy disk è stato il dispositivo di memorizzazione esterna più usato. In ambienti non in rete, i floppy sono stati il mezzo primario di trasferimento di dati tra computer. I floppy disk vengono, a differenza dei dischi rigidi, visti e maneggiati da chi usa un computer, anche un utente principiante sarebbe in grado di riconoscerli ed usarli. Per tutti questi fattori, l'immagine *del floppy disk è diventata una metafora per il salvataggio di dati*, e il *simbolo del floppy disk* è spesso usato nei *pulsanti* dei programmi e da altri elementi dell'interfaccia grafica collegati al salvataggio di file.

Lettura consigliata

Norman Donald A (2008) Il design del futuro. Apogeo, Milano

Considerazioni sull'utilizzo di stampanti ad aghi

B

G. Pinto

Indice dei contenuti

Le valutazioni eseguite in questa sede sulle stampanti a matrici di aghi (dette anche ad impatto) intendono dare indicazioni, ancora valide oggi, per la produttività delle applicazioni di stampa, soprattutto dal punto di vista del rapporto "costi-benefici". In certi contesti lavorativi gravosi, dove sia possibile rinunciare alla qualità di stampa più esasperata, la continuità di funzionamento di questa tecnologia assicura agli utenti un elevato ritorno economico nel tempo, anche se a prezzo di un maggior investimento iniziale. Mentre le stampanti a getto d'inchiostro e laser seguono frequentemente il ciclo di vita e sostituzione dei PC ai quali sono connesse, le stampanti ad aghi invece, proprio perché vantano una grande affidabilità e robustezza, spesso rimangono negli ambienti di lavoro per periodi molto più lunghi.

Bisogna anche tener presente, però, che per l'utilizzo di stampanti ad aghi il supporto fornito dal sistema operativo Windows è piuttosto limitato. I problemi sono fondamentalmente due: la velocità di stampa e la gestione del modulo continuo. Per questo può essere utile un breve descrizione su come ottenere il massimo da una stampante ad aghi, oggi ancora tradizionalmente utilizzata dove sono necessarie copie multiple o moduli su carta speciale.

Come prima indicazione è possibile utilizzare uno dei seguenti driver (se non si hanno indicazioni diverse quando si installa fisicamente la stampante):

- *EPSON FX-80*
- *IBM Proprinter*

Di solito almeno uno dei due funziona con qualsiasi stampante ad aghi (Fig. B.1).

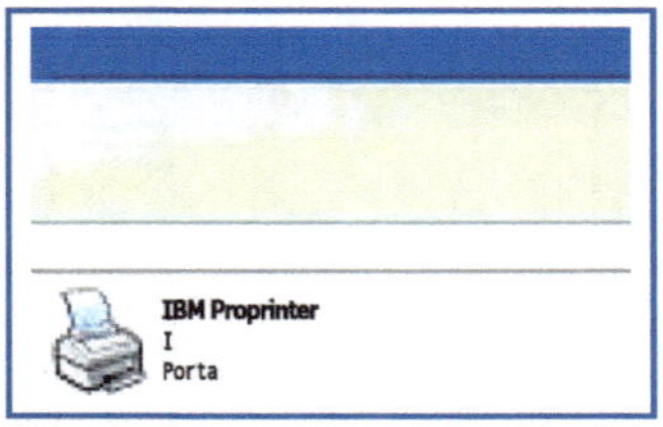

Fig. B.1 Scelta stampanti

È possibile impostare caratteri diversi per gli elenchi e per i moduli: in questo modo se lo si desidera si può scegliere un carattere di qualità migliore ma più lento per

Elementi di informatica in diagnostica per immagini. Roberto Grassi et al. (a cura di)

la stampa dei moduli prestampati, che comunque vengono sempre stampati abbastanza in fretta. Si può invece scegliere un carattere di qualità peggiore ma più veloce per gli elenchi che possono essere molto lunghi. Cliccando con il tasto destro sul modulo stampante *IBM Proprinter*, si aprirà la seguente finestra (Fig. B.2). All'apertura della finestra si seleziona *Preferenze di stampa* (Fig. B.2), poi si clicca la voce *Avanzate* (Fig. B.3), appare la finestra *Opzioni avanzate* e possiamo selezionare la qualità di stampa *dots per inch* per cui apparirà una tendina che potrà indicare la qualità di stampa caratteri che si vuole utilizzare (Figg. B.4 e B.5).

È utile ricordare che sono stati realizzati da ditte produttrici di software programmi gestionali per Windows, economici e progettati per essere utilizzati in modo semplice ed affidabile. In genere queste applicazioni permettono di svolgere attività che possono presentarsi abitualmente in aziende di medie dimensioni.

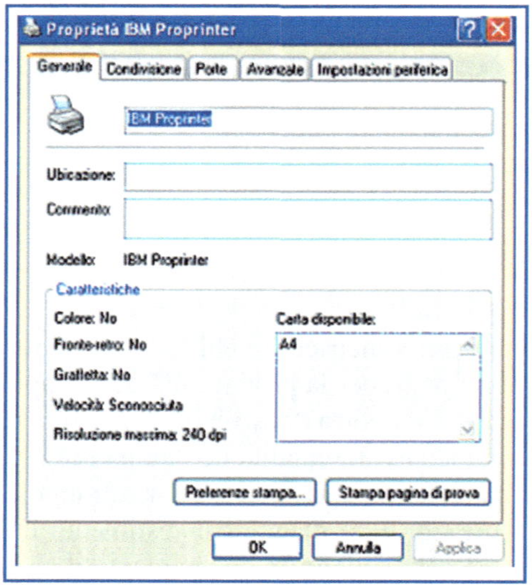

Fig. B.2 Proprietà della stampante

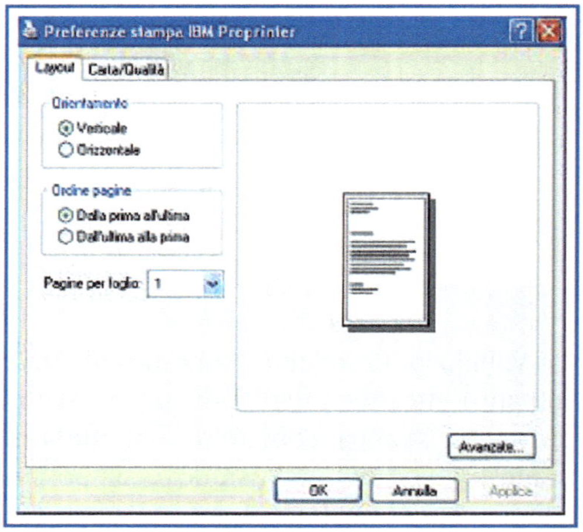

Fig. B.3 Preferenza di stampa

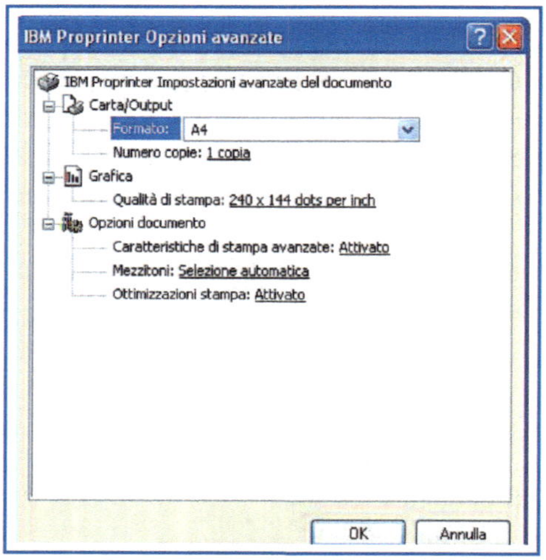

Fig. B.4 Opzioni avanzate

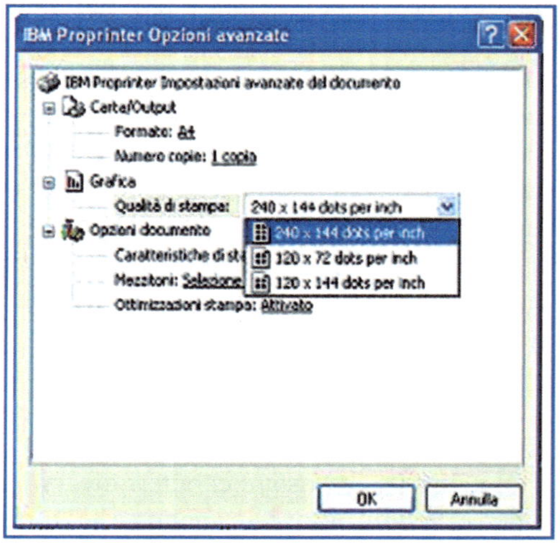

Fig. B.5 Opzioni avanzate: qualità di stampa

B.1
Stampa su modulo continuo

La stampa di fatture e simili su modulo continuo richiede maggiore attenzione poiché è necessario informare il driver della stampante della lunghezza del modulo utilizzato. Se questa operazione non viene svolta correttamente i cambi pagina verranno effettuati su posizioni sbagliate. La soluzione più semplice, che è spesso accettabile, consiste nell'aggirare il problema. È possibile utilizzare *moduli a più copie su foglio singolo* invece che su *modulo continuo* o è possibile staccare preliminarmente i fogli ed inserirli ad uno ad uno nella stampante. Questa soluzione è valida se il numero di pagine da stampare non è molto grande. Se invece si è intenzionati ad usare il *modulo continuo* la procedura è la seguente. Innanzitutto è necessario misurare la lunghezza in pollici del modulo utilizzato. I moduli sono generalmente lunghi 11 pollici (circa 28 centimetri) o 12 pollici (circa 30.5 centimetri).

È possibile che il driver utilizzato non preveda il formato necessario alla nostra applicazione (Fig. B.6, dove invece compare un formato a 12 pollici).

In tal caso occorre costruire un formato specifico. Pertanto occorrerà selezionare la stampante (cliccando su di essa una sola volta), quindi in alto a sinistra si sceglierà *File* e quindi *Proprietà server* (Figg. B.7 e B.8).

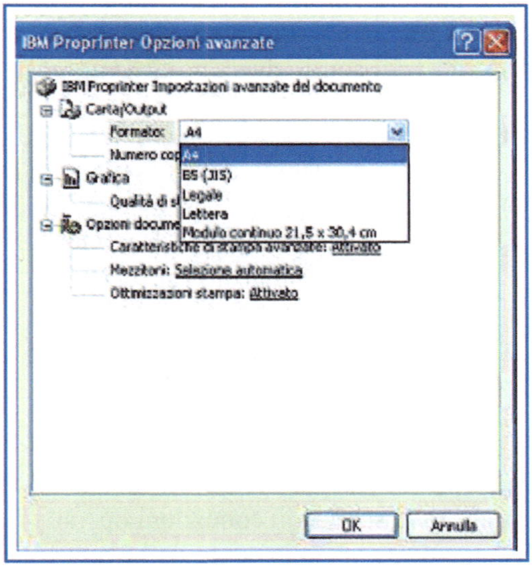

Fig. B.6 Opzioni avanzate: formato carta

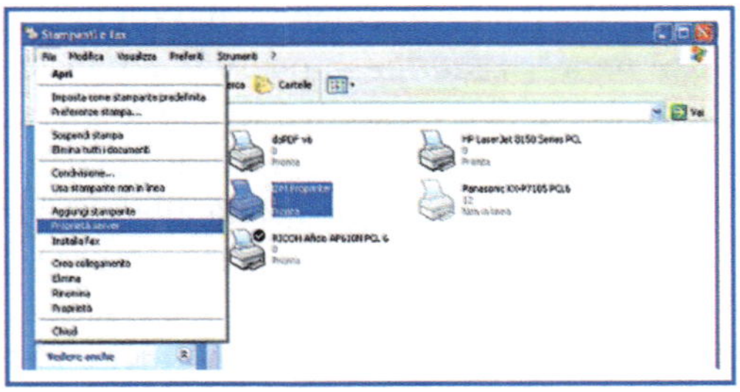

Fig. B.7 Maschera di selezione stampante

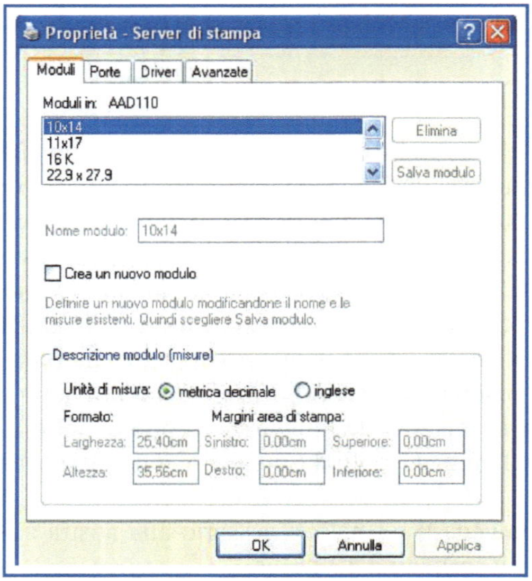

Fig. B.8 Maschera server di stampa

Visualizzata la finestra (Fig. B.8), si procederà nel seguente modo:

a) si attiverà con il check box la casella *Crea un nuovo modulo* (Fig. B.9);
b) si attiverà con il check box *l'Unità di misura* appropriata;
c) si inseriscono i valori appropriati azzerando il contenuto della casella;
d) infine si inserisce una descrizione che consente di identificare il modello creato (*Nome modulo*) (Fig. B.10).

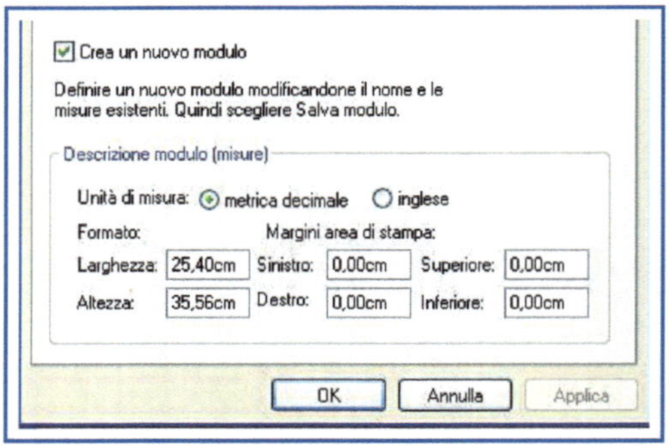

Fig. B.9 Maschera crea nuovo modulo

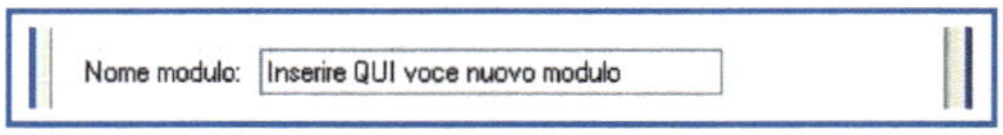

Fig. B.10 Maschera di identificazione nuovo modulo

Le nuove generazioni di stampanti ad aghi sono realizzate per garantire la massima durata e consentire a strutture pubbliche o private, quali ospedali, cliniche, centri prenotazione (CUP), società eroganti servizi, magazzini e altro ancora, di produrre le stampe in condizioni operative gravose e tengono conto dell'evoluzione tecnologica delle reti informatiche. Si tenga presente che i produttori di stampanti ad impatto rendono noto, di norma, il valore di MTBF (indica il tempo medio tra un guasto e l'altro in condizioni operative, *Mean Time Between Failures*): questo dato, insieme alle numero di pagine di stampa per mese, consente agli utenti di valutare le prestazioni di una stampante ad aghi.

In conclusione: le stampanti ad impatto a matrice di aghi sono state le prime soluzioni con una tecnologia adatta alle più comuni esigenze di stampa, ed ancora oggi rimangono insuperate per quanto concerne durata ed economia di esercizio, soprattutto in alcune aree applicative gravose e speciali, anche se il costo iniziale (prezzo) è superiore a quello delle tecnologie ink-jet e laser.

Consigli per l'uso e l'acquisto di laptop e desktop

C

G. Pinto

Indice dei contenuti

C.1 Introduzione

La velocità di evoluzione dei computer è stata impressionante. In questi ultimi anni, infatti, la potenza di calcolo pura di un PC di medio livello è aumentata fino ad equivalere a quella di un mainframe di circa dieci anni fa, ed il processo di evoluzione continua. Consigliare, quindi, criteri di scelta ed uso non è facile: diamo qui alcune indicazioni di carattere generale, e riferite ai PC più diffusi, per ragioni di spazio (senza soffermarsi su scelte di fondo di sistema operativo, ad esempio tra MS-Windows e Mac di Apple). In primo luogo si deve considerare la tipologia di computer: desktop o laptop. La prima categoria consente il vantaggio di poter seguire le tendenze tecnologiche e mantenere un aggiornamento ragionevole. Infatti è possibile iniziare con una configurazione essenziale, acquistabile ad un prezzo abbordabile, per aggiungere in seguito ogni tipo di accessorio ed ottenere una macchina invidiabile. La seconda categoria offre attualmente gli evidenti vantaggi quali minore ingombro, libertà di movimento, compattezza e buona affinità tra i componenti, ma presenta l'inconveniente di avere schermi più piccoli ed inoltre limitate possibilità di effettuare upgrade (aggiornamenti). In ambedue i casi spendere cifre ragionevoli si può, ma è sempre bene fare attenzione ai componenti fondamentali del computer e conoscere le politiche di produttori e venditori, che naturalmente tendono a mettere in luce le caratteristiche positive delle loro macchine, per cui l'utilizzatore può talvolta dimenticare le caratteristiche funzionali che gli servono davvero.

C.2
L'uso del laptop

Oggigiorno i computer portatili, grazie alla crescente capacità di elaborazione e al diminuire vertiginoso dei prezzi, sono diventati un buon sostituto dei classici personal computer desktop e quindi daremo nel prossimo paragrafo dei pratici suggerimenti per aumentare la sicurezza e la facilità d'uso dei laptop.

1 – Consumo

I laptop che utilizzano il sistema operativo Windows XP Professional possono risparmiare la batteria utilizzando una particolare funzionalità: per accedervi bisogna eseguire clic su *Start*, *Pannello di controllo* e selezionare *Opzioni risparmio energia*. Nella scheda *Combinazioni risparmio energia*, selezionare *Portatile/Laptop* dall'elenco a discesa *Combinazioni risparmio energia*. Questa procedura consente di interrompere alcune operazioni hardware quando il laptop è inattivo per un certo periodo di tempo. Per determinare tale intervallo, è possibile utilizzare le impostazioni predefinite oppure regolarle in base alle proprie esigenze. Eseguire clic su *OK* per impostare la combinazione per il risparmio energetico.

2 – Ergonomia

Al momento dell'acquisto si deve fare attenzione al peso e alle dimensioni del laptop, per non ritrovarsi con collo e schiena indolenziti. Se si viaggia molto e si deve portare con sé il computer ogni giorno, è consigliabile scegliere un modello sottile e leggero. Questi tipi di computer pesano in media intorno ad 1 chilo. Tuttavia, meno peso significa anche meno computer, cosa che si traduce spesso in schermi da dodici pollici, tastiere ridotte e nessuna unità interna CD o DVD (questi computer portatili prendono il nome di subnotebook). Probabilmente si potrà essere attratti anche dalla linea di laptop in grado di sostituire completamente il computer desktop, in particolare quelli con schermi da 17 pollici, ma generalmente questi apparecchi possono pesare 3, 4 chili o anche più e sono scomodi compagni di viaggio. Pertanto bisogna essere consapevoli dei potenziali problemi per collo e schiena, poiché il laptop può portare ad assumere posture di lavoro scorrette. Se è possibile, rialzare il computer dalla scrivania in modo da poter guardare lo schermo senza piegare il collo.

Inoltre, l'utilizzo di una tastiera e di un mouse esterni consentono di mantenere una posizione del polso più neutra, riducendo il rischio di sindrome del tunnel carpale.

3 – Batteria

Per la scelta di acquisto di un laptop, la durata della batteria diventa un parametro importante, se si prevede di utilizzare il laptop in treno, in aereo, o in altri luoghi senza prese di alimentazione. Se occorre un portatile in grado di funzionare per quattro o cinque ore senza necessità di ricarica, ci si dovrà orientare sui modelli a basso consumo energetico. Inoltre, quando si viaggia è consigliabile portare con sé una batteria di ricambio e un carica-batterie. Per risparmiare energia, è anche possibile regolare le impostazioni di consumo energetico del computer (vedi punto 1).

4 – E-mail

Il portatile dovrà disporre di diverse opzioni di connessione alle reti, per poter essere sicuri di inviare e ricevere messaggi di posta elettronica, accedere ai file aziendali ed inoltre utilizzare internet.

I portatili sono dotati di modem per la connessione remota che consente di connettersi, molto lentamente, tramite la linea telefonica e di una scheda di rete che consente di collegare un cavo a una connessione ad alta velocità, ormai disponibile in molte camere e sale riunioni degli hotel; oppure le attuali "chiavette USB" che fungono da modem molto veloci distribuiti con diversi piani tariffari dai vari gestori di telefonia. In questi ultimi anni, tutti i produttori di laptop producono macchine che consentono connessioni di rete mediante onde radio, in questi casi è presente una scheda di rete senza fili che viene inserita in uno slot del portatile. La tecnologia senza fili consente di sfruttare i punti di accesso senza fili presenti in luoghi pubblici *Hotspot* (si intende riferito, comunemente ad un'intera area dove è possibile accedere ad internet senza fili, utilizzando uno specifico protocollo fisico di rete (lo standard più diffuso è il Wi-Fi, *Wireless Fidelity*).

5 – Sicurezza

Il laptop è un "bocconcino prezioso" che, se lasciato incustodito anche per poco tempo, diventa facile preda dei ladri, per cui bisogna adottare tutte le precauzioni possibili per proteggere il computer e i dati in esso contenuti.

Il sistema operativo Windows XP aiuta a proteggere i dati consentendo di:

- eseguire il backup dei dati su un disco rigido esterno o una cartella di rete;
- richiedere un nome utente e una password complessa per accedere ai dati del computer;
- utilizzare la crittografia per i file contenenti informazioni riservate.

6 – Aggiungere altri accessori

Se il portatile è utilizzato intensamente è necessario, per aumentarne il comfort, dotarlo di qualche accessorio supplementare. Ecco un elenco degli accessori considerati in questo caso indispensabili:

- **secondo schermo:** quando si lavora in ufficio, conviene connettere il computer a un monitor più grande;
- **mouse per laptop:** più piccoli e facili da trasportare, i mouse per laptop sono dotati di un cavo più corto che può essere ritratto per causare meno intralcio possibile;
- **hub USB:** molti laptop sono dotati di due porte USB e quindi un hub USB fornisce porte aggiuntive nel caso si desideri collegare contemporaneamente al computer un mouse, una tastiera, una fotocamera digitale, una periferica di archiviazione e una stampante;
- **alloggiamento di espansione:** se si inserisce in un alloggiamento di espansione, il laptop diventa praticamente un computer desktop; fornisce al computer la alimentazione e slot aggiuntivi e può essere anche configurato con connessioni a reti, a schermi più grandi, a stampanti, tastiere e mouse esterni.

C.3
L'acquisto

Una delle domande che più frequentemente viene posta dagli utenti aziendali, professionali e privati di PC è la seguente: "dovrei acquistare un nuovo computer, quale mi consiglia?".

Innanzitutto bisogna considerare che ci possono essere tre tipologie di uso del PC: quello per "navigare in internet", quello per "lavorare con i programmi di utilizzo comune tipo Word, Excel", e quello per "giocare o lavorare con programmi di grafica". Fatta questa iniziale premessa, la scelta di un buon computer per uso casalingo presenta alcune difficoltà. Infatti la grande varietà di accessori e le varie problematiche che si presentano, possono mettere in crisi anche un esperto. Teoricamente acquistando un PC di marca, tutto dovrebbe funzionare, ma a volte i costi sono elevati. È necessario prestare attenzione alle offerte particolarmente allettanti: potrebbero riferirsi a materiale non di ultima generazione. Conviene informarsi attraverso riviste del settore che indicano con sufficiente obiettività quali siano le configurazioni hardware adeguate alle esigenze sempre crescenti del software.

Ma da cosa dipende la qualità e l'affidabilità di un PC?

Una risposta generale risulta difficile da dare, per cui cercheremo di fornire delle indicazioni che possano, in linea di massima, adattarsi alla maggior parte degli utenti che utilizzano il PC con i programmi più diffusi del mondo aziendale e personale. La premessa è che non si tratta in realtà di scegliere il PC di una marca piuttosto di un'altra, ma componenti di una marca piuttosto di un'altra. Ogni produttore di componenti per computer produce svariati modelli, alcuni adatti per la fascia bassa del mercato, altri per la fascia media, altri ancora per la fascia professionale, ottenuti assemblando anche 10-12 componenti di varie marche e con diverse prestazioni.

Se il PC funge esclusivamente da server, in questo caso è preferibile un PC progettato unicamente per questo scopo, come i server IBM, HP, DELL, ecc.

Ricordiamo che esistono produttori specializzati per ogni componente, alcuni sono molto noti per l'affidabilità e la qualità dei loro prodotti. Alcuni esempi: ASUS per le **schede madri**, Maxtor, Samsung e IBM per i **dischi fissi**, la Logitech per le **tastiere** ed i **mouse**, la Matrox per le **schede grafiche**, la Creative Sound Blaster per le **schede audio**, la INTEL e la AMD per i **microprocessori**, la Plextor per i **masterizzatori**, Sony, LG, NEC, Samsung per i **monitor**, 3Com per i **modem**, HP, Epson e Canon per le **stampanti e gli scanner**.

Come trovare un PC (desktop) assemblato con i componenti migliori?

Abbiamo visto sopra una carrellata delle componenti prodotte dalle varie ditte specializzate; a questo punto ci si chiede quale marca oggi venda PC che contengono queste componenti. In genere risulta difficile che un PC abbia tutte le componenti sopra menzionate al suo interno. Inoltre un PC di marca richiede tempo per essere progettato, costruito in serie, pubblicizzato e commercializzato, per cui quando arriva ai rivenditori, alcuni dei componenti potrebbero essere già superati.

Chi desidera il meglio dovrebbe quindi acquistare il PC da un rivenditore in grado di assemblarlo secondo le specifiche richieste. Certamente non va trascurato il vantaggio dei PC di marca sull'utilizzo dell'assistenza in garanzia, fornita talvolta a domicilio per un periodo di tre anni; ricordiamo però che l'assistenza sul PC riguarda l'aspetto hardware e non software.

Inoltre se non si vuole che il PC sia assemblato da altri, si può tentare di assemblarlo da soli. A tal proposito stanno nascendo in Italia alcuni centri che organizzano corsi individuali di durata da 3 a 6 ore. La durata del corso dipende dal livello dell'utente, verificato in un colloquio preliminare.

Ma allora quale PC bisogna scegliere?

Per operare una scelta corretta, è necessario studiare e conoscere i componenti e il mercato, decidere quanto si è disposti a spendere, considerare quanto tempo si ha a disposizione, valutare la assistenza per la manutenzione. Se si desidera acquistare un desktop, considerare anche la opzione di farsi assemblare il PC su misura, oppure, se si è capaci, costruirlo personalmente (tenendo conto, però che i costi del software di sistema potrebbero essere più alti di quelli praticati dai grandi produttori di PC).

Il sistema operativo Windows Vista

D

G. Rubini, N. Sasanelli

Indice dei contenuti

L'azienda Microsoft ha diffuso sul mercato l'ultimo sistema operativo della famiglia Windows che prende il nome di *Windows Vista* (in codice "Longhorn", Fig. D.1). Questa versione è stata rilasciata per il pubblico il 16 novembre 2006 (in inglese) e il 2 dicembre 2006 (in italiano).

Fig. D.1 Logo di Windows Vista

Il nome inizialmente scelto, secondo alcuni siti americani, doveva essere "WinVI", dove le lettere "VI" dovevano richiamare l'equivalente del numero romano "6", infatti Vista non è altro che la versione 6.0 di Windows; il nome fu poi invece cambiato in fase di annuncio.

D.1 La nuova grafica

Il nuovo sistema operativo, nella versione Ultimate, richiede un hardware video 3D per eseguire effetti speciali che rendono lo schermo più foto-realistico e profondo. La nuo-

Elementi di informatica in diagnostica per immagini. Roberto Grassi et al. (a cura di)

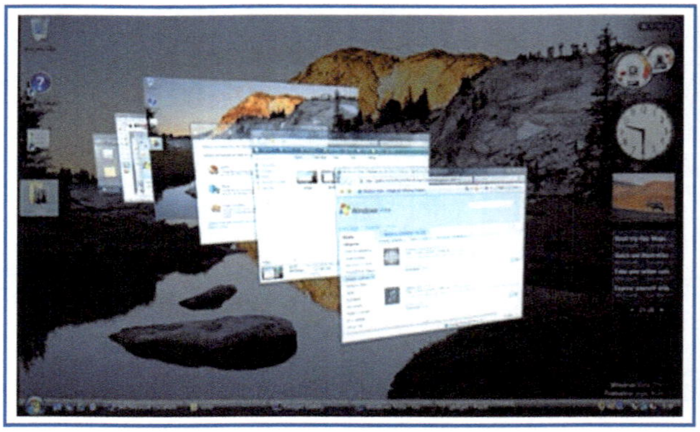

Fig. D.2 Schermata di apertura di finestre in Windows Vista con aspetto tridimensionale

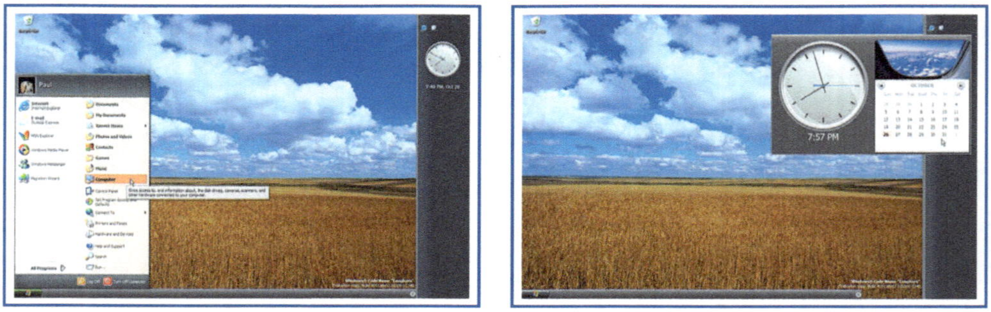

Fig. D.3 Nuove schermate di Windows Vista

va interfaccia grafica appositamente sviluppata, molto ricca di effetti, è chiamata *Avalon* e permette effetti 3D molto avanzati (Figg. D.2 e D.3).

D.2
Un nuovo standard di file per creare documenti concorrente del PDF: XPS

È stato realizzato un nuovo standard di documento elettronico che va a sfidare l'attuale formato PDF di Acrobat Reader. È conosciuto sia con il nome in codice "METRO", che come XPS (XML Paper Specification), progettato per una migliore qualità di stampa, una maggior fedeltà alle immagini, permettendo anche la creazione di documenti facilmente archiviabili, ma soprattutto stampabili, partendo da zero o lavorando con altri documenti di qualsiasi formato.

D.3
La sicurezza e la configurazione automatica nel nuovo sistema Windows

Lo scopo che si prefigge questo nuovo sistema operativo è quello di consentire un uso più facile del personal computer nella gestione del lavoro e della vita di tutti i giorni, ma soprattutto di migliorare la sicurezza, introducendo di default (ovvero inclusa nel pacchetto base e installata salvo modifiche dell'utente) una funzione antivirus autoaggiornante. Inoltre, sempre in ottica di sicurezza, è stata creata una versione avanzata del fortunato Error Reporting Tool (ERT) di Windows XP, con lo scopo di fornire (automaticamente) fix e patch (cioè correzioni e miglioramenti) nel più breve tempo possibile e con un numero minore di "bug report" (i messaggi che l'utente dovrebbe inviare a Microsoft ogni volta che il sistema si blocca).

In presenza di una connessione Wi-Fi (senza fili) in ambiente domestico, Windows Vista si predispone per l'utilizzo della connessione e organizza il desktop e l'insieme di cartelle, programmi e documenti che l'utente ha predisposto in funzione dell'ambiente stesso. In caso di riunioni, Windows Vista è in grado di connettere tutti i computer (notebook, palmari o desktop presenti) in una specie di piccola rete aziendale in cui risulteranno inserite solo le risorse ubicate nella stanza in cui si svolge la riunione. Sia il capogruppo della riunione (quindi della rete), che gli altri utenti connessi possono condividere presentazioni, documenti, singoli file, e-mail. Inoltre Windows Vista consente di condividere risorse anche con computer remoti, in modo da consentire una riunione "virtuale" con colleghi sparsi in altre nazioni.

D.4 La velocità di Windows Vista

Questo sistema operativo consente una maggiore velocità rispetto a Windows XP. In particolare, i miglioramenti consistono in:

- riduzione del 15% nel tempo di avvio delle applicazioni;
- riduzione del 50% nel tempo per l'avvio di sistema;
- ripresa dalla modalità standby in 2 secondi;
- aggiornamento del sistema con il 50% in meno di riavvii;
- riduzione del 50% delle immagini di sistema;
- possibilità per le aziende di ridurre del 75% i tempi di aggiornamento da sistemi operativi precedenti a Windows Vista;
- possibilità di installare il nuovo sistema (fresh install) in 15 minuti.

Sono state inoltre sviluppate anche interfacce intuitive e semplici per collegare macchine fotografiche digitali e videocamere, ed integrare anche il segnale televisivo digitale e via cavo in alta definizione.

D.5 Requisiti di configurazione dell'hardware

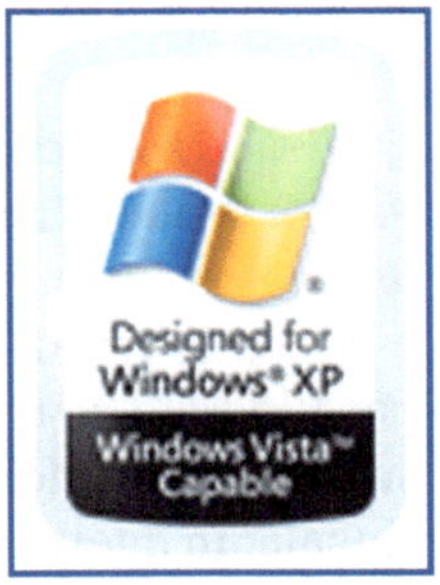

Fig. D.4 Logo Windows Vista Capable PC

Inizialmente il logo *Windows Vista Capable PC* (Fig. D.4) presente sui computer indicava che esso possedeva i requisiti minimi per eseguire le funzionalità principali di Windows Vista, come l'organizzazione e la ricerca delle informazioni, e le innovazioni nella protezione e nella affidabilità. Alcune funzioni disponibili nelle edizioni Premium di Windows Vista, ad esempio il nuovo *Windows*

Aero, potevano invece richiedere un hardware avanzato o aggiuntivo. Il computer su cui si trovava il logo *Windows Vista Premium Ready PC* (Fig. D.5) indicava che disponeva delle risorse sufficienti per l'esecuzione di Windows Vista con l'interfaccia grafica avanzata *Windows Aero*.

Fig. D.5 Logo Windows Vista Premium Ready PC

La presenza del logo non garantisce la possibilità di attivare alcune funzionalità aggiuntive, come la possibilità di guardare e di registrare programmi TV. Tali funzionalità richiedono infatti l'installazione di componenti hardware aggiuntivi, ad esempio un sintonizzatore TV integrato o la connessione con un sintonizzatore esterno tramite USB. A tal proposito si veda la Tabella D.1 per una sintesi dei requisiti.

Tabella D.1 Risorse minime di sistema

	Windows Vista Capable	Windows Vista Premium Ready
Velocità del processore:	800 MHz a 32 bit	1 GHz a 32 bit (x86) o 64 bit (x64)[1]
Capacità di memoria RAM:	512 Mb	1 Gb
Capacità del disco rigido:	20 Gb	40 Gb
Spazio libero su disco rigido:	15 Gb	15 Gb
Processore grafico (GPU)	SVGA (risoluzione 800x600 pixel) con DirectX 9	SVGA con DirectX9 e driver WDDM, 128 Mb di memoria grafica[2] Pixel Shader 2.0 e 32 bit per pixel
Funzionalità ulteriori:		Unità DVD-ROM[3] Uscita audio Accesso a internet

[1] Specificata come frequenza operativa nominale per il dispositivo. Alcuni processori dispongono della funzione di risparmio energetico che consente al processore di funzionare a una velocità inferiore per consumare meno energia.
[2] Se la GPU utilizza memoria condivisa, non è richiesta memoria grafica aggiuntiva, se la GPU utilizza memoria dedicata, sono necessari 128 Mb.
[3] È possibile usare DVD-ROM esterni (non incorporati nel sistema)

D.6
Modalità grafiche

1. Windows Vista Aero

Aero è la nuova modalità grafica che aggiunge *funzionalità tridimensionali, animazioni, anteprime in tempo reale ed effetti speciali*. Una nuova eccezionale funzione di *Aero* è la possibilità di scorrimento delle finestre in 3D che rappresenta un nuovo metodo per l'individuazione della finestra desiderata. Lo scorrimento delle finestre in 3D visualizza in modo dinamico tutte le finestre aperte sul desktop in una pila tridimensionale. In questa visualizzazione è possibile passare tra le finestre aperte fino a trovare quella cercata. Durante lo scorrimento delle finestre è anche possibile mostrare processi attivi, per esempio un video in fase di riproduzione. Inoltre si possono utilizzare anche i tasti direzionali oppure la rotellina del mouse per scorrere le finestre aperte e scegliere quella desiderata. Di immediato impatto è anche la presenza del nuovo effetto traslucido del menu di avvio e dei bordi delle finestre, con la possibilità di cambiare il colore, la saturazione e persino il livello di trasparenza, per ottenere l'effetto desiderato. *Aero* dà anche la possibilità di visualizzare immagini attive in miniatura sulla barra delle applicazioni, visualizzando il contenuto effettivo delle finestre aperte e ridotte a icona sulla barra delle applicazioni: quando si posiziona il puntatore del mouse su un'icona della barra delle applicazioni, è possibile visualizzare il contenuto "attivo" della finestra senza doverla portare in primo piano. Per ottenere questo risultato, ogni finestra è contenuta in una *texture* (immagine di tipo bitmap usata per rivestire gli oggetti) che viene elaborata dalla GPU della scheda grafica. In questo modo è possibile rappresentare graficamente il desktop come se fosse un'applicazione tridimensionale. Il *rendering* (la costruzione grafica 3D) delle finestre e del desktop è svolto dal window manager *Avalon Desktop Composition*, in cui tutti gli elementi grafici possono essere arbitrariamente combinati all'interno delle applicazioni e attraverso il desktop. La vecchia modalità GDI (Graphics Display Interface) è gestita in emulazione. *Windows Aero* supporta i monitor ad alta risoluzione, pertanto è possibile utilizzare un monitor a schermo piatto oppure lo schermo di un portatile di dimensione inferiore ottenendo comunque immagini intense, di facile lettura e ad alta risoluzione.

2. Windows Vista Basic

Questa modalità grafica, originariamente nota come "*To Go*", *utilizza solo gli aspetti primari della nuova interfaccia utente Avalon ed è simile al tema "Luna" di Windows XP*, ma visualizzata in modo da risultare maggiormente gradevole. È dedicata ai computer con minor capacità di calcolo (praticamente tutte le schede video che funzionano su Windows XP potranno funzionare anche su Vista utilizzando questa modalità grafica). Viene utilizzato il nuovo window manager *Avalon Desktop Composition*, ma ovviamente senza gli effetti 3D o le anteprime, supportate solo da Aero.

3. Windows Classico

È la modalità grafica basilare offerta da Windows Vista ed è del tutto simile a quella di Windows 2000 oppure di Windows XP, con il tema "Luna" disattivato.

D.7
Le diverse versioni di Windows Vista

Per concludere questa rassegna delle caratteristiche di Vista, riassumiamo nelle tabelle seguenti le numerose versioni disponibili alla data di questo volume e presentiamo un confronto schematico tra le funzionalità di XP e Vista, nelle Tabelle D.2-D.5. Per la terminologia sulla sicurezza vedere la Appendice F.

Tabella D.2 Versioni principali di Windows Vista

Edizione	Descrizione
Windows Vista Home Basic	Simile a Windows XP Home Edition, non comprende l'interfaccia grafica Aero. Include tra l'altro un firewall, il controllo genitoriale, un centro sicurezza, una libreria fotografica ed è indirizzata per un uso domestico (videoscrittura, e-mail, navigazione sul web e ascolto di musica).
Windows Vista Home Premium	Comprende l'interfaccia grafica Aero, implementa tutte le funzionalità della versione Home Basic a cui si aggiungono il supporto all'HDTV (TV ad alta definizione) e la masterizzazione e l'editing di DVD.
Windows Vista Ultimate	Implementa tutte le funzionalità delle versione *Home Premium e Business*, oltre ad applicazioni di podcasting, programmi di ottimizzazione hardware e tutta una serie di servizi on-line, denominati "Club", per dare agli utenti accesso esclusivo a musica, film, assistenza tecnica ecc. Secondo Microsoft, è il miglior sistema operativo mai offerto per un PC.

Tabella D.3 Confronto funzionale XP-Vista: browser e sicurezza

	Windows XP	Windows Vista
Browser		
Versione browser	Internet Explorer 6	Internet Explorer 7
Controllo antiphishing	no	sì
Navigazione a schede ("tabs")	no	sì
Lettura e gestione feed RSS	no	sì
Casella per ricerca istantanea	no	sì
Blocco pop-up	sì	sì
Sicurezza		
Protezione antispyware	installabile separatamente	integrata (Windows Defender)
Controlli sul software installato ed in esecuzione	no	sì
Controllo presenza software antivirus e firewall aggiornati	sì ("Centro sicurezza PC", a partire dal Service Pack 2)	sì
Firewall	integrato (a partire dal Service Pack 2)	integrato
Backup e ripristino	sì (solo file e cartelle)	sì (e possibilità di creare immagini del disco fisso)
Antivirus	no	no
Parental control	no	sì
Restrizioni relative ad orari d'uso del PC e applicazioni consentite	no	sì

Tabella D.4 Confronto funzionale XP-Vista: e-mail, file

	Windows XP	Windows Vista
Client e-mail		
Programma	sì (Outlook Express)	sì (Windows Mail)
Antispam	no	sì (protezione di base)
Antiphishing	no	sì
Gestione attività e appuntamenti (PIM)	no	sì (Windows Calendar)
Gestione file e cartelle		
Sincronizzazione file da PC a PC e tra PC e dispositivi mobili	no	sì (Sync Center)
Migrazione di dati personali, archivi di posta ed impostazioni del sistema	no	sì (procedura guidata con Windows Easy Transfer)
Funzionalità desktop searching	no	sì
Network Center	no	sì (un'unica sezione per la gestione della connettività)
Produttività		
Collaborazione	no	sì (Windows Meeting Space)
Supporto formato XPS	no (installabile separatamente)	sì
Gestione scansioni e fax	sì (procedure guidate di base)	sì (un vero e proprio software "ad hoc": Windows Fax and Scan)
Riconoscimento vocale	parzialmente supportato	sì (possibilità di dettare testi e comandi)

Tabella D.5 Confronto funzionale XP-Vista: multimedia e aggiornamento/risoluzione problemi

	Windows XP	Windows Vista
Multimedia		
Masterizzazione CD e DVD	sì	sì (migliorata la procedura passo-passo e il supporto UDF)
Media Center	no	sì
Windows Media Player	sì (versioni 9/10)	sì (versione 11)
Movie Maker	sì	sì (ampiamente ottimizzato)
Gestione foto e video	no (solo acquisizione guidata)	sì (possibilità di organizzare foto e video, applicare effetti, creare slideshow, ...)
Aggiornamento e risoluzione di problemi		
Windows Update	si	sì (migliorato l'aggiornamento dei driver di periferica)
Procedure per la risoluzione di problemi	ripristino configurazione di sistema e Recovery Console	ripristino configurazione di sistema, creazione dell'immagine del disco, Windows Recovery Environment

Lettura consigliata

Joyce J, Moon M (2007) Windows Vista. La risposta giusta al primo sguardo. Mondadori Informatica

Cenni su MS Office 2007

E

G. Pinto

Indice dei contenuti

E.1 Introduzione

Il nuovo prodotto *Microsoft Office 2007* è un'evoluzione significativa delle precedenti versioni, che rappresentavano sostanzialmente una collezione di software di produttività inseriti in un unico pacchetto (foglio di calcolo, elaboratori di testi, presentazioni e così via). Oggi, dopo più di dieci anni, il pacchetto Office assume un significato e un ruolo diverso con gestione dei flussi di lavoro, ricerca dei dati, gestione dei contenuti e altro ancora. La novità più importante che appare subito nell'Office 2007 è un'interfaccia completamente ridisegnata che facilita e velocizza il lavoro attraverso un approccio più intuitivo e immediato semplificando la ricerca e l'utilizzo dei comandi. Certamente, il primo impatto può trovare disorientato l'utilizzatore abituato a usare gli usuali menu, per cui bisognerà mettere in conto un periodo di addestramento per impratichirsi sulle nuove funzionalità. Microsoft Office 2007 rappresenta l'attuale release di Office che va a sostituire Microsoft Office 2003 (Fig. E.1) ed è formalmente conosciuto come *Office 12*. Esso è stato rilasciato nel Novembre 2006 in versione corporate (aziende) e il 30 Gennaio 2007 in versione per il pubblico (retail). Il client dei programmi di Microsoft Office System 2007 è un'applicazione a 32 bit

Fig. E.1 Logo pacchetto Office 2007

e può essere eseguita su una piattaforma Windows a 64 bit, ad esempio Windows XP, Windows Server 2003 e Windows Vista, tuttavia è possibile che alcune funzionalità presentino differenti prestazioni funzionali, come indicato nei requisiti di sistema.

Nelle versioni precedenti si è notato che l'interfaccia basata sui *menu* sulle *toolbar* e i principali *task panel* si prestava bene per applicazioni semplici, ma quando le funzioni sono diventate più numerose questa impostazione ha dimostrato i suoi limiti. Infatti chi di noi non ha avuto difficoltà nel cercare una determinata funzione dispersa nei meandri dei menu? E quanti passaggi per trovare la giusta formattazione! Ricordiamo solo a titolo di esempio che le voci di word erano meno di cinquanta per la versione 1.0 e oltre duecentocinquanta per la versione 2003, così come anche i comandi da cento a millecinquecento. Per questo motivo è stato realizzato un nuovo tipo di approccio racchiuso nei nuovi termini di *Command Tab* e *Ribbon* che permettono di gestire meglio i singoli oggetti sui quali si deve intervenire. Vengono introdotte anche le *Gallery,* che consentono di visualizzare un'anteprima del documento qualora si confermasse una determinata modifica.

Si è visto nel corso di questi anni che solo un gruppo ristretto di utilizzatori ha personalizzato l'interfaccia di Office. Per cui, questa nuova versione dispone l'inserimento dei comandi più utilizzati all'interno di un'unica *Quick Access Toolbar* posta accanto al pulsante Office. I comandi digitati attraverso la tastiera (le scorciatoie), rimangono gli stessi.

Anche *Outlook* ha subito interventi di miglioramento, tra i principali la ricerca dei messaggi, nota dolente del passato, che oggi può beneficiare di sistemi che possono dare risultati nel giro di pochissimi secondi, e un'anteprima del documento allegato direttamente nell'oggetto dell'e-mail. Tra gli aspetti più interessanti in Outlook 2007 vi è il potenziamento della protezione nei confronti di siti maligni; in particolare è stata realizzata una funzionalità di filtro per la posta indesiderata in grado di verificare con maggiore precisione lo spam, con l'ulteriore protezione di poter impostare l'eliminazione diretta dei messaggi di spam, senza che essi passino per la cartella di posta indesiderata. Ovviamente questa procedura deve essere utilizzata con cautela per evitare che possano essere eliminati anche messaggi che siano stati inavvertitamente inclusi nella selezione dello spam. Sempre riguardo alla sicurezza: sarà impedito l'invio di file con estensioni particolari (bat, exe, vbs, ecc.). Infatti non appena l'utente invierà un messaggio con una di queste estensioni sarà avvisato dalla procedura dell'invio di contenuto potenzialmente pericoloso. Da ricordare, ancora per la sicurezza dei documenti, la possibilità di firmare digitalmente le macro (rappresentano un veicolo principale per un eventuale codice maligno inserito in un documento di office e quindi per questo motivo possono essere disattivate); esiste a tal uopo una procedura di autenticazione (firma digitale) da applicare ad un documento o alla singola macro. In questa versione di Office si nota come la sicurezza abbia avuto un posto importante con l'aggiunta di numerose funzionalità (in questa sede solo accennate), a beneficio della protezione.

E.2
Elenco delle nuove funzionalità di Word 2007

L'interfaccia in stile *Ribbon*, dall'inglese "nastro", è una caratteristica introdotta nelle principali applicazioni di Microsoft Office: Word, Excel, PowerPoint, Access e nell'editor di posta elettronica di Outlook. Queste applicazioni sono state selezionate per una revisione dell'interfaccia grafica, in quanto sono focalizzate sulla creazione di documenti e presentano una moltitudine di opzioni a questo riguardo. Anche il resto delle applicazioni nella piattaforma sarà alla fine aggiornato alla nuova interfaccia grafica.

Ribbon

Ospita bottoni e icone, li organizza con una serie di linguette e raggruppa i comandi rilevanti. Ogni applicazione ha differenti gruppi di linguette che espongono le funzionalità che l'applicazione offre. Per esempio, mentre Excel ha una linguetta per le funzionalità relative ai grafici, Word non ha questa caratteristica ma ha una linguetta per controllare la formattazione del documento. All'interno di ogni linguetta le opzioni correlate possono essere raggruppate insieme. Ribbon è disegnato per rendere le funzionalità delle applicazioni facilmente rintracciabili ed accessibili con un numero minore di clic del mouse rispetto ad una interfaccia basata sui menu che è stata utilizzata fino ad Office 2003 (Fig. E.2).

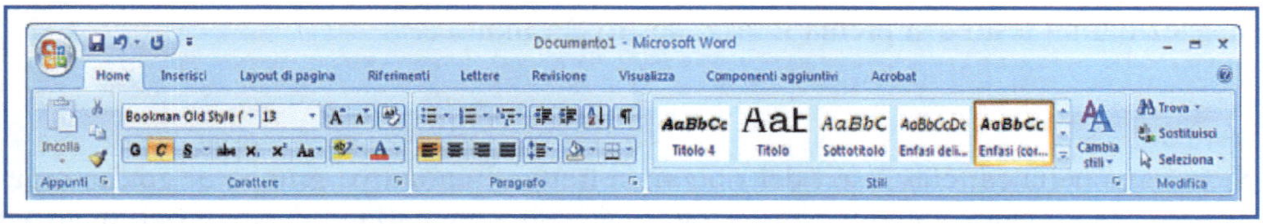

Fig. E.2 Nuova interfaccia grafica Office 2007

Linguette contestuali

Appaiono solo quando alcuni oggetti sono selezionati. Le linguette contestuali espongono funzionalità specifiche solo dell'oggetto correntemente selezionato. Per esempio, selezionando un immagine, appare la linguetta "Immagini", che presenta le opzioni per lavorare con le immagini. Nello stesso modo, selezionando una tabella, appaiono le opzioni relative alle tabelle nella specifica linguetta. Le linguette contestuali rimangono nascoste quando l'oggetto relativo non è selezionato.

Gallerie

Rappresentano un nuovo tipo di interfaccia che mostra, in forma grafica, le opzioni di formattazione che possono essere applicate ai vari elementi. Ad esempio stili di documenti, titoli di pagina, slide ed altri, sono presentati come gallerie che danno all'utente un'idea di quello che sta selezionando invece di farlo cercare fra una moltitudine di opzioni, come avrebbe dovuto fare in caso di utilizzo di un'interfaccia basata su una finestra di dialogo. Le gallerie aiutano a presentare una lista più estesa di opzioni di formattazione potenziali, invece di costringere l'utente a mischiare e provare la corrispondenza di ogni singola opzione nella finestra di dialogo.

Live Preview

Rappresenta una funzione che applica la formattazione al testo o all'oggetto corrente, quando si passa con il puntatore del mouse sopra un bottone di formattazione. La formattazione temporanea è rimossa quando il puntatore viene spostato fuori dal bottone. Questo permette agli utenti di avere un'anteprima di come l'opzione modificherà l'aspetto dell'oggetto, senza applicare realmente le modifiche.

Mini toolbar

È una barra di formattazione rapida, che appare ogni volta che effettuiamo la selezione di un testo o di un oggetto, e fornisce un semplice accesso ai comandi di formattazione più utilizzati. Quando il puntatore del mouse si allontana, la mini toolbar (Fig. E.3) diventa semi-trasparente, per permettere una visione del testo sottostante quasi completa. Quando il puntatore del mouse si muove sopra la mini toolbar, diventa opaca e pronta per l'uso. La mini toolbar appare anche nel caso che si selezioni un testo e si prema il tasto destro del mouse.

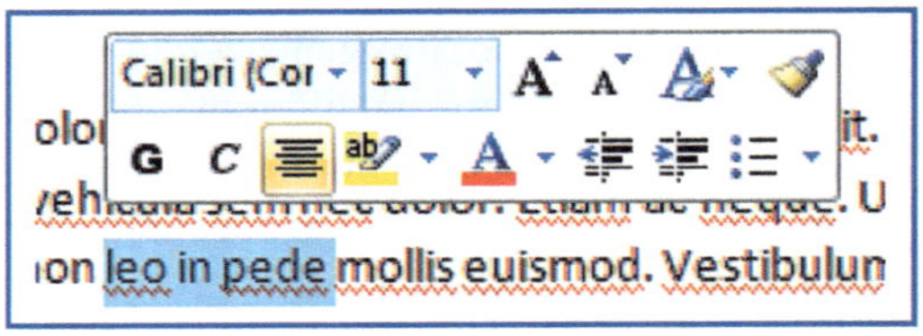

Fig. E.3 Mini toolbar

SmartArt

Si trovano nella cartella Insert del ribbon; si tratta di un nuovo gruppo di grafici organizzativi facilmente editabili e formattabili. Ci sono circa 80 template grafici SmartArt divisi per categorie come liste, processi, cicli e gerarchie. Quando un'istanza di SmartArt viene inserita, appare un pannello di testo vicino alla SmartArt che permette all'utente di inserire testo nei livelli gerarchici.

Ogni grafico SmartArt, basandosi sul suo *layout*, mappa il testo e lo ridimensiona automaticamente per inserirlo meglio nel grafico.

User Assistance System

Gli Assistenti sono stati completamente rimossi in seguito ai grandi progressi eseguiti dall'help. Una funzione del nuovo help è l'utilizzo intensivo delle Super-Tooltip che spiegano la funzionalità di ogni bottone e di ogni funzionalità.

Temi dei documenti e gli stili veloci

Il tema del documento definisce il colore, i caratteri e gli effetti grafici specifici di un documento. Il nuovo formato *Tema di Office* (con estensione .thmx) è condiviso fra Word, Excel, PowerPoint ed Outlook (per i messaggi di posta elettronica). Praticamente ogni elemento che può essere inserito in un documento può anche essere formattato in base al tema del documento, in modo da creare uno stile uniforme. Gli "stili veloci" sono gallerie con una varietà di stili basati sul tema corrente. Gli stili veloci si possono applicare a testo, tabelle, grafici, SmartArt, WordArt e così via.

Inserire citazioni

Rappresenta una funzionalità che permette la conservazione della bibliografia di un testo e si rivela un'applicazione utilissima per tutti coloro che per studio, o lavoro, sono costretti a compilare lunghi elenchi di citazioni bibliografiche. Pertanto mediante l'utilizzo di questa comoda funzione per l'inserimento della bibliografia, è sufficiente inserire una sola volta i riferimenti bibliografici, per poi velocemente inserirne la citazione durante la redazione del testo.

E.3
Elenco delle nuove funzionalità di Excel 2007

Excel, come abbiamo già visto nei Capitoli 23 e 24, rappresenta uno strumento che permette la creazione e la gestione dei fogli di calcolo. Prima di passare ad un elenco delle principali nuove funzionalità, questa versione prende anche in considerazione che i fogli di calcolo possono essere condivisi, pertanto sono previsti diversi livelli di protezione e di sicurezza, attraverso i quali si possa avere un controllo sull'accesso ai dati e sulla loro possibilità di modifica. È previsto un controllo totale del file proteggendolo attraverso una password che può essere lunga anche 255 caratteri (tra lettere maiuscole, minuscole, numeri e caratteri speciali), ed inoltre anche l'accesso in sola lettura per protezione di determinati elementi caratteristici di Excel (righe, colonne ecc.), o ancora password per evitare modifiche o errori dovuti a disattenzione nella consultazione e nell'utilizzo del documento.

Si osservi la schermata della Figura E.4 per l'aspetto visivo e si vedano le note seguenti che caratterizzano le principali novità di Excel 2007.

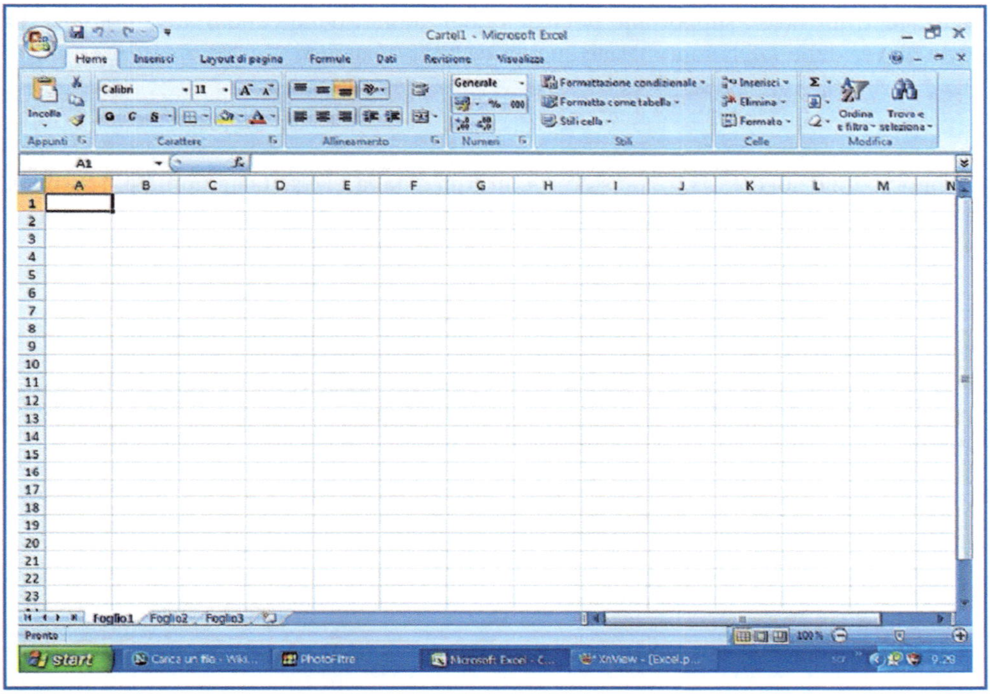

Fig. E.4 Nuova schermata di Excel 2007

Caratteristiche supporto

Il nuovo formato in un singolo foglio di lavoro è composto da: 1.048.576 righe e 16.384 colonne.

Formattazione condizionale

Viene introdotto il supporto per tre nuove funzionalità: Color Scales, Icon Sets e Data Bars:

a. *Color Scales*, che colora automaticamente lo sfondo delle celle a seconda del loro contenuto.
b. *Icon Sets*, che premette di associare al testo di una cella un'icona che rappresenti alcuni aspetti del valore della cella rispetto agli altri valori in un gruppo di celle. Le icone possono essere eventualmente visualizzate quando sono seguiti determinati criteri, per esempio quando un valore è invalido (dove la condizione di invalidità può essere specificata dall'utente).
c. *Data Bars* mostra una barra gradiente nello sfondo di una cella a seconda del valore della cella nel gruppo.

Calcolo contemporaneo di formule

Sono presenti funzioni per velocizzare i calcoli, specialmente su sistemi multi-core o multi-processore.

User Defined Functions (UDF)

Rappresentano funzioni personalizzate scritte come supplemento per il kit di funzioni preesistenti in Excel, supportano la crescita dei numeri delle celle e delle colonne. La parte server delle UDF sono basate su codice.NET Managed.

Importazione di dati

L'importazione dei dati da fonti esterne, come un database, è stata aggiornata. I dati possono anche essere importati da tabelle e rapporti formattati che non hanno una struttura di griglia regolare.

Formula Autocomplete

Suggerisce automaticamente il nome e gli argomenti delle formule e, se desiderato, le autocompleta a seconda dei caratteri inseriti. Le funzioni si possono riferire anche a tabelle.

CUBE functions

Permette di importare dati da servizi di analisi dati, come un SQL Server Analysis Services.

Visualizzazione Page Layout

Funzionalità che serve per mostrare la formattazione che sarà applicata in fase di stampa.

Tavole Pivot[1]

Usate per creare rapporti di analisi, ora supportano i dati con rappresentazione gerarchica, mostrando un icona "+" che, se cliccata, mostra altre righe.

Infine Excel include un nuovo motore per la creazione di grafici che supportano la formattazione automatica (incluse trasparenza, rendering 3D e ombreggiature). I layout dei grafici possono essere personalizzati per evidenziare dati particolari.

E.4
I vantaggi dei nuovi formati e delle estensioni

Numerosi sono i vantaggi con formati XML di Office, non solo per gli addetti ai lavori (sviluppatori), ma anche per gli utenti, vediamone alcuni.

Nella compressione dei file non è necessario installare speciali utilità per la gestione di file zip, in quanto nella nuova versione di Office il file viene compresso in modo automatico quando si salva e decompresso quando lo si apre. La compressione automatica arriva a ridurre in alcuni casi del 75%. Inoltre risulta migliorato il ripristino dei file danneggiati, infatti in genere i file sono caratterizzati da una struttura modulare che mantiene separati tra loro componenti appartenenti a dati diversi, in tal modo esiste la possibilità di aprire un file anche se un componente nel suo interno (una tabella oppure un grafico) risultino danneggiati.

Si identificano con una modalità più agevole i documenti che contengono macro; infatti i file che vengono definiti con il suffisso "x" (ad esempio docx o pptx), sono file che non contengono macro e pertanto richiedono minori controlli, perché implicano minori rischi. Se invece i file si presentano con una estensione definita con il suffisso "m" (ad esempio docm o xlsm), allora sono file che possono contenere macro: in questo caso Office 2007 notifica in un messaggio che le macro sono, per impostazione predefinita, disattivate per protezione; l'utente deve esplicitamente autorizzare la esecuzione delle macro con un clic sull'apposito pulsante. Inoltre gli antivirus possono individuare in modo molto più semplice codice "potenzialmente pericoloso" eventualmente contenuto nel file. Questo nuovo modo di identificazione agevola il compito degli Amministratori di un sistema informatico per la sicurezza dei documenti ed inoltre permette anche la condivisione dei documenti in modo riservato perché si possono identificare e rimuovere facilmente le informazioni riguardanti l'utente e quelle aziendali riservate. Diamo ora un elenco delle estensioni del nuovo formato di file XML, nelle versioni di Office Word, Office Excel, Office PowerPoint versione 2007 (Fig. E.5).

[1] Se i dati da analizzare sono particolarmente numerosi, risulta opportuno utilizzare le tabelle pivot, che visualizzano solo i dati che ci interessano, li riepilogano e li filtrano in base ad alcuni criteri.

WORD	
Tipo di file XML	**Estensione**
Documento	docx
Documento con attivazione macro	docm
Modello	dotx
Modello con attivazione macro	dotm

EXCEL	
Tipo di file XML	**Estensione**
Cartella di lavoro	xlsx
Cartella di lavoro con attivazione macro	xlsm
Modello	xltx
Modello con attivazione macro	xltm
Cartella di lavoro binaria non XML	xlsb
Componente aggiuntivo con attivazione macro	xlam

POWER POINT	
Tipo di file XML	**Estensione**
Presentazione	pptx
Presentazione con attivazione macro	pptm
Modello	potx
Modello con attivazione macro	potm
Cartella di lavoro binaria non XML	xlsb
Componente aggiuntivo con attivazione macro	ppam
Presentazione	ppsx
Presentazione con attivazione macro	ppsm
Diapositiva	sldx
Diapositiva con attivazione macro	sldm

Fig. E.5 Tutte le esecuzioni dei file XML

E.5
La condivisione di uno stesso file in versioni differenti di Office

In quest'ultima versione di Office si possono quindi generare i file nei nuovi formati XML, ma si possono salvare opzionalmente nel formato "binario" per consentire la visualizzazione usando le versioni precedenti di Office. Per questo scopo Office 2007 presenta una finestra che dà la possibilità di scegliere il formato di salvataggio del file (Fig. E.6).

NOME FILE
Documento di word (*.docx)
Documento di Word con attivazione macro (*.docm)
Documento di Word 97-2003 (*.doc)
Modello di Word (*.dotx)
Documento di Word con attivazione macro (*.dotm)
Modello di Word 97-2003 (*.dot)

Fig. E.6 Salvataggio dei file in binario

Questo nuovo modo di procedere consente di utilizzare una *verifica di compatibilità* per garantire che non vengano introdotte caratteristiche non supportate da una versione precedente di Office. Per cui, quando si salva il file, la funzione *di verifica di compatibilità* segnala le caratteristiche non supportate e consente di rimuoverle prima di procedere al salvataggio. Inoltre per aprire e modificare un file di Office 2007, salvato proprio come 2007, con una versione precedente di Word, Excel, PowerPoint, è possibile scaricare i *convertitori appropriati* dall'area di download del sito Microsoft e provare ad applicarli al file in questione (il risultato non è garantito nella totalità dei casi).

Lettura consigliata

Perry Greg (2007) Office 2007. McGraw-Hill

Cenni sulla sicurezza informatica

F

R. Grassi

Indice dei contenuti

F.1 Introduzione

Il tema della sicurezza informatica è complesso e delicato e richiede una analisi approfondita: qui desideriamo solo descrivere la natura del problema, far nascere nel lettore la necessaria sensibilità e dare alcune indicazioni sui rischi e le possibili contromisure, rinviando la trattazione sistematica ad una fase successiva del percorso formativo (secondo volume).

Una considerazione da fare è che non ci sono più gli "hacker[1] di una volta", nel senso che, oggi, alla sicurezza informatica attentano fior di organizzazioni criminali dotati di standard tecnologici elevati: il *cybercrime* ha dunque raggiunto nel mondo internet livelli alti di sofisticazione. Certamente, in questo scenario, è facile che la sicurezza informatica sia messa a rischio, sia essa di un utente privato, che opera con la propria banca tramite internet, sia essa di una piccola/grande azienda, che usa il proprio sistema di contabilità. È stato calcolato che ogni giorno si propagano attraverso la

[1] Hacker: indica quelle persone che preferiscono addentrarsi all'interno dei sistemi informatici, piuttosto che limitarsi ad usarlo. Si tratta in genere di persone curiose, molto intelligenti, con una buona dose d'individualismo (essendo il loro accesso nei sistemi informatici devastante vengono anche definiti criminali informatici quando lo scopo della loro azione è quello di generare un danno a terzi).

Elementi di informatica in diagnostica per immagini. Roberto Grassi et al. (a cura di)

rete decine di nuovi *malware* ("codice maligno"): già più di 50.000 sono noti, possiamo solo immaginare quanti ancora rimangono sconosciuti. Pertanto è preferibile rifarsi sempre a questa regola generica, ma che in questa occasione appare appropriata: prevenire è meglio che curare. Infatti nella logica della sicurezza informatica è più conveniente spendere tempo e denaro per tenere una minaccia "fuori" dal sistema, perché, se un virus dovesse entrare nel PC, la sua rimozione a posteriori non potrebbe rimediare ad un furto di dati, oppure ad una infezione così estesa da necessitare una formattazione del sistema. Questo implica anche tutta una serie di conseguenze come i costi del lavoro dei tecnici informatici, la perdita di dati essenziali e le eventuali riconfigurazioni.

Certamente nessuna misura di sicurezza, e non solo in campo informatico, offre una assoluta protezione, e nessuna è applicabile senza un comportamento adeguato dell'utente (e delle organizzazioni); in altre parole, una certa percentuale di rischio, come in ogni attività, è inevitabile; metodi, tecniche e strumenti per la sicurezza, uniti a comportamenti consapevoli, devono essere adottati per diminuire tale percentuale di rischio ad un livello accettabile.

Possiamo inoltre considerare che la sicurezza informatica delle organizzazioni ha attraversato fin ad oggi tre fasi. Durante la prima, antecedente al 1995, che possiamo chiamare "*fase iniziale*", la sicurezza informatica era competenza di un singolo individuo, che gestiva localmente i profili di accesso e le relative password. In questo caso le minacce erano molto limitate, gli attacchi poco evoluti, gli accessi alle reti erano separati e gestiti localmente. Negli anni che vanno dal 1995 al 1999 si passa ad una "*fase intermedia*", in cui la sicurezza non era gestita da un individuo, ma da una tecnologia basata sulla installazione e gestione dei primi firewall, anche in connessione con la crescita di internet. Dopo il 1999, si è passati ad una "*fase evolutiva*" dove i firewall sono organizzati secondo determinate regole, tenendo conto anche della sicurezza della posta e della gestione documentale e dell'applicazione di norme più restrittive di crittografia, e contemporaneamente sono identificati ruoli e responsabilità delle strutture dei Sistemi Informativi, con l'introduzione di budget specifici assegnati alla voce sicurezza. Attualmente la protezione dei sistemi informatici e delle informazioni è spesso affidata ad operatori specializzati in outsourcing ("approvvigionamento esterno").

F.2
Alcune definizioni di sicurezza informatica

Esistono diverse definizioni di "sicurezza informatica" e diversi punti di vista; qui diamo una definizione utile per i nostri scopi.

La sicurezza informatica è la disciplina che:

- cataloga gli **incidenti (eventi)** e i **rischi** a cui sono esposti i mezzi fisici (macchine e software) e le informazioni (i dati) usati nei processi di elaborazione e comunicazione, a livello personale, nell'ambiente di lavoro, nella collettività;
- studia e rende disponibili le azioni di **protezione**: procedure, strumenti, informazioni utili per prevenire gli incidenti, diminuirne o eliminarne gli impatti, in definitiva ridurre il rischio.

Quindi tre elementi di conoscenza, applicabili non solo alla sicurezza informatica, aiutano nella difesa:

- conoscenza analitica degli incidenti (o minacce);
- valutazione della esposizione e degli impatti (rischi);
- adozione delle contromisure, sia in fase di prevenzione che di riparazione del danno.

In ambito più propriamente della sicurezza delle informazioni/dati si devono valutare minacce e protezioni alla:

- **disponibilità**: i dati e le informazioni devono essere disponibili, ovvero usabili, con continuità nel tempo per il loro "proprietario";
- **integrità**: il formato e il contenuto delle informazioni (archivi e messaggi) deve essere coerente; non deve essere modificato, se non in accordo con procedure predefinite (da chi e come le informazioni sono generate e modificate);
- **riservatezza**: le informazioni (i dati) sono un patrimonio e una "proprietà" di un individuo, di una organizzazione o di una collettività, che decide se e come renderli pubblici (vedi anche le regole della privacy, oltre ai diritti dell'uomo e costituzionali).

Un altro modo di inquadrare la disciplina della sicurezza informatica è basato sui concetti di *sicurezza passiva* e di *sicurezza attiva*.

La *sicurezza passiva* riguarda le tecniche e gli strumenti di tipo difensivo, ossia quell'insieme di soluzioni il cui obiettivo è quello di impedire che utenti non autorizzati possano accedere a risorse di natura riservata (assimilabili, per esempio all'utilizzo di porte blindate e/o all'impiego di sistemi di identificazione del personale autorizzato all'accesso di aree protette).

La *sicurezza attiva* riguarda invece le tecniche e gli strumenti mediante i quali le informazioni ed i dati di natura riservata sono resi sicuri, proteggendoli in modo tale che un utente non possa né accedervi, né modificarli (riservatezza e integrità).

È palese che la sicurezza passiva e quella attiva sono tra loro complementari ed entrambe indispensabili per raggiungere il livello desiderato di sicurezza di un sistema.

È oramai acquisito il fatto che l'informazione è un bene che aggiunge valore alle imprese, e che la maggior parte delle informazioni sono custodite su supporti informatici: tutte le organizzazioni devono avere la attenzione necessaria a garantire la sicurezza dei propri dati, in un contesto dove i rischi informatici causati dalle violazioni dei sistemi di sicurezza sono in continuo aumento. Per questo motivo ci sono precisi obblighi in materia, tra cui quello di redigere un documento programmatico sulla sicurezza dei sistemi e dei dati, che dovrebbe anche includere appropriate istruzioni per i dipendenti o membri della organizzazione pubblica o privata.

Per semplificare il discorso, delimitiamo qui le nostre considerazioni all'uso di un computer personale (non quindi delle reti aziendali e dei server) e scorriamo le tipologie di incidenti informatici, sia di natura accidentale, sia causati da azioni maliziose o criminali di terzi (nell'uso comune si usa spesso il termine rischio invece di incidente o minaccia).

F.3
Principali tipologie di incidenti informatici

Perdita fisica totale o parziale:

- un laptop può cadere, rompersi o essere rubato; i dispositivi removibili possono essere perduti o rubati (pensate ai Gb di una chiavetta USB!); lo hard disk può andare in "crash" ecc.; ricordiamo anche che i dati possono essere perduti anche per errate manovre o possono essere corrotti da procedure sbagliate (non approfondiamo qui il tema del ripristino, o recovery).

Accesso non autorizzato all'uso del computer (intrusioni):
- è importante rendersi conto che, malgrado le protezioni offerte dai sistemi operativi, il collegamento in rete, in particolare ad internet, espone alla potenziale intrusione di terzi; questo può accadere attraverso il browser, ma anche in modo diretto, anche se questo è più difficile, attraverso la semplice connessione alla rete. Inoltre il computer può essere acceso ed usato da terzi anche senza essere sottratto.

Sottrazione di dati e informazioni nelle comunicazioni:
- questa è l'area di gran lunga più rischiosa, come molti sapranno già; internet offre spazio ad azioni malevole, per fortuna limitate dalla cultura di sicurezza che si è diffusa e dalla "etica" degli utenti della rete. Inoltre dobbiamo essere coscienti che spesso vengono acquisiti dati personali di tipo "secondario" come il solo indirizzo di posta o il profilo di navigazione in rete, magari usando i cosiddetti "cookies".

È opportuno ricordare qui le diverse forme e nomi associati a queste minacce, ormai parte del vocabolario comune agli utenti della rete.

Virus: software che può essere ricevuto da rete o file esterni, nascosto in un file eseguibile; può agire subito o dopo un certo tempo, può inserirsi anche in componenti del sistema operativo. Quando il programma virus viene eseguito può "replicarsi" per trasmissione ad altri computer o causare solo effetti locali, spesso dannosi. Le forme più pericolose possono sottrarre dati personali riservati degli utenti ed usarli per propagare il virus stesso, o per altri scopi illeciti.

Trojan: programmi che, mascherati da un comportamento "normale" (ad esempio un gioco), se eseguiti, permettono a terzi malintenzionati di entrare nel sistema, saltando le barriere di protezione. Un trojan è sostanzialmente un virus che assume l'aspetto esterno di altri programmi noti (da cui il nome di "cavallo di Troia"), per ottenere con l'inganno la autorizzazione dell'utente a compiere certe operazioni.

Worm: software, spesso sotto forma di e-mail, ma non solo, che si riproduce all'interno di una rete. Si può limitare alla sola propagazione in rete o avere anche alcune delle caratteristiche di un virus e quindi sfruttare le risorse del computer ospite.

Backdoor: "porta sul retro", denomina i programmi che consentono un accesso non autorizzato al sistema su cui sono in esecuzione. Si propagano in genere in abbinamento ad un trojan o ad un worm, oppure costituiscono una forma di accesso di emergenza ad un sistema, inserita dal progettista originario per permettere, ad esempio, il recupero di una password dimenticata.

Spyware: software che sottrae informazioni dal computer in cui è entrato senza autorizzazione, e le trasmette ad altri per usi talvolta innocui, ma spesso criminali. In origine erano usati solo per ottenere informazioni per attaccare altri computer, ma ora alcune organizzazioni, ignorando l'etica della rete, usano questo sistema magari per fini commerciali.

Dialer: questo tipo di programma si occupa di gestire la connessione ad internet di un pc; si trasforma in malware quando viene utilizzato per variare il numero di telefono da chiamare ed effettua connessioni a numeri a pagamento.

Hijacker: questi programmi si appropriano di applicazioni di navigazione in rete e lo fanno diventare schiavo del virus. Infettano soprattutto i browser, causando l'apertura automatica di pagine web indesiderate.

Rootkit: è un programma creato per avere il controllo completo sul sistema senza bisogno di autorizzazione da parte di utente o amministratore. Recentemente alcuni virus informatici si sono avvantaggiati della possibilità di agire come rootkit (processo, file, chiave di registro, porta di rete) all'interno del sistema operativo. I rootkit non sono dannosi in sé, ma hanno la funzione di nascondere, sia all'utente che a programmi tipo antivirus, la presenza di particolari file o impostazioni.

Rabbit: ("coniglio", sono detti anche "bacteria") un tipo di malware che attacca le risorse del sistema, duplicando in continuazione la propria immagine su disco, o attivando nuovi processi a partire dal proprio eseguibile, in modo da consumare tutte le risorse disponibili sul sistema in pochissimo tempo. Entrambi i nomi si riferiscono proprio alla prolificità di questo "infestante". Si distinguono dai virus in quanto non "infettano" i file.

Phishing: "spillaggio" (di dati sensibili), è una attività truffaldina che sfrutta una tecnica di "ingegneria sociale" (vedi dopo), ed è utilizzata per ottenere l'accesso a informazioni personali o riservate con la finalità del furto di identità mediante l'utilizzo delle comunicazioni elettroniche, soprattutto messaggi di posta elettronica fasulli o messaggi istantanei, ma anche contatti telefonici. Grazie a questi messaggi, l'utente è ingannato e portato a rivelare dati personali, come numero di conto-corrente, numero di carta di credito, codici di identificazione, ecc.

Spamming: ricezione di e-mail non sollecitate; può accadere per motivi commerciali, pubblicitari, ma può anche accadere per motivi malevoli se il volume di messaggi è tale da bloccare il funzionamento di un server di rete o far scoppiare una casella di posta. Ormai il fenomeno si è esteso agli SMS dei cellulari.

Denial of Service (DoS): attacco ad un server o ad un servizio per impedire l'accesso degli altri utenti. Pur non essendo un pericolo per il proprio computer, può avere un impatto indiretto a causa della impossibilità di accedere al servizio colpito da DoS. Può essere portato ad un sito web, creando ad arte un enorme traffico di false richieste con l'effetto di rallentare o impedire l'accesso da parte di altri utenti; quando l'attacco viene portato ad un server di posta la tecnica è analoga a quella di uno spamming di massa.

Social Engineering: o "ingegneria sociale", con questo termine si intende lo studio del comportamento individuale di una persona al fine di carpirne informazioni personali. Con l'evoluzione del software, l'uomo ha migliorato i programmi a tal punto che essi presentano pochi "bug" (errori che i programmatori generalmente commettono quando creano un software). In questo caso per un hacker sarebbe impossibile attaccare un sistema informatico in cui non riesce a trovare una via d'accesso. Quando si verifica questa condizione l'unico modo che l'hacker ha per procurarsi le informazioni di cui necessita è quello di effettuare un attacco di ingegneria sociale. Un ingegnere sociale per definirsi tale deve saper fingere, ingannare gli altri, in poche parole saper mentire.

F.4
Le protezioni

Dopo questa sommaria panoramica, certamente incompleta, dei rischi connessi all'uso personale del computer, vediamo quali protezioni adottare e quali comportamenti tenere, sempre tenendo conto della considerazione iniziale: nessuna misura di sicurezza è assoluta.

1. **Aggiornare il sistema operativo e il browser**: il sistema operativo, ad esempio Windows XP, offre già alcune funzioni di sicurezza, per esempio un firewall, e con continuità viene aggiornato per prevenire un uso malizioso: di conseguenza è importante installare gli aggiornamenti che progressivamente vengono rilasciati in particolare per la sicurezza. Tali aggiornamenti ad esempio per il sistema Windows sono disponibili sul sito di Microsoft o notificati in via automatica (se il vostro sistema è configurato per farlo). La stessa considerazione vale per il browser che si intende usare.
2. **Attivare il firewall** di Windows o installare un software di firewall efficace e informarsi sulle opzioni di configurazione.
3. **Installare un software Antivirus e un Antispyware** ed usarli con regolarità sia per la scansione di tutto il PC che per la scansione degli allegati di posta elettronica (in teoria tutti) e dei file ricevuti su supporti esterni da persone non conosciute.
4. **Non aprire file eseguibili di** provenienza incerta (e comunque prima passarli ad un antivirus).
5. **Non fare transazioni finanziarie** a meno che siano effettuate su collegamenti e con modalità protette (MAI VIA E-MAIL!); assumere le informazioni necessarie presso la banca o il potenziale ricevente e comportarsi secondo le istruzioni ricevute, DOPO AVERNE ACCERTATO LA IDENTITÀ (ricordate il phishing); verificare che lo scambio di schermate di dialogo all'inizio sessione sia corrispondente al protocollo di un sito sicuro (assumere prima informazioni dal destinatario) e che il browser (aggiornato) mostri che la transazione è su collegamento protetto (**controllare le istruzioni del browser**).
6. **Proteggete con password** il PC e quanto altro ammetta protezione da password, se possibile anche i dischi fissi o removibili. Le password sono oramai di uso comune (in sostanza simili ai PIN bancomat), ciononostante è bene sapere che la scelta delle password dovrebbe sottostare a certe regole che minimizzano il possibile furto: ad esempio la PW deve essere abbastanza lunga, 8 caratteri almeno, deve contenere caratteri alfabetici, numerici e speciali, non deve richiamare altri dati personali, deve essere aggiornata con regolare frequenza, deve essere conservata in luogo sicuro, separato e possibilmente non in chiaro (ad esempio inframmezzata con altri caratteri secondo uno schema noto solo al proprietario); la protezione con password è relativamente semplice ma purtroppo può essere sottratta/perduta con relativa facilità.

7. **In casi sensibili usare la crittografia** e i sistemi di cifratura di messaggi a chiave pubblica/chiave privata (non possiamo scendere in dettagli qui), per evitare il furto dei dati durante la trasmissione (le e-mail possono essere intercettate!).
8. **Fare copie di backup** del sistema e dei dati importanti; eseguirle con regolarità, meglio se in modo alternato (ovvero senza ricoprire la versione di backup precedente).
9. **Informarsi con continuità** sul tema, sui nuovi pericoli e le nuove difese; le sorgenti di informazione, oltre a fidati conoscenti e professionisti, sono i siti dei produttori di software specifico, i produttori del sistema operativo (MS in primis), le associazioni dei consumatori, le riviste specializzate, la Polizia Postale ecc.. In calce a questa appendice alcuni dei siti consultabili.

Prima di concludere, una ultima considerazione: come avrete notato la maggiore esposizione deriva dalla comunicazione in rete e dalla conseguente incertezza sulla identità di coloro (persone o siti) con cui stiamo scambiando messaggi. In definitiva abbiamo un doppio problema: da un lato la protezione dei dati di identità o di uso strettamente personale, dall'altro la certa identificazione del partner di comunicazione; abbiamo quel che si dice un problema di **identità digitale e di autenticazione**. Svariati metodi, tecniche e strumenti avanzati, ad esempio i sistemi biometrici, sono disponibili e alcuni in fase di sviluppo: la Tabella F.1 ne dà un riassunto, al solo scopo di mostrare al lettore le principali categorie e la relativa efficacia, e incoraggiarlo quindi a proseguire nel cammino di informazione sull'argomento.

Tabella F.1 Schema di confronto dei diversi sistemi di autenticazione

Confronto tra i diversi sistemi di autenticazione						
Caratteristiche	Password	Challenge Response Card	Software Tokens	Biometrics	Smart Cards	USB Tokens
Livello di sicurezza	1	2	2	3	3	3
Facilità di implementazione	3	2	2	1	2	3
Facilità di gestione	3	2	2	1	2	2
Facilità di utilizzo	3	1	2	1	3	3
Costo	3	2	2	1	1	2
Interoperabilità	3	1	2	1	2	2
Supporto di più applicazioni	3	1	3	2	3	3
Portabilità	3	3	1	1	2	3
1 = Insufficiente; 2 = Sufficiente; 3 = Buono						

Lettura consigliata

Pollino D, Pennington B, Bradley T, Dwivedi H (2006) Hacker-La sfida. McGraw-Hill

Siti di interesse

http://www.altroconsumo.it/sicurezza/
http://www.free-av.com/
http://www.safer-networking.org/it/home/index.html
http://www.mozilla.org/security/
http://www.microsoft.com/protect/default.mspx
http://www.poliziadistato.it/articolo/10309
http://csrc.nist.gov/mission/index.html (Computer Security Division del NIST, National Institute of Standards and Technology, US Government)
http://www.cert.org/homeusers/HomeComputerSecurity/

Test di autoverifica

Domande T1

1. Qual è il significato di RAM e ROM

a. Memoria ad accesso manuale – memoria a sola lettura
b. Memoria ad accesso regolare – memoria solo randomizzata
c. Memoria ad accesso casuale – memoria a sola lettura
d. Memoria ad accesso regolare – memoria olistica randomizzata
e. Memoria ad accesso manuale – memoria solo randomizzata

2. La frequenza del processore 8088 era

a. 4,77 GHz
b. 7,44 GHz
c. 7,44 MHz
d. 4,77 MHz
e. 4,77 KHz

3. Da chi è stata formalizzata la *Free Software*

a. Linus Torvald
b. Bill Gates
c. Richard Stallman

4. La capacità massima di un floppy disk da 5¼ pollici era di

a. 1,2 Mb
b. 640 Kb
c. 512 Kb
d. 1,4 Mb
e. 640 Mb

5. Significato di hacker

a. Un particolare disco fisso
b. Persone esperte che usano il computer
c. Persone che preferiscono addentrarsi all'interno dei sistemi informatici, piuttosto che limitarsi ad usarlo

6. La frequenza verticale ottimale di un monitor deve essere
a. Inferiore a 50 Hz
b. Superiore o uguale a 50 Hz
c. Superiore a 50 KHz
d. Superiore a 50 MHz
e. Superiore o uguale a 70 Hz

7. Il colore della porta seriale PS2 per la tastiera è
a. Arancione
b. Verde smeraldo
c. Nero
d. Violetto
e. Rosso

8. Fra le porte del computer quale è quella che viene definita universale?
a. Seriale
b. Parallela
c. Seriale ps2
d. USB
e. VGA

9. La normale capacità di un CD rom è
a. 100 Mb
b. 650 Mb
c. 650 Kb
d. 100 Gb
e. 100 Kb

10. La capacità base di un DVD è
a. 4.7 Gb
b. 4.7 Mb
c. 4.7 Kb
d. 17 Kb
e. 17 Gb

11. Chi era Alan Turing?
a. Un famoso neurologo del XX secolo che studiò le reti neurali
b. L'autore dell'algoritmo genetico, alla base della intelligenza artificiale
c. Un matematico e logico britannico che propose un metodo matematico (Test di Turing) in grado di stabilire la capacità pensante di una macchina
d. Premio Nobel per l'informatica, per avere idealizzato e realizzato la Macchina di Turing, un modello rudimentale del moderno calcolatore elettronico
e. L'inventore del primo calcolatore elettronico a transistor

12. L'IA è
a. La capacità di un robot, anche non umanoide, di riprodurre suoni di tipo umano

b. Una locuzione retorica utilizzata per definire un sistema informatico in grado di scambiare dati attraverso la LAN
c. La capacità di una macchina di eseguire calcoli complessi in una frazione di secondo
d. La capacità di una macchina di tradurre testi in lingue diverse
e. Una locuzione retorica utilizzata per definire macchine pensanti

13. Cosa rappresenta la macchina di Turing?
a. Era una macchina in grado di scrivere su schede perforate i messaggi ricevuti da un telegrafo
b. Fu il primo esempio rudimentale di macchina calcolatrice dotata di intelligenza artificiale
c. Una "macchina intelligente" esistente unicamente a livello teorico, con la quale fu dimostrata formalmente la possibilità di realizzare macchine in grado di eseguire qualsiasi algoritmo
d. Era un modello matematico ideato per calcolare il Q.I. di una macchina
e. Era un dispositivo elettronico in grado di eseguire calcoli complessi, attraverso l'uso del codice binario

14. L'IA si divide in
a. IA forte e IA debole
b. IA pura e IA mista
c. IA logico-matematica e IA semantica
d. IA euristica e IA simulazionistica
e. IA vera e IA falsa

15. Come si chiama la plastica speciale presente all'interno dei vecchi floppy da 3½ pollici?
a. Genico
b. Antimonio
c. Mylar

16. Un problema fondamentale che si riscontra nei floppy disk è dovuto al fatto che
a. È realizzato con plastica morbida
b. È un dispositivo ingombrante
c. È vulnerabile, cioè sensibile alle radiazioni elettromagnetiche
d. È vulnerabile, cioè sensibile alla polvere, alla condensa e alle alte temperature

17. Le reti neurali vengono impiegate in diversi settori tra i quali?
a. In informatica e in campo finanziario
b. Sono solo impiegate in medicina
c. Entrambe

18. Che cos'è l'apprendimento per una macchina dotata di IA?
a. La capacità del sistema di accrescere le proprie conoscenze e di migliorare le proprie abilità

b. La capacità del sistema di immagazzinare un'enorme quantità di informazioni
c. La capacità del sistema di lavorare autonomamente, indipendentemente dall'intervento dell'uomo
d. La capacità del sistema di mutare euristicamente il proprio codice sorgente
e. La programmabilità strutturale del sistema

19. Quali delle seguenti affermazioni è vera?

a. Secondo Goedel ogni sistema di proposizioni è vero
b. Secondo Goedel ogni sistema assiomatico consistente in grado di descrivere l'aritmetica dei numeri interi è dotato di proposizioni che possono essere dimostrate è confutate sulla base degli assiomi di partenza
c. Secondo Goedel ogni sistema assiomatico consistente in grado di descrivere l'aritmetica dei numeri interi è dotato di proposizioni che non possono essere dichiarate né confutate sulla base degli assiomi di partenza

20. Che cos'è l'elaboratore di Von Neumann?

a. Un computer ad alte prestazioni che non necessita di essere programmato per esprimere algoritmi
b. Un computer molto efficiente, che utilizza in maniera ottimizzata le risorse di spazio, tempo ed energia
c. Un computer in grado di eseguire in maniera diretta logiche complesse che gli permettono di "idealizzare se stesso"
d. L'evoluzione della macchina di Turing, costituito da un processore e da una memoria centrale
e. Un computer a bassa dissipazione termica, alta efficienza e reversibilità operativa

21. Perché si utilizzano sistemi di numerazione diversi da quello decimale?

a. Per far eseguire al computer calcoli meno onerosi
b. Perché il computer è in grado di eseguire soltanto configurazioni binarie (istruzioni macchina)
c. Perché il linguaggio del calcolatore è inteso come insieme di configurazioni esadecimali
d. Perché il computer digitale tratta segnali a due valori ed ha un modo particolare di rappresentare al suo interno le informazioni, sia dati, numerici o alfabetici su cui opera il programma
e. Perché il computer digitale tratta segnali a due valori ed ha un modo particolare di rappresentare al suo interno le informazioni, sia dati, numerici o alfabetici su cui opera il programma, sia istruzioni del programma stesso

22. Che cosa si intende per criterio posizionale?

a. Il concetto di criterio posizionale è che ogni cifra occupa un posto diverso a seconda della sua posizione
b. Il concetto di criterio posizionale è che ogni decimale ha un peso diverso a seconda della sua posizione
c. Il concetto di criterio posizionale è che si può rappresentare qualsiasi quantità
d. Il concetto di criterio posizionale è che ogni cifra ha un peso diverso a seconda della sua posizione

e. Il concetto di criterio posizionale è che ogni unità ha un peso diverso a seconda della sua posizione

23. Convertire valori numerici in sistemi di numerazione diversa significa per la precisione saper trasformare un numero in

a. Base differente
b. Codifica differente
c. Base unitaria
d. Codifica unitaria
e. Base standard

24. Che cosa significa quando si parla di numerazione binaria?

a. La numerazione binaria si avvale di sole due unità per rappresentare i valori: zero e uno
b. La numerazione binaria, ovvero in base due, si avvale di sole due cifre per rappresentare i valori: zero e uno
c. La numerazione binaria, ovvero in base zero, si avvale di sole due cifre per rappresentare i valori: zero e uno
d. La numerazione binaria, ovvero in base uno, si avvale di una cifra per rappresentare i valori: zero e uno
e. La numerazione binaria si avvale di sola unità e decina per rappresentare i valori: zero e uno

25. A quale numero binario corrisponde il numero decimale 123?

a. $(11101)_2$
b. $(1011011)_2$
c. $(1111111)_2$
d. $(1111011)_2$
e. $(1001111)_2$

26. Che cosa si intende per numerazione ottale?

a. La numerazione ottale, ovvero in base otto, si avvale di otto unità per rappresentare i valori: da zero a sette
b. La numerazione ottale, ovvero in base otto, si avvale di otto cifre per rappresentare i valori: da uno a sette
c. La numerazione ottale, ovvero in base otto, si avvale di otto cifre per rappresentare i valori: da zero a sette
d. La numerazione ottale, ovvero in base decimale, si avvale di otto cifre per rappresentare i valori: da zero a sette
e. La numerazione ottale, ovvero in base otto, si avvale di sette cifre per rappresentare i valori: da uno a sette

27. A quale numero ottale corrisponde il numero decimale 79?

a. $(01001111)_8$
b. $(117)_8$
c. $(1111011)_8$
d. $(0100110)_8$
e. $(118)_8$

28. Che cosa si intende per numerazione esadecimale?

a. La numerazione esadecimale, ovvero in base 15, si avvale di 15 cifre per rappresentare i valori, per cui si usano le cifre numeriche da 1 a 15
b. La numerazione esadecimale, ovvero in base 16, si avvale di 16 cifre per rappresentare i valori, per cui si usano le cifre numeriche da 1 a 15
c. La numerazione esadecimale, ovvero in base 16, si avvale di 16 cifre per rappresentare i valori, per cui si usano le cifre numeriche da 0 a 9, più le lettere da "A" a "E"
d. La numerazione esadecimale, ovvero in base 16, si avvale di 16 cifre per rappresentare i valori, per cui si usano le cifre numeriche da 0 a 9, più le lettere da "A" a "F"
e. La numerazione esadecimale, ovvero in base 16, si avvale di 16 cifre per rappresentare i valori, per cui si usano le cifre numeriche da 1 a 10, più le lettere da "A" a "E"

29. Rappresentare il numero decimale 32845 in base esadecimale

a. $(1110A)_{16}$
b. $(117AD)_{16}$
c. $(7EE5)_{16}$
d. $(8AB6)_{16}$
e. $(5EE5)_{16}$

30. Che significa *Spyware*?

a. Un nuovo sistema di numerazione
b. Una procedura che si trova in Access
c. Un software che raccoglie informazioni
d. Un software che raccoglie informazioni dal computer su cui si è introdotto all'insaputa dell'utente e le trasmette ad altri per usi talvolta innocui, ma spesso criminali

31. Rappresentare in binario il numero ottale $(123)_8$

a. $(001010011)_2$
b. $(100001110)_2$
c. $(001101110)_2$
d. $(111100011)_2$
e. $(110001111)_2$

32. Che cosa è un computer?

a. È una macchina elettronica in grado di eseguire istruzioni
b. È una macchina elettronica in grado di impartire istruzioni
c. È una macchina elettronica in grado di navigare su internet

33. Chi erano Leibniz e Pascal?

a. Erano storici e filosofi
b. Erano filosofi e matematici
c. Erano dei tecnici di computer

34. Che cosa sono le schede perforate e a cosa servivano?

a. Erano dei cartoncini con dei fori che permettevano di entrare nei locali dei calcolatori
b. Erano dei cartoncini con dei fori che inseriti nel calcolatore permettevano l'accensione

c. Erano dei cartoncini, con una opportuna sequenza di fori, da cui i calcolatori ricevevano dati

35. Quali erano le differenze tra i calcolatori ENIAC ed EDVAC?

a. La velocità di calcolo
b. Le dimensioni
c. La memoria

36. Qual era la velocità di calcolo (numero di operazioni elementari al secondo) dei primi calcolatori?

a. 15.000 operazioni al secondo
b. 5.000 operazioni al secondo
c. 500 operazioni al secondo

37. Qual è la velocità (frequenza del processore) dei moderni personal computer?

a. 5.000 Hz
b. 30.000 operazioni al secondo
c. Oggi si parla di GHz

38. Si definisce PDA

a. Computer portatile
b. Telefonino con rete wireless
c. Computer palmare
d. Telefonino con sezione computer
e. Computer da tavolo con scheda telefonica

39. Si definisce smartphone

a. Telefonino cellulare con computer palmare
b. Telefonino intelligente
c. Computer portatile con scheda telefonica
d. Un videofonino
e. Un cellulare UMTS

40. La piattaforma più diffusa dedicata alla computeristica mobile è

a. Windows Mobile
b. MacOs
c. Linux
d. MS-DOS
e. Un cellulare UMTS

41. Un touchscreen è uno

a. Schermo ad alta risoluzione
b. Schermo sensibile al tocco
c. Schermo a bassa risoluzione
d. Schermo a comando manuale
e. Schermo ad alta luminosità

42. I processori più diffusi per i sistemi palmari sono
a. Intel Xscale
b. Pentium 5
c. AMD
d. Intel Core 2
e. Centrino

43. La massima connettività di uno smartphone si ottiene con
a. Bluetooth
b. UMTS
c. Edge
d. GPRS
e. WAP

44. L'espansione di memoria di un PDA si può ottenere con
a. Hard disk aggiuntivo
b. Compact Flash
c. Schede SD o MMC
d. Flash Memory
e. USB storage

45. La connessione più efficiente di un palmare ad un PC si ottiene con
a. Cavo USB
b. Bluetooth
c. Infrarossi
d. Cavo Firewire
e. Cavo scart

46. Come ottimizzare la durata delle batterie nei portatili
a. Spegnere tutti i dispositivi inutilizzati (come i dispositivi WI-FI)
b. Eseguendo la deframmentazione
c. Aumentando la RAM
d. Chiudendo le applicazioni non utilizzate
e. Attivare la funzione di gestione di funzionalità del portatile
f. Attivare la riduzione di luminosità dello schermo
g. Tutte

47. La dotazione minima RAM di un palmare è
a. 32 Mb
b. 64 Mb
c. 128 Mb
d. 512 Mb
e. 1 Gb

48. In che modo il calcolatore rappresenta al suo interno dati alfanumerici e istruzioni?
a. Utilizzando il codice binario
b. Utilizzando il codice decimali

c. Nessuno dei precedenti
d. Entrambi

49. La funzione binaria OR, date due variabili A e B, rappresenta
a. La somma logica di esse
b. La differenza logica di esse
c. Nessuna delle due

50. Quando la funzione logica AND fornisce un'uscita "vera"?
a. Quando tutti gli ingressi sono "falsi"
b. Quando tutti gli ingressi sono "veri"
c. Quando un'ingresso è "vero" e uno è "falso"
d. Tutte le precedenti
e. Nessuna delle precedenti 3

51. La funzione logica OR fornisce un'uscita "vera" quando
a. Almeno un ingresso è "falso"
b. Almeno un ingresso è "vero"
c. Entrambi gli ingressi sono "veri"
d. Entrambi gli ingressi sono "falsi"
e. Tutte le precedenti

52. La funzione logica NAND (data dalla combinazione della porta AND+NOT) fornisce un'uscita "falsa" quando
a. Tutti gli ingressi sono "veri"
b. Tutti gli ingressi sono "falsi"
c. Gli ingressi sono uno "vero" e uno "falso"
d. Nessuna delle precedenti

53. Il transistor è un dispositivo
a. Di tipo capacitivo
b. Di tipo resistivo
c. A semiconduttori
d. A impedenza
e. Nessuno dei precedenti

54. Cosa propone il test di Turing
a. Controlla il funzionamento dei computer
b. Verifica la veridicità delle proposizioni AND-OR-NOT
c. Controlla se una macchina in un tempo fissato riesce a non farsi distinguere da un essere umano

55. Le porte logiche sono circuiti elettronici che operano utilizzando
a. La *fuzzy logic*
b. Algebra binaria o Booleana
c. Logica casuale
d. Nessuna delle precedenti

56. Definizione di sinapsi

a. Procedimento chimico per alimentare una batteria di un portatile
b. Sono dispositivi al cui livello ha luogo la trasmissione dell'impulso nervoso da un neurone ad un altro. Le sinapsi avvengono con una modalità di funzionamento elettrico
c. Sono dispositivi al cui livello ha luogo la trasmissione dell'impulso nervoso da un neurone ad un altro. In base alla modalità di funzionamento, le sinapsi si distinguono in elettriche e chimiche

57. A quale anno risale l'invenzione delle reti neurali?

a. 1870
b. 1943
c. 1947
d. 1968
e. 2000

58. Quali sono in modo semplificato le differenze fondamentali tra computer e cervello umano?

a. Ridondanza
Associatività
Esperienza e adattatività
b. Esperienza
Ridondanza
Parallelismo
c. Adattatività e esperienza
Associatività
d. Parallelismo
Ridondanza
Associatività
Esperienza e adattatività

59. Di quali prestazioni era capace la rete neurale realizzata da Hopfield nel 1982?

a. Memorizzare e riconoscere informazioni
b. Elaborare informazioni
c. Sostegno decisionale
d. Training di altri sistemi
e. Creazione di percorsi individualizzati

60. Quale delle seguenti funzioni rientra tra le risposte più comuni che un neurone è in grado di emettere?

a. Asintotica
b. Parabolica
c. A gradino
d. On – off
e. Up – down

61. Quanti tipi di architetture di reti neurali artificiali esistono?

a. 2
b. 3

c. 6
d. 7
e. 10

62. Nell'ambito dell'apprendimento hebbiano quante regole di incremento sinaptico è possibile utilizzare?

a. 2
b. 3
c. 6
d. 7
e. 10

63. A cosa servono i report?

a. Rappresentano il resoconto di tutti i dati che vengono elaborati dalla CPU
b. Metodo di trasferimento dei dati da un supporto fisso ad uno removibile
c. Si utilizzano per stampare i dati che sono contenuti nel database

64. A cosa servono le query?

a. È un linguaggio di programmazione per elaborare i dati
b. Consentono di manipolare i dati nel database
c. Consentono di manipolare i dati che sono contenuti nelle tabelle del database

65. L'utilizzo delle tabelle

a. Le tabelle rappresentano la struttura essenziale di un database. Esse contengono i dati da immettere nel database
b. Le tabelle rappresentano la struttura essenziale di un database. Esse non contengono solo i dati da immettere nel database, ma anche le relazioni che consentono di collegare logicamente due o più tabelle tra loro
c. Le tabelle rappresentano la struttura essenziale di un database. Esse non contengono solo i dati da immettere nel database, ma anche una relazione che consente di collegare logicamente solo due tabelle

66. Il linguaggio C

a. Non è usato per scrivere programmi open source
b. Non è un linguaggio di programmazione
c. Richiede un compilatore, cioè un software che serve per ottenere il programma eseguibile a partire dal codice sorgente
d. È utilizzato solo per produrre software freeware

67. Dove si utilizza il modulo continuo?

a. Nelle stampanti a getto d'inchiostro
b. Nelle stampanti ad aghi
c. Nelle stampanti laser

68. I programmi spyware

a. Sono disponibili a pagamento
b. Possono causare danni all'hardware

c. Non possono essere individuati ed eliminati dal PC
d. Inviano informazioni riservate a siti non autorizzati dall'utente

69. Gli svantaggi dei sistemi operativi open source comprendono
a. La difficoltà di reperire i driver per le periferiche
b. La necessità di dover acquistare una licenza dal produttore
c. L'impossibilità di essere ottenuti attraverso internet
d. La scarsa frequenza degli aggiornamenti

70. La GPL
a. È un'azienda nata negli Stati Uniti per produrre software commerciale
b. Garantisce i diritti di chi sviluppa software open source
c. Impedisce che il codice sorgente possa essere modificato
d. Consente a chi sviluppa software open source di ricevere un compenso prefissato

71. Il sistema operativo Linux
a. È stato sviluppato da Microsoft
b. È il primo sistema operativo open source
c. Viene sviluppato attraverso la libera cooperazione di programmatori
d. Non è utilizzabile su un PC

72. Il browser Firefox
a. È un programma che richiede una licenza a pagamento
b. È un programma per gestire la posta elettronica
c. Ha funzionalità simili a quelle di Internet Explorer, ma è gratuito
d. È stato sviluppato agli inizi degli anni Ottanta

73. L'interfaccia grafica GNOME per Linux
a. Ha lo scopo di semplificare l'interfaccia utente del sistema operativo
b. Richiede che l'utente ricordi i comandi in linea
c. Non può essere installata insieme ad altre interfacce
d. Presenta notevoli differenze rispetto all'interfaccia grafica di Windows

74. Samba
a. È un'interfaccia grafica per Windows
b. È un virus sviluppato in America Meridionale
c. È un programma di gestione delle immagini
d. Consente la comunicazione tra server Linux e server Windows

75. Qual è stato il nome in codice utilizzato per Windows Vista?
a. Windows 6.0
b. Metro
c. Longhorn

76. L'interfaccia grafica di Windows Vista
a. È più essenziale rispetto a quelle precedenti
b. Non è stata modificata

c. Non è più implementata e sono stati ripristinati i comandi dell'MS-DOS
d. È stata arricchita di effetti più realistici

77. Definizione di file

a. Consente di avviare rapidamente le applicazioni predefinite
b. Insieme di informazioni
c. Insieme di dati disponibile per gli utenti del sistema
d. Insieme di dati disponibile per gli utenti del sistema (ma anche per il sistema e per le applicazioni del sistema stesso) che può essere manipolato come un'unica entità

78. Windows Vista

a. Prevede che l'utente possa intervenire sui driver difettosi
b. È in grado di configurarsi automaticamente in funzione delle risorse disponibili
c. Mette a disposizione il codice sorgente per poter modificare i driver delle periferiche
d. Si blocca costantemente ogni volta che viene installata una nuova periferica

79. Secondo le dichiarazioni della Microsoft, in Windows Vista

a. È aumentata la velocità con cui si avviano le applicazioni
b. Le applicazioni devono essere semplificate per potersi avviare più facilmente
c. È aumentato il rischio che un'applicazione provochi il blocco del sistema
d. All'aumentare delle applicazioni avviate, aumenta la velocità di risposta del sistema

80. La migrazione da altri sistemi operativi a Windows Vista richiede

a. Che sia presente un tecnico Microsoft
b. Che sia disponibile una linea ADSL
c. Un tempo inferiore del 75% rispetto a Windows XP
d. Che l'utente sia un programmatore esperto

81. Il logo Windows Vista Capable indica che il computer su cui è collocato

a. Deve essere sottoposto a manutenzione periodica
b. Si bloccherà se verrà installata l'interfaccia grafica avanzata Vista Aero
c. È stato scelto da un esperto programmatore
d. Ha i requisiti minimi per poter gestire le funzionalità principali di Windows Vista

82. Il logo Windows Vista Premium Ready PC indica che

a. Il computer può supportare l'interfaccia Windows Aero
b. Il computer dispone di una scheda per la sintonizzazione dei canali TV
c. È stato indetto un concorso per migliorare le prestazioni del sistema operativo
d. L'utente è pronto per utilizzare al meglio il sistema operativo

83. Le interfacce grafiche di Windows Vista

a. Cambiano a seconda della versione del sistema installata sul computer
b. Possono essere installate su un computer con processore 486
c. Non richiedono una scheda grafica di elevate prestazioni
d. Contribuiscono a ridurre il carico computazionale della GPU

84. Il primo metodo di programmazione è stato
a. Il BASIC
b. Il COBOL
c. Il FORTRAN
d. Il linguaggio macchina
e. Il PASCAL

85. Il linguaggio di programmazione più adatto alle applicazioni scientifiche
a. Il Visual Basic ed il C++
b. Il Java ed il Delphi
c. Il Fortran
d. Il Perl, l'Asp ed il PHP
e. Nessuno dei precedenti

86. Un metalinguaggio definisce
a. Rappresenta un linguaggio per descrivere altri linguaggi, cioè una serie di regole sintattiche che consentono di descrivere le regole sintattiche
b. La presentazione visiva del codice di un linguaggio di programmazione
c. La semantica del codice di un linguaggio di programmazione
d. Entrambe le condizioni b) e c)

87. L'operazione logica OR nell'algebra di Boole
a. Restituisce un valore vero se e solamente se i due valori acquisiti sono veri
b. Restituisce un valore vero se e solamente se almeno uno dei due valori acquisiti è vero
c. Determina la negazione del valore acquisito
d. Restituisce un valore vero se e solamente se i due valori acquisiti sono falsi
e. Restituisce un valore falso se e solamente se i due valori acquisiti sono veri

88. La schematizzazione di un algoritmo può essere rappresentata mediante
a. Un diagramma di flusso
b. Parole chiave
c. Operatori
d. Tutti i precedenti
e. Nessuno dei precedenti

89. Gli operatori
a. Sono simboli di interpunzione che permettono di chiudere un'istruzione o separare degli elementi nel codice
b. Sono caratteri speciali all'interno del codice che controllano il flusso delle operazioni da eseguire
c. Vengono usati per rappresentare valori costanti ed al di là dell'uso
d. Sono i termini composti da caratteri alfanumerici riservati al linguaggio di programmazione
e. Nessuno dei precedenti

90. La macchina di Boltzman può
a. Assumere qualunque architettura, purché le connessioni siano simmetriche
b. Assumere architetture predefinite

c. Assumere ogni architettura con connessioni asimmetriche
d. Nessuna delle precedenti
e. Tutte le precedenti

91. Il costrutto IF
a. Rappresenta il costrutto principale della programmazione condizionale
b. Può essere collegato al costrutto ELSE
c. Consente l'esecuzione dell'istruzione seguente, indicata dal costrutto THEN
d. Nessuna delle precedenti
e. Tutte le precedenti

92. I costrutti più comunemente utilizzati nella programmazione iterativa sono
a. WHILE, FOR
b. WHILE, DO, FOR
c. IF, THEN, ELSE
d. Nessuna delle precedenti
e. Tutte le precedenti

93. Un modulo di codice a sé stante, che riceve dei valori in entrata e restituisce un risultato, viene definito
a. Un costrutto
b. Un programma
c. Una funzione
d. Un linguaggio
e. Un'istruzione

94. Chi era Natale Capellaro?
a. Un tecnico della Intel
b. Un progettista della IBM
c. Un progettista della Olivetti
d. Un fisico
e. Un matematico

95. Cos'era l'ENIAC (*Electronic Numerical Integrator and Computer*)?
a. Il nome di un microprocessore della Intel
b. Il primo computer elettronico digitale
c. Il secondo computer elettronico digitale
d. Il primo computer meccanico
e. Il primo computer elettro-meccanico

96. A quanto equivaleva la velocità del glorioso ENIAC?
a. A un milione di operazioni al secondo
b. A 300 moltiplicazioni (oppure 5.000 addizioni al secondo)
c. A 5.000 addizioni al secondo

97. Che cos'è l'EDVAC?

a. Primo progetto di calcolatore elettronico a programma memorizzato derivato da COLOSSUS
b. Il nome del primo processore della INTEL serie 8088
c. Primo progetto di calcolatore elettronico a programma memorizzato derivato dall'ENIAC
d. Secondo progetto di calcolatore elettromeccanico a programma memorizzato derivato da COLOSSUS
e. Primo progetto di calcolatore elettronico derivato dall'ENIAC

98. Che cosa sono i tubi elettronici e i relè?

a. Sono componenti elettromeccaniche
b. Sono interruttori comandati elettricamente
c. Sono parti elettroniche della scheda madre
d. Sono componenti della scheda video
e. Sono transistor

99. Che differenza c'è tra relè e transistor?

a. Sono interruttori comandati elettricamente
b. Sono interruttori non comandati elettricamente
c. I transistor, a differenza del precedente, hanno dimensioni microscopiche e la loro velocità nel passare dallo stato di "acceso" a quello di "spento" è molto più alta: inoltre, consumano molto meno corrente
d. Il primo è un interruttore comandato elettricamente, mentre il transistor a differenza del precedente, ha una dimensione macroscopica e la sua velocità nel passare dallo stato di "acceso" a quello di "spento" è molto più bassa
e. Sono interruttori comandati meccanicamente

100. A chi ci riferiamo quando parliamo di personal computer?

a. Quando parliamo di personal computer, ci riferiamo in particolare ai PC compatibili con lo standard INTEL
b. Quando parliamo di personal computer, ci riferiamo in particolare ai PC compatibili con lo standard IBM
c. Quando parliamo di personal computer, ci riferiamo in particolare ai PC Macintosh dell'americana Apple
d. Quando parliamo di personal computer, ci riferiamo in particolare a computer personali
e. Quando parliamo di personal computer, ci riferiamo in particolare a computer isolati

101. Che differenza c'è tra microchip e microprocessore?

a. Il microchip possiede un'unità aritmetico-logica
b. Il microprocessore possiede un'unità aritmetico-logica
c. Il microchip possiede un'unità logica
d. Il microprocessore possiede un'unità aritmetica
e. Nessuna

102. Cos'è il Socket (zoccolo, in italiano)?

a. Un tipo particolare di memoria

b. Rappresenta uno standard elettrico
c. È un tipo particolare di microchip
d. È un tipo particolare di microprocessore
e. Rappresenta uno standard elettrico e meccanico

103. Che cosa rappresenta la tecnologia Centrino?
a. Un nuovo microprocessore ad alta velocità
b. L'ultimo tipo di microprocessore Intel per i computer fissi
c. Il microprocessore più evoluto della casa costruttice AMD
d. È l'ultimo tipo di microprocessore mobile della Intel per computer portatili
e. L'ultimo tipo di microprocessore fisso della Intel per computer portatili

104. Chi è Gordon Earl Moore?
a. L'inventore del microprocessore
b. Matematico che ha sviluppato la teoria dell'algebra di Boole
c. Ricercatore che ha pronosticato il celebre assioma (che prende il nome di legge di Moore) secondo il quale la complessità e la potenza dei circuiti integrati sono destinate a raddoppiare a intervalli regolari
d. Ricercatore che ha pronosticato il celebre assioma (che prende il nome di legge di Moore) secondo il quale la complessità e la potenza dei circuiti integrati sono destinate a triplicare a intervalli regolari
e. Ricercatore della Microsoft

105. Quali sono le batterie che vengono maggiormente utilizzate nei portatili?
a. Batterie solide
b. Batterie agli ioni di polimeri
c. Batterie ai polimeri di litio
d. Batterie agli ioni di litio
e. Batterie ai polimeri di sodio

106. Qual è la caratteristica più diffusa delle attuali stampanti?
a. Di essere del tipo “a matrice”. Questo significa semplicemente che le lettere vengono ricostruite sulla carta tramite una matrice di punti
b. Di essere ad aghi
c. Di essere a laser
d. Di essere a getto d'inchiostro
e. Di essere del tipo “a matrice”. Questo significa semplicemente che le lettere vengono ricostruite sulla carta tramite una matrice di linee

107. Quali sono i tre colori base presenti nelle stampanti a getto d'inchiostro più economiche?
a. Rosso, nero, bianco
b. Magenta, ciano, giallo
c. Magenta, verde, giallo
d. Giallo, verde, nero
e. Nero, bianco, verde

108. Qual è il significato di ADSL?

a. Tecnologia obsoleta
b. Velocità di trasmissione e ricezione dei dati di tipo simmetrico
c. Velocità di trasmissione e ricezione dei dati di tipo asimmetrico

109. Quali sono le principali tecnologie DSL?

a. Non esistono tecnologie DSL
b. Esiste solo la tecnologia ADSL
c. Le principali tecnologie sono: ADSL, HDSL, RADSL, VDSL
d. Le principali tecnologie sono: ADSL, MDSL, FADSL, PDSL
e. Le principali tecnologie sono: ADSL, HDSL, RADSL

110. Che cosa rappresenta la tabella di verità?

a. È una matrice che mette in evidenza i valori logici di un circuito
b. Può essere definita come una tabulazione che mette in evidenza solo la relazione di tutti i livelli logici di uscita di un circuito digitale
c. Può essere definita come una tabulazione che mette in evidenza solo la relazione di tutti i livelli logici di ingresso di un circuito digitale
d. Rappresenta una pianificazione di come debbano lavorare i circuiti logici
e. Può essere definita come una tabulazione che mette in evidenza la relazione di tutti i livelli logici di uscita di un circuito digitale con tutte le combinazioni possibili di livelli logici di ingresso in modo tale da caratterizzare completamente le funzioni del circuito

111. Quali sono i vantaggi del software libero?

a. Di avere solo costi ridotti
b. Di avere solo indipendenza dai fornitori
c. Di avere costi ridotti, indipendenza dai fornitori, maggiore sicurezza, e maggiori possibilità di personalizzazione e di espandibilità
d. Di avere costi ridotti, non indipendenza dai fornitori, maggiore sicurezza, e maggiori possibilità di personalizzazione e di espandibilità
e. Di avere costi ridotti, indipendenza dai fornitori, minore sicurezza, e maggiori possibilità di personalizzazione e di espandibilità

112. Cos'è il Ribbon?

a. È un pacchetto office totalmente open source
b. Rappresenta una nuova funzionalità nel pacchetto Office della Microsoft 2007
c. Ribbon è un pannello che ospita i bottoni e le icone, li organizza con una serie di linguette e raggruppa i comandi rilevanti. Questo pannello, così disegnato nel pacchetto Office 2005 della Microsoft, rende le funzionalità delle applicazioni facilmente rintracciabili ed accessibili con un numero minore di click del mouse rispetto all'interfaccia basata sui menu utilizzata fino all'Office 2003
d. Ribbon è un pannello che ospita icone
e. Ribbon è un pannello che ospita i bottoni e le icone, li organizza con una serie di linguette e raggruppa i comandi rilevanti. Questo pannello, così disegnato nel pacchetto Office 2007 della Microsoft, rende le funzionalità delle applicazioni facilmente rintracciabili ed accessibili con un numero minore di click del mouse rispetto all'interfaccia basata sui menu utilizzata fino all'Office 2003

113. Che significato ha la sigla Wimp?

a. È la sigla del vecchio sistema operativo Windows Millennium
b. Rappresenta una nuova funzionalità nel pacchetto Office della Microsoft 2007
c. È la sigla coniata negli Stati Uniti che significa (Windows, immagini, puntatore)
d. È la sigla coniata negli Stati Uniti che significa (Windows, icone, menu e puntamento) e rappresenterà fra breve la fine di un'era, quella appunto del Wimp
e. È la sigla coniata negli Stati Uniti che significa (Windows, icone, menu e puntamento) e rappresenterà fra breve l'inizio di una nuova rivoluzione

114. Che cos'è il sistema Surface della Microsoft?

a. È un nuovo dispositivo di pacchetto sulla sicurezza informatica
b. Si tratta di un display da 30 pollici a forma di tavolo utilizzabile contemporaneamente da piccoli gruppi di persone grazie ad una interfaccia intuitiva che funziona senza mouse né tastiera
c. Rappresenta l'ultima generazione di mouse adottato dalla Microsoft per il suo sistema operativo Windows Vista
d. Si tratta di un display da 30 pollici a forma di tavolo utilizzabile solo da una persona grazie ad una interfaccia intuitiva che funziona senza mouse né tastiera
e. Sarà il nuovo pacchetto Office della Microsoft

115. Quali sono i punti fondamentali su cui si basa Surface?

a. Essere un display multiuso con interazione diretta
b. Essere un display monoutente con il vantaggio del riconoscimento degli oggetti
c. Essere un display monoutente con il vantaggio del riconoscimento degli oggetti, interazione diretta e contatto a tocco multiplo
d. Essere un display monoutente con il vantaggio del riconoscimento degli oggetti, interazione indiretta e contatto a tocco multiplo
e. Essere un display multiutente con il vantaggio del riconoscimento degli oggetti, interazione diretta e contatto a tocco multiplo

116. Che cos'è l'SSD?

a. Un nuovo disposto di "airbag" per la sicurezza degli hard disk nei portatili
b. Una nuova memoria da 1 terabyte per i portatili
c. Un display monoutente con il vantaggio del riconoscimento degli oggetti, interazione diretta e contatto a tocco multiplo
d. Rappresenta un disco a stato liquido per la memorizzazione delle informazioni digitali e che possono sostituire gli hard disk tradizionali presenti nei portatili
e. Rappresenta un disco a stato solido per la memorizzazione delle informazioni digitali e che possono sostituire gli hard disk tradizionali presenti nei portatili

117. Vantaggi degli SSD?

a. Avere minore peso e dimensioni
b. Avere una parziale assenza di parti meccaniche, quindi un minore rumorosità
c. Minore rumorosità, minori consumi, e tempo di accesso ridotto
d. Maggiore rumorosità, minori consumi, tempo di accesso ridotto, maggiore resistenza agli urti, minore dissipazione del calore, minore peso e dimensioni e minor rischio di rottura

e. Minore rumorosità, minori consumi, tempo di accesso ridotto, maggiore resistenza agli urti, maggiore dissipazione di calore, minore peso e dimensioni e minor rischio di rottura

118. Svantaggi degli SSD?

a. Non ci sono svantaggi
b. Sono presenti, ma sono trascurabili
c. Un maggiore costo per bit, questo fa sì che i dischi a stato solido abbiano un costo trenta volte superiore ad un omologo disco rigido
d. Entrambe le condizioni c) ed e)
e. Una possibile minore durata del disco, a causa del limite di riscritture delle memorie flash

119. Che cos'è Ubuntu?

a. Ubuntu si propone di essere una distribuzione Linux "amica" ed "etica" sempre gratuita, disponibile su diversi piattaforme hardware, liberamente modificabile
b. Ubuntu si propone di essere una distribuzione Linux "amica" ed "etica" sempre gratuita, disponibile su diversi piattaforme hardware, non liberamente modificabile
c. Ubuntu si propone di essere una distribuzione Beta del nuovo sistema operativo Widows, disponibile su diversi piattaforme hardware, non liberamente modificabile
d. Ubuntu si propone di essere una distribuzione Beta del nuovo sistema operativo Widows, disponibile su diversi piattaforme hardware, liberamente modificabile
e. Ubuntu si propone di essere una distribuzione Apple "amica" ed "etica" sempre gratuita, disponibile su diversi piattaforme hardware, liberamente modificabile

120. Quando parliamo di personal computer, a cosa ci riferiamo in particolare?

a. Ai computer Macintosh
b. Ai computer Apple
c. Ai PC compatibili con lo standard IBM
d. Ai PC non compatibili con lo standard IBM
e. Al sistema operativo utilizzato

121. Il primo personal computer dove fu presentato e in che anno?

a. Nel 1981 in Giappone
b. Nel 1984 negli Stati Uniti
c. Non esiste nessun anno e luogo preciso
d. Nel 1981 negli Stati Uniti
e. Nel 1981 sia negli Stati Uniti che in Giappone

122. Come si chiama e dove si trova il più grosso complesso industriale di microprocessori al mondo?

a. AMD in Giappone
b. AMD nel Nuovo Messico, vicino al Rio Grande
c. INTEL in Giappone
d. Non esiste un unico produttore di microprocessori
e. INTEL nel Nuovo Messico, vicino al Rio Grande

123. Qual è stato il microprocessore della prima generazione che ebbe un grande successo e perché?

a. Il 486: la caratteristica del processore era quella di avere processori di 32 bit con coprocessore matematico

b. L'80486: la caratteristica del processore era quella di non avere processori di 32 bit con coprocessore matematico
c. Il 386: la caratteristica del processore era quella di avere processori di 16 bit con coprocessore matematico
d. Il 386: la caratteristica del processore era quella di avere processori di 16 bit senza coprocessore matematico
e. Il 486: la caratteristica del processore era quella di avere processori di 16 bit con coprocessore matematico

124. Quante versioni del microprocessore Pentium sono state realizzate?
a. Versioni I e II
b. Versioni I, II e III
c. Un'unica versione
d. Versioni I, II, III e IV
e. La serie Pentium non è mai esistita

125. Che cosa rappresenta il Socket?
a. È una scheda grafica
b. È un particolare tipo di microprocessore
c. È uno standard elettrico e meccanico, chiamato in italiano zoccolo
d. È uno standard meccanico, chiamato in italiano zoccolo
e. È una porta USB

126. Significato di database
a. Raccolta di dati disomogenei, conservati su un supporto di registrazione in una forma strutturata
b. Raccolta di dati omogenei, conservati su un supporto di registrazione in una forma non strutturata
c. Raccolta di dati omogenei, conservati su un supporto di registrazione in una forma strutturata

127. Quale processore della Intel garantisce la mobilità?
a. Tutte le versioni di Pentium garantiscono la mobilità
b. Centrino, la nuova tecnologia di Intel
c. Solo la IV versione di Pentium garantisce la mobilità

128. Dove vengono integrati generalmente i processori dual-core?
a. Nei subnotebook
b. In genere i processori dual-core sono integrati nei server
c. In nessun tipo di computer perché non ancora realizzati su vasta scala
d. Inizialmente sono stati integrati nei server e poi successivamente sono stati integrati in tutti i computer destinati ad uso domestico

129. In quale anno sono state emanate le normative TCO sulla sicurezza dei monitor?
a. TCO 92 e TCO 99
b. TCO 92, TCO 95, TCO 99, TCO 02
c. TCO 91, TCO 95, TCO 98, TCO 03

130. Qual è la caratteristica tecnologica utilizzata per costruire monitor al plasma?
a. Possedere un tubo catodico ultra sottile
b. Essere costituiti da cristalli liquidi che si trovano al centro di due pannelli di vetro
c. Essere costituiti da molte piccole celle posizionate in mezzo a due pannelli di vetro che mantengono una mistura inerte di gas nobili (neon e xeno). Il gas nelle celle viene elettricamente trasformato in un plasma, il quale poi eccita i fosfori ad emettere luce

131. Cosa sono gli OLED?
a. Sono nuovi schermi composti da transistor
b. Sono nuovi schermi composti da diodi di luce ad emissione luminosa organica
c. Sono nuovi schermi composti da cristalli liquidi

132. Attraverso quale procedura vengono inviati i dati dalla tastiera al computer?
a. Attraverso una procedura chiamata "interrupt"
b. Attraverso nessuna procedura
c. Attraverso una procedura chiamata "contact"

133. Per quale motivo esistono le cosiddette ventole termoregolate nei computer?
a. Per consumare meno energia
b. Per girare più o meno velocemente a seconda dell'effettivo bisogno, evitando così rumori inutili
c. Per produrre meno vibrazioni al case

134. A cosa serve l'alimentatore nei computer?
a. Serve solo a trasformare le tensioni che consentono il funzionamento del computer
b. Serve a variare e stabilizzare le tensioni che consentono il funzionamento del computer
c. Serve a trasformare e stabilizzare le tensioni che consentono il funzionamento del computer

135. Di quanti Watt devono essere gli alimentatori utilizzati nei computer?
a. Almeno 150-180 Watt
b. Almeno 50-60 Watt
c. 150 Watt

136. Significato di Spreadsheet?
a. Nuova generazione di hard disk
b. Foglio di lavoro Word
c. Foglio di calcolo Excel

137. La funzione Copia e Incolla può essere eseguita anche senza l'utilizzo del mouse. Qual è la combinazione dei tasti che bisogna digitare sulla tastiera?
a. CTRL + C = Copia
CTRL + V = Incolla
b. CTRL + C = Incolla
CTRL + V = Copia
c. ALTGR + C = Copia
ALTGR + V = Incolla

138. Qual è il ruolo del comando "Mostra/Nascondi" in Word?
a. Non evidenziare nel testo errori di ortografia
b. Avere nel documento Word una buona impostazione
c. Non esiste nessun comando che prende questo nome in Word

139. Nel pacchetto Office 2007, come si chiama la nuova interfaccia grafica?
a. Interface spreed
b. Ribbon
c. Graphics07

140. Nella suite del pacchetto Office di Microsoft quale programma può essere utilizzato per creare un database?
a. Excel
b. Power Point
c. Access

141. Significato del termine inglese "wizard"?
a. Il termine inglese "wizard" sta ad indicare un protocollo per gestire tutti i programmi memorizzati sull'hard disk e permette all'utente di poterli utilizzare in modo più semplice
b. Il termine inglese "wizard" sta ad indicare una procedura informatica – generalmente inglobata in una applicazione più complessa – che permette all'utente di eseguire determinate operazioni – solitamente complesse – tramite una serie di passi successivi
c. È un protocollo informatico per l'elaborazione di dati complessi

142. Access può costruire pagine web?
a. No
b. Si, ma con qualche restrizione
c. Si
d. Si, ma a partire da Access 2000

143. Quali tipi di query si possono distinguere all'interno di Access?
a. Query di trasferimento
Query di sostituzione
Query di elaborazione
b. Query di accodamento
Query di eliminazione
Query di aggiornamento
c. Soltanto query di aggiornamento

144. Dove si trova la funzione Join?
a. Nel pacchetto Office Excel
b. Nel pacchetto Office Word
c. Nel pacchetto Office Access

145. La funzione Join consente di
a. Trasformare tra loro le informazioni contenute in più tabelle

b. Combinare tra loro le informazioni contenute in più tabelle ed aggregarle in modo da ottenere risultati in forma più concisa
c. Sommare tutti i dati contenuti in più tabelle

146. Quali sono i principali tipi di Join che conosci?

a. EQUII – JOIN
SELF – JOIN
OUTER – JOIN
JOIN tra più di due tabelle
b. EQUII – JOIN
SELF – JOIN
OUTER – JOIN
c. Soltanto Join tra più tabelle

147. Significato di HTML?

a. *Hyper Text Markup Language*
b. *Hard Test Microsoft Language*
c. *Hypher Tool Microsoft Lan*

148. Quale obiettivo si proponeva il test di Turing?

a. Valutare l'abilità di un operatore attraverso l'uso di un computer
b. Valutare se un computer fosse intelligente
c. Valutare il calcolo computazionale di un computer

149. Che differenza c'è tra intelligenza artificiale forte e debole?

a. L'IA debole vuol costruire macchine che si comportino "come se" fossero intelligenti: ossia macchine capaci di risolvere "tutti" i problemi che l'intelligenza umana sa risolvere. L'IA forte vuole di più: afferma che la macchina che agisce in modo intelligente deve avere una "intelligenza cosciente", una mente cosciente indistinguibile dalla mente umana
b. L'intelligenza artificiale debole vuol dire costruire macchine non intelligenti ossia macchine capaci solo di svolgere calcoli ripetitivi. L'intelligenza artificiale forte significa macchine in grado di elaborare dati
c. Nessuna differenza

150. Nella definizione di software libero quante sono le "libertà fondamentali" che deve garantire

a. Due
b. Nessuna
c. Quattro

Risposte

T2

1. Qual è il significato di RAM e ROM

c. Memoria ad accesso casuale – memoria a sola lettura

2. La frequenza del processore 8088 era

d. 4,77 MHz

3. Da chi è stata formalizzata la *Free Software*

c. Richard Stallman

4. La capacità massima di un floppy disk da 5¼ pollici era di

a. 1,2 Mb

5. Significato di hacker

c. Persone che preferiscono addentrarsi all'interno dei sistemi informatici, piuttosto che limitarsi ad usarlo

6. La frequenza verticale ottimale di un monitor deve essere

e. Superiore o uguale a 70 Hz

7. Il colore della porta seriale PS2 per la tastiera è

d. Violetto

8. Fra le porte del computer quale è quella che viene definita universale?

d. USB

9. La normale capacità di un CD rom è

b. 650 Mb

10. La capacità base di un DVD è

a. 4.7 Gb

11. Chi era Alan Turing?

c. Un matematico e logico britannico che propose un metodo matematico (Test di Turing) in grado di stabilire la capacità pensante di una macchina

Elementi di informatica in diagnostica per immagini. Roberto Grassi et al. (a cura di)

12. L'IA è

e. Una locuzione retorica utilizzata per definire macchine pensanti

13. Cosa rappresenta la macchina di Turing?

c. Una "macchina intelligente" esistente unicamente a livello teorico, con la quale fu dimostrato formalmente la possibilità di realizzare macchine in grado di eseguire qualsiasi algoritmo

14. L'IA si divide in

a. IA forte ed IA debole

15. Come si chiama la plastica speciale presente all'interno dei vecchi floppy da 3½ pollici?

c. Mylar

16. Un problema fondamentale che si riscontra nei floppy disk è dovuto al fatto che

d. È vulnerabile, cioè sensibile alla polvere, alla condensa e alle alte temperature

17. Le reti neurali vengono impiegate in diversi settori tra i quali?

c. Entrambe

18. Che cos'è l'apprendimento per una macchina dotata di IA?

a. La capacità del sistema di accrescere le proprie conoscenze e di migliorare le proprie abilità

19. Quali delle seguenti affermazioni è vera?

c. Secondo Goedel ogni sistema assiomatico consistente in grado di descrivere l'aritmetica dei numeri interi è dotato di proposizioni che non possono essere dichiarate né confutate sulla base degli assiomi di partenza

20. Che cos'è l'elaboratore di Von Neumann?

d. L'evoluzione della macchina di Turing, costituito da un processore e da una memoria centrale

21. Perché si utilizzano sistemi di numerazione diversi da quello decimale?

e. Perché il computer digitale tratta segnali a due valori ed ha un modo particolare di rappresentare al suo interno le informazioni, sia dati, numerici o alfabetici su cui opera il programma, sia istruzioni del programma stesso

22. Che cosa si intende per criterio posizionale?

d. Il concetto di criterio posizionale è che ogni cifra ha un peso diverso a seconda della sua posizione

23. Convertire valori numerici in sistemi di numerazione diversa significa per la precisione saper trasformare un numero in

a. Base differente

24. Che cosa significa quando si parla di numerazione binaria?

b. La numerazione binaria, ovvero in base due, si avvale di sole due cifre per rappresentare i valori: zero e uno

25. A quale numero binario corrisponde il numero decimale 123?

d. $(1111011)_2$

26. Che cosa si intende per numerazione ottale?

c. La numerazione ottale, ovvero in base otto, si avvale di otto cifre per rappresentare i valori: da zero a sette

27. A quale numero ottale corrisponde il numero decimale 79?

b. $(117)_8$

28. Che cosa si intende per numerazione esadecimale?

d. La numerazione esadecimale, ovvero in base 16, si avvale di 16 cifre per rappresentare i valori, per cui si usano le cifre numeriche da 0 a 9, più le lettere da "A" a "F"

29. Rappresentare il numero decimale 32845 in base esadecimale

c. $(7EE5)_{16}$

30. Che significa *Spyware*?

d. Un software che raccoglie informazioni dal computer su cui si è introdotto all'insaputa dell'utente e le trasmette ad altri per usi talvolta innocui, ma spesso criminali

31. Rappresentare in binario il numero ottale $(123)_8$

a. $(001010011)_2$

32. Che cosa è un computer?

a. È una macchina elettronica in grado di eseguire istruzioni

33. Chi erano Leibniz e Pascal?

b. Erano filosofi e matematici

34. Che cosa sono le schede perforate e a cosa servivano?

c. Erano dei cartoncini, con una opportuna sequenza di fori, da cui i calcolatori ricevevano dati

35. Quali erano le differenze tra i calcolatori ENIAC ed EDVAC?

c. La memoria

36. Qual era la velocità di calcolo (numero di operazioni elementari al secondo) dei primi calcolatori?

b. 5.000 operazioni al secondo

37. Qual è la velocità (frequenza del processore) dei moderni personal computer?

c. Oggi si parla di GHz

38. Si definisce PDA
c. Computer palmare

39. Si definisce smartphone
a. Telefonino cellulare con computer palmare

40. La piattaforma più diffusa dedicata alla computeristica mobile è
a. Windows Mobile

41. Un touchscreen è
b. Schermo sensibile al tocco

42. I processori più diffusi per i sistemi palmari sono
a. Intel Xscale

43. La massima connettività di uno smartphone si ottiene con
b. UMTS

44. L'espansione di memoria di un PDA si può ottenere con
c. Schede SD o MMC

45. La connessione più efficiente di un palmare ad un PC si ottiene con
a. Cavo USB

46. Come ottimizzare la durata delle batterie nei portatili
g. Tutte

47. La dotazione minima RAM di un palmare è
b. 64 Mb

48. In che modo il calcolatore rappresenta al suo interno dati alfanumerici e istruzioni?
a. Utilizzando il codice binario

49. La funzione binaria OR, date due variabili A e B, rappresenta
a. La somma logica di esse

50. Quando la funzione logica AND fornisce un'uscita "vera"?
b. Quando tutti gli ingressi sono "veri"

51. La funzione logica OR fornisce un'uscita "vera" quando
b. Almeno un ingresso è "vero"

52. La funzione logica NAND (data dalla combinazione della porta AND+NOT) fornisce un'uscita "falsa" quando
a. Tutti gli ingressi sono "veri"

53. Il transistor è un dispositivo
c. A semiconduttori

54. Cosa propone il test di Turing

c. Controlla se una macchina in un tempo fissato riesce a non farsi distinguere da un essere umano

55. Le porte logiche sono circuiti elettronici che operano utilizzando

b. Algebra binaria o Booleana

56. Definizione di sinapsi

c. Sono dispositivi al cui livello ha luogo la trasmissione dell'impulso nervoso da un neurone ad un altro. In base alla modalità di funzionamento, le sinapsi si distinguono in elettriche e chimiche

57. A quale anno risale l'invenzione delle reti neurali?

b. 1943

58. Quali sono in modo semplificato le differenze fondamentali tra computer e cervello umano?

d. Parallelismo
Ridondanza
Associatività
Esperienza e adattatività

59. Di quali prestazioni era capace la rete neurale realizzata da Hopfield nel 1982?

a. Memorizzare e riconoscere informazioni

60. Quale delle seguenti funzioni rientra tra le risposte più comuni che un neurone è in grado di emettere?

c. A gradino

61. Quanti tipi di architetture di reti neurali artificiali esistono?

a. 2

62. Nell'ambito dell'apprendimento hebbiano quante regole di incremento sinaptico è possibile utilizzare?

b. 3

63. A cosa servono i report?

c. Si utilizzano per stampare i dati che sono contenuti nel database

64. A cosa servono le query?

c. Consentono di manipolare i dati che sono contenuti nelle tabelle del database

65. L'utilizzo delle tabelle

b. Le tabelle rappresentano la struttura essenziale di un database. Esse non contengono solo i dati da immettere nel database, ma anche le relazioni che consentono di collegare logicamente due o più tabelle tra loro

66. Il linguaggio C

c. Richiede un compilatore, cioè un software che serve per ottenere il programma eseguibile a partire dal codice sorgente

67. Dove si utilizza il modulo continuo?
b. Nelle stampanti ad aghi

68. I programmi spyware
d. Inviano informazioni riservate a siti non autorizzati dall'utente

69. Gli svantaggi dei sistemi operativi open source comprendono
a. La difficoltà di reperire i driver per le periferiche

70. La GPL
b. Garantisce i diritti di chi sviluppa software open source

71. Il sistema operativo Linux
c. Viene sviluppato attraverso la libera cooperazione di programmatori

72. Il browser Firefox
c. Ha funzionalità simili a quelle di Internet Explorer, ma è gratuito

73. L'interfaccia grafica GNOME per Linux
a. Ha lo scopo di semplificare l'interfaccia utente del sistema operativo

74. Samba
d. Consente la comunicazione tra server Linux e server Windows

75. Qual è stato il nome in codice utilizzato per Windows Vista?
c. Longhorn

76. L'interfaccia grafica di Windows Vista
d. È stata arricchita di effetti più realistici

77. Definizione di file
d. Insieme di dati disponibile per gli utenti del sistema (ma anche per il sistema e per le applicazioni del sistema stesso) che può essere manipolato come un'unica entità

78. Windows Vista
b. È in grado di configurarsi automaticamente in funzione delle risorse disponibili

79. Secondo le dichiarazioni della Microsoft, in Windows Vista
a. È aumentata la velocità con cui si avviano le applicazioni

80. La migrazione da altri sistemi operativi a Windows Vista richiede
c. Un tempo inferiore del 75% rispetto a Windows XP

81. Il logo Windows Vista Capable indica che il computer su cui è collocato
d. Ha i requisiti minimi per poter gestire le funzionalità principali di Windows Vista

82. Il logo Windows Vista Premium Ready PC indica che
a. Il computer può supportare l'interfaccia Windows Aero

83. Le interfacce grafiche di Windows Vista
a. Cambiano a seconda della versione del sistema installata sul computer

84. Il primo metodo di programmazione è stato
d. Il linguaggio macchina

85. Il linguaggio di programmazione più adatto alle applicazioni scientifiche
c. Il Fortran

86. Un metalinguaggio definisce
a. Rappresenta un linguaggio per descrivere altri linguaggi, cioè una serie di regole sintattiche che consentono di descrivere le regole sintattiche

87. L'operazione logica OR nell'algebra di Boole
b. Restituisce un valore vero se e solamente se almeno uno dei due valori acquisiti è vero

88. La schematizzazione di un algoritmo può essere rappresentata mediante
a. Un diagramma di flusso

89. Gli operatori
b. Sono caratteri speciali all'interno del codice che controllano il flusso delle operazioni da eseguire

90. La macchina di Boltzman può
a. Assumere qualunque architettura, purché le connessioni siano simmetriche

91. Il costrutto IF
e. Tutte le precedenti

92. I costrutti più comunemente utilizzati nella programmazione iterativa sono
b. WHILE, DO, FOR

93. Un modulo di codice a sé stante, che riceve dei valori in entrata e restituisce un risultato, viene definito
c. Una funzione

94. Chi era Natale Capellaro?
c. Un progettista della Olivetti

95. Cos'era l'ENIAC (*Electronic Numerical Integrator and Computer*)?
b. Il primo computer elettronico digitale

96. A quanto equivaleva la velocità del glorioso ENIAC?
b. A 300 moltiplicazioni (oppure 5.000 addizioni al secondo)

97. Che cos'è l'EDVAC?
c. Primo progetto di calcolatore elettronico a programma memorizzato derivato dall'ENIAC

98. Che cosa sono i tubi elettronici e i relè?

b. Sono interruttori comandati elettricamente

99. Che differenza c'è tra relè e transistor?

c. I transistor, a differenza del precedente, hanno dimensioni microscopiche e la loro velocità nel passare dallo stato di "acceso" a quello di "spento" è molto più alta: inoltre, consumano molto meno corrente

100. A chi ci riferiamo quando parliamo di personal computer?

b. Quando parliamo di personal computer, ci riferiamo in particolare ai PC compatibili con lo standard IBM

101. Che differenza c'è tra microchip e microprocessore?

b. Il microprocessore possiede un'unità aritmetico-logica

102. Cos'è il Socket (zoccolo, in italiano)?

e. Rappresenta uno standard elettrico e meccanico

103. Che cosa rappresenta la tecnologia Centrino?

d. È l'ultimo tipo di microprocessore mobile della Intel per computer portatili

104. Chi è Gordon Earl Moore?

c. Ricercatore che ha pronosticato il celebre assioma (che prende il nome di legge di Moore) secondo il quale la complessità e la potenza dei circuiti integrati sono destinate a raddoppiare a intervalli regolari

105. Quali sono le batterie che vengono maggiormente utilizzate nei portatili?

d. Batterie agli ioni di litio

106. Qual è la caratteristica più diffusa delle attuali stampanti?

a. Di essere del tipo "a matrice". Questo significa semplicemente che le lettere vengono ricostruite sulla carta tramite una matrice di punti

107. Quali sono i tre colori base presenti nelle stampanti a getto d'inchiostro più economiche?

b. Magenta, ciano, giallo

108. Qual è il significato di ADSL?

c. Velocità di trasmissione e ricezione dei dati di tipo asimmetrico

109. Quali sono le principali tecnologie DSL?

c. Le principali tecnologie sono: ADSL, HDSL, RADSL, VDSL

110. Che cosa rappresenta la tabella di verità?

e. Può essere definita come una tabulazione che mette in evidenza la relazione di tutti i livelli logici di uscita di un circuito digitale con tutte le combinazioni possibili di livelli logici di ingresso in modo tale da caratterizzare completamente le funzioni del circuito

111. Quali sono i vantaggi del software libero?
c. Di avere costi ridotti, indipendenza dai fornitori, maggiore sicurezza, e maggiori possibilità di personalizzazione e di espandibilità

112. Cos'è il Ribbon?
e. Ribbon è un pannello che ospita i bottoni e le icone, li organizza con una serie di linguette e raggruppa i comandi rilevanti. Questo pannello, così disegnato nel pacchetto Office 2007 della Microsoft, rende le funzionalità delle applicazioni facilmente rintracciabili ed accessibili con un numero minore di click del mouse rispetto all'interfaccia basata sui menu utilizzata fino all'Office 2003

113. Che significato ha la sigla Wimp?
d. È la sigla coniata negli Stati Uniti che significa (Windows, icone, menu e puntamento) e rappresenterà fra breve la fine di un'era, quella appunto del Wimp

114. Che cos'è il sistema Surface della Microsoft?
b. Si tratta di un display da 30 pollici a forma di tavolo utilizzabile contemporaneamente da piccoli gruppi di persone grazie ad una interfaccia intuitiva che funziona senza mouse né tastiera

115. Quali sono i punti fondamentali su cui si basa Surface?
e. Essere un display multiutente con il vantaggio del riconoscimento degli oggetti, interazione diretta e contatto a tocco multiplo

116. Che cos'è l'SSD?
e. Rappresenta un disco a stato solido per la memorizzazione delle informazioni digitali e che possono sostituire gli hard disk tradizionali presenti nei portatili

117. Vantaggi degli SSD?
e. Minore rumorosità, minori consumi, tempo di accesso ridotto, maggiore resistenza agli urti, maggiore dissipazione di calore, minore peso e dimensioni e minor rischio di rottura

118. Svantaggi degli SSD?
d. Entrambe le condizioni c) ed e)

119. Che cos'è Ubuntu?
a. Ubuntu si propone di essere una distribuzione Linux "amica" ed "etica" sempre gratuita, disponibile su diversi piattaforme hardware, liberamente modificabile

120. Quando parliamo di personal computer, a cosa ci riferiamo in particolare?
c. Ai PC compatibili con lo standard IBM

121. Il primo personal computer dove fu presentato e in che anno?
d. Nel 1981 negli Stati Uniti

122. Come si chiama e dove si trova il più grosso complesso industriale di microprocessori al mondo?
e. INTEL nel Nuovo Messico, vicino al Rio Grande

123. Qual è stato il microprocessore della prima generazione che ebbe un grande successo e perché?

a. Il 486: la caratteristica del processore era quella di avere processori di 32 bit con coprocessore matematico

124. Quante versioni del microprocessore Pentium sono state realizzate?

d. Versioni I, II, III e IV

125. Che cosa rappresenta il Socket?

c. È uno standard elettrico e meccanico, chiamato in italiano zoccolo

126. Significato di database

c. Raccolta di dati omogenei, conservati su un supporto di registrazione in una forma strutturata

127. Quale processore della Intel garantisce la mobilità?

b. Centrino, la nuova tecnologia di Intel

128. Dove vengono integrati generalmente i processori dual-core?

d. Inizialmente sono stati integrati nei server e poi successivamente sono stati integrati in tutti i computer destinati ad uso domestico

129. In quale anno sono state emanate le normative TCO sulla sicurezza dei monitor?

b. TCO 92, TCO 95, TCO 99, TCO 02

130. Qual è la caratteristica tecnologica utilizzata per costruire monitor al plasma?

c. Essere costituiti da molte piccole celle posizionate in mezzo a due pannelli di vetro che mantengono una mistura inerte di gas nobili (neon e xeno). Il gas nelle celle viene elettricamente trasformato in un plasma, il quale poi eccita i fosfori ad emettere luce

131. Cosa sono gli OLED?

b. Sono nuovi schermi composti da diodi di luce ad emissione luminosa organica

132. Attraverso quale procedura vengono inviati i dati dalla tastiera al computer?

a. Attraverso una procedura chiamata "interrupt"

133. Per quale motivo esistono le cosiddette ventole termoregolate nei computer?

b. Per girare più o meno velocemente a seconda dell'effettivo bisogno, evitando così rumori inutili

134. A cosa serve l'alimentatore nei computer?

c. Serve a trasformare e stabilizzare le tensioni che consentono il funzionamento del computer

135. Di quanti Watt devono essere gli alimentatori utilizzati nei computer?

a. Almeno 150-180 Watt

136. Significato di Spreadsheet?
c. Foglio di calcolo Excel

137. La funzione Copia ed Incolla può essere eseguita anche senza l'utilizzo del mouse. Qual è la combinazione dei tasti che bisogna digitare sulla tastiera?
a. CTRL + C = Copia
CTRL + V = Incolla

138. Qual è il ruolo del comando "Mostra/Nascondi" in Word?
b. Avere nel documento Word una buona impostazione

139. Nel pacchetto Office 2007, come si chiama la nuova interfaccia grafica?
b. Ribbon

140. Nella suite del pacchetto Office di Microsoft quale programma può essere utilizzato per creare un database?
c. Access

141. Significato del termine inglese "wizard"?
b. Il termine inglese "wizard" sta ad indicare una procedura informatica – generalmente inglobata in una applicazione più complessa – che permette all'utente di eseguire determinate operazioni – solitamente complesse – tramite una serie di passi successivi

142. Access può costruire pagine web?
d. Si, ma a partire da Access 2000

143. Quali tipi di query si possono distinguere all'interno di Access?
b. Query di accodamento
Query di eliminazione
Query di aggiornamento

144. Dove si trova la funzione Join?
c. Nel pacchetto Office Access

145. La funzione Join consente di
b. Combinare tra loro le informazioni contenute in più tabelle ed aggregarle in modo da ottenere risultati in forma più concisa

146. Quali sono i principali tipi di Join che conosci?
a. EQUII – JOIN
SELF – JOIN
OUTER – JOIN
JOIN tra più di due tabelle

147. Significato di HTML?
a. *Hyper Text Markup Language*

148. Quale obiettivo si proponeva il test di Turing?

b. Valutare se un computer fosse intelligente

149. Che differenza c'è tra intelligenza artificiale forte e debole?

a. L'IA debole vuol costruire macchine che si comportino "come se" fossero intelligenti: ossia macchine capaci di risolvere "tutti" i problemi che l'intelligenza umana sa risolvere. L'IA forte vuole di più: afferma che la macchina che agisce in modo intelligente deve avere una "intelligenza cosciente", una mente cosciente indistinguibile dalla mente umana

150. Nella definizione di software libero quante sono le "libertà fondamentali" che deve garantire

c. Quattro

Glossario

A

@

Si legge "at", che in inglese significa "presso". In italiano si conosce come "chiocciola", per la sua forma. È il simbolo che si trova in tutti gli indirizzi di posta elettronica fra lo username e il dominio presso cui è presente la casella di e-mail. È stato scelto nel 1972.

A/D

Analogico/Digitale.

AAA

Acronimo di *Authentication Authorization Accounting*. Queste rappresentano le tre fasi che validano ogni richiesta espressa da un utente.

Acceleratore grafico

Chip presente su tutte le schede video che permette di velocizzare le prestazioni grafiche. Poiché è in grado di aggiornare la visualizzazione del video molto più velocemente del processore del sistema (CPU), risulta particolarmente utile nel caso di sistemi operativi basati su interfaccia grafica (GUI) come Windows. Nelle applicazioni grafiche le prestazioni dell'acceleratore grafico sono più importanti della CPU installata sul computer.

Access Point (AP)

Ricetrasmettitore per LAN wireless che funge da punto centrale di una rete interamente wireless o da punto di collegamento fra una rete wireless e una rete cablata.

Account

In una rete di computer è il metodo per identificarsi come utente unico ed accedere ad una serie di servizi. Letteralmente significa: permesso di accesso, accredito, credenziali. Un account è definito da: User ID o Username (nome dell'utente o pseudonimo) e Password (codice d'accesso segreto, parola d'ordine).

Acrobat

Programma sviluppato da Adobe Systems per realizzare e distribuire documenti che contengono testo, grafica e immagini nel formato elettronico PDF (*portable document format*) che può essere visualizzato su numerose piattaforme (Windows, Macintosh e MS-DOS). Per poter leggere il contenuto di questi file è sufficiente utilizzare il programma Acrobat Reader distribuito gratuitamente e facilmente recuperabile anche in internet.

Acronimo

Quando si utilizza la prima lettera di ogni parola che compone una frase o comunque un insieme di più parole, si ottiene un acronimo ovvero una nuova parola pronunciabile, non soltanto una sequenza di lettere. Alcuni esempi: IBM (*International Business Machines*), CNN (*Cable News Network*), PC (*personal computer*), RAM (*random access memory*) o MODEM (modulatore/demodulatore).

ActiveX

Tecnologia che permette a differenti elementi di software di interagire in un ambiente di rete, indipendentemente dai linguaggi di programmazione utilizzati per la loro creazione. Sviluppata da Microsoft è principalmente utilizzata per realizzare, con linguaggi come Java, Visual Basic e C, le applicazioni interattive tipiche del World Wide Web come animazioni o applicazioni multimediali. Ad esempio, ActiveX permette di accedere e vedere i documenti Word e Excel direttamente da un browser.

Active desktop

Funzionalità introdotta con Windows 98 che utilizza il metodo di navigazione di internet anche per navigare tra file e cartelle sui dischi fissi locali

Adattatore client

Scheda di interfaccia di rete che offre ai dispositivi la connettività wireless.

ADSL

Asymmetric digital subscriber line. Una delle quattro tecnologie DSL. L'ADSL trasmette con larghezza di banda più ampia in fase di ricezione che in quella di trasmissione. In ricezione (verso l'utente) i dati viaggiano tra 1,5 e 9 Mbps, in trasmissione (dall'utente) tra i 16 e i 640 Kbps. L'ADSL copre distanze fino a 5500 metri su singolo doppino telefonico in rame. Vedere anche HDSL, SDSL e VDSL.

Aggiornamento a catena

Nelle relazioni tra tabelle in cui è applicata l'integrità referenziale, implica la cancellazione o modifica di tutti i record collegati nella tabella secondaria quando un record della tabella principale viene eliminato o modificato.

Alfanumerico

Una qualsiasi stringa di dati che contiene caratteri alfabetici dalla A alla Z e dal numero 0 al 9.

Algebra booleana

Sistema logico matematico fondamentale per il funzionamento dei computer: utilizza gli operatori AND, NOT e OR per determinare che le proposizioni logiche siano vere o false. Sviluppata nella prima metà del 1800 dal matematico inglese George Boole, è ideale per l'elaborazione elettronica dei dati. Le condizioni di vero e falso sono espresse dai numeri 1 e 0 e possono rappresentare in modo semplice due differenti stati fisici di un circuito. Nei computer gli operatori, o porte logiche, sono particolari circuiti digitali che vengono combinati in modo opportuno per assicurare che il risultato finale rappresenti un dato significativo.

Algoritmo

Sequenza limitata di istruzioni che devono essere eseguite per compiere una determinata funzione. Spesso il termine è usato per descrivere le istruzioni di un linguaggio di programmazione o per indicare la serie di operazioni necessarie ad ordinare dei dati, reperire informazioni o pianificare una serie di azioni.

Alias
Riferito alla posta elettronica, può significare l'abbreviazione di un indirizzo di posta elettronica, detto talvolta anche nickname (soprannome) o un suo pseudonimo. In ambiente Macintosh, indica invece un oggetto che rimanda ad un altro (un documento, una applicazione, una cartella, un disco) senza esserne un duplicato vero e proprio. In questo caso l'oggetto si presenta con un'icona uguale al documento originale, ma con il nome che può essere modificato in corsivo.

Alimentatore
È un dispositivo elettrico che trasforma (e stabilizza) la tensione domestica standard (220-240 Volt CA per Europa e 115-120 Volt negli Stati Uniti) nelle tensioni più basse (generalmente tra i 5 e i 12 Volt CC) richieste dai computer. In genere vengono identificati in base alla potenza emessa: quelli destinati ai computer hanno solitamente un potenza che va dai 90 (computer portatili) ai 250 Watt.

Allineamento
Riferito ad un testo indica la sua posizione rispetto ai margini destro e sinistro. L'allineamento può essere di quattro tipi: destro, sinistro, centrato, giustificato.

Allocazione
Processo per riservare spazio in memoria o su periferiche di memoria di massa per programmi, file e cartelle.

Alpha
Microprocessore a 64 bit originariamente progettato dalla DEC, prevalentemente per server.

Amministratore di rete
Detto anche *Network Administrator*, è un operatore responsabile della gestione e del controllo di una rete, locale o geografica (LAN o WAN), di computer. Le attività solitamente di sua competenza riguardano l'installazione di nuove stazioni di lavoro, siano esse nuovi computer o dispositivi da condividere fra i vari utenti, come ad esempio stampanti di rete; anche l'aggiunta e l'eliminazione degli utenti autorizzati, il controllo delle misure di sicurezza e delle risorse condivise rientrano nelle attività che svolge questa figura professionale. È anche responsabile del controllo dei livelli e del tipo di traffico che transita in rete, soprattutto nel caso di una rete geografica: per svolgere questi compiti deve essere in grado di utilizzare strumenti software appositamente sviluppati da società specializzate, che spesso forniscono dati utili per la pianificazione delle evoluzioni della rete. Infine è la persona che deve contattare le società di telecomunicazioni che forniscono le linee telefoniche nel caso di interruzioni o malfunzionamenti.

Amministratore di sistema
Operatore preposto alla gestione e alla manutenzione di un sistema informatico multiutente. Detto anche IS manager (*Information System manager*) o Sysadmin, è responsabile dell'assegnazione di account e password agli utenti, definendo in tal modo le procedure per garantire l'accesso sicuro alla risorse del sistema stesso come, ad esempio, dischi e cartelle. Solitamente è anche responsabile della sicurezza del sistema con particolare riferimento al controllo sugli accessi non autorizzati e l'attivazione di programmi antivirus.

Amministrazione remota
Amministrazione di un computer da un altro computer sulla rete; in pratica è possibile tramite un programma apposito accedere alla normale interfaccia desktop, proprio come se il monitor del PC remoto fosse davanti ai nostri occhi.

Analogico

Un segnale analogico è un'onda elettromagnetica che può essere trasmessa attraverso cavi (coassiali, telefonici o in fibra ottica) o l'aria. È caratterizzata da tre grandezze: ampiezza, frequenza e fase.

Annulla

È il comando che permette di cancellare l'ultima azione compiuta e di ritornare alla situazione precedente.

Antenna

Dispositivo per la trasmissione o ricezione di frequenze radio (RF). Le antenne sono progettate per frequenze specifiche e definite in modo relativamente preciso e hanno un design piuttosto vario. Un'antenna progettata per dispositivi a 2,4 GHz per standard 802.11b non potrà funzionare con dispositivi a 2,5 GHz.

Anteprima di stampa

Comando che permette di visualizzare come sarà il documento stampato.

Antivirus

Programma che, mediante la scansione della memoria e della memoria di massa (dischi) di un computer, identifica, isola ed elimina i virus eventualmente presenti. Solitamente effettuano anche un controllo sui file che vengono immessi sul computer, via rete o dischi, per impedire l'entrata di virus nel sistema.

Apache

Server web per Linux (e ora anche per UNIX e Windows). Apache è il server Web più usato in assoluto, con oltre il 65% di installazioni di server Web che lo utilizzano. Un server Web è un programma che riceve le richieste sulla rete dai browser client Web come Netscape e "serve" (ovvero restituisce) i documenti HTML al browser utente.

Apple

Apple Inc (www.apple.com) è nella storia dei computer per uso personale sin dall'inizio. Produttrice oggi dei Mac con sistema operativo Mac Os, degli iPod e degli iPhone e nel passato di Liza e dei vari Apple.

Applicazione

Uno o più programmi in grado di svolgere un determinato compito.

Applicazione attiva

Applicazione al momento in esecuzione e in primo piano sullo schermo.

Array

Detto anche matrice, è un insieme di dati omogenei a ciascuno dei quali è possibile, con i linguaggi di programmazione, fare riferimento per mezzo di un'espressione composta dal nome della matrice seguito da un'espressione di indicizzazione.

Arresto del sistema

Detto anche crash del sistema, si verifica quando il computer si blocca senza una ragione apparente. Le cause possono essere di varia natura, e possono riguardare sia il software che l'hardware, ma nella maggior parte dei casi si tratta di un problema software causato da un programma che non gestisce correttamente la memoria. Un crash di un programma causa la perdita di tutti i dati non salvati, mentre un crash del disco lascia l'unità inutilizzabile con la conseguente perdita di dati. L'arresto del sistema può essere richiesto dall'utilizzatore con un comando via software e porta al regolare spegnimento del sistema.

ASCII

È uno schema standard di codifica usato per lo scambio di informazioni fra sistemi di elaborazione. Utilizza elementi di codice costituiti da stringhe di sette bit (di otto, se si considera un bit di parità). In base a tale schema vengono assegnati valori numerici a lettere, numeri, simboli di punteggiatura e caratteri di controllo in modo da ottenere la compatibilità tra computer e periferiche diverse.

ASP

Application Service Provider. Le nuove applicazioni internet sono diventate abbastanza complesse e costose per le piccole e medie imprese. Application hosting e outsourcing sono i nuovi modelli aziendali che stanno emergendo. I Service Provider sono oggi in grado di fornire applicazioni anche molto complicate alle aziende che lo richiedono, facendo pagare loro un canone mensile di abbonamento. Gli ASP possono scegliere di specializzarsi nelle applicazioni in ambito aziendale, nelle comunicazioni, nella finanza, nelle risorse umane, o nelle applicazioni di e-commerce. Per molte aziende affidarsi ai Service Provider è essenziale per poter avere tutti quei servizi per essere finalmente competitive sul mercato e che non potrebbero permettersi se decidessero di implementarli in modo autonomo ed indipendente, dati i costi molto elevati.

Assi del grafico

Sono le coordinate sulle quali vengono organizzati i dati, vale a dire gli assi cartesiani x e y con cui si rappresentano comunemente le funzioni.

Assisted GPS, o **A-GPS**

Sistema che consente di abbattere i tempi necessari alla prima localizzazione durante l'uso di un terminale GPS. Mostra la sua utilità soprattutto nei "canyon" urbani, quali vie strette o viali notevolmente alberati, in cui è difficile stabilire con precisione la lista di satelliti in vista al terminale. Questo sistema sta mostrando una notevole diffusione, ed è normalmente associato ai sistemi di localizzazione (LBS, *location base system*) basati su telefonia cellulare.

Assistente di Office

Icona animata, disponibile in tutti i programmi di Microsoft Office, a cui è possibile rivolgere domande relative al programma che si sta utilizzando.

Asterisco

Il simbolo "*" sulla tastiera. In informatica rappresenta la moltiplicazione mentre la divisione è indicata con la barra, ossia il simbolo "/". Molti sistemi operativi, come per esempio MS-DOS, considerano l'asterisco come una wildcard, ovvero un carattere jolly, che può venire utilizzato al posto di uno o più altri caratteri, come in *.*, per indicare qualsiasi combinazione di nome e suffisso o estensione di file.

AT&T (o **AT&T Inc.**)

Abbreviazione di *American Telephone and Telegraph Company*, è una compagnia telefonica statunitense con sede a San Antonio, Texas. L'azienda fornisce servizi vocali, video e trasferimento dati via internet a privati, aziende e agenzie governative. I Bell Laboratories, fondati come compagnia indipendente dalla AT&T, furono una importante realtà della ricerca e sviluppo nella informatica e telecomunicazioni, oltre che nelle scienze fisiche e sono oggi parte di Alcatel-Lucent dopo le ristrutturazioni di AT&T negli ultimi venti anni dello scorso secolo.

ATM

Asynchronous transfer mode. Modalità di trasporto asincrona che trasferisce il traffico multiplo (come voce, video o dati) in cellule di lunghezza fissa di 53 byte (piuttosto che in "pacchetti" di lunghezza variabile come accade nelle tecnologie Ethernet e FDDI). La modalità ATM permette di raggiungere velocità elevate e diventa particolarmente diffusa nelle dorsali di rete a traffico intenso. Le apparecchiature di rete di nuova generazione permettono di supportare le trasmissioni WAN anche in ATM, rendendola interessante anche per grandi organizzazioni geograficamente distribuite.

Attributo (di un file o oggetto)

Caratteristica specifica che descrive una proprietà di una generica entità. Ad esempio, un file può essere "nascosto", un carattere "grassetto", una linea "spessa", ecc. Molte applicazioni per Windows consentono di accedere al menu di definizione degli attributi di un oggetto con la semplice pressione del tasto destro del mouse. L'informazione che definisce le caratteristiche di un file, che può essere, per esempio, di tipo nascosto, archivio o di sola lettura. Cambiare l'attributo di un file non significa modificare il contenuto del file stesso, ma inibire ad esempio la capacità del computer di leggere o modificare quel file. Alcuni attributi di file, quali la data e l'ora di creazione, vengono utilizzati per scopi descrittivi. Altri vengono impostati dall'utente; per impedire la cancellazione involontaria del file è sufficiente associare l'attributo "di sola lettura". Infine, alcuni attributi vengono utilizzati per operazioni di controllo da parte delle applicazioni: per esempio, l'attributo "archivio" indica se il file è stato modificato dopo l'ultima copia di sicurezza.

Autocomposizione del grafico

Comando di Excel che consente di creare tipologie predefinite di grafici.

Automa

Nel linguaggio comune e nelle applicazioni industriali, macchina in grado di eseguire in modo autonomo una serie preordinata di operazioni con alcune specifiche capacità di comportamento adattativo (ad esempio riconoscimento di forme, controllo di posizione ecc.). Nel linguaggio formale automa (automata) indica una macchina a stati finiti, per la quale viene definita la regola di transizione da uno stato all'altro.

Avvio

1. È il principale menu di Windows, dal quale è possibile richiamare tutte le applicazioni installate in quell'ambiente.

2. È il processo che permette di mettere in condizioni di operabilità un calcolatore. Quando la macchina è appena accesa (boot a freddo) o quando viene riavviata (boot a caldo), il computer esegue il software che carica e avvia il sistema operativo per metterlo in condizioni di lavorare. Viene anche detto bootstrap.

Avvio a caldo

Riavvio del computer effettuato senza interrompere l'alimentazione. Nei computer IBM compatibili, l'avvio a caldo può essere effettuato tramite la pressione del tasto Reset o della combinazione dei tasti CTRL+ALT+CANC. Fa parte dell'avvio a caldo anche il riavvio effettuato dal sistema operativo dietro richiesta dell'utente.

Avvio a freddo

Avvio di un computer spento tramite la pressione del pulsante di alimentazione.

B

Backup

Letteralmente vuol dire copia. In questo caso si tratta di una copia di riserva o sicurezza dei file, delle cartelle e dei dati presenti sull'hard disk per ovviare preventivamente all'involontaria modifica, danneggiamento, o perdita dei dati originali.

Banda larga

In generale, un sistema di frequenze radio è definito "banda larga" se mantiene un flusso costante di dati pari o superiore a 1,5 Mbps. L'opposto è la "banda stretta".

Barra degli oggetti

Barra di Access contenente i diversi tipi di oggetti presenti nel database: tabelle, maschere, report e così via.

Barra degli strumenti di formattazione

Barra contenente i pulsanti per definire stili di carattere, allineamenti e altre caratteristiche formali del testo.

Barra degli strumenti standard

Barra contenente i pulsanti per eseguire alcune delle operazioni più comuni, come ad esempio aprire, salvare o stampare un documento.

Barra dei menu

Barra contenente dei menu a tendina, cioè delle liste di comandi, ciascuno identificato da una diversa voce (File, Modifica, Visualizza ecc.).

Barra del titolo

Barra sulla quale è riportata l'intestazione di una finestra di lavoro e i pulsanti per sospenderla temporaneamente, ridimensionarla, o chiuderla definitivamente.

Barra delle applicazioni

Barra generalmente posta nella parte bassa dello schermo dove sono raccolti il pulsante di avvio, le icone delle applicazioni che è possibile richiamare, le icone delle finestre di lavoro aperte.

Barra delle formule

Barra di Excel in cui sono visualizzati l'indirizzo della cella attiva (riquadro di sinistra) nonché (riquadro di destra) il suo contenuto (testo, valore numerico o formula; nel caso di formule, nella cella viene invece visualizzato il risultato del calcolo).

Barra di scorrimento

Barra posta verticalmente a destra della finestra di PowerPoint che permette di scorrere il documento con semplicità.

Barra di scorrimento dei record

Barra contenente i pulsanti di navigazione per muoversi rapidamente tra i record presenti in un database eliminarne o aggiungerne nuovi.

Barra di stato

Barra situata in fondo alla finestra presente in alcuni programmi per visualizzare le informazioni relative al documento sul quale si sta lavorando. Per esempio, un programma di elaborazione testi può visualizzare nella barra di stato il numero di pagine totali, il numero della riga e della colonna; un programma di grafica può visualizzare le coordinate del punto nel quale è posizionato il puntatore del mouse.

Barra di visualizzazione

Barra contenente i pulsanti per selezionare la modalità di visualizzazione del documento desiderata.

Baud

È l'unità di misura per la velocità di trasmissione dei dati in rete. Indica il numero di elementi discreti che possono venire trasmessi al secondo. Ogni baud può rappresentare un bit come diversi bit, 1 baud è 1 bps se è esattamente 1 bit. Baud deriva dal nome dell'ingegnere francese Emile Baudot (1845-1903).

Binario

Sistema numerico basato sulle potenze di 2, che usa solo i numeri 0 e 1. Queste due cifre possono facilmente rappresentare i valori logici vero e falso o i valori numerici e possono essere rappresentati in un dispositivo elettronico da due livelli acceso e spento, riconosciuti come due livelli di tensione. Il sistema numerico binario è alla base dell'elaborazione digitale, ma sebbene sia ideale per i computer, le stringhe ripetitive di 0 e 1 risultano in genere difficili da interpretare immediatamente. Proprio per facilitarne la comprensione, i programmatori impiegano i numeri esadecimali (a base 16) o ottali (a base 8).

BIOS

Basic input output system. È il sistema per l'input/output di base e consiste in un elenco di routine contenute nelle ROM del computer. Esse sono necessarie per il corretto avviamento del sistema e per le comunicazioni elementari fra i componenti principali dell'hardware.

Bit

BInary digiT. È la più piccola unità di informazione in informatica. Otto bit formano un byte, 1024 byte un kilobyte (Kb), un milione di byte un megabyte (Mb), 1024 megabyte un gigabyte (Gb).

Bit rate

Indicatore della larghezza di banda e rappresentazione dei bit che transitano attraverso un determinato canale di comunicazione in una unità di tempo.

BLOB

Binary Large OBject. Termine utilizzato per indicare la memorizzazione e la manipolazione di grandi quantità di dati binari da parte dei sistemi di gestione di database. Tipicamente è associato a immagini e filmati video.

Bluetooth

Si tratta di una tecnologia che permette le connessioni senza fili fra dispositivi elettronici (computer desktop e portatile, cellulari, palmari, periferiche, videocamere ecc.) via radio alla frequenza di 2,4 GHz in un raggio d'azione di 300 metri. Ideata e progettato da 5 società (Ericsson, Intel, IBM, Toshiba e Nokia) che nel 1998 hanno fondato il BSIG (Bluetooth Special Interest Group) al quale si sono aggiunte altre case produttrici di rilievo (3COM, Lucent Technologies, Microsoft e Motorola) per lo sviluppo di progetti specifici finalizzati alla produzioni di chip concordi alle specifiche Bluetooth di dimensioni ridotte e da installare su tutti i dispositivi elettronici impiegati nelle attività lavorative e ricreative. Ad oggi esistono alcuni prodotti, molti prototipi e progetti. È uno standard che troverà la sua diffusione nel 2001.

Boot

Fase iniziale dopo il power on del computer durante la quale viene controllata la configurazione hardware ed avviato il sistema operativo vero e proprio. Le istruzioni per la esecuzione del boot sono contenute in memorie di tipo ROM della motherboard (vedi anche BIOS).

BPS

Il bps (*bit per second*) è la misura della velocità della trasmissione dei dati calcolata in numero di bit per secondo. I multipli sono Kbps (1.024 bps - migliaia di bit al secondo), Mbps (1.024 Kbps - milioni di bit al secondo) e Gbps (1.024 Gbps - miliardi di bit al secondo).

Browser

Programma che permette di leggere le informazioni ipertestuali contenute nel World Wide Web e più in generale tutti i documenti in formato HTML. Esempi dei browser più diffusi sono Netscape Navigator, della Netscape Corporation, Internet Explorer della Microsoft, Mozilla Firefox come open source.

Buffer

Area di memoria utilizzata come collocazione temporanea per conservare i dati in attesa che vengano elaborati, trasferiti a un'altra applicazione o passati a un dispositivo. Il buffer di una stampante, per esempio, copia i dati dal computer e li mantiene in attesa che la stampante sia pronta a trasferirli su carta.

Bug

Spesso tradotto in italiano con il termine baco o buco, sta ad indicare errori e difetti involontari di un programma o malfunzionamenti e danni introdotti deliberatamente, ad esempio da un virus. Il cosiddetto Millenium Bug è invece relativo all'incapacità di aggiornare il calendario oltre l'anno 1999 da parte di alcuni processori di computer ed apparati elettronici in generale. Il problema sembra ormai scongiurato.

Burn-in

Processo di verifica per controllare che un dispositivo elettronico meccanico o elettromeccanico funzioni correttamente. Generalmente il burn-in viene effettuato lasciando il dispositivo acceso e funzionante per un determinato periodo di tempo, che può variare da ore, giorni o settimane. I costruttori di computer adottano un burn-in di 24-48 ore.

Burn-Proof

Buffer underRN - Proof. Soluzione al problema di buffer underrun. È una tecnologia che si attiva quando il buffer si svuota e il controller del masterizzatore è in grado di riprendere il processo di masterizzazione senza "bruciare" il CD-R. Deve essere supportato sia dall'hardware che dal software.

Burn-Proof 2

Evoluzione della tecnologia Burn-proof, rispetto alla quale il laser, alla ripresa dell'attività di registrazione, viene portato esattamente al punto di interruzione.

BUS

Serie di conduttori impiegati all'interno del computer per collegare le diverse parti del computer come microprocessore, controller dell'unità disco, memoria e porte di input/output e che permettono il trasferimento dei dati. Esistono differenti tipi di BUS, ognuno caratterizzato da particolari specifiche tecniche e sono formati da gruppi di linee che trasportano tipi diversi di informazioni. Solitamente un gruppo di linee trasporta dati; un altro gli indirizzi (posizioni) in cui si possono trovare determinate informazioni e un altro ancora trasporta i segnali di controllo. I BUS sono caratterizzati dal numero di bit che possono trasferire per volta e che equivalgono al numero di cavi che li compongono. Sulla maggior parte dei computer sono poi presenti uno o più slot di espansione sui quali possono essere collegate schede aggiuntive.

Byte

Unità di misura costituita da otto bit. È l'unità di misura fondamentale della memoria. Un carattere ASCII è solitamente memorizzato in un byte.

C

C

Diffuso linguaggio di programmazione. Quasi tutto il lavoro nel mondo open source è stato fatto in C, tuttavia la situazione sta cambiando man mano che altri linguaggi vengono implementati per Linux. La GNU per il C fornisce per Linux il compilatore GCC, che dispone di moduli aggiuntivi per svariati altri linguaggi.

Cache

Tipo di memoria estremamente veloce e solitamente di piccola capacità a causa dell'alto costo. Viene utilizzata per contenere le informazioni utilizzate più spesso al fine di incrementare la velocità generale del computer. I computer più recenti possiedono due tipi di cache: una, detta primaria, è integrata nella CPU e ha una capacità di pochi Kb; la seconda, detta secondaria, è posizionata tra la CPU e la RAM e ha una capacità generalmente di 256 o 512 Kb.

Caianiello, Eduardo

Fisico italiano nato e deceduto a Napoli (1921-1993). Si è laureato in Fisica a Napoli nel 1944 e dopo aver insegnato in varie Università Italiane, dal 1956 è stato professore di Fisica Teorica, prima all'Università di Napoli e poi, dal 1973, in quella di Salerno. Ha affiancato alla ricerca scientifica un'intensa attività organizzativa e direttiva, tra queste ricordiamo: la fondazione e la direzione dell'Istituto di Fisica Teorica dell'Università di Napoli, il Laboratorio di Cibernetica del CNR ad Arco Felice (Napoli), la Facoltà di Scienze Matematiche, Fisiche e Naturali dell'Università di Salerno. I suoi principali contributi hanno riguardato la Teoria Quantistica dei Campi e la Cibernetica. In particolare è stato un pioniere nello studio delle Reti Neurali.

Campo

Colonna di una tabella contenente una determinata informazione come per esempio un cognome.

Carattere

Stile grafico assegnato ad un insieme di lettere dell'alfabeto, numeri e simboli.

Carrier

Segnale usato dai modem per rilevare la presenza di un altro modem. Quando due modem si connettono attraverso una linea telefonica, ognuno di essi emette un segnale detto carrier. Nel preciso momento in cui entrambi ricevono il carrier della controparte, emettono un segnale di ricevuto (*carrier detect* o CD) e la trasmissione dei dati ha inizio. Detto anche portante. È anche una società che possiede e gestisce linee per la trasmissione di dati e di voce. I carrier utilizzano tecnologie diverse con caratteristiche differenti e velocità di vario tipo.

Cartella

Contenitore che include file e/o altre cartelle; è chiamata anche directory e può essere assimilata idealmente al raccoglitore di uno schedario. L'organizzazione delle informazioni in questo modo consente di facilitarne la successiva ricerca. Una cartella in genere contiene non solo dei file ma anche altre cartelle. In Excel, indica i fogli di lavoro contenuti in un unico file.

Cartella di lavoro
Insieme di fogli di lavoro identificati da un'etichetta chiamata scheda.

Case o Cabinet
Contenitore o involucro esterno del computer nel quale si trovano tutte le parti elettriche ed elettroniche di un computer. È disponibile in varie tipologie: desktop (da tavolo, sviluppato orizzontalmente), tower (a forma di torre da posizionare sul pavimento), minitower (modello intermedio fra i precedenti citati) e slim (in forma compatta).

Casella degli strumenti
Casella mostrata in visualizzazione Struttura contenente i pulsanti per la gestione dei controlli in una maschera, un report o una pagina di accesso ai dati.

CCD
Charged coupled device. Particolari dispositivi allo stato solido in grado di accumulare carica elettrica in quantità proporzionale alla intensità di una radiazione luminosa incidente (usati come sensori di immagine).

Cella
Intersezione di una colonna e di una riga all'interno della quale vengono immagazzinati i dati per la loro elaborazione.

Cella attiva
È la cella, all'interno del foglio di lavoro, nella quale è consentito l'inserimento di dati, formule o testo; tale cella è evidenziata da una bordura di maggior spessore.

Celle di memoria
Rappresentano la più piccola unità di spazio all'interno di una memoria. Denominate anche locazioni di memoria, sono circuiti elettronici elementari in grado di assumere due stati, spento/accesso, e conseguentemente memorizzare due informazioni, zero/uno.

Check box
Casella di spunta.

Checksum
Sequenza di bit di controllo aggiunti ad una stringa di bit trasmessi in un messaggio allo scopo di assicurane la integrità. I bit di controllo sono derivati elaborando il messaggio con un algoritmo di varia complessità, dalla semplice rilevazione della parità, alla somma di tutti i byte del messaggio, fino ad algoritmi complessi (vedi anche hash).

Chiave primaria
Uno o più campi il cui valore o i cui valori identificano in modo univoco i singoli record di una tabella.

Chipset
Insieme di circuiti integrati (chip) che svolgono una specifica funzione. Il termine è stato utilizzato soprattutto in ambito informatico relativamente ai personal computer.

Circuito integrato
Circuito elettronico che, in una piccola porzione di spazio, è in grado di riunire tutti i componenti necessari allo svolgimento di una particolare funzione.

Circuito stampato
Sistema di connessioni elettriche realizzato mediante lamine di rame su un supporto di materiale isolante (generalmente vetronite). Compatti e affidabili, possono essere

prodotti in modo economico ed efficiente. La maggior parte dei dispositivi elettronici sono attualmente costruiti con questa tecnologia.

CLI

Command line interface (interfaccia a riga di comando). La maggior parte dei programmi UNIX (e Linux è UNIX) prevede un utilizzo frequente della riga di comando. Anziché puntare il mouse e fare clic, tutti i comandi sono inseriti come testo.

Clipart

Immagini utilizzate per decorare e illustrare i documenti. Il nome (che tradotto letteralmente significa "ritaglio di illustrazione") deriva dall'usanza di allegare immagini a libri e riviste, per consentire ai lettori di ritagliarle e incollarle nei propri documenti.

CMOS

Complementary metal oxid semiconductor. Semiconduttore all'ossido di metallo composto da due *metal-oxide semiconductor field effect transistors* (MOSFET) (vedi oltre) integrati su un unico chip di silicio. Ha un consumo ridottissimo e velocità molto elevate: in genere viene impiegato per le memorie RAM. Sono soggetti ai danni causati dall'elettricità statica.

Colonna

Serie di celle disposte in senso verticale contenente un particolare tipo di dati, ad esempio, la colonna "Nome" nella tabella "Dipendenti" del database.

Commutazione di circuito

Circuit switching. In una rete a "commutazione di circuito", quando una sessione di comunicazione viene aperta, si stabilisce un contatto fra la parte chiamante e quella chiamata. La rete telefonica PSTN, che è di questo tipo, garantisce la qualità del servizio (QoS) dedicando alla conversazione un circuito full-duplex con una larghezza di banda 64 KHz. Tale larghezza di banda rimane inalterata indipendentemente dal fatto che le parti siano in conversazione attiva o in silenzio. Nella tecnologia a "commutazione di circuito" la capacità del canale trasmissivo è interamente dedicata ad un solo tipo di trasmissione. Per questo motivo non possiamo utilizzare questa linea per telefonare e contemporaneamente navigare in internet. Per fare entrambe le cose dobbiamo avere installata una linea (rete) particolare, ad esempio una linea ISDN o ADSL.

Compilatore

Programma atto a tradurre il testo (detto anche codice sorgente) di un programma, scritto in un linguaggio ad alto livello (Fortran, Cobol, Pascal, Algol, ecc.) in una sua versione eseguibile dal computer. Alcune volte i compilatori traducono direttamente in linguaggio macchina (un programma scritto direttamente in linguaggio macchina significa scritto in binario e quindi comprensibile dal computer), altre volte in linguaggio Assembly che deve poi essere assemblato dall'apposito compilatore (assembler).

Computabilità

In termini non formali, è la disciplina che studia e definisce quali problemi possono essere calcolati e risolti da algoritmi, ovvero procedure logicamente coerenti specificate per passi elementari.

Copia

Comando che si utilizza per duplicare i dati contenuti nel documento, nel foglio di lavoro oppure gli oggetti all'interno di una cartella.

Coprocessore

Circuito separato dalla CPU che si occupa unicamente di eseguire calcoli matematici in virgola mobile, per velocizzare le prestazioni del computer. Viene utilizzato spesso dai programmi scientifici, di disegno o di simulazione. Se è numerico prende il nome di FPU (*floating point unit*).

Copyleft

Il nome con cui Richard Stallman ha definito i termini specificati nella sua licenza GPL (*general public license*), ovvero la filosofia della proprietà intellettuale che sta alla base di tutto il software open source. Il software con questo tipo di copyleft deve essere libero, deve includere il codice sorgente e deve essere modificabile e ridistribuibile senza limitazioni.

Corpo

L'area di progettazione principale per le maschere, le query e le pagine di accesso ai dati, in visualizzazione Struttura.

CPE

Customer premises equipment. Apparecchi utilizzatori quali terminali, telefoni e modem, forniti dalla compagnia telefonica, installati presso l'utente e connessi alla rete telefonica. Tali apparecchiature possono anche essere di proprietà dell'utente.

CPU (*central processing unit*)

Microprocessore di un computer, ovvero l'unità di elaborazione centrale, il cuore vero e proprio di un sistema; è l'unità che controlla e sovrintende a tutte le funzioni della macchina. Esegue tutte le operazioni di calcolo e rappresenta quindi il parametro principale per valutare le prestazioni di un computer. È composta da un'unità con funzioni aritmetiche e logiche chiamata ALU (*arithmetic/logic unit*), da un'unità di controllo e temporizzazione chiamata CU o CTU (*control/timing unit*) e dai registri, piccole celle di memoria che contengono i dati da utilizzare nelle operazioni matematico/logiche o di controllo.

Criteri di ordinamento

Modalità con cui si dispongono i record visualizzati, può essere crescente (dalla A alla Z o da zero a 100) o decrescente (dalla Z alla A o da 100 a zero).

Criteri di selezione

Insieme di regole o valori utilizzato nella creazione di una query o di un filtro per estrarre un determinato insieme di record.

D

Daemon

Speciale tipo di programma, nei sistemi operativi UNIX e OS/2, che, opportunamente configurato, si avvia automaticamente a intervalli prestabiliti ed esegue in background (vedi background) il proprio lavoro. Generalmente i daemon svolgono attività basate su code d'attesa, come la stampa, la posta elettronica e le comunicazioni.

Database

Insieme di dati correlati disposti in modo altamente organizzato così da poter essere facilmente e rapidamente disponibili tramite un programma di ricerca e gestione chiamato DBMS (*DataBase Management System*). Le entità archiviate nel database sono dette record, mentre i relativi attributi sono chiamati campi. Per esempio, in un database contenente i clienti di un'azienda, i clienti rappresentano i record, mentre i relativi dati anagrafici (nome, cognome ecc.) sono i campi. Alcuni campi possono essere utilizzati per l'ordinamento dei record o per velocizzare le ricerche (vedi chiave). I database tradizionali sono organizzati in campi, record e file.

Database a oggetti

Particolare tipo di database atto a contenere direttamente gli oggetti utilizzati dal programma. Il vantaggio maggiore rispetto ai database classici risiede nel fatto che questi ultimi, basandosi sui record, sono vincolati a strutture statiche e richiedono quindi delle opportune conversioni nel momento in cui il loro formato cambia (ad esempio per l'introduzione di un nuovo campo). Nei database a oggetti, al contrario, la struttura viene determinata dinamicamente dagli oggetti stessi durante l'esecuzione del programma. Il disegno di un database a oggetti risulta semplificato, rispetto al disegno di un database relazionale, dalla possibilità di utilizzare, oltre ai soliti tipi di dati predefiniti (interi, stringhe ecc.), tipi di dati creati dal programmatore che possono essere essi stessi oggetti.

Database grafico

Forma avanzata di database che può trattare illustrazioni oltre ai normali dati e tabelle. Le illustrazioni possono essere costituite da disegni, fotografie, grafici o diagrammi. Attualmente, gran parte dei DBMS gestiscono questo tipo di database, includendo addirittura il supporto per informazioni audio e video. I campi che contengono informazioni di natura grafica e oggetti vengono solitamente chiamati binary large object (vedi BLOB).

Database relazionale

Modello di database che consiste di diversi file separati che sono correlati l'un l'altro attraverso campi chiave (vedi). Si può accedere alle informazioni memorizzate in un file attraverso uno o più degli altri file, grazie alle relazioni stabilite nel database.

Datagram (IP datagram)

Denominazione generica di un pacchetto di dati trasmesso con un protocollo IP; comunemente si riferisce ai pacchetti trasmessi con protocolli di base non intrinsecamente affidabili (ovvero senza una "ricevuta di ritorno" che ne assicuri la corretta ricezione).

DDR

Double data rate. Indica capacità di un sistema di memoria RAM di trasferire contemporaneamente più parole (words) di memoria; DDR1 corrisponde a due parole, DDR2 a quattro, DDR3 a 8.

Debugging

Attività svolta dai programmatori che consiste nell'individuazione degli errori, chiamati in gergo *bug*, del programma e nella loro eliminazione; essendo un'attività abbastanza impegnativa esistono sul mercato molti prodotti di supporto ai programmatori, più sofisticati di quelli forniti generalmente con gli ambienti di sviluppo.

DEC

vedere *Digital Equipment Corporation*

Default

Impostazione predefinita, che dovrebbe risultare accettabile per la maggior parte delle circostanze. Tale impostazione può essere modificata a piacere, ma utilizzando un valore di default si risparmia tempo.

Deframmentare

Operazione di analisi dei dati memorizzati nel disco fisso e il successivo riordino, ottenuto rendendo contigui i file che sono stati memorizzati in aree diverse del disco dal sistema operativo. Al termine dell'operazione, effettuata da un programma detto deframmentatore, i tempi di accesso ai file saranno più brevi.

DES

Data encryption standard. Algoritmo introdotto negli Stati Uniti nella metà degli anni 70. Il DES è un sistema crittografico che sfrutta chiavi di lunghezza pari a 64-bit (8 caratteri ASCII).

Desktop

In italiano scrivania, è la metafora di base dell'interfaccia grafica dei nuovi sistemi operativi: il monitor è pensato come un tavolo di lavoro sul quale sono posti degli oggetti da richiamare con il mouse e quindi utilizzati dal computer. Inizialmente usato per indicare la categoria dei personal computer da tavolo.

Dial-up

Canale di comunicazione telefonica che utilizza una connessione a "commutazione di circuito".

Diapositiva

È l'unità minima di cui è composta la presentazione; può contenere immagini, testo e altri oggetti.

Diapositiva attiva

È la diapositiva, all'interno della presentazione, nella quale è consentito l'inserimento, la modifica, l'eliminazione del testo, immagini, oggetti; tale diapositiva è evidenziata da un bordo di colore scuro.

Digital Equipment Corporation (o **DEC**)

Nasce nel 1957. Viene ricordata perché lancia il primo minicomputer al mondo prodotto in serie il PDP-8. Ha lasciato il segno nella storia dello sviluppo dei minicomputers sia con la serie PDP che con la serie VAX ed i sistemi operativi VMS e poi Open VMS. Ad oggi, dopo diverse vicissitudini, la DEC è stata assorbita nella Hewlett Packard.

Digitale

Qualificativo contrario di analogico riferito alla rappresentazione di dati mediante cifre. In informatica digitalizzare un dato o un'informazione significa usare un numero limitato di segnali (0 e 1) per rappresentare testi, immagini, suoni video, ecc. in forma di numeri binari.

Dimensione del carattere

Definisce la grandezza assegnabile al carattere o al set di caratteri scelti e viene misurata in punti.

Distribuzione

È il momento in cui la presentazione viene illustrata e divulgata.

Documento

Parte di lavoro creato con un'applicazione e salvato con un nome di file. Esempi sono le lettere di Word e i fogli di Excel.

Doppino telefonico

Twisted pair. Coppia di fili ritorti per trasmissione di segnali elettrici (in origine dati analogici di telefonia). Il doppino telefonico può essere di categoria 3, 4 o 5. Il doppino di categoria 3, utilizzato in passato, non è più adatto per le nuove tecnologie: ora esiste il doppino TP di categoria 5, testato fino a 100 MHz, che garantisce velocità dell'ordine dei 100 Mbps. Il twisted pair può essere schermato (STP - *shielded twisted pair*) o non schermato (UTP - *unshielded twisted pair*). Mentre il cavo coassiale permette cablaggi a catena, con il TP sono possibili solo situazioni punto a punto (*peer-to-peer*); infatti, la topologia di rete che utilizza come mezzo trasmissivo il TP è la topologia a stella. L'UTP è oggi il tipo di cablatura più usata nelle reti LAN e viene utilizzato nella maggioranza delle reti Ethernet come pure nelle Token Ring.

DOS

Disk Operating System. Indica genericamente un sistema operativo a dischi usato da un computer per controllare le risorse e comunicare con il software applicativo. Di fatto è diventato sinonimo di MS-DOS.

Download

Trasferimento discendente di dati da un dispositivo centrale verso dispositivi periferici. Ogni giorno su internet vengono scaricati milioni di file di ogni genere: documenti, programmi, immagini, brani musicali e filmati, ecc. La velocità di un download dipende da quante persone stanno richiedendo quel file e dalla qualità del collegamento.

Drag and drop

Tecnica di trascinamento e rilascio di oggetti con il mouse.

DRAM

Dynamic random access memory. Tipo di memoria dinamica ad accesso casuale che mantiene i dati solo per brevi periodi di tempo. Per questa caratteristica, la DRAM deve essere aggiornata parecchie volte al secondo. È la memoria normalmente montata sui computer oggi in commercio e comunemente chiamata RAM.

Driver

Software utilizzato dal sistema operativo per gestire un dispositivo hardware. Stampanti, modem, mouse, ecc. devono essere corredati dai driver di installazione per essere riconosciuti e quindi utilizzati dal computer.

DSL

Digital subscriber line. Tecnologia di rete che trasmette con larghezza di banda ampia a distanze limitate e attraverso il tradizionale doppino telefonico in rame. Le DSL sono di quattro tipi: ADSL, HDSL, SDSL e VDSL. Ognuna di esse si avvale di due dispositivi specifici (simili ai modem) ai due estremi della trasmissione. Poiché la maggior parte delle tecnologie DSL non utilizza tutta la larghezza di banda disponibile sul doppino, rimane spazio per un canale voce (ad esempio per normali telefonate). Vedere anche ADSL, HDSL, SDSL e VDSL.

DVD

Digital video disc. Supporto su cui si possono registrare dati su entrambe le facce, su due livelli. Simile al cd-rom può essere scrivibile (DVD-RAM con una capacità di 2,5 Gb per lato), non scrivibile (DVD-ROM con una capacità di 3,9 Gb per lato) e preregistrato (DVD con una capacità di 17 Gb su doppio lato e doppio livello).

E

ECDL

European Computer Driving License. Certificazione europea attestante la comune abilità di utilizzare il computer.

Echo
Controllo dei modem per verificare il corretto invio dei caratteri.

Edit
Comando di MS-DOS che carica in memoria un semplice ma efficace programma per l'elaborazione di file di testo.

EEPROM
vedi ROM.

Elaborazione testi (*Editor*)
Programma per l'introduzione, la correzione, l'impaginazione, l'archiviazione e la stampa di documenti di tipo testo.

E-learning
Electronic learning. Training basato su procedure elettroniche. Istruendo gli studenti on line, si è in grado di distribuire contenuti informativi e formativi utilizzando più media contemporaneamente, e gestendo il processo dell'apprendimento lungo l'intera catena che si snoda da una sede centrale fino alle postazioni remote di istruttori ed esperti. L'azienda, in questo modo, può riutilizzare e reimpostare i contenuti delle informazioni con velocità e facilità, riducendo in modo significativo il tempo di sviluppo e distribuzione di un servizio ad alto valore aggiunto. I corsi on line garantiscono, inoltre, flessibilità e convenienza, e raggiungono dappertutto gli studenti.

Elenco campi
Finestra contenente l'elenco di tutti i campi di origine dei record presenti in una maschera o in un report.

Eliza
Programma creato negli anni '60 da Joseph Weizenbaum del MIT (*Massachusetts Institute of Technology*) che costituì il primo tentativo di implementare l'intelligenza artificiale in una macchina. Il programma emulava una sorta di seduta psicanalitica: l'utente (il paziente) sedeva davanti al terminale e "conversava" con il computer scrivendo frasi sulla tastiera, alle quali il programma rispondeva grazie a un archivio di risposte già pronte oppure preparate in base alle frasi immesse dall'utente in precedenza.

E-mail (posta elettronica)
Abbreviazione per "electronic mail", cioè posta elettronica. La possibilità di scambiare messaggi di testo tramite la rete internet indirizzandoli ad un utente specifico. Ogni messaggio contiene un oggetto, o *subject*, che ne indica l'argomento. Alle diverse e-mail possono essere assegnate differenti diritti di priorità che non influenzano la velocità di trasmissione ma che indicano al destinatario l'importanza attribuita alla lettera stessa. I messaggi e file vengono conservati da un server di tipo POP e/o IMAP che provvede ad inoltrarli al destinatario quando questo si collega.

Encryption
Trasformazione, mediante un algoritmo matematico ed una chiave, di un messaggio leggibile in un altro messaggio non facilmente interpretabile. L'obiettivo è quello di nascondere la natura dell'informazione agli occhi di persone non autorizzate a venirne in possesso.

EPROM
vedi ROM.

Ergonomia
Disciplina che si occupa del rapporto fra le persone e gli ambienti e gli strumenti con cui esse lavorano ed operano, al fine di ottimizzare le condizioni del lavoro e dell'attività umana.

Estensione
Indica il suffisso dei file ed è composto generalmente da tre caratteri. Si trova a destra del nome del file e ne identifica il tipo (.exe: file eseguibili; .doc: file di Word, ecc.).

Etichetta
Casella di testo di una maschera o report che indica il titolo o il contenuto di un controllo.

Excel
Software Microsoft per realizzare fogli di calcolo.

F

Fare clic
Premere e rilasciare il tasto di selezione del mouse, senza spostare il puntatore dalla scelta.

Fare doppio clic
Premere e rilasciare due volte, in rapida successione, il tasto di selezione del mouse, senza spostare il puntatore dalla scelta.

FAT
File allocation table. Tabella di allocazione dei file: una sezione particolare di qualsiasi disco (floppy o hard disk) utilizzata da MS-DOS e dalle versioni di Windows a 16 bit (prima di Windows 95) che contiene informazioni sulla dimensione e localizzazione di tutti i file contenuti nel disco stesso. È utilizzata opzionalmente anche da Windows 95/98/2000.

Fault tolerant
Caratteristica di un sistema informatico di funzionare continuamente, cioè di proseguire l'elaborazione anche in caso di guasto memorizzando, se necessario, i dati su dischi periferici o secondari. Un server all'interno di una rete o un computer che regola i processi produttivi di un'azienda deve essere *fault tolerant*.

File
Termine inglese per "archivio" è un insieme di dati disponibile per gli utenti del sistema (ma anche per il sistema e per le applicazioni del sistema stesso) che può essere manipolato come un'unica entità. Ricordiamo che il nome del file deve essere unico all'interno della directory che lo contiene. Alcuni sistemi operativi e alcune applicazioni usano formati proprio per la creazione dei file e assegnano delle estensioni note per riconoscerli.

File system
Il sistema di gestione degli archivi e dei file sui supporti di memorizzazione esterna. Consente l'accesso a file su un disco particolare in un formato specifico. Si dice che i file system vengono montati quando sono caricati e pronti all'uso. Per leggere un file da una unità a dischetti, per esempio, occorre prima montare un file system per il floppy disk. Lo stesso vale per altri tipi di supporto, inclusi i lettori CD-ROM, gli hard disk, i dischi ZIP o JAZ, dischi ottici e così via. Inoltre, un unico tipo di drive

hardware (come un lettore di dischetti) può essere controllato per mezzo di più file system. Un dischetto può essere usato con file system DOS, per creare dischetti formattati nel modo in cui li formatta il sistema Windows, oppure può essere usato con il file system ext2, che crea dischetti formattati UNIX. I due tipi di formato non sono intercambiabili e per leggere un particolare dischetto deve essere montato il file system corretto per il drive.

Finestra

Area di lavoro visualizzata sullo schermo e dedicata ad un'applicazione.

Finestra del database

Finestra visualizzata in apertura di Microsoft Access che visualizza gli oggetti ed i gruppi presenti nel database.

Finestra di dialogo

Finestra nella quale sono mostrate le opzioni disponibili per l'esecuzione di un comando, ad esempio la finestra Salva con il nome ed Apri.

Firewall

Il firewall (letteralmente "parete antincendio") è un sistema che impedisce gli accessi non autorizzati. In pratica è un sistema in grado di controllare l'accesso alle reti intercettando tutti i messaggi in entrata e in uscita. Il firewall, a seconda della configurazione e della tipologia, permette infatti il passaggio solamente di determinati tipi di dati, da determinati PC e da determinati utenti. Il firewall separa e protegge la rete interna, definendo e rafforzando le policy di rete. I computer esterni alla rete devono attenersi a una specifica procedura per ottenere l'accesso alle risorse, agli host e a tutte le altre informazioni. Se l'accesso viene autorizzato l'utente può passare, a patto che si attenga alla procedura definita dal firewall. Di solito sono configurati per proteggere la rete contro i login non autenticati all'esterno. Esistono due tipologie di firewall: i firewall IP filtranti e i proxy server.

Firewire

Tecnologia digitale per il collegamento di due periferiche elettroniche, per esempio fra computer e dispositivi esterni come macchine fotografiche e videocamere digitali, scanner, sintetizzatori e dischi ad alta velocità. È ormai uno standard industriale riconosciuto come IEEE 1394. Attraverso una connessione seriale, i dati vengono trasferiti fra il computer e i dispositivi esterni a una velocità di 400 Mb/s, senza necessità di conversioni analogiche-digitali dei dati.

Firma digitale

Cifratura della chiave di hash atta a garantirne l'autenticità.

Firmware

Programmi per computer che sono permanentemente installati nel sistema, solitamente nella ROM (*Read Only Memory* - memoria a sola lettura). A differenza del software, il firmware non può essere alterato dall'utente, in quanto (a meno che risieda su una EEPROM) richiede modifiche o sostituzioni dell'hardware.

Flash memory

È una memoria permanente riscrivibile (EPROM) organizzata a blocchi, ovvero un circuito integrato sul quale è possibile immagazzinare dati in forma binaria mantenendoli anche in assenza di alimentazione. Sfruttano l'effetto tunnel (un particolare effetto fisico spiegato dalla meccanica quantistica) per modificare lo stato elettronico di celle di transistor.

Floppy disk
Disco attualmente delle dimensioni di 3 pollici e mezzo (3,5") costituito da un disco magnetico in un involucro di plastica resistente, utilizzato per memorizzare dati.

Foglio dati
Insieme di celle disposte in righe e colonne in cui è possibile inserire i dati relativi ad un grafico.

Foglio di lavoro
In Excel è l'insieme di celle disposte in righe e colonne in cui è possibile inserire dati e formule.

Foglio elettronico
Programma di calcolo numerico, detto anche foglio di calcolo o spreadsheet. Il programma di foglio elettronico di Microsoft Windows è **Excel**. Il primo foglio elettronico ad essere immesso sul mercato fu il **Visicalc** nel 1982. Dopo breve tempo uscì il **Multiplan 80** ed era il primo tabellone elettronico (spreadsheet) per fare calcoli, tabelle matematiche, prevedere scenari. Il programma apparve molto potente, a confronto di quelli che erano a disposizione fino a quel momento. Il Multiplan fu introdotto dalla Microsoft nel 1982 su computer che usavano il sistema operativo CP/M. In seguito fu portato su diverse piattaforme come Commodore 64, Apple Macintosh, sul quale ebbe il suo massimo di copie vendute. Dal 1985 fu inserito su MS-DOS e nel 1987 fu implementato anche su Windows ma non fu messo in commercio. Multiplan 2.0 uscì nel 1986, per MS-DOS in italiano, con nuove integrazioni. Dopo il Multiplan non fu più aggiornato dalla Microsoft, ma è servito come base per scrivere l'attuale Excel. Esistono anche fogli elettronici di altri produttori di software, ed anche open source.

Font
È la parola inglese che indica il tipo di carattere.

Formato
È l'insieme di attributi che comprende: carattere, allineamento e forma dei dati, bordi e ombreggiature di un testo.

Formato in Access
Modalità di visualizzazione e stampa dei dati di tipo numerico, valuta, data, orario e testo.

Formattare
Riferito ai supporti magnetici delle memorie di massa significa preparare un dischetto, un hard disk o un nastro per ricevere dati da un computer. L'operazione viene eseguita da un programma del sistema operativo che divide il disco in unità come tracce e settori. La formattazione cancella qualsiasi dato presente sul disco in precedenza. Riferito all'elaborazione del testo il termine viene usato per indicare il modo di disporre testo, dati e grafica all'interno di un documento: significa modificare l'aspetto di un testo, ad esempio variando la dimensione dei caratteri, la loro spaziatura, l'interlinea, l'allineamento di righe e paragrafi e così via.

Formattazione
Disposizione di un testo all'interno di una pagina, in modo che sia conforme agli obiettivi estetici prefissati.

Formula
Metodo di esecuzione dei calcoli che utilizza valori, indirizzi di cella e operatori matematici.

Freeware

FREE softWARE. Categoria di software protetti da copyright la cui copia e distribuzione è libera e senza nessun costo.

Frequenza orizzontale

Parametro di funzionamento dei monitor: l'immagine è formata da singole linee. La frequenza di queste ultime (espressa in kHz) indica quante linee al secondo compaiono sullo schermo. Da questo valore dipende direttamente la frequenza ripetizione immagini. Ha comunemente valori tra 31 e 135 KHz.

Frequenza Radio (RF): Hz, MHz e GHz

L'unità di misura internazionale per misurare la frequenza è l'Hertz (Hz), che equivale ai cicli al secondo. Un MegaHertz (MHz) è un milione di Hertz. Un GigaHertz (GHz) è un miliardo di Hertz. La frequenza standard della corrente elettrica negli Stati Uniti è di 60 Hz, la banda di frequenza per trasmissioni radio AM è di 0,55 - 1,6 MHz, la banda di frequenza per trasmissioni radio FM è di 88 - 108 MHz, mentre i forni a microonde operano generalmente a 2,45 GHz.

Frequenza verticale

Parametro di funzionamento dei monitor: misurata in Hertz, indica quante immagini possono essere "montate" in un secondo. Più alta è la frequenza, più stabile risulterà l'immagine. Un immagine è stabile a partire da una frequenza di 76 Hz.

Funzioni

Formule già pronte che vengono utilizzate per facilitare e rendere più veloce il lavoro con Excel.

G

Gigabyte

Pari a 1024 Megabyte, rappresenta l'unità di misura della capacità di memorizzazione dei dati.

Giustificato (testo)

Testo allineato a destra e a sinistra, mediante l'inserimento automatico di caratteri di spaziatura tra le parole.

GNOME

GNU Network Object Model Environment. Software vario, libero da diritti e quindi gratuito, da utilizzare per l'interfaccia GUI.

Gnu

(Pronuncia "Gh-nu") Concetto ideato da Richard Stallman per racchiudere la sua filosofia dei diritti di proprietà intellettuale, specialmente per il software per computer. Gnu inizialmente era il nome di un clone Unix che Stallman iniziò a scrivere senza mai terminare; si tratta dell'acronimo ricorsivo "*Gnu's Not Unix*" (Gnu non è Unix). Divenne così il grido di battaglia per il software creato per essere ceduto, ed essere ceduto radicalmente: sotto la condizione che sarebbe sempre stato ceduto senza alcuna limitazione da nessuno, nella sua forma originale o in forma modificata. Stallman coniò il termine "copyleft" per questa sorta di copyright a rovescio. Esiste un contratto formale che riassume l'idea Gnu del copyleft: la GPL (*general public license*).

Goedel Kurt

Nasce a Brno, in Cecoslovacchia, nel 1906. Professore dal 1933 al 1938 presso la facoltà di matematica dell'Università di Vienna, successivamente presso l'Institut of Advanced Studies di Princeton, è considerato una delle figure più grandi della storia della logica. Nella prima fase della sua ricerca, Gœdel è ricordato per due fondamentali proposizioni metodologiche: la dimostrazione semantica del calcolo dei predicati nel 1930, e l'anno successivo del "teorema di incompletezza di Gœdel", secondo il quale è impossibile dimostrare la non contraddittorietà di un sistema logico-matematico avvalendosi del linguaggio proprio del sistema preso in esame.

GPL

Un tipo di licenza software rivoluzionario creato da Richard Stallman, sotto molti aspetti il padre del movimento open source. GPL sta per *general public license*. Specifica uno stato legale che è una sorta di copyright a rovescio: il software soggetto a GPL deve essere libero, deve includere il codice sorgente e deve essere modificabile e ridistribuibile senza limitazioni. Inoltre, il software derivato dal software soggetto a GPL deve essere considerato anch'esso soggetto a GPL. Questo divenne un problema per i programmatori che desideravano usare librerie di tipo free software, per creare software commerciali da mettere in vendita. Questo problema portò alla creazione della GPL modificata, o *limited GPL* (LGPL), che consente di realizzare prodotti proprietari e commerciali derivati da prodotti GPL. Il termine *copyleft* viene talvolta usato come sinonimo di GPL.

Grafico

Rappresenta i dati numerici, contenuti in un foglio di lavoro, in una determinata forma grafica; può stare su un foglio a sé o trovarsi nello stesso foglio della tabella, nel qual caso si chiama grafico incorporato.

Gruppo di continuità

Strumento in grado di fornire alimentazione elettrica senza interruzioni ottenuta tramite batterie.

GUI

Graphical user interface. Interfaccia utente che riceve comandi non tramite la digitazione sulla tastiera, ma utilizzando forme grafiche come puntatori, icone, finestre, menu e pulsanti. Microsoft Windows e Apple Macintosh sono esempi di piattaforme GUI.

Guida in Linea

Manuale dell'utente in versione elettronica.

H

Hacker

Pirata informatico che penetra, per sfida, dentro reti o computer di altri forzando i sistemi di protezione, scoprendo eventuali password o "buchi" del sistema operativo. Spesso lascia la sua "firma" goliardica sulla home page dei siti violati. Il Cracker invece commette violazioni col solo scopo di distruggere.

Hard disk

È la principale unità di memorizzazione dei dati, in esso vengono memorizzati il sistema operativo, i programmi applicativi, i dati di configurazione del computer e quasi sempre i documenti creati dall'utente. Fisicamente si presenta come un disco metallico, ricoperto di materiale magnetico.

Hardware
Insieme dei dispositivi elettronici e meccanici del computer.

Hash, Algoritmo
Procedura secondo la quale, dato un messaggio ed una chiave, è possibile determinare l'integrità del messaggio.

HDTV
High-definition television. Possibilità di trasmettere filmati digitali via cavo. L'utilizzo di questa tecnologia viene spesso corrisposto ai collegamenti di "ultimo miglio" fra le reti dei *service provider* e gli utenti.

Header
Intestazione di un messaggio. Termine usato per indicare le informazioni d'instradamento del messaggio fra i server internet. Indica il mittente, il luogo di spedizione, l'ora e altre informazioni sul percorso seguito per arrivare al destinatario.

Hertz (Hz)
Unità di misura internazionale per misurare la frequenza, equivalente ai cicli al secondo. Un MegaHertz (MHz) è un milione di Hertz. Un GigaHertz (GHz) è un miliardo di Hertz. La frequenza standard della corrente elettrica negli Stati Uniti è di 60 Hz, la banda di frequenza per trasmissioni radio AM è di 0,55 - 1,6 MHz, la banda di frequenza per trasmissioni radio FM è di 88 - 108 MHz, mentre le LAN wireless 802.11 operano a 2,4 GHz e 5 GHz.

High-Data-Rate Digital Subscriber Line
Una delle quattro tecnologie DSL. L'HDSL trasmette con larghezza di banda pari a 1,544 Mbps sia in fase di ricezione che di trasmissione su doppio cavo twisted pair. L'HDSL copre distanze fino a 3658,5 metri. Vedere anche ADSL, SDSL e VDSL.

Hopfield
Nel 1982 il fisico John J. Hopfield con la pubblicazione di un suo lavoro, ha fatto praticamente rinascere l'interesse per le reti neurali come strumenti computazionali.

I

Icona
Rappresentazione simbolica di un oggetto. Un sistema operativo (Windows, Macintosh, OS/2, MacOS e X-Window per esempio) dotato di interfaccia grafica utilizza delle icone per rappresentare oggetti quali file, programmi, documenti, periferiche, ecc. Per aprire un programma, un file o una cartella, generalmente si usa fare doppio clic sull'icona: è il metodo più rapido per aprire file, applicazioni e tutto il resto (cartelle, periferiche, ecc.).

Icona di collegamento
In Windows è una piccola immagine di una cartella, stampante, computer o altra risorsa riconoscibile da un'icona normale per una piccola freccia in basso a sinistra. Un'icona di collegamento si ricorda della posizione dell'elemento originale: facendo doppio clic su di essa si attiva l'elemento originale, ovunque esso si trovi sull'hard disk.

IEEE
Institute of Electrical and Electronics Engineers. Organismo americano che emette le specifiche IEEE. Specifiche che definiscono gli standard dei vari protocolli di comunicazione e di rete.

IEEE 802.X

Gruppo di specifiche tecniche per reti aziendali locali (LAN) stabilite dall'IEEE. La maggior parte delle reti cablate è conforme allo standard 802.3, la specifica per reti Ethernet basate su CSMA/CD. Nel 1997 il comitato per l'802.11 ha completato uno standard per le reti wireless a 1 e 2 Mbps, che prevede un unico livello MAC (*media access control*) per le seguenti tecnologie a livello fisico: *frequency hopping spread spectrum* (FHSS), *direct sequence spread spectrum* (DSSS) e infrarosso. Nel 1999 sono stati ratificati lo standard IEEE 802.11b, a 11 Mbps, e lo standard IEEE 802.11a, a 5 GHz e 54 Mbps.

IMAP

Internet message access protocol. Protocollo per l'E-mail, più evoluto del POP. IMAP4, per esempio, permette di scaricare messaggi anche solo parzialmente, di archiviare i messaggi sia sul computer sia sul server e di condividere caselle di posta con altri utenti. Anche l'IMAP utilizza il protocollo SMTP.

Indice

Funzione che accelera la ricerca e l'ordinamento in una tabella sulla base di uno o più campi indicizzati. Un indice può essere univoco e non ammettere duplicazioni di valore se si imposta su “Sì (Duplicati non ammessi)” la proprietà “Indicizzato” del campo.

Indirizzamento (Excel)

Riferimento alla cella, caratterizzato dalla coppia di valori lettera della colonna e numero della riga. In Excel possono essere utilizzati indirizzamenti relativi, assoluti e misti.

Indirizzo o riferimento di cella

Identifica una determinata cella definendone la posizione mediante la lettera della colonna ed il numero della riga.

Inizializzazione

Procedura che precede qualsiasi altro comando per preparare un dispositivo alle operazioni. La formattazione, per esempio, è l'inizializzazione di un floppy disk.

Integrità referenziale

Insieme di regole per la gestione delle relazioni tra tabelle durante l'immissione o l'eliminazione di record.

Interpolazione

Tecnica che prevede la ricostruzione della parte mancante di una serie di dati, realizzata utilizzando la parte precedente e quella seguente all'interruzione del flusso di dati. Ovviamente la ricostruzione è basata su una stima, per cui non può essere in ogni caso perfetta. Molti fogli elettronici permettono di effettuare l'interpolazione dei dati scegliendo tra diversi tipi di formule matematiche, ognuna delle quali è indicata per determinati tipi di studi e fenomeni.

Intervallo di celle

È un insieme di celle contigue. Per selezionarle occorre fare clic sulla prima cella e, tenendo premuto il pulsante sinistro del mouse, trascinare il puntatore fino all'ultima cella.

Intestazione

Informazione che viene stampata sul lato superiore di ogni pagina.

Intestazione di pagina

Zona superiore della pagina stampata di un foglio di lavoro nella quale si può inserire del testo.

Intestazione in Access (pagina)

Nelle maschere e nei report può contenere il titolo, la data o del testo esplicativo.

J

Java

Linguaggio di programmazione orientato agli oggetti, derivato dal C++ (e quindi indirettamente dal C) è stato realizzato da James Gosling e altri ingegneri di Sun Microsystems. La piattaforma di programmazione Java è fondata sul linguaggio stesso, sulla macchina virtuale Java.

Join

Correlazione fra i campi dello stesso tipo di dati presenti in una o più tabelle/query differenti.

JVM

(*Java virtual machine*). Software che interpreta i programmi Java compilati. Tutte realizzate in C, esistono diverse JVM messe a disposizione di browser di diversi produttori, oppure degli strumenti di sviluppo per realizzare, compilare e verificare la funzionalità di codici Java.

K

KDE

(*K desktop environment*). Interfaccia grafica GUI per il sistema operativo Unix (viene utilizzato principalmente con Linux) sviluppata e aggiornata da molti sviluppatori su base volontaria. È libera da diritti, quindi di uso gratuito.

Kernel

Parte centrale e cuore di un sistema operativo; è il primo livello di un sistema operativo, responsabile dell'intermediazione fra l'hardware e i livelli più alti di un sistema.

Kilobyte

Pari a 1024 byte, è l'unità di misura dell'informazione. Un dischetto per computer, ad esempio, può contenere 1440 Kilobyte (Kb).

L

Laptop

Computer portatile di dimensioni superiori all'A4 del tipo a valigetta apribile, il cui guscio superiore incorpora il video LCD.

Layout

Parola inglese che indica la disposizione, la struttura del documento o di parte di esso: quali testo, grafica, immagini, bordi, sfondi, margini e così via.

LED

(*Light emitting diode*). Dispositivo che si illumina quando è attraversato dalla corrente elettrica. Viene comunemente utilizzato per comporre numeri o parole luminose (come negli orologi digitali), ma anche in numerosissime altre applicazioni, comprese per esempio le stampanti.

Linguetta

In gergo rappresenta un'area delimitata da contorno sistemata all'interno di una barra, con nome all'interno, può essere selezionata con il mouse, iniziando una definita funzione (il clic su linguetta con il nome del foglio di lavoro presente nella barra di stato in Excel apre uno dei fogli di lavoro).

Link

Collegamento tra un documento e un altro. All'interno di un documento è una zona attiva che permette di passare a un documento collegato.

Linux

Versione del kernel UNIX System V Rilascio 3.0 sviluppata dallo svedese Linus Torvalds, esplicitamente rivolto a computer con microprocessore 80386 o di livello superiore. È distribuito liberamente con il codice sorgente attraverso BBS e internet, sebbene alcune aziende lo distribuiscano come parte di pacchetti commerciali con utility compatibili Linux.

Lisp

Il Lisp (*List Processor*) è un linguaggio di programmazione funzionale con implementazioni sia compilate che interpretate, spesso usato nei progetti di intelligenza artificiale. È stato ideato nel 1958 da John McCarthy.

Login

Operazione durante la quale vengono digitati lo username e la password, per avere accesso a reti, siti o pagine internet riservate.

Loop

Riferito all'esecuzione di un programma indica la sequenza ripetuta di operazioni. Il numero di ripetizioni può variare da due a diversi milioni, spesso dipende dall'input dei dati. Quando un loop si trova all'interno di un altro, si dice che è annidato. Riferito al software di presentazione indica un'opzione per rendere continuativa l'esecuzione di una data funzione, per esempio la visualizzazione di una sequenza di immagini.

M

Macintosh

Anche abbreviato Mac, è una popolare famiglia di computer di Apple, Inc. commercializzata a partire dal 1984 ed utilizzante il sistema operativo Mac OS.

Macro

Insieme di comandi personalizzati che un utente può creare per automatizzare e sveltire le operazioni di uso più comune. Una macro funziona solo con lo specifico programma per la quale è stata creata (esistono macro di Word, di Excel e di tutti i prodotti di produttività individuale).

Mainboard

Chiamate anche scheda madre. È la scheda che contiene i componenti principali di un computer. Su di essa si trovano il processore, la memoria principale, il connettore e i circuiti necessari alla gestione del bus del computer. Tutte le altre schede che vengono installate sul computer (espansione di memoria e dispositivi di ingresso e uscita) si collegano alla scheda madre attraverso il connettore del BUS.

Mainframe

Grande e veloce computer dotato di notevole quantità di memoria, normalmente utilizzato come "cervello" in grado di controllare un vasto numero di periferiche e di terminali. I mainframe sono utilizzati da grandi aziende, università, centri di ricerca, ecc. In tempi recenti la differenza tra mainframe e minicomputer si è naturalmente assottigliata a causa dell'aumento di potenza e prestazioni di questi ultimi, al punto che alcuni considerano questo termine arcaico.

Malware
Rappresenta un qualsiasi software creato con il solo scopo di causare danni più o meno gravi al computer su cui viene eseguito. Il termine deriva dalla parole inglesi *malicious* e *software* e ha dunque il significato letterale di "programma malvagio"; in italiano è detto anche *codice maligno*.

Margini
Zone bianche del foglio che separano i bordi dal testo. L'impostazione dei margini determina la quantità di testo che può essere contenuta in una pagina.

Maschera
Oggetto di database, visualizza un'interfaccia amichevole per l'inserimento o la modifica dei dati.

Masterizzatore
Dispositivo hardware atto a creare o duplicare compact disc (CD) o DVD di dati, audio e/o video.

Max
Funzione che identifica il valore più alto contenuto in un intervallo di valori.

Media
Funzione che calcola la media dei valori contenuti in un intervallo.

Megabyte
Unità di misura della capacità di memorizzazione dei dati, è pari a 1024 Kilobyte (quasi un milione di byte). La memoria di lavoro di un computer (RAM) si misura in Megabyte.

Menu
Elenco verticale di comandi disponibili. I nomi dei menu sono mostrati nella Barra dei menu posizionata nella parte superiore della finestra di MS Word (ad esempio).

Metalinguaggio
Linguaggio che descrive altri linguaggi, cioè una serie di regole sintattiche che consentono di descrivere le regole sintattiche.

Middleware
Indica i software che hanno funzioni intermedie tra quelle di sistema operativo e quelle di programma applicativo; è una definizione convenzionale, adottata soprattutto nei software per i server, per esempio sistemi per la produttività della programmazione, sistemi di controllo del sistema e della rete.

MIME
Multipurpose internet mail extension. Estensione del normale protocollo di posta elettronica (SMTP), che originariamente fu progettato per trasmettere solamente messaggi in ASCII puro. Consente l'invio di messaggi con formattazioni del testo, inserti HTML, grafici, audio, video, multimediali. Fu proposto da Nathan Borenstein nel 1991.

Min
Funzione che identifica il valore più basso contenuto in un intervallo di valori.

MMX
Multi media extension. Tecnologia di Intel per migliorare le prestazioni multimediali dei processori. È divenuta uno standard ed è stata migliorata e aggiornata nel corso del tempo.

Modello

Esempio predefinito di struttura di un documento o di una diapositiva che PowerPoint mette a disposizione per aiutare l'utente nella realizzazione del suo lavoro.

Modem

Modulator-demodulator. Dispositivo che permette ad un computer di collegarsi ad altri computer attraverso la linea telefonica tradizionale. I modem "modulano", cioè convertono i segnali digitali del computer per la trasmissione analogica e li "demodulano", cioè li riconvertono in un linguaggio digitale, comprensibile al computer situato all'altro capo della linea.

Motherboard

vedi *Mainboard*.

Multitasking

Multiprocessualità consente di eseguire più programmi contemporaneamente.

N

Nanosecondo

Unità di misura temporale equivalente a un miliardesimo di secondo e che esprime la velocità alla quale la memoria e altri chip comunicano con il sistema.

Netburst

La microarchitettura *NetBurst* è il nome della architettura erede della P6. L'architettura *P6* per i processori *x86* ha rappresentato una pietra miliare nella storia della Intel.

Nodo wireless

Computer utente fornito di scheda (adattatore) di interfaccia di rete wireless.

Note dell'operatore

Appunti corrispondenti ad ogni diapositiva utili per chi illustra la presentazione.

O

Object oriented

La programmazione orientata agli oggetti (OOP, *object oriented programming*) è un paradigma di programmazione, che prevede di raggruppare in un'unica entità (la classe) sia le strutture dati che le procedure che operano su di esse, creando un "oggetto".

OEM

Original equipment manufactured. Si tratta di prodotti per PC "nudi" cioè senza la scatola della confezione, ad esempio schede video, schede sonore, sistemi operativi, applicazioni, ecc., venduti ad un prezzo molto inferiore a quello di mercato.

Oggetti di database

In un database di Microsoft Access sono tabelle, query, maschere, report, macro, e moduli.

Open Group

The Open Group è un consorzio di industrie sponsorizzato da IBM, Sun Microsystems, Hewlett Packard, Hitachi e Fujitsu nato per realizzare una serie di standard de facto nell'ingegneria del software. In particolare il consorzio si è preoccupato di sviluppare delle API standard per una varietà di tecnologie utilizzate dai sistemi operativi. Open Group è famoso per aver pubblicato una serie di documenti (Single UNIX Specification) che definiscono le specifiche Unix.

OpenVMS
La evoluzione del sistema operativo DEC VMS verso i sistemi aperti.

Operatori aritmetici
Specificano il tipo di calcolo che si desidera eseguire sugli elementi di una formula. È importante ricordare che questi, all'interno delle formule, hanno ciascuno un grado di priorità.

Opzioni
Scelte disponibili che un programma consente di effettuare in una determinata finestra di dialogo.

Opzioni in Access
Scelte disponibili che Access consente di effettuare in una determinata finestra di dialogo.

Ordinamento crescente e decrescente
Ordina gli elementi selezionati in ordine alfabetico a partire dalla prima o dall'ultima lettera, dal numero più alto o più basso o dalla data più o meno recente, utilizzando la colonna contenente il punto di inserimento.

Organigramma
Tipo di diagramma nel quale i dati o le informazioni sono espressi su diversi livelli organizzati gerarchicamente.

Orientamento
Controlla l'aspetto del foglio di lavoro: può essere orizzontale o verticale.

Origine record
Tabella o query da cui sono stati recuperati i dati presenti in una maschera, query o report.

P

Password
Codice segreto per accedere a risorse e informazioni riservate. Alcuni software distinguono fra lettere maiuscole e minuscole.

Pedice
Carattere o testo posizionato in basso rispetto ad un altro carattere o testo (per attivarlo bisogna mettere il chek box nel relativo quadratino di MS Word alla voce *Carattere*).

Perl
Linguaggio di programmazione libero e gratuito a lungo utilizzato in ambiente Unix, grosso modo assimilabile al BASIC ma più potente. Viene usato nella creazione di siti Web, nella amministrazione del sistema operativo e, più raramente, nella creazione di semplici applicazioni. Perl è largamente utilizzato in ambiente Linux.

Pie' di pagina
Informazione che viene stampata sul lato inferiore di ogni pagina.

Pie' di pagina in Access
Zona inferiore della pagina di una maschera o report in cui è possibile visualizzare informazioni, ad esempio riepiloghi di pagina, date o numeri di pagina.

Pixel

I pixel sono dei puntini che si combinano, illuminandosi opportunamente per creare i caratteri e l'immagine sullo schermo. Il numero dei pixel in un monitor determina la sua risoluzione.

Plug-in

Software accessorio che aggiunge determinate funzioni ai programmi.

Policy di sicurezza

Vedere Security policy.

Polling

Procedura che prevede il test in sequenza su di una serie di periferiche o dispositivi di Input/Output per controllare se ci sono dati in attesa di essere elaborati; in caso di un riscontro positivo, i dati sono elaborati prima di passare al controllo della periferica o dispositivo successivo.

PowerPC

Rappresenta un'architettura di microprocessori RISC (insieme di istruzioni contenente istruzioni in grado di eseguire operazioni semplici) creata nel 1991 dall'alleanza Apple-IBM-Motorola, conosciuta come AIM PowerPC.

Presentazione

È il documento creato con PowerPoint, costituito da un numero variabile di diapositive.

PROM

vedi ROM.

Q

Quicksort

Algoritmo di ordinamento molto efficiente ideato da Hoare nel 1962; oggi nelle librerie dei linguaggi di programmazione le funzioni di ordinamento sono spesso basate su tale algoritmo.

Query

Richiesta sottoposta al database per recuperare informazioni in base a specifiche regole o a valori detti criteri di selezione.

Quit

Comando o termine utilizzato spesso nel software ed è sinonimo di fine, uscita.

QWERTY

Nome usato comunemente per indicare la disposizione standard dei caratteri sulla tastiera. Il nome deriva dalla combinazione dei primi sei caratteri nella terza fila della tastiera.

R

Raccolta Clip Art

È una raccolta di immagini e disegni disponibili in tutti i programmi di Microsoft Office, che possono essere inseriti all'interno dei documenti.

RAID

Redundant array of independent disks. Tecnologia che permette di incrementare le prestazioni e la tolleranza ai guasti dei dischi fissi grazie all'aggiunta di più unità. I dati vengono archiviati in posti differenti in modo tale da disporre di copie di sicurezza. I sistemi RAID hanno sette diversi livelli, da 0 a 6 e tre sottolivelli aggiuntivi (0-1, 0-2, 0-5).

Record

È un insieme di dati considerato come un'entità unica. Strutturalmente un record può essere suddiviso in più campi.

Reed Salomon

Rappresenta un codice utilizzato per correggere errori di flusso in svariate applicazioni di comunicazione digitale e memorizzazione di dati.

Relazione

Collegamento stabilito tra campi comuni di due tabelle. Una relazione può essere di tipo uno-a-uno, uno-a-molti o molti-a-molti.

Rendering

È un processo di generazione di un'immagine a partire da una descrizione degli oggetti tridimensionali, per mezzo di un programma per computer. Nella grafica 3D è il procedimento con cui, una volta creati tutti gli elementi di una scena tridimensionale, si sviluppa la resa visiva da un particolare punto di vista. Questa attività impegna molto le capacità di calcolo e di elaborazione di un computer, a seconda della complessità della scena e del metodo con cui vengono calcolate le traiettorie delle radiazioni luminose e i loro effetti; un rendering può durare da pochi secondi a molte ore. Questa procedura sarà meglio definita nel secondo volume quando si parlerà di rendering per la visualizzazione di immagini medicali tridimensionali prodotte da apparecchiature TC ed RM ed elaborate su workstation dedicate.

Report

Oggetto di database che recupera e presenta su video e carta informazioni formattate e organizzate in base alle specifiche fornite dall'utente.

Reset

Riavviare un computer senza spegnerlo, il processo viene anche detto "boot a caldo". Per riavviare un computer generalmente basta premere la combinazione di tasti CTRL+ALT+CANC quando il computer è acceso. Questa operazione provoca la perdita totale dei dati contenuti nella memoria principale del computer (RAM).

Rete a infrastruttura

Rete wireless centrata su un Access Point. In questo ambiente, l'Access Point non solo garantisce la comunicazione con la rete cablata, ma media anche il traffico della rete wireless nelle immediate vicinanze.

Ricerca libera

È l'opzione di aiuto che consente di rivolgere domande a Word per avere spiegazioni sulle funzionalità del programma.

Riferimento assoluto (anche formula assoluta)

È un tipo di riferimento che si presenta con il segno $ davanti alla riga e alla colonna della cella (es. D5), ha questa forma perché Excel sappia che nella copiatura della formula non può essere preso in considerazione, ma deve rimanere assoluto, cioè fisso.

Riferimento misto (anche formula mista)

È un tipo di riferimento che si presenta con il segno del dollaro che precede l'indicazione di colonna o quello di riga (es. $D5, D$5). Nella copiatura verrà presa in considerazione solo la riga o la colonna che non è preceduta dal simbolo del dollaro.

Riferimento relativo (anche formula relativa)
È un tipo di riferimento che si presenta con la semplice indicazione della riga e della colonna della cella (es. D5). Nella copiatura della formule verrà automaticamente incrementato delle unità relative allo spostamento.

Righe
In Excel, gruppi di celle in senso orizzontale che fanno riferimento ad un numero.

Righello
Barra dotata di una scala, che permette di definire le dimensioni di un documento, le spaziature, i punti di tabulazione, i rientri.

Riquadro di testo
Area all'interno della diapositiva che contiene il testo o parte di esso, che può essere evidenziata selezionando un colore di riempimento o i bordi.

Risoluzione
La risoluzione di un'immagine indica la precisione con la quale è possibile rappresentare l'immagine stessa sul monitor. Minore è la dimensione dei pixel e più piccola è l'immagine restituita e viceversa. La risoluzione viene definita in pixel (o meglio in pixel per inch).

ROM
La memoria a sola lettura, acronimo *ROM* (*read only memory*), tipologia di memoria non volatile (in grado di mantenere memorizzati i dati anche se non è alimentata elettricamente). Sono da considerare inoltre anche altre tipologie di memorie scrivibili una sola volta *PROM (programmable read only memory)*, e memorie a lettura-scrittura *EEPROM (electrically erasable and programmable read only memory)*, *EPROM (erasable programmable read only memory)*.

Root
La login più potente su un sistema Linux. Collegarsi come "root" su Linux è paragonabile a collegarsi come "administrator" su un sistema NT: è possibile fare tutto ciò che si desidera sul sistema.

S

S/Key
Metodo di autenticazione sviluppato dalla Bellcore che utilizza delle one-time password. Con questo sistema viene generato per l'utente un set di password partendo da una parola chiave. Quando il sistema presenta all'utente la schermata di autenticazione, l'utente genererà, partendo dalla parola chiave, una one-time password che varrà solo per quella sessione.

Salva
Comando che permette di salvare un lavoro sul disco (utilizzato per aggiornare una copia del lavoro già salvata).

Salva con nome
Comando che salva un lavoro esistente con un altro nome, nella stessa cartella o in un'altra cartella o disco lasciando inalterato il lavoro esistente.

Samba
Utility Linux open source che consente ai server Linux di comunicare agevolmente con sistemi Windows. Un server Linux con in esecuzione Samba "appare" come un

server NT nella rete, e gli utenti della rete possono semplicemente fingere che la macchina Linux sia una macchina NT. Samba consente il collegamento in rete di sistemi Linux e Windows in modo affidabile e senza fatica.

Screen capture

"Fotografia" dell'immagine presente sul monitor di un computer, che può essere stampata, salvata su disco o utilizzata all'interno di programmi o dati. Benché esista un tasto della tastiera dei PC (tasto Print Screen/Stamp) che dovrebbe svolgere tale compito, a causa di alcune limitazioni non è quasi mai usato; in commercio esistono programmi molto versatili e completi per tale uso, detti appunto screen capture.

Script

Porzione di codice che controlla il comportamento degli oggetti o il modo in cui i programmi interagiscono; generalmente uno script è diverso da un programma in quanto il primo non è compilato. Gli script costituiscono la spina dorsale di molte soluzioni basate su internet.

SCSI

SCSI (*small computer system interface*) è un insieme di norme ANSI per il collegamento di dispositivi per sistemi di computer. La stragrande maggioranza dei dispositivi SCSI sono dispositivi di archiviazione dati.

SDSL

Single-line digital subscriber line. Una delle quattro tecnologie DSL. L'SDSL trasmette con larghezza di banda pari a 1,544 Mbps sia in fase di ricezione che di trasmissione su singolo cavo twisted pair. L'utilizzo di un singolo doppino telefonico limita la copertura di trasmissione a 3048,8 metri. Vedere anche ADSL, HDSL e VDSL.

Security policy

Insieme di regole che specificano quale rete o suo elemento è abilitata a comunicare con quali altre reti o elementi di rete.

Selettore di record

Barra o casella a sinistra di un record che consente di selezionare l'intero record in visualizzazione Foglio dati e in visualizzazione Maschera.

Selezionare

Posizionare il puntatore del mouse e fare clic su un oggetto, su una cella oppure trascinare il puntatore del mouse con pulsante sinistro premuto su un intervallo di celle o su una porzione di testo.

Sensibilità di ricezione

Misura del segnale più debole che un ricevitore può rilevare e tradurre correttamente in dati.

Server

Termine che indica un computer e un software che offrono servizi ai client quali la memorizzazione dei file (file server), i programmi (application server), la condivisione di stampanti (print server), fax (fax server) o modem (modem server). Quando la rete si ingrandisce e si aggiungono altri computer, uno di essi diventa il cosiddetto server, cioè un punto centrale per l'archiviazione dei dati o dei programmi applicativi in rete. Trasformare un computer in un server dedicato (cioè un PC su cui non ci lavora nessuno e che rimane a disposizione di tutti) consente di risparmiare sia sui costi aggiuntivi di nuove infrastrutture di rete, sia sui costi di gestione delle stesse. I computer collegati al server vengono chiamati client. Non è comunque necessario disporre di un server dedicato nella propria rete. Tuttavia, se alla rete si aggiungono sempre più utenti, un server dedicato può fungere da centrale per i compiti amministrativi come il backup dei file e gli upgrade dei programmi. Il *World Wide Web* è un tipico esempio di servizio server/client.

Sfondo dell'applicazione
Area dello schermo posta dietro la finestra del database o dietro qualsiasi altra finestra aperta, all'interno della finestra dell'applicazione.

Shell
Programma creato per ricevere ed eseguire comandi. Microsoft Windows è una shell grafica, così come lo sono GNOME e KDE in ambiente Linux. Ci sono anche *shell* a riga di comando (testuali), tra cui le più diffuse sono la *Korn Shell*, la *Bourne Shell* e *Bash*. Diversamente da Microsoft Windows, Linux consente l'installazione di più shell contemporaneamente, sebbene in genere si possa usarne solamente una alla volta.

Sinapsi
È la regione mediante la quale un impulso nervoso può trasferirsi da una cellula ad un'altra. Le sinapsi possono essere di due tipi: chimiche ed elettriche.

Sistema operativo
È l'insieme dei programmi che gestiscono l'hardware, la CPU, i programmi e i documenti dell'hard disk.

Software
Insieme dei programmi che permettono il funzionamento di un computer.

Somma automatica
Formula predefinita che consente di effettuare la somma del contenuto di due o più celle (foglio elettronico).

Spamming
Invio indiscriminato di grosse quantità di messaggi di posta elettronica.

SQL
Structured query language. È un linguaggio creato per l'accesso a informazioni memorizzate nei database. Nasce nel 1974 ad opera di Donald Chamberlin, nei laboratori dell'IBM.

Stand-alone
Computer non collegato in rete, che rappresenta quindi una postazione di lavoro autonoma.

Stile del carattere
Definisce l'aspetto del carattere, indipendentemente dal tipo e dalla dimensione del carattere adottato. I principali stili che Word fornisce sono: normale, grassetto, corsivo e sottolineato.

Stringa di testo
Sequenza di caratteri alfanumerici considerati da Excel o linguaggi di programmazione come testo.

Suite
Pacchetto software ideato principalmente per uso commerciale o istituzionale, che comprende più programmi applicativi. Nelle suite più diffuse sono in genere presenti un word processor, un database, un foglio elettronico, un programma di presentazioni e uno di comunicazioni. Spesso il costo di una suite è di molto inferiore alla somma dei singoli programmi, tanto da determinare un vero e proprio boom di tali pacchetti.

T

Tabella

Elemento fondamentale di un database, raccoglie i dati relativi ad un particolare argomento ed è strutturata in righe e colonne denominati rispettivamente, record e campi.

Tabella (primaria e secondaria)

In una relazione tra tabelle del tipo uno-a-molti, la tabella primaria rappresenta il lato "uno" della relazione, mentre quella secondaria il lato "molti".

Tipi di dati dei campi

Access mette a disposizione dieci diversi tipi di dati fra cui è possibile scegliere per un campo di una tabella del database. I tipi sono: Testo, Memo, Numerico, Data/ora, Valuta, Contatore, Sì/No, Oggetto OLE, Collegamento ipertestuale, Ricerca guidata.

Touch pad

Dispositivo di input costituito da una tavoletta dotata di superficie sensibile al contatto e al movimento delle dita, che sostituisce il mouse. Il sistema è comunemente incorporato nei computer portatili per ragioni di praticità.

Touch screen

Monitor o schermo dotato di sensori di prossimità, situati generalmente sotto il vetro e trasparenti, in modo tale che le immagini possano attraversarli. L'input avviene semplicemente toccando il punto dello schermo dove è visualizzato il dato da scegliere.

Track ball

Dispositivo di input che funziona in modo simile a un mouse rovesciato. L'utente muove il cursore facendo ruotare una sfera con le dita, evitando così di muovere il dispositivo sulla scrivania. Il sistema è comunemente incorporato nei computer portatili per ragioni di praticità.

Track point

Dispositivo di input che funziona in modo simile a un piccolo joystick situato tra le lettere G, B e H. L'utente muove il cursore spingendo con l'indice della mano il piccolo cappuccio che fuoriesce dalla tastiera. Il sistema è comunemente incorporato nei computer portatili.

Trascinare

Fare clic e tenere premuto il pulsante sinistro del mouse su un oggetto, trascinare il mouse in un nuovo punto e rilasciare il pulsante sinistro.

TXT

TeXT. Estensione di file generalmente riservata a file di testo contenenti solo caratteri ASCII, senza alcuna formattazione.

U

UMTS

Universal mobile telecommunications system. Il nuovo standard a banda larga basato su una serie di apparecchiature e sulla W-Cdma (*Wideband-Code division multiple access*) che consentirà ai cellulari della terza generazione di accedere a banche dati on line, partecipare a videoconferenze, seguire programmi TV e radiofonici, ricevere e inviare messaggi audio e video, comprare via internet, effettuare il trading on line e attivare servizi di home banking direttamente dal telefonino.

Uninstaller

Insieme di software che rimuovono i programmi da Windows. La semplice cancellazione dei file, infatti, non completa la disinstallazione, in quanto generalmente rimangono file di configurazione e DLL all'interno del sistema.

UNIX

Sistema operativo, multiutente e multitasking, sviluppato da Ken Thompson e Dennis Ritchie presso i Bell Laboratories di AT&T nel 1969 per venire impiegato su minicalcolatori. Multitasking significa che il sistema è in grado di poter eseguire più applicazioni contemporaneamente, mentre l'ambiente multiutente consente a più utenti di accedere contemporaneamente al computer. Scritto in ASSEMBLY, inizialmente monoutente, da cui il nome, divenne ben presto, dopo i primi successi, multiuser. Venne però riscritto completamente in linguaggio C.

UNIX-Berkeley Standard

Versione di UNIX sviluppata all'Università di Berkeley. Essa aggiunge allo UNIX alcune estensioni progettate per semplificarne l'utilizzo. GNU's *Not Unix* -> Licenza GNU's *Not Unix*.

UNIX-like

Sistemi operativi progettati seguendo le specifiche dei sistemi Unix, descritte nella Single UNIX Specification, ma che per questioni legali non possono usare il marchio UNIX. Il nome UNIX, infatti, è un marchio registrato dal *The Open Group* (è un consorzio di industrie sponsorizzato da IBM, Sun Microsystems, Hewlett Packard, Hitachi e Fujiitsu nato per realizzare una serie di standard nell'ingegneria del software) e l'uso del marchio viene concesso solo dopo un costoso processo di certificazione.

V

Valore

Un numero oppure il risultato di una formula.

VDSL

Very-high-data-rate digital subscriber line. Una delle quattro tecnologie DSL. L'VDSL trasmette con larghezza di banda fra 13 e 52 Mbps in fase di ricezione e fra 1,5 e 2,3 Mbps in fase di trasmissione su singolo cavo twisted pair. L'utilizzo di un singolo doppino telefonico limita la copertura di trasmissione tra 304,8 e 1.372 metri. Vedere anche ADSL, HDSL e SDSL.

Visualizzazione (finestra)

Access consente di lavorare sui dati presenti nel database in diverse modalità di visualizzazione: Struttura, Foglio dati, Maschera, Anteprima di stampa, Anteprima layout, SQL, Pagina.

Visualizzazione Struttura

Finestra che mostra la struttura di una tabella, di una query, di una maschera o di un report. In questa modalità è possibile creare nuovi oggetti di database e modificare la struttura di quelli esistenti.

VLSI (LSI)

Very large scale integration è una denominazione generica che indica una elevata integrazione di transistor all'interno di un singolo chip. Questa denominazione venne utilizzata fin dagli anni 80 per indicare quei dispositivi che allora sfruttavano le più avanzate tecnologie disponibili per la realizzazione di circuiti integrati.

W

Wafer

Fetta circolare di silicio monocristallino da cui si ottengono i processori.

Web

vedi WWW.

WEP

Wired equivalent privacy. Meccanismo di sicurezza opzionale definito nell'ambito dello standard 802.11 progettato per rendere i collegamenti effettuati tramite il mezzo wireless sicuri come quelli via cavo.

WI FI-WI-MAX

vedi Wireless.

Windows CE

Sistema operativo Microsoft per i computer palmari.

Wireless

Le tecnologie wireless, sono quelle tecnologie che non utilizzano cavi per i collegamenti. Le LAN wireless (WLAN) sono reti locali senza cavi, interne a edifici, che comunicano utilizzando una tecnologia radio o a raggi infrarossi per collegare i computer. Ad esempio una persona che utilizza un PC portatile con tecnologia wireless è in grado di controllare la posta elettronica, connettersi ad internet e alle risorse di rete mentre si "sposta" fisicamente all'interno di un edificio. Le WLAN impiegano sia la tecnologia a raggi infrarossi (IR) sia la frequenza radio (RF), ma quest'ultima è senz'altro la più utilizzata, avendo un raggio d'azione più lungo, una banda più larga e una copertura più ampia. La maggior parte delle reti WLAN dispone oggi di una frequenza di 2,4 GHz. In casi particolari, si possono tuttavia raggiungere frequenze ancora più elevate che superano i 10 Mbps. Le reti wireless sono molto utili negli edifici dove può essere difficoltoso effettuare il cablaggio o dove è necessario crearlo in brevissimo tempo. Questo tipo di rete ha tuttavia degli svantaggi: è molto costosa, è poco sicura, è suscettibile all'interferenza elettromagnetica della luce e delle onde radio ed è di solito più lenta delle LAN che utilizzano il cablaggio. Le tecniche di comunicazione via radio per formare reti a livello di micro-zona geografica sono dette WI-MAX.

Wizard

In linguaggio informatico il termine inglese wizard sta ad indicare una procedura - generalmente inglobata in una applicazione più complessa - che permette all'utente di eseguire determinate operazioni - solitamente complesse - tramite una serie di passi successivi più semplici.

Workstation

Termine di origine inglese, o più raramente *stazione di lavoro* (traduzione letterale di *workstation*).

WWW

World Wide Web. Termine coniato da Tim Berners-Lee (ideatore del linguaggio HTML) nel 1990, indica l'insieme dei server internet che consentono alle pagine Html e ad altri servizi di essere visualizzati attraverso applicazioni client chiamate browser.

WYSIWYG

What you see is what you get. La capacità di un programma grafico di visualizzare esattamente sullo schermo come apparirà la pagina una volta stampata, ossia ciò che si vede è ciò che si ottiene.

X

xDSL

Acronimo generico che si riferisce all'intera famiglia delle tecnologie DSL. Vedi ADSL, HDSL, SDSL e VDSL.

XFCE

È un ambiente desktop per vari sistemi Unix-like (come GNU/Linux o FreeBSD) che richiede meno risorse dei più conosciuti GNOME e KDE, risultando così un ottimo compromesso tra leggerezza e funzionalità.

XML

eXtensible Markup Language. Nuovo linguaggio di markup per i documenti del World Wide Web. Potrebbe essere in futuro il successore dell'HTML, per la sua grande flessibilità.

Y

Y2K

Notazione abbreviata che indicava il problema dell'anno 2000 per i computer, i sistemi operativi e i dati (*Year*= anno, 2 =2, K= kilo=1000). Alcuni PC non erano in grado di trattare le date dopo il 1999.

Z

Zone recording

Tecnica di registrazione dei dati sui dischi magnetici; la superficie del disco viene divisa in corone circolari (zone) in cui il numero di settori per traccia varia da zona a zona in modo da sfruttare al meglio la superficie del disco (in pratica nelle tracce appartenenti a zone esterne vi sono più settori rispetto alle tracce appartenenti a zone interne; di conseguenza, a velocità angolare costante, si hanno velocità maggiori di lettura sulle tracce esterne rispetto a quelle interne; la stessa tecnica è stata poi adottata nei CD-ROM.

Zoom

Comando che consente di ingrandire o ridurre la visualizzazione di un documento sullo schermo.

Finito di stampare nel mese di marzo 2010

GPSR Compliance

The European Union's (EU) General Product Safety Regulation (GPSR) is a set of rules that requires consumer products to be safe and our obligations to ensure this.

If you have any concerns about our products, you can contact us on ProductSafety@springernature.com

In case Publisher is established outside the EU, the EU authorized representative is:

Springer Nature Customer Service Center GmbH
Europaplatz 3
69115 Heidelberg, Germany

Batch number: 10106094

Printed by Printforce, the Netherlands